国家卫生和计划生育委员会"十二五"规划教材
全国高等医药教材建设研究会"十二五"规划教材
全国高等学校教材

供8年制及7年制("5+3"一体化)临床医学等专业

核 医 学

Nuclear Medicine

第 3 版

主　审　张永学

主　编　安　锐　黄　钢

副 主 编　匡安仁　李亚明　王荣福

编　者　(以姓氏笔画为序)

马庆杰	吉林大学中日联谊医院	吴　华	厦门大学附属第一医院
王　铁	首都医科大学附属北京朝阳医院	汪　静	第四军医大学西京医院
王全师	南方医科大学南方医院	张　宏	浙江大学医学院附属第二医院
王荣福	北京大学第一医院	张永学	华中科技大学同济医学院附属协
匡安仁	四川大学华西医院		和医院
安　锐	华中科技大学同济医学院附属协	赵　军	复旦大学附属华山医院
	和医院	赵长久	哈尔滨医科大学附属第四医院
李　方	北京协和医院	胡　硕	中南大学湘雅医院
李小东	天津医科大学第二医院	高再荣	华中科技大学同济医学院附属协
李少林	重庆医科大学		和医院
李亚明	中国医科大学附属第一医院	黄　钢	上海交通大学医学院
李思进	山西医科大学	蒋宁一	中山大学孙逸仙纪念医院
李前伟	第三军医大学西南医院	韩建奎	山东大学齐鲁医院

学术秘书

　　兰晓莉　华中科技大学同济医学院附属协和医院

人民卫生出版社

图书在版编目（CIP）数据

核医学 / 安锐，黄钢主编 . —3 版 . —北京：人民卫生出版社，2015

ISBN 978-7-117-20494-1

I.①核… Ⅱ.①安…②黄… Ⅲ.①核医学 –医学院校–教材 Ⅳ.①R81

中国版本图书馆 CIP 数据核字（2015）第 057560 号

| 人卫智网 | www.ipmph.com | 医学教育、学术、考试、健康，购书智慧智能综合服务平台 |
| 人卫官网 | www.pmph.com | 人卫官方资讯发布平台 |

核 医 学
第 3 版

主　　编：安　锐　黄　钢
出版发行：人民卫生出版社（中继线 010-59780011）
地　　址：北京市朝阳区潘家园南里 19 号
邮　　编：100021
E - mail：pmph @ pmph.com
购书热线：010-59787592　010-59787584　010-65264830
印　　刷：北京铭成印刷有限公司
经　　销：新华书店
开　　本：850×1168　1/16　印张：26
字　　数：716 千字
版　　次：2005 年 8 月第 1 版　　2015 年 5 月第 3 版
　　　　　2023 年 7 月第 3 版第 7 次印刷（总第 13 次印刷）
标准书号：ISBN 978-7-117-20494-1
定　　价：95.00 元
打击盗版举报电话：010-59787491　E-mail：WQ @ pmph.com
质量问题联系电话：010-59787234　E-mail：zhiliang @ pmph.com
数字融合服务电话：4001118166　E-mail：zengzhi @ pmph.com

修 订 说 明

为了贯彻教育部教高函〔2004-9号〕文,在教育部、原卫生部的领导和支持下,在吴阶平、裘法祖、吴孟超、陈灏珠、刘德培等院士和知名专家的亲切关怀下,全国高等医药教材建设研究会以原有七年制教材为基础,组织编写了八年制临床医学规划教材。从第一轮的出版到第三轮的付梓,该套教材已经走过了十余个春秋。

在前两轮的编写过程中,数千名专家的笔耕不辍,使得这套教材成为了国内医药教材建设的一面旗帜,并得到了行业主管部门的认可(参与申报的教材全部被评选为"十二五"国家级规划教材),读者和社会的推崇(被视为实践的权威指南、司法的有效依据)。为了进一步适应我国卫生计生体制改革和医学教育改革全方位深入推进,以及医学科学不断发展的需要,全国高等医药教材建设研究会在深入调研、广泛论证的基础上,于2014年全面启动了第三轮的修订改版工作。

本次修订始终不渝地坚持了"精品战略,质量第一"的编写宗旨。以继承与发展为指导思想:对于主干教材,从精英教育的特点、医学模式的转变、信息社会的发展、国内外教材的对比等角度出发,在注重"三基"、"五性"的基础上,在内容、形式、装帧设计等方面力求"更新、更深、更精",即在前一版的基础上进一步"优化"。同时,围绕主干教材加强了"立体化"建设,即在主干教材的基础上,配套编写了"学习指导及习题集"、"实验指导/实习指导",以及数字化、富媒体的在线增值服务(如多媒体课件、在线课程)。另外,经专家提议,教材编写委员会讨论通过,本次修订新增了《皮肤性病学》。

本次修订一如既往地得到了广大医药院校的大力支持,国内所有开办临床医学专业八年制及七年制("5+3"一体化)的院校都推荐出了本单位具有丰富临床、教学、科研和写作经验的优秀专家。最终参与修订的编写队伍很好地体现了权威性、代表性和广泛性。

修订后的第三轮教材仍以全国高等学校临床医学专业八年制及七年制("5+3"一体化)师生为主要目标读者,并可作为研究生、住院医师等相关人员的参考用书。

全套教材共38种,将于2015年7月前全部出版。

全国高等学校八年制临床医学专业国家卫生和计划生育委员会规划教材编写委员会

	学科名称	主审	主编	副主编			
1	细胞生物学(第3版)	杨恬	左伋 刘艳平	刘佳	周天华	陈誉华	
2	系统解剖学(第3版)	柏树令 应大君	丁文龙 王海杰	崔慧先	孙晋浩	黄文华	欧阳宏伟
3	局部解剖学(第3版)	王怀经	张绍祥 张雅芳	刘树伟	刘仁刚	徐飞	
4	组织学与胚胎学(第3版)	高英茂	李和 李继承	曾园山	周作民	肖岚	
5	生物化学与分子生物学(第3版)	贾弘禔	冯作化 药立波	方定志	焦炳华	周春燕	
6	生理学(第3版)	姚泰	王庭槐	闫剑群	郑煜	祁金顺	
7	医学微生物学(第3版)	贾文祥	李明远 徐志凯	江丽芳	黄敏	彭宜红	郭德银
8	人体寄生虫学(第3版)	詹希美	吴忠道 诸欣平	刘佩梅	苏川	曾庆仁	
9	医学遗传学(第3版)		陈竺	傅松滨	张灼华	顾鸣敏	
10	医学免疫学(第3版)		曹雪涛 何维	熊思东	张利宁	吴玉章	
11	病理学(第3版)	李甘地	陈杰 周桥	来茂德	卞修武	王国平	
12	病理生理学(第3版)	李桂源	王建枝 钱睿哲	贾玉杰	王学江	高钰琪	
13	药理学(第3版)	杨世杰	杨宝峰 陈建国	颜光美	臧伟进	魏敏杰	孙国平
14	临床诊断学(第3版)	欧阳钦	万学红 陈红	吴汉妮	刘成玉	胡申江	
15	实验诊断学(第3版)	王鸿利 张丽霞 洪秀华	尚红 王兰兰	尹一兵	胡丽华	王前	王建中
16	医学影像学(第3版)	刘玉清	金征宇 龚启勇	冯晓源	胡道予	申宝忠	
17	内科学(第3版)	王吉耀 廖二元	王辰 王建安	黄从新	徐永健	钱家鸣	余学清
18	外科学(第3版)		赵玉沛 陈孝平	杨连粤	秦新裕	张英泽	李虹
19	妇产科学(第3版)	丰有吉	沈铿 马丁	狄文	孔北华	李力	赵霞

	学科名称	主审	主编	副主编			
20	儿科学（第3版）		桂永浩 薛辛东	杜立中	母得志	罗小平	姜玉武
21	感染病学（第3版）		李兰娟 王宇明	宁 琴	李 刚	张文宏	
22	神经病学（第3版）	饶明俐	吴 江 贾建平	崔丽英	陈生弟	张杰文	罗本燕
23	精神病学（第3版）	江开达	李凌江 陆 林	王高华	许 毅	刘金同	李 涛
24	眼科学（第3版）		葛 坚 王宁利	黎晓新	姚 克	孙兴怀	
25	耳鼻咽喉头颈外科学（第3版）		孔维佳 周 梁	王斌全	唐安洲	张 罗	
26	核医学（第3版）	张永学	安 锐 黄 钢	匡安仁	李亚明	王荣福	
27	预防医学（第3版）	孙贵范	凌文华 孙志伟	姚 华	吴小南	陈 杰	
28	医学心理学（第3版）	姜乾金	马 辛 赵旭东	张 宁	洪 炜		
29	医学统计学（第3版）		颜 虹 徐勇勇	赵耐青	杨土保	王 彤	
30	循证医学（第3版）	王家良	康德英 许能锋	陈世耀	时景璞	李晓枫	
31	医学文献信息检索（第3版）		罗爱静 于双成	马 路	王虹菲	周晓政	
32	临床流行病学（第2版）	李立明	詹思延	谭红专	孙业桓		
33	肿瘤学（第2版）	郝希山	魏于全 赫 捷	周云峰	张清媛		
34	生物信息学（第2版）		李 霞 雷健波	李亦学	李劲松		
35	实验动物学（第2版）		秦 川 魏 泓	谭 毅	张连峰	顾为望	
36	医学科学研究导论（第2版）		詹启敏 王 杉	刘 强	李宗芳	钟晓妮	
37	医学伦理学（第2版）	郭照江 任家顺	王明旭 尹 梅	严金海	王卫东	边 林	
38	皮肤性病学	陈洪铎 廖万清	张建中 高兴华	郑 敏	郑 捷	高天文	

第三版序言

经过再次打磨，备受关爱期待，八年制临床医学教材第三版面世了。怀纳前两版之精华而愈加求精，汇聚众学者之智慧而更显系统。正如医学精英人才之学识与气质，在继承中发展，新生方可更加传神；切时代之脉搏，创新始能永领潮头。

经过十年考验，本套教材的前两版在广大读者中有口皆碑。这套教材将医学科学向纵深发展且多学科交叉渗透融于一体，同时切合了环境 - 社会 - 心理 - 工程 - 生物这个新的医学模式，体现了严谨性与系统性，诠释了以人为本、协调发展的思想。

医学科学道路的复杂与简约，众多科学家的心血与精神，在这里汇集、凝结并升华。众多医学生汲取养分而成长，万千家庭从中受益而促进健康。第三版教材以更加丰富的内涵、更加旺盛的生命力，成就卓越医学人才对医学誓言的践行。

坚持符合医学精英教育的需求，"精英出精品，精品育精英"仍是第三版教材在修订之初就一直恪守的理念。主编、副主编与编委们均是各个领域内的权威知名专家学者，不仅著作立身，更是德高为范。在教材的编写过程中，他们将从医执教中积累的宝贵经验和医学精英的特质潜移默化地融入到教材中。同时，人民卫生出版社完善的教材策划机制和经验丰富的编辑队伍保障了教材"三高"（高标准、高起点、高要求）、"三严"（严肃的态度、严谨的要求、严密的方法）、"三基"（基础理论、基本知识、基本技能）、"五性"（思想性、科学性、先进性、启发性、适用性）的修订原则。

坚持以人为本、继承发展的精神，强调内容的精简、创新意识，为第三版教材的一大特色。"简洁、精练"是广大读者对教科书反馈的共同期望。本次修订过程中编者们努力做到：确定系统结构，落实详略有方；详述学科三基，概述相关要点；精选创新成果，简述发现过程；逻辑环环紧扣，语句精简凝练。关于如何在医学生阶段培养创新素质，本教材力争达到：介绍重要意义的医学成果，适当阐述创新发现过程，激发学生创新意识、创新思维，引导学生批判地看待事物、辩证地对待知识、创造性地预见未来，踏实地践行创新。

坚持学科内涵的延伸与发展，兼顾学科的交叉与融合，并构建立体化配套、数字化的格局，为第三版教材的一大亮点。此次修订在第二版的基础上新增了《皮肤性病学》。本套教材通过编写委员会的顶层设计、主编负责制下的文责自负、相关学科的协调与蹉商、同一学科内部的专家互审等机制和措施，努力做到其内容上"更新、更深、更精"，并与国际紧密接轨，以实现培养高层次的具有综合素质和发展潜能人才的目标。大部分教材配套有"学习指导及习题集"、"实验指导 / 实习指导"以及"在线增值服务（多媒体课件与在线课程等）"，以满足广大医学院校师生对教学资源多样化、数字化的需求。

本版教材也特别注意与五年制教材、研究生教材、住院医师规范化培训教材的区别与联系。①五年制教材的培养目标：理论基础扎实、专业技能熟练、掌握现代医学科学理论和技术、临床思维良好的通用型高级医学人才。②八年制教材的培养目标：科学基础宽厚、专业技能扎实、创新能力强、发展潜力大的临床医学高层次专门人才。③研究生教材的培养目标：具有创新能力的科研型和临床型研究生。其突出特点：授之以渔、评述结合、启示创新，回顾历史、剖析现状、展望未来。④住院医师规范化培训教材的培养目标：具有胜任力的合格医生。其突出特点：结合理论，注重实践，掌握临床诊疗常规，注重预防。

以吴孟超、陈灏珠为代表的老一辈医学教育家和科学家们对本版教材寄予了殷切的期望，教育部、国家卫生和计划生育委员会、国家新闻出版广电总局等领导关怀备至，使修订出版工作得以顺利进行。在这里，衷心感谢所有关心这套教材的人们！正是你们的关爱，广大师生手中才会捧上这样一套融贯中西、汇纳百家的精品之作。

八学制医学教材的第一版是我国医学教育史上的重要创举，相信第三版仍将担负我国医学教育改革的使命和重任，为我国医疗卫生改革，提高全民族的健康水平，作出应有的贡献。诚然，修订过程中，虽力求完美，仍难尽人意，尤其值得强调的是，医学科学发展突飞猛进，人们健康需求与日俱增，教学模式更新层出不穷，给医学教育和教材撰写提出新的更高的要求。深信全国广大医药院校师生在使用过程中能够审视理解，深入剖析，多提宝贵意见，反馈使用信息，以便这套教材能够与时俱进，不断获得新生。

愿读者由此书山拾级，会当智海扬帆！

是为序。

中国工程院院士
中国医学科学院原院长　　刘德培
北京协和医学院原院长

二〇一五年四月

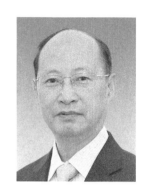

张永学，二级教授，博士研究生导师。华中科技大学同济医学院附属协和医院核医学科及 PET 中心主任，协和医院核医学分子影像研究所所长，协和医院学术委员会副主任委员，华中科技大学临床医学专业学位教育指导委员会副主任，湖北省分子影像重点实验室主任。曾任中华医学会核医学分会第六委员会副主委，中国医师协会核医学医师分会副会长，现任中国核学会核医学分会理事长，中华核医学与分子影像杂志副总编，湖北省核学会核医学分会理事长，湖北省核医学质控中心主任等。

1992 年起享受国务院特殊津贴，1998 年获教育部"全国优秀教师"称号，宝钢教育基金会优秀教师奖，华中科技大学特聘教授和教学名师，2014 年获中国医师协会颁发的"中国医师奖"等。发表学术论文 240 余篇，其中 SCI 收录 23 篇，主编专著 13 部，副主编 18 部，参编 28 部。现任高等医药院校研究生《核医学》规划教材主编，面向 21 世纪课程本科生《核医学》规划教材主编。先后主持国家 863 计划项目、国家自然科学基金重点项目、卫生部临床重点学科项目各 1 项，国家自然科学基金面上项目 5 项。获湖北省科技进步一等奖、教育部科技进步二等奖和中华医学科技奖二等奖各 1 项等。

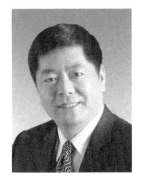

安 锐

安锐,二级教授、主任医师、博士生导师。华中科技大学同济医学院附属协和医院副院长。

从事核医学临床、教学、科研、管理及培干等工作32年。主要研究方向包括:核素报告基因显像监测肿瘤基因治疗疗效、脑梗塞和肿瘤干细胞治疗的可视化研究、PET/CT的临床应用研究等。先后在国内外专业学术期刊上发表学术论文70余篇,参加20余部教材和大型专业参考书的编写工作,其中包括担任全国高等学校8年制教材《核医学》第三版主编,参编7年制、研究生及本科生规划教材。承担国家自然科学基金课题4项、省部级科研课题5项。先后获得湖北省科技进步一等奖1项、三等奖2项,教育部科技进步二等奖1项,中华医学科技奖二等奖1项。

主要社会任职有:中华医学会核医学分会副主任委员,中国医师协会核医学医师分会副会长,中国医师协会核医学分会副会长,湖北省核医学会主任委员等。担任《中华核医学与分子影像杂志》《中国临床医学影像杂志》《影像诊断与介入治疗》《华中科技大学学报》(医学版)、American Journal of Nuclear Medicine and Molecular Imaging(USA)、International Journal of Nuclear Medicine Research(USA)等杂志的编委。

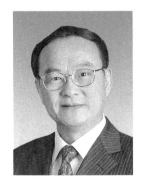

黄 钢

黄钢,医学博士,二级教授,博士生导师,上海交通大学医学院副院长,上海交通大学中国医院发展研究院执行院长,临床核医学研究所所长;兼任亚洲核医学学院院长,中华医学会第九届核医学分会主委,上海医学教育学会主委,Clinical Medical education主编;《中华核医学与分子影像学杂志》《中华生物医学工程杂志》《上海医学教育》《高校医学教育》、Nucl. Sci.& Tech.(SCI收录杂志)等杂志副主编,Plos One,Am J Nucl Med & Mol images等20余本专业杂志学术编委。影像医学国家临床重点专科、上海市重点学科及上海市一流学科学科带头人,分别获卫生部有突出贡献中青年专家、"宝钢优秀教师奖"、上海市领军人才等称号。承担国家自然基金和重点项目、国家新药创制重大项目和"973"项目等30余项课题;至今在国内外杂志上发表论文二百余篇,其中SCI或EI收录论文80余篇;主编医学院校规划教材及专著10余本,其中《影像核医学》获上海市高校优秀教材一等奖;先后获国家科技进步二等奖和华夏医学科技一等奖等十余项奖励,2009年及2014年分别获得国家级教学成果二等奖。

匡安仁，男，1949 年 11 月出生于四川隆昌，四川大学华西医院教授，博士生导师。中华医学会核医学分会第七届委员会主任委员，《中华核医学与分子影像杂志》总编辑，中华人民共和国药典委员会委员，中国医师协会核医学医师分会副会长。从事核医学教学工作 27 年。主要研究方向为分子核医学和放射性核素靶向治疗。获得部省级科技成果奖 8 项；作为项目负责人获得国家自然科学基金课题 8 项；作为主编或副主编或编委，参与了临床医学专业五年制、七年制、八年制《核医学》国家级规划教材的编写工作。

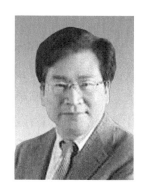

匡安仁

李亚明，二级教授，博士生导师。现任中华医学会核医学分会全国委员会主任委员，中国医师协会核医学医师分会副会长，中国核学会核医学分会副理事长，《中华核医学与分子影像杂志》副总主编，中国医师协会全国医师定期考核编辑委员会常务编委。中国医科大学附属第一医院核医学科主任。1983 年起从事核医学教学、科研和医疗工作。主编教育部普通高等教育"十一五"和"十二五"国家级规划教材《核医学教程》(第 2 版、第 3 版)；副主编全国高等医药建设研究会和卫生部规划教材；承担中华医学会等教学课题多项。主编的教材获"辽宁省精品教材"称号。

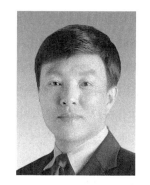

李亚明

王荣福，医学和药学博士，二级教授、博士生导师。现任北京大学医学部核医学系主任和北大医院核医学科主任。国家科学技术奖励评审专家，兼任中国核学会核医学分会、中国医学装备协会核医学装备与技术和中国抗癌协会肿瘤影像专业委员会副主任委员及其他多个学术团体常委和国内外多种学术期刊编委和审稿专家。主要从事临床与分子核医学在肿瘤、心脑血管疾病的靶向诊治应用研究。承担多项国家级课题项目，主编核医学教材 12 部和专著 3 部。发表 400 多篇论文(SCI 收录 40 多篇)，获 3 项中国发明专利、北京科学技术进步二等奖、北京市高等教育精品教材、北京大学教学成果一等奖和优秀教学奖、北京大学医学部优秀人才计划奖励和北京市高等教育教学成果二等奖。

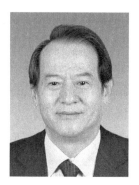

王荣福

第 3 版前言

临床医学八年制作为医学精英教育模式,以培养科学基础宽厚、专业技能扎实、创新能力强、发展潜力大的临床医学高层次专门人才为目标。正是以此目标为导向,全国高等医药教材建设研究会和人民卫生出版社于 2005 年启动了临床医学八年制教材的编写工作,并于 2010 年进行了第二轮修订。为了更好地适应医学科学理论和临床诊疗技术的迅速发展以及教学改革的需要,全国高等医药教材建设研究会和人民卫生出版社于 2014 年启动第三轮教材的修订工作。本轮教材的修订,以“精品战略、质量第一”为宗旨,以高等医学院校临床医学长学制学生为主要教学对象,在坚持“三基”(理论、知识、技能)、“五性”(思想性、科学性、先进性、启发性和适用性)、“三特定”(对象、要求和限制)的原则基础上,力求系统、完整、先进、科学的统一,以满足 21 世纪高层次医学人才培养的需要。

本教材作为八年制系列规划教材之一,自 2005 年第 1 版问世后,广受师生及核医学同仁的欢迎与高度评价,在书稿形式、内容编排、质量把控、编辑印刷等方面被誉为同类教材的精品。本轮修订的第三版,力求保持前两版的优势与经典特色,同时顺应核医学与分子影像的快速发展,突出诊疗实践与循证依据,强化 PET/CT 等新技术的临床应用价值,紧扣临床需求,实时更新内容,适应于长学制临床医学专业医学生培养的目标。全书内容共分 23 章,在多个部分做了与时俱进的修订,删除了部分已淘汰或很少使用的方法,并试图在以下四方面做出探索:①根据医学发展的需要,增加了分子影像与个体化诊疗及分子影像与转化医学的相关章节,强化分子影像在个体化医疗和转化医学中的作用;②编写内容力求图文并茂,图表直观,图表约占全书内容的 20%,体现核医学影像的特点,提高可读性;③编写风格彰显核医学在功能、代谢、受体等分子影像以及核素治疗中的独特优势,与其他影像技术的互补互融,力求推动学科间相互了解、合作与提升,培养学生综合掌握影像医学知识、客观理解各种影像的特点,合理使用不同的影像方法;④核素显像临床应用、核素治疗等与目前临床公布的指南或规范接轨,使学生能够更加合理地使用这些方法为临床解决问题。这些探索的目的就是希望增强学生“获取知识、发现问题、解决问题”的能力,而新版引入“转化医学”和“个体化诊疗”理念,不仅是突出核医学的学科特色,更是为“提升学生思维能力”提供支撑,强调以临床为导向的科学研究,培养学生发现问题、解决问题的能力。

本教材的编写委员会由全国 21 所承担长学制临床医学教育任务的知名大学、以博士研究生导师为主的一线教学名师及骨干教师组成,在上一版的基础上新增 4 所院校的专家参加,另有 3 所院校更换了专家。参编编委具有丰富的核医学临床、教学与科研工作经验,能够较好地针对临床医学八年制教学的特点和要求,把握编写的内容与深度,并参考和借鉴国内外近年来出版的多种核医学专著与教材,吸取国内外先进技术和最新成果,博采众长,深入浅出。但由于编写人员均是第一线的专家和学科带头人,工作繁忙,编写时间有限,在编写过程中难免存在诸多不足及缺陷,恳请各医学院校的教师、同学、临床医师和读者给予斧正,在此先致谢意。

安 锐 黄 钢
2015 年 4 月

目　录

绪　　论

　　核医学（nuclear medicine）是研究核技术在医学中的应用及其理论的学科,主要是应用放射性核素或核射线诊断、治疗疾病和进行医学研究。核医学是多学科相互融合的产物,它涉及核物理学、电子学、化学、生物学、计算机技术以及医学本身。核医学的问世为临床疾病的诊治提供了安全、有效的重要手段,也为医学科学的进步作出了重要贡献。核医学涉及领域多、应用范围广、技术手段先进、方法学内涵丰富,是现代医学的重要组成部分。从应用领域讲,核医学不仅包括了临床诊断和治疗,而且也广泛应用于医学科学研究,核医学的应用范围几乎涉及医学的各个学科和专业;从技术手段来讲,核医学不仅代表了当今核技术、计算机技术等尖端科技发展的水平,而且融入了现代生命科学研究的重要成果,使疾病的诊断和治疗进入分子时代;从学科内容上讲,核医学不仅包括有影像诊断、功能测定、体外分析和核素治疗,还包括基础医学研究领域的各种示踪实验。因此,核医学不是一项简单的技术,而是应用范围和研究领域都十分广泛的一门独立医学学科。

一、核医学的学科内容

　　核医学以其应用和研究的范围侧重点不同,可大致分为实验核医学和临床核医学两部分(图绪 -1),其中实验核医学也称为核医学基础,主要包括放射性药物学、放射性核素示踪技术、放射性核素动力学分析、体外放射分析、活化分析、放射自显影与磷屏成像技术、小动物正电子发射断层(PET)及小动物 PET/CT 的应用等。实验核医学的主要任务是发展、创立新的诊疗技术和方法,利用其示踪技术进行医学研究,包括核医学自身理论与方法的研究以及基础医学理论

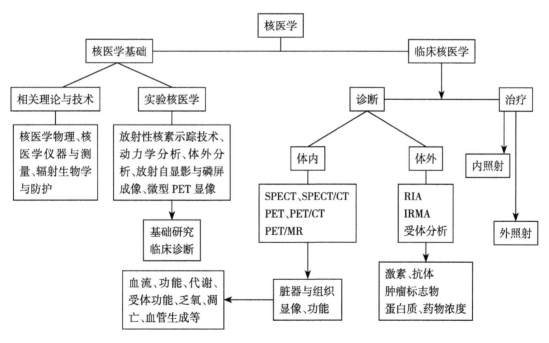

图绪 -1　核医学的内容与组成示意图

与临床医学的研究,促进医学科学的进步。例如小动物 PET 及小动物 PET/CT 的应用不仅为核医学分子影像的临床前研究提供了重要的手段,而且也为现代生物分子靶向治疗的基础研究及新药研发提供了十分有效的工具。实验核医学既是核医学的理论基础,某些技术本身又是临床核医学的重要诊断方法,如同外科医师必须掌握解剖学和生理学知识一样,为正确的应用核医学技术提供理论依据和方法学基础。此外,核医学基础也包括核医学物理基础、核医学仪器与测量、辐射生物学效应与辐射防护,尽管这些内容有些并不属于核医学的范畴,但也是学习核医学必须了解的相关知识,开展核医学工作必备条件。

临床核医学是利用核医学的各种原理、技术和方法来研究疾病的发生、发展,研究机体的病理生理、生物化学和功能结构的变化,达到诊治疾病的目的,提供病情、疗效及预后的信息。临床核医学是临床医学的重要组成部分。根据其应用目的不同,临床核医学又分为诊断核医学和治疗核医学两大部分,其中诊断核医学包括脏器或组织显像、脏器功能测定和体外微量物质分析等;治疗核医学分为内照射治疗和外照射治疗两类,在外照射治疗方面,核医学主要利用低剂量放射源进行敷贴或近距离照射达到治愈疾病的目的。尽管应用 ^{60}Co 以及 ^{137}Cs 后装机等进行的治疗从本质上讲也是核医学治疗学的一部分,但这类大剂量的封闭放射源治疗已划归放疗学范畴,只有部分应用低剂量辐射源进行的外照射治疗仍属于核医学的内容。内照射治疗是治疗核医学的主要内容,也是核医学最常用和具有发展前景的领域之一,随着新的治疗药物和治疗方法的研究进展,治疗核医学将成为临床上治疗某些疾病的重要方法。临床核医学是一门发展十分迅速的新兴学科,随着学科的不断发展和完善,临床核医学又逐步形成了各系统核医学,如心血管核医学(又称核心脏病学)以及内分泌、神经、肿瘤、消化、呼吸、造血和泌尿系统核医学等系统学科,它反映了核医学不断成熟与完善的过程。

实际上,实验核医学与临床核医学之间的划分是相对的,二者并没有明确的界限,其研究内容和应用领域是相互融合贯通的。

二、核医学与医学相关学科发展的关系

核医学是现代医学的重要内容,也是医学现代化的重要标志之一,核技术在医学中的应用,促进了医学科学的发展与医学现代化。众所周知,显微镜的出现是人类历史上的一大创举,因为它使人们第一次看到了细胞,对生命组织的认识由宏观世界进入微观世界。然而,核技术在医学上的应用,则使人们的认识又更进一步由细胞水平进入到分子水平。通过放射性核素示踪法,可以在生理情况下,从分子水平动态地研究机体内各种物质的代谢变化、基因表达、受体功能等功能信息,揭示体内及细胞内生物学过程。在历史上,核医学示踪技术在阐明许多重大的医学问题中发挥了重要作用,如 RNA-DNA 反转录、遗传密码、胆固醇的合成与代谢研究、细胞周期以及细胞膜受体、人体各种激素与微量物质的定量分析等,为 20 世纪医学的发展作出了巨大贡献,甚至改写了医学中某些学科的历史。在核医学的发展历程中有多项标志性成果获得了诺贝尔奖,可以想象,如果没有核医学的技术,医学中某些领域的发展将会晚很多年,甚至还在经历漫长的探索之路。当然,医学本身的进步也促进了核医学的发展,例如,免疫学的发展,导致了闻名于世的放射免疫分析技术的诞生,同时也促进了放射免疫显像与放射免疫治疗技术的形成,并由早期的多克隆抗体法发展为现今的单克隆抗体法。放射免疫分析技术自 20 世纪 50 年代末期诞生以来,至今仍然广泛应用于临床,测定的物质达数百种之多,直到 20 世纪 90 年代中期,在放射免疫基础上发展起来的非放射标记免疫分析技术的应用,才结束了唯有放射免疫分析才能常规测定人体内微量物质的历史。可以说,放射免疫分析技术的应用,至少使得人类对内分泌激素的定量分析及其相关疾病的认识提前了近 40 年。进入 21 世纪后,随着分子生物学技术的迅速发展并融入核医学示踪技术,形成了核医学又一新的分支学科,即分子核医学与分子影像,使得核医学的显像从功能影像进入分子功能影像,为 21 世纪"分子影像"的发展作出了

Notes

巨大贡献。在当今的分子影像中,核医学的分子影像已经走在前列,特别是 PET/CT 代谢显像、受体显像等技术已广泛应用于临床诊断、疾病分期、疗效评价与治疗决策,是目前最为成熟的分子影像。尤其是 PET/CT、PET/MR 以及 SPECT/CT 多模式分子影像的应用,克服了传统核医学功能影像分辨率差、定位精度不佳的不足,充分利用 CT 和 MR 解剖分辨率高的优势,提高了核医学影像质量,实现了不同影像模式之间的融合和不同影像学科的交叉,取长补短,优势互补,成为高灵敏分子功能影像与高分辨率解剖形态影像结合的典范,也是医学影像发展的方向。

　　核医学之所以成为现代医学的重要组成部分,就是因为该学科在发展中不断融入相关学科特别是医学科学最先进的研究成果,从而不断更新和完善自身的理论和方法,反过来又服务于相关学科,推动医学科学的发展(图绪 -2)。

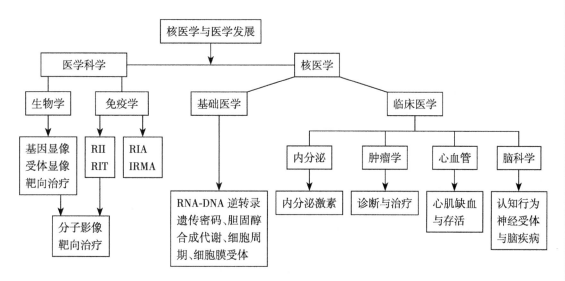

图绪 -2　核医学与医学相关学科发展的关系

三、核医学发展历史回顾与现状

　　核医学与其它学科相比,是一门非常年轻的学科,从 1896 年首次发现放射现象至今也只有 100 余年的历史,而真正形成核医学学科的历史则更短。核医学的发展是无数科学家为科学而奋斗甚至为科学而献身的不平凡历史,我们重温核医学的发展史,旨在激发人们在平凡的工作实践中,要勇于开拓、善于思索、敢于创新。在科学发展的历史上,许多重大发明和发现,都是在平凡的工作中所取得的。

　　1. **核放射现象的发现**　　1895 年,德国物理学家伦琴发现了 X 射线,也称为伦琴射线,为放射学的形成奠定了基础,并于 1901 年获诺贝尔物理学奖(Nobel Prize);1896 年,法国物理学家贝可勒尔(Becqurel)在研究铀矿时,发现铀矿能使包在黑纸内的感光胶片感光,无论将它放在阳光下或是抽屉里,他发现冲洗后的感光片都有了蒙翳(潜影),由此断定铀能不断地自发地放射出某种肉眼看不见的、穿透力强的射线,这是人类第一次认识到放射现象,也是后来人们建立放射自显影的基础,但当时还没有放射性这一概念,直到两年后在法国工作的波兰籍化学家玛丽·居里(Marie S. Curie)发现了镭,居里夫人将这种化合物放出的辐射现象取名为"放射性",称铀的射线为贝可勒尔射线;1898 年 7 月,玛丽·居里与她的丈夫皮埃尔·居里从沥青铀矿内提炼出比铀的辐射性强 400-700 倍的物质,并证明是一种新的元素,将其命名为钋(polonium),以纪念居里夫人的祖国波兰,当年 12 月他们又从沥青铀矿中提取一种放射性更强的元素,并将其命名为镭(Radium),经过进一步提纯之后其辐射强度可达到铀的一百万倍;1903 年,居里夫妇和贝可勒尔共获诺贝尔物理学奖;1911 年,居里夫人又获得诺贝尔化学奖,成为世界上第一位两次获得诺贝尔奖的科学家。

2. 核物理学的发展为核医学的建立奠定了坚实的基础 1899年,曼彻斯特大学的卢瑟福(Rutherford)发现铀能发射 α 和 β 粒子,于 1908 年获诺贝尔化学奖;1921 年,英国科学家 Frederick Soddy 在放射性物质的化学和天然同位素研究中获诺贝尔化学奖,"同位素"一词也是他 1913 年与苏格兰物理学家 Margaret Todd 在一次午餐谈话中提出的;1935 年,法国 Joliot 和他的妻子 Irène Joliot-Curie(即:玛丽·居里的女儿)用人工方法合成了新的放射性元素获化学奖,他们用 α 粒子照射铝元素生成了半衰期只有两分钟的放射性 ^{30}P,第一次用人工核反应方法生产了放射性核素;同年,Chadwick 发现了中子获诺贝尔物理学奖;1936 年,Anderson 发现了正电子获诺贝尔物理学奖;1938 年,芝加哥大学的 Fermi 应用中子辐照和慢中子核反应生产出新的放射性核素获得诺贝尔物理学奖;1942 年,Fermi 等人建立了世界上第一座核反应堆,使得人工放射性核素的大批量生产成为可能,为核医学的发展提供了必要的条件;1930 年,美国加州大学的 Berkeley 校园里,物理学家劳伦斯(Ernest Orlando Lawrence)生产出第一台回旋加速器,为人工生产短半衰期放射性核素创造了条件,于 1939 年获得诺贝尔物理学奖。

3. 放射性核素的临床应用 1901 年,法国医师亨利·亚利山大·丹拉斯(Henri Alexander Danlos)将放射性镭与结核性的皮肤病变接触,试图达到治疗目的,首次尝试用放射性物质治疗疾病;1903 年,Alexander Graham Bell 利用镭进行近距离肿瘤治疗;1905 年,Robert Abbe 利用镭治疗突眼性甲状腺肿;1913 年,Frederic Proescher 经静脉注射镭进行各种疾病治疗的研究;1923 年,匈牙利籍化学家 Hevesy 应用天然的放射性核素 ^{212}Pb 研究大豆中铅的分布转移,后来又应用 ^{32}P 研究磷在活体的代谢途径等,他是第一位应用放射性物质来进行生命科学示踪研究的科学家,并首先提出了"示踪技术"的概念,被后人尊称为"基础核医学之父",并于 1943 年获诺贝尔化学奖;1926 年,美国波士顿内科医师布卢姆加特(Blumgart)等首先应用放射性氡研究人体动、静脉血管床之间的循环时间,开创了人体内示踪研究的先河,布卢姆加特也被誉为"临床核医学之父"。进入 20 世纪 30 年代,随着人工放射性核素的研制成功,核素治疗得到了进一步发展,1936 年,^{32}P 用于白血病的治疗;1942 年,^{131}I 用于治疗甲状腺功能亢进症;1960 年,Libby 发明了放射性 ^{14}C 测龄技术获诺贝尔化学奖;1959 年,美国科学家 Berson 和 Yalow 建立了放射免疫分析法,并首先用于测定血浆胰岛素浓度,后来人们将其逐步发展到能测定人体各种激素或微量物质,阐明了人体各种激素的分泌、调节及其规律,由于该技术对医学的巨大贡献;1977 年,Yalow 获得了诺贝尔医学奖。放射免疫分析技术从 20 世纪 60 年代应用于临床至今已半个多世纪。1984 年,Jerne 等科学家在免疫系统的控制以及单克隆抗体的研究中获诺贝尔医学奖,为核医学放射免疫显像和放射免疫治疗的建立创造了条件。

4. 核医学显像仪器的发展 1951 年,美国加州大学的卡森(Cassen)研制出第一台扫描机,通过逐点打印获得器官的放射性分布图像,标志着核医学影像的诞生,为此美国核医学协会专门设立了 Cassen 奖";1952 年,美国宾夕法尼亚(Pennsylvania)大学的医学生戴维·库赫(David Kuhl)设计了扫描机光点打印法,1959 年他又研制了双探头扫描机进行断层扫描,并首先提出了发射式断层重建技术,从而为日后发射式计算机断层显像仪(ECT)的研制奠定了基础;1972 年,库赫博士作为主要成员应用三维显示法和 ^{18}F-脱氧葡萄糖(^{18}F-FDG)测定了脑局部葡萄糖的利用率,可以认为,如果没有他的远见卓识,核医学将不可能发展到今天成为具有特色的学科,他的发明成为 PET 和单光子发射计算机断层显像(SPECT)的基础,故人们称库赫博士为"发射断层之父";1957 年,安格(Anger)研制出第一台 γ 照相机,称安格照相机,20 世纪 60-70 年代广泛应用于临床,使核医学显像由静态逐点打印扫描进入快速动态成像,核医学进入现代化阶段。

20 世纪 70-80 年代,核医学发生了几个根本变化:一是电子计算机广泛应用于核医学领域,使得核医学成像由定性分析进入定量分析,由平面影像进入断层影像阶段;二是计算机的应用促进了 SPECT 和 PET 显像的发展,并逐步广泛应用于临床;三是以 ^{99m}Tc 为代表的短半衰期核

Notes

素广泛应用于显像诊断,促进了显像的发展与普及;四是放射免疫分析技术得到普及,不仅丰富了核医学的学科内容,更促进了医学科学的发展。

5. 中国核医学的发展历程　我国核医学的起步较国外晚很多年。1956 年在军委卫生部的领导下,在西安第四军医大学举办了生物医学同位素应用训练班,这是我国第一个同位素应用学习班;1957 年又举办了第二期,标志着我国核医学的诞生;1958 年在北京举办了第一个同位素临床应用训练班,有 10 名学员参加,成为核医学进入临床应用的起点,也被列为当时国家的一项重要任务。20 世纪 60 年代我国核医学有了较大发展,各省相继开展了临床应用工作,国产同位素和核探测仪器的研制也取得重要成绩。20 世纪 70 年代,核医学的应用在全国得到了普及。1977 年我国将核医学作为医药院校本科生必修课,此后教育部和卫生部先后组织编写了多版本科生、临床医学七年制、八年制以及研究生规划教材,并将核医学科的设立作为三级甲等医院的重要条件之一。1980 年成立了中华医学会核医学分会及各省市核医学分会,1981 年创办了中华核医学杂志,2012 年更名为中华核医学与分子影像杂志。经过数十年的发展,我国核医学与世界发达国家的核医学水平差距已逐渐缩小,各种先进的显像仪器引进与应用,其设备条件与发达国家处于同一水平。

6. 核医学发展现状与热点　当前核医学的发展已进入一个新的高潮时期,各种新型的显像仪器不断发展,核医学分子影像的地位不断提高,特别是多模式影像技术的应用,改善了核医学影像的质量;同时,核素治疗的发展非常迅速,并逐步与国际上权威学术机构制定的指南接轨,促进了核医学的迅速发展与完善。当今核医学发展的热点主要在以下几个方面:

1)显像仪器的发展与多模式显像技术:20 世纪 90 年代后,多模式显像与图像融合(image fusion)技术得到了迅速发展,1976 年首台 SPECT 问世后,1998 年美国 GE 公司又推出了称为"Hawkeye"的 SPECT/CT;1974 年,首台商业 PET 诞生,1992 年全身 PET 用于临床,1995 年 Townsend 等研制出集 PET 与 CT 于一体的 PET/CT,1998 年第一台专用 PET/CT 的原型机安装在美国匹兹堡大学(University of Pittsburg)医学中心,2000 年 PET/CT 在北美放射学年会上展出,2001 年广泛应用于临床,2002 年又推出了配备 16 排 CT 的 PET/CT,目前的 PET/CT 多配备了 64 排以上 CT,使得以 PET 为代表的功能影像与以 CT 为代表的形态学影像实现了完美的同机融合。2010 年第一台 PET/MR 一体机问世,多模式分子影像进入了一个崭新的阶段。

近十多年来,PET/CT 和 SPECT/CT 的迅速发展成为核医学乃至整个影像学发展的热点。就我国而言,十年前全国的 PET/CT 仅 30 余台,而今已接近 300 台,并以每年 30 余台的速度迅速增长,而且 PET/CT 大多配备 64 排以上的诊断级 CT。国产 PET/CT 也开始走向医疗市场,打破了国外公司垄断的局面。目前我国约有 SPECT 和 SPECT/CT 600 余台,新型的双探头 SPECT 可以选配 2-16 排 CT。无论是 PET 还是 SPECT,配备 CT 后不仅可用于核医学影像的衰减校正和解剖定位,高分辨率的 CT 形态影像与高灵敏的核医学功能影像同机融合,充分发挥多模式影像的优势,优势互补,已成为当前医学影像发展的趋势。

PET 和 SPECT 以显示脏器或组织血流、代谢和功能为优势,但解剖分辨率相对较差,而放射学的 CT 和 MRI 虽然具有较好的解剖分辨率,但对于代谢与功能测定的灵敏度不如核医学显像,因此,当今的 PET 和 SPECT 多配备了 CT,配备 3T MR 的 PET/MR 一体机也开始用于临床,初步的临床实践已表明,PET/MR 优越的软组织分辨率以及可提供更多的病理生理学信息,且无辐射危害,弥补了 PET/CT 的某些不足,可望在不久的将来得到广泛的应用。PET/CT、PET/MR 和 SEPCT/CT 多模式成像将成为核医学影像发展的方向。多功能成像不仅能清楚显示病变部位结构的细微改变与精确部位,还能观察该部位的代谢、血流及功能变化,帮助判断病变性质和程度,从而使得反映解剖学结构的影像与反映代谢、血流与功能的影像实现同机图像融合(image fusion)。

在新型探测器的研究方面,半导体探测器已开始应用于临床,尤其是心脏专用半导体

SPECT,乳腺半导体γ照相机等问世,改善了图像的分辨率和质量。在临床前分子影像研究方面,用于实验研究的微型PET(micro-PET,又称动物PET)或微型PET/CT也相继在一些研究机构和大学得到应用,为分子影像的临床前研究和新药的研究发挥了重要作用。

2) 分子核医学(molecular nuclear medicine)的形成:分子核医学是应用核医学示踪技术从分子和细胞水平认识疾病,阐明病变组织受体密度与功能的变化、基因的异常表达、不同底物的生化代谢变化及细胞信息传导等,为临床诊断、治疗和疾病的研究提供分子水平信息或分子靶向治疗。分子核医学的发展尤其对于肿瘤疾病的早期诊断和治疗监测发挥了重要作用,使得肿瘤核医学的发展迅速超越了心血管核医学成为新的亮点。这些伴随生物学技术的发展而建立起来的新的显像方法,不仅促进了分子核医学的形成,也为医学影像技术走向"分子影像(molecular imaging)"时代迈出了第一步,核医学分子影像也是当今最成熟的分子影像,许多方法已广泛应用于临床,产生了巨大的社会影响。

3) 新型显像剂的发展:近几年放射性药物和放射性核素研究取得了显著成绩,一些新的显像剂应用于临床。在新的代谢显像剂方面,正电子核素标记的乙酸、胆碱、核苷酸、氨基酸等应于临床,弥补了常规FDG显像的不足;雌激素受体显像对于乳腺癌的治疗决策提供了重要依据;以奥曲肽为代表的生长抑素受体显像在神经内分泌肿瘤的诊断甚至靶向治疗发挥了重要作用。近年来,^{18}F或^{99m}Tc标记RGD整合素αvβ$_3$受体显像也试用于临床,成为反映新生血管生成的重要手段。新的核素研究是核医学发展的源泉,一些集诊断与治疗于一体的核素研究取得了进展,如^{177}Lu、^{188}Re等核素既发射适合单光子显像的γ射线,又发射适合治疗的β粒子,标记靶向分子(如单抗、配体等)后有望实现影像诊断与治疗一体化(theranostics)的目标。

4) 治疗核医学的发展:随着核医学发展方向的转移、新的治疗药物的研制以及新的治疗方法的建立,核素治疗的应用范围不断扩大,核素治疗在整个核医学中的地位在不断提高。在某些疾病,核素治疗方法已经占有重要地位,如甲状腺功能亢进症的治疗、分化型甲状腺癌残留与转移灶的治疗等。目前,应用核素治疗的疾病已达数十种之多,我国每年有82.4万人次接受核素治疗,其中^{131}I治疗甲状腺功能亢进症18.8万人次,甲状腺癌3.7万人次。核素治疗与常规化学药物治疗或放疗有其本质的区别。一是核素治疗是利用核射线治疗疾病;二是核素治疗药物对病变组织具有选择性或靶向性,对正常组织损伤很小;三是核素治疗作用持久;四是方法安全、简便。

核素治疗发展的方向主要集中在放射性核素的研究和携带放射性核素载体的研究两个方面。尤其是靶向性放射性药物载体研究是核素治疗研究的重点课题。目前具有前景的研究领域主要有:放射免疫靶向治疗、受体介导的靶向治疗、放射性核素基因治疗、放射性核素粒子肿瘤组织间定向植入治疗等。近年来,重离子治疗引起人们的关注,由于重离子所具有的优越的物理性能,对于恶性肿瘤的治疗效果优于传统的放疗,有望成为具有发展前景的肿瘤放疗技术。可以预料,未来治疗核医学的发展,将会改变传统的疾病治疗模式与思维,尤其是肿瘤疾病,具有靶向性的核素治疗将成为继化学治疗、手术治疗及外放射治疗后又一具有发展前景的新兴领域,在某些方面有可能代替外照射治疗或化疗,随着科学技术的发展,一些具有特异性、靶向性的治疗方法以及介入性局部治疗手段终将取代全身损伤性治疗方法。核素治疗的发展有可能超过诊断目的的应用,成为现代治疗学的重要分支。

综上所述,核医学是一个独立的、迅速发展的临床医学学科,它为人类探索生命现象的本质提供了一项十分有效的工具,也为人类观测机体内物质代谢和生命活动的变化规律提供了一个窗口,同时也是治疗某些疾病的重要手段。核医学有其自身的理论、方法和应用范围,有诊断、治疗、门诊甚至病房,承担着教学、科研和人才培养工作,核医学科不仅为医院各个临床科室提供技术支持和服务,同时也独立开展临床诊疗工作。因此,核医学不同于一般的医技科室,而是一门完整的临床医学学科。

Notes

随着相关学科的迅猛发展,核医学也面临激烈的竞争与严峻的挑战,某些新的诊疗技术正在被临床逐步认同与广泛应用的同时,一些曾经是临床或研究的重要方法也正在被其他技术所取代,或者有些方法其临床重要性正在减弱,这是历史发展的必然规律,科学的发展就是在不断的探索和激烈的竞争中进步。核医学的发展也一样,需要不断探索、推陈出新、扬长避短,不断吸取相关学科的先进成果,丰富其学科内涵。一项技术即使获得过诺贝尔奖,即使曾经有过辉煌的历史,也不能说明该技术永远先进而不被淘汰;先进是相对的,是有时效性的。20世纪90年代以来,在医学领域中新的科学名词层出不穷,从 PCR 技术、细胞凋亡、克隆技术、纳米技术,直到干细胞移植等,同时又有许多医学词汇又逐步被人们冷落和遗忘,淡出历史的舞台,这就是现代科学发展的必然规律,犹如不可阻挡的巨浪推动历史的前进。

(张永学)

第一章 核医学物理基础

第一节 原子的基本概念

一、原 子 结 构

物质都是由原子组成的。原子是很微小的粒子,半径为 10^{-8}cm 左右,不同元素的原子具有不同的性质,但是原子的基本结构大致相同。1869年,门捷列夫制作出了第一张元素周期表,揭示了化学元素间的内在联系。1911年,卢瑟福提出了原子的核式模型,即原子是由一个原子核(带有正电荷)和若干个绕核运动的电子所组成,原子核的半径不到原子半径的万分之一,但占有原子质量的99.9%以上。1913年,玻尔在卢瑟福的核式模型基础上,提出了众所周知的玻尔原子模型,即:原子由处于原子中心的原子核(nucleus)和带负电荷的核外电子(electrons)组成(图1-1)。

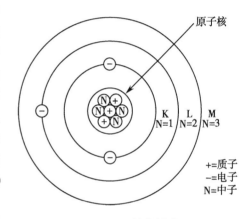

图 1-1　原子结构模式图

通常采用 $_Z^A X_N$ 表示原子的核结构,其中 X 代表元素符号,Z 代表质子数,N 代表中子数,A 代表原子的质量数(mass number)。因为元素符号本身就确定了质子数,并且 N=A−Z,故原子结构亦可简便地只标记元素符号和质量数,即 $^A X$,如 ^{131}I、^{18}F。质子带一个正电荷,中子呈电中性,核外电子带负电荷,原子核中质子所带的正电荷数目与核外电子所带的负电荷数目相等,所以原子本身呈电中性。

(一) 原子核

原子核由质子(proton)和中子(neutron)组成,它们统称为核子(nucleon)。原子核内部存在两种作用力:带正电荷的质子之间的静电排斥力和核子之间的核力(nuclear force)。核力是短程力,只有在原子核尺度上才显现出来,作用范围在 1.5×10^{-15}m 之内。核力在大于 0.8×10^{-15}m 时表现为吸引力,且随距离增大而减小,超过 1.5×10^{-15}m 时,核力急速下降几乎消失;而在距离小于 0.8×10^{-15}m 时,核力表现为斥力,从而使核子既能紧密结合,又不会无限接近。核力能抗拒库仑斥力而使质子紧密结合在一起。核的稳定性除了与核子的数量有关外,还取决于核内质子和中子的比例。

(二) 核外电子

电子环绕着原子核在一定的轨道上不断高速地旋转着,这些确定的轨道组成一系列壳层,用字母 K、L、M、N、O、P、Q、……来表示。一般说来,各壳层里能容纳的最大电子数目可以用 $2n^2$ 来表示,其中 n=1 代表 K 壳层,n=2 代表 L 壳层,以此类推。不同壳层上的电子所具有的能量不同。K 层电子离核最近,与原子核的相互吸引力最强,其电子带有的位能最低,L 层次之,愈外层受到原子核的吸引力愈小,故其位能也愈高。

核外电子都首先占据着能量低的轨道,这种状态即称为基态(ground state)。当原子中的电子从外界吸收光子或与其他粒子相互作用而获得能量时,内层电子会跃迁到较高能级的外层轨道上,这种电子被激发到较高能级但尚未电离的状态称为激发态(excited state)。处于激发态的原子不稳定,会通过放出光子释放能量,使外层电子跃迁到内层,整个原子即从激发态回到基态。

（三）原子质量单位与能量单位

常用的质量单位是千克(kg)或克(g),但是质子、中子和电子的质量都十分微小,如一个氢原子质量只有 1.6773×10^{-24}g,一个铀原子质量也不过 3.915×10^{-22}g,用 g 做单位不方便,因此采用原子质量单位(atomic mass unit),用 u 来表示,它的定义是规定自然界中最丰富的同位素 ${}^{12}_{6}$C原子质量的 1/12 为原子质量单位,约为 1.660540×10^{-27}kg。

在核物理中,能量的基本单位是电子伏特(eV),即 1 个电子在电势差为 1 伏特的电场中加速可获得的能量,称为 1eV。质量和能量的关系由爱因斯坦质能联系方程 $E=MC^2$ 计算。C 是光在真空中的传播速度,根据这个公式,1u=931.478MeV。

二、核素、同位素、同质异能素

（一）核素

原子核的质子数、中子数和原子核所处的能量状态均相同的原子属于同一种核素(nuclide)。例如 ${}^{1}_{1}$H、${}^{12}_{6}$C、${}^{14}_{6}$C、${}^{198}_{79}$Au 表示不同的核素。

（二）同位素

凡原子核具有相同的质子数而中子数不同的元素互为同位素(isotope)。如 ^{125}I、^{131}I、^{132}I 均有53 个质子,但中子数不同,在元素周期表中处于同一位置,是同一元素——碘元素。一种元素往往有几种甚至几十种同位素。一个元素所有同位素的化学和生物性质几乎都一样,但物理性质可能有所不同。

（三）同质异能素

核内中子数和质子数都相同但能量状态不同的核素彼此称为同质异能素(isomer)。原子核与核外电子一样,也可以处于不同的能量状态,最低能量状态为基态,激发态是继发于某些核反应、核裂变及放射性衰变后形成的,原子核可暂时处于较高能量的状态。对于激发态的核素,在原子质量数的后面加一小写的"m"来表示,例如 ^{99m}Tc 是 ^{99}Tc 的激发态,^{99m}Tc 与 ^{99}Tc 互为同质异能素。

第二节　放射性核衰变

原子核分为两大类,一类原子核稳定存在,不会自发地发生核内成分或能级的变化,或发生几率非常小,此类核素称为稳定性核素(stable nuclide)。另一类原子核为不稳定性原子核。不稳定的原子核能够自发地转变成别的原子核或者发生核能态变化,在这个过程中伴有各种射线的发射,这类核素称为放射性核素(radioactive nuclide)。放射性核素的原子核自发地放出射线,同时转变成另一种原子核的过程称为放射性核衰变(radioactive decay),简称核衰变(decay)。

原子核只有当中子和质子的数目保持一定的比例,才能稳定结合。对于原子量较小的核素,Z/N=1 时原子核是稳定的。当质子数较多时(一般为 Z>20),质子数多了,斥力增大,必须有更多的中子使核力增强,才足以克服斥力,保持核稳定。如果原子核中质子数过多或过少,或者中子数过少或过多,原子核便不稳定。因此,核衰变具有自发性,是由原子核内部因素决定的,不受核外因素影响。人工放射性核素的制备就是用核反应堆或加速器产生的高能中子或带电粒子轰击稳定性核素,引起核反应,改变其核内质子与中子的比例,从而使之变为放射性核素。

一、放射性核衰变的类型

不稳定的原子核能自发地放出射线并转变成另一种核素。衰变前不稳定的核素常被称为母核,衰变后生成的新的核素称为子核。有的子核也是不稳定的,将继续衰变,直至转变成稳定性核素,即 A → B → C。衰变前后的核子数、电荷数和质能转换都遵守守恒定律。核衰变时释放的衰变能,大部分由衰变过程中发射出的粒子携带,少部分为子核所具有。

(一) α 衰变(alpha decay)

不稳定原子核自发地放射出 α 粒子而变成另一个核素的过程称为 α 衰变。α 粒子是由两个质子和两个中子组成,实际上就是氦原子核 $_2^4$He。α 衰变可用下式表示:

$$_Z^AX \rightarrow {}_{Z-2}^{A-4}Y + {}_2^4He + Q$$

式中:X 表示衰变前的核素,即母核;Y 表示衰变后的核素,即子核;Q 为衰变过程放出的能量(以 MeV 为单位),称为衰变能,它在数值上等于 α 粒子的动能与子核反冲动能之和。母核放出 α 粒子后,转变成原子序数减少 2、质量数减少 4 的子核,同时放出结合能——衰变能 Q。例如:

$$_{88}^{226}Ra \rightarrow {}_{86}^{222}Rn + {}_2^4He + 4.937MeV$$

α 衰变发生在原子序数大于 82 的重元素核素。α 粒子的速度约为光速度的 1/10 左右,在空气中射程约 3~8cm,在水中和机体内的射程为 0.06~0.16mm。其质量大且带 2 个单位正电荷,穿透力弱、射程短,很容易被物质吸收,一张纸就能阻挡 α 粒子的通过,因而不能用于核医学显像。由于其能量容易传递给物质,所以要特别注意防止 α 衰变的放射性物质进入体内。但 α 射线射程短,能量单一,对局部组织的电离作用强,有目的地引入体内后,可以对核素附近的生物组织产生破坏而不损害远处组织。故 α 射线在体内恶性肿瘤的放射性核素内照射治疗方面具有潜在的优势。

(二) β 衰变(beta decay)

核衰变时放射出 β 粒子或俘获轨道电子的衰变称为 β 衰变。β 衰变后的核素原子序数可增加或减少,但其质量数不变。β 衰变可分为 β⁻ 衰变、β⁺ 衰变和电子俘获三种。

1. β⁻ 衰变　放射性核素的核内放射出 β⁻ 射线的衰变方式称为 β⁻ 衰变。β⁻ 衰变时放出一个 β⁻ 粒子(电子)和反中微子(antineutrino, $\bar{\upsilon}$),核内一个中子转变为质子。因而子核比母核中子数减少 1,原子序数增加 1,原子质量数不变,可用下式表示:

$$_Z^AX \rightarrow {}_{Z+1}^AY + \beta^- + \bar{\upsilon} + Q$$

例如:³²P 衰变可表示为:

$$_{15}^{32}P \rightarrow {}_{16}^{32}S + \beta^- + \bar{\upsilon} + 1.711MeV$$

反中微子($\bar{\upsilon}$)是一种静止质量几乎为零的中性粒子,在 β⁻ 衰变中总是有反中微子伴随放射出来。

β⁻ 射线的本质是高速运动的负电子流。衰变能量 Q 随机分配给 β⁻ 粒子和反中微子,因而 β⁻ 粒子的能量分布从零到最大形成连续的能谱。一种 β⁻ 衰变核素发射 β⁻ 粒子的平均能量约等于其最大能量的三分之一。β⁻ 粒子穿透能力虽然较 α 粒子强,但是在组织中的射程仅为数毫米,能被铝箔和机体组织吸收,因而不能用于核素显像。核素治疗常用的放射性核素多是 β⁻ 衰变核素,例如 ¹³¹I、³²P、⁸⁹Sr 等核素。

2. β⁺ 衰变　由于核内中子缺乏而放射出正电子的衰变,称为正电子衰变,也叫 β⁺ 衰变。衰变时发射一个正电子(positron)和一个中微子(neutrino, υ),原子核中一个质子转变为中子。β⁺ 衰变时母核和子核的质量数无变化,但子核的核电荷数减少一个单位,原子序数减少 1 位。β⁺ 衰变可用下式表示:

$$_Z^AX \rightarrow {}_{Z-1}^AY + \beta^+ + \upsilon + Q$$

例如,¹⁸F 衰变可表示为:

Notes

$$^{18}_{9}F \rightarrow ^{18}_{8}O + \beta^{+} + \upsilon + 1.655 MeV$$

β⁺ 粒子与 β⁻ 粒子相似,都是连续能谱。β⁺ 衰变的核素,都是人工放射性核素,天然的核素不发生 β⁺ 衰变。正电子射程仅 1~2mm,在与物质相互作用并完全耗尽其动能前,与物质中的自由电子结合,正负两个电子的静止质量转化为两个方向相反、能量各为 0.511MeV 的 γ 光子而自身消失,这一过程称为湮灭辐射(annihilation radiation)。正电子发射断层显像仪(positron emission tomography,PET)的显像原理就是通过探测湮灭辐射事件中产生的两个方向相反、能量皆为 511keV 的 γ 光子,并借助符合电路对这一事件进行空间定位,从而显示正电子核素及其标记化合物在体内代谢分布。

3. 电子俘获衰变　原子核俘获一个核外轨道电子使核内一个质子转变成一个中子和放出一个中微子的过程称为电子俘获(electron capture,EC)衰变。EC 发生在缺中子的原子核,与正电子衰变时核结构的改变相似。一个质子俘获一个核外轨道电子转变成一个中子并放出一个中微子,子核的原子序数比母核减少一个单位,质量数不变。其衰变过程可用下式表示:

$$^{A}_{Z}X + e^{-} \rightarrow ^{A}_{Z-1}Y + \upsilon + Q$$

例如:

$$^{125}_{53}I + e^{-} \rightarrow ^{125}_{52}Te + \upsilon + 0.0355 MeV$$

电子俘获衰变时,核结构的改变可能伴随其他射线的放出。因为内层电子最靠近核,被俘获的概率最大。当发生电子俘获衰变时,内层轨道少了一个电子出现空位,使原子处于激发态。外层轨道电子向内层补充,两层轨道之间的能量差转换成特征 X 射线(characteristic X ray),或者将能量传递给一个更外层轨道的电子,使之脱离轨道而释出成为自由电子,这种电子称为俄歇电子(Auger electron)(图 1-2)。

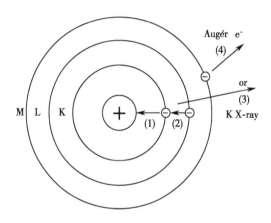

图 1-2　电子俘获衰变图

原子核俘获一个内层电子(1),外层电子向内层补充(2),两层轨道之间能量差转换成特征 X 射线(3)或俄歇电子释放(4)

(三) γ 衰变和内转换

1. γ 衰变(γ decay)　激发态的原子核以放出 γ 射线(光子)的形式释放能量而跃迁到较低能量级的过程称为 γ 衰变。有些放射性核素在发生 α 衰变、β 衰变或核反应之后,核仍处于不稳定的激发态,并即刻向基态或低能态跃迁,并以 γ 光子的形式放出多余的能量。有时一次核衰变要经过多次跃迁才回基态,因此就有多组能量不同的 γ 射线。

γ 射线的本质是中性的光子流,电离能力很小,穿透能力强。在 γ 衰变的过程中核的原子序数和质量均不改变,仅能级改变,所以又称为同质异能跃迁(isomeric transition,IT),用下式表示:

$$^{Am}_{Z}X \rightarrow ^{A}_{Z}X + \gamma$$

例如,⁹⁹ᵐTc 衰变可表示为:

$$^{99m}Tc \rightarrow ^{99}Tc + \gamma + 141 keV$$

核素 ⁹⁹Mo 衰变时放出 β 射线,半衰期为 66.02h,产生子体放射性核素 ⁹⁹ᵐTc,⁹⁹ᵐTc 发射 γ 射线回复到基态 ⁹⁹Tc,半衰期为 6.02h。在多数情况下,原子核处在激发态的时间不到 1 微秒,甚至无法测出其时间间隔,可认为这两种衰变是同时进行的。例如 ¹³¹I 衰变可认为同时放出 β 射线和 γ 射线。放出能量合适的、单纯 γ 射线的核素最适合单光子发射计算机断层显像(single photon emission computed tomography,SPECT),例如 ⁹⁹ᵐTc 发生 γ 衰变时,发射能量为 141keV 的纯 γ 射线,已广泛用来标记各种显像剂。

2. **内转换**(internal conversion)   核素的原子核由激发态向基态或由高能态向低能态跃迁时,将多余的能量直接传给核外壳层电子,使壳层电子获得足够的能量后发射出去,这一过程称为内转换。因内转换放射出的电子称为内转换电子(internal conversion electron)。内转换发生后,在原子的 K 层或 L 层留下空位,还会产生特征 X 射线和俄歇电子(图 1-3)。

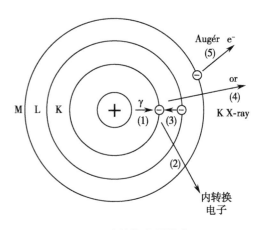

图 1-3   内转换电子模式图

二、放射性核素衰变的基本定律

(一)衰变规律(decay laws)

放射性核素的衰变是一种自发的过程,放射性核素的衰变与周围环境如温度、压力、湿度等无关,也不是瞬间同时完成的。就放射性核素的单一个体而言,什么时候发生核衰变完全是随机的,但是对大量放射性样品的整体来说,是遵循指数递减规律进行衰变的,核衰变速度完全由核子组成不稳定程度和不稳定核数目的多少决定。不同放射性核素每个原子核在单位时间内发生衰变的几率不同,即有不同的衰变常数,以 λ 表示。对整个放射源,λ 表示发生衰变的原子核数占当时总核数的百分数;对单个原子核,λ 表示原子核发生衰变的几率,即可能性。

放射性核素单位时间内衰变的原子核数(即衰变率 $\frac{dN}{dt}$)与现有的原子核总数 N 成正比,即:

$$\frac{dN}{dt} = -\lambda N$$

将上式积分,得:

$$N = N_0 e^{-\lambda t}$$

式中,N,N_0 分别是经过时间 t 衰变后剩下的原子核数和 t=0 时的原子核数,λ 为衰变常数,负号表示原子核由于衰变而逐渐减少。从上式可以看出放射性核素是按指数规律衰减的。

如果说呈指数递减的衰变规律反映了放射性原子核衰变的"共性",那么衰变常数 λ,则反映了每种放射性核素的"个性"。迄今尚未发现任何两种放射性核素具有相同的衰变常数值,因此 λ 值也就成为表征放射性核素衰变速率的一个特征参数。

(二)半衰期

在核医学中常用的半衰期有物理半衰期、生物半衰期和有效半衰期。

1. **物理半衰期**   放射性核素的衰变速率通常以物理半衰期(physical half life,$T_{1/2}$)表示,$T_{1/2}$ 系指放射性核素数目因衰变减少到原来的一半所需的时间。λ 与 $T_{1/2}$ 之间的关系为:

$$\lambda = \frac{0.693}{T_{1/2}} \quad 或 \quad T_{1/2} = \frac{0.693}{\lambda}$$

各种放射性核素的半衰期长短不一,半衰期长的核素衰变得慢,可长达 10^{10} 年,半衰期短的核素衰变得快,可短至 10^{-10} 秒;衰变常数大的放射性核素衰变得快,衰变常数小的衰变得慢。一般把半衰期短于 10h 的核素称为短半衰期核素,短半衰期核素是临床诊断中应用最为广泛的放射性核素,如 ^{99m}Tc、^{18}F 等。

物理半衰期是每一种放射性核素所特有的,可通过测定半衰期确定核素种类,甚至推断放射性核素混合物中核素种类。

衰变常数和半衰期都是描述放射性核素衰变速率的特征量,衰变常数大或者半衰期短的放射性核素衰变得快,而衰变常数小或半衰期长的放射性核素衰变得慢。

2. **生物半衰期和有效半衰期**   在核医学中,进入人体内的放射性核素除自身衰变外,还可

Notes

以通过机体代谢排出体外。进入生物体内的放射性核素或其化合物,由于生物代谢从体内排出到原来的一半所需的时间,称为生物半衰期(biological half life,T_b);由于物理衰变与生物的代谢共同作用而使体内放射性核素减少一半所需要的时间,称为有效半衰期(effective half life,T_e)。三者关系如下:

$$\frac{1}{T_e} = \frac{1}{T_{1/2}} + \frac{1}{T_b}$$

$$T_e = \frac{T_{1/2} \times T_b}{T_{1/2} + T_b}$$

(三) 放射系列和放射平衡

许多放射性核素并非一次衰变就达到稳定,有些放射核素衰变后形成的子核(daughter nuclide)仍为放射性核素,子核又以本身的规律继续衰变,直至衰变成稳定性核素。这样,一系列递次衰变的放射性核素及其最终产物(稳定性核素)就构成了放射性衰变系列,简称放射系列(radioactive series)。每个放射系列都有一个"始祖"核素,它具有最长的半衰期,系中每一个放射性核素都是由前代的放射性核素通过 α 或 β 衰变产生,系列最后终止于一个稳定核素。通常以"始祖"核素来命名这个系列,比如自然界天然存在的铀系、锕系、钍系三种放射系列,便是分别以 ^{238}U、^{235}U、^{232}Th 为母核。其中锕系母核是铀的同位素 ^{235}U,俗称锕铀(AcU)。这三个系列经过若干次衰变,最终变成稳定性铅。如 $^{238}U(T_{1/2} = 4.47 \times 10^9 y) \rightarrow ^{234}Pu + {}_2^4He + Q$,经14次系列衰变后,最终变成稳定性的 ^{206}Pb。天然放射系列衰变是环境中天然本底辐射的来源之一。

当母核半衰期很长,而子核的衰变远比母核快,经过一定时间衰变后,子体核素与母体核素的原子核数以一定的比例达到平衡,两者的衰变率基本相等,称为长期平衡(secular equilibrium)。例如锡 - 铟核素发生器等属于这一类,$^{113}Sn(T_{1/2} = 115d) \rightarrow ^{113m}In(T_{1/2} = 1.66h) \rightarrow ^{113}In$。

当母核的半衰期比子核长但相差不大时,经过一定时间衰变后,母核数逐渐减少,子核数先是逐步增加到最大值,以后随母核减少而减少,子体原子核数与母体原子核数在比例上保持不变,故称暂时平衡(transient equilibrium)。若时间再长,经一定时间后,达到子体与母体以相同衰变率衰变。故这种情况也可以是长期平衡与暂时平衡共存,很有利于核医学应用。钼 - 锝核素发生器就属于这一类,$^{99}Mo(T_{1/2} = 66.02h) \rightarrow ^{99m}Tc(T_{1/2} = 6.02h) \rightarrow ^{99}Tc(T_{1/2} = 2.12 \times 10^5 y) \rightarrow ^{99}Ru$。

(四) 放射性活度

放射性活度(radioactivity,A)是表示单位时间内发生衰变的原子核数,过去习惯称之为放射性强度。即

$$A = -\frac{dN}{dt}$$

放射性活度等于衰变常数与处于某一特定能态的该核素的原子核数目之乘积,即 $A = \lambda N$,故上式可写成:

$$A = A_0 e^{-\lambda t}$$

式中 A_0 是 t=0 的放射性活度。从上式可知,放射性活度变化服从指数规律,决定放射性强弱的既包括 λ,也包括 N。

在新的国际制单位(SI)中,放射性活度的单位是贝可(Becquerel,Bq),定义为每秒一次衰变。即

$$1Bq = 1S^{-1}$$

放射性活度的旧制单位是居里(Curie,Ci),1 居里表示每秒 3.7×10^{10} 次核衰变。居里与贝可的换算关系是

$$1Ci = 3.7 \times 10^{10} Bq$$

$$1Bq \approx 2.7 \times 10^{-11} Ci$$

Notes

对核医学通常使用的放射源的活度,居里的单位较大,为方便使用,通常采用较小的单位,如毫居里(mCi)、微居里(μCi)等;贝可相对太小,通常用 kBq(10^3Bq)、MBq(10^6Bq)、GBq(10^9Bq)等。

$$1mCi = 37MBq$$
$$1\mu Ci = 37kBq$$

为了表示各种物质中的放射性核素含量,通常还采用比活度(specific activity)及放射性浓度(radioactivity concentration)。

比活度定义为单位质量或单位摩尔物质中含有的放射性活度,单位是 Bq/g、MBq/g、MBq/mol 等。

放射性浓度定义为单位体积溶液中所含的放射性活度,单位是 Bq/ml、mCi/ml 等。临床核医学使用放射性浓度较多。

第三节   射线与物质的相互作用

射线的运动空间充满介质,射线就会与物质发生相互作用,射线的能量不断被物质吸收。这种相互作用亦称射线的物理效应,是我们了解辐射生物效应、屏蔽防护以及放射性检测、核素显像和治疗的基础。

一、带电粒子与物质的相互作用

1. 电离作用(ionization) α、β 等带电粒子(charged particles)通过物质时,与介质原子的轨道电子产生静电作用,使其获得能量从原子中逸出,成为带负电荷的自由电子,而原子则变成带正电荷的离子,形成正负离子对,这一过程称为电离作用(图1-4)。在电离过程中,带电粒子本身动能减少,但仍可以产生若干次类似的效应直到动能消耗完毕,这是带电粒子的初级电离。初级电离所形成的电子通常也有较高的动能,可在物质中行进继续引起物质电离,称为次级电离。通常,次级电离占总电离的60%~80%。

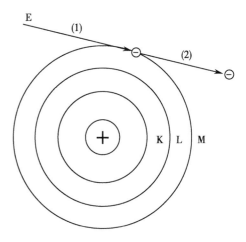

图 1-4   电离作用示意图

入射粒子(α、β)作用于原子(1)使轨道电子成为自由电子(2)而原子成为正离子

带电粒子引起电离作用的结果是在它经过的路径四周形成许多离子对。在单位路径长度上形成的离子对数目称为电离密度(ionization density)或称比电离(specific ionization),它是衡量射线粒子电离能力的指标。反映带电粒子电离作用强弱的另一个常用指标是传能线性密度(linear energy transfer,LET),表示射线在其单位长度轨道上消耗的平均能量,单位是 keV/μm。决定电离密度大小的因素有三个方面:带电粒子所带的电荷量、粒子行进的速率和被带电粒子作用的物质密度。入射粒子的电荷量越大,速度越慢,电离作用越强。所以,α 粒子的电离本领比 β 粒子大得多。

2. 激发作用(excitation) 带电粒子通过物质时,如果原子的核外电子所获得的能量还不足以使其脱离原子,而只能从内层轨道跳到外层轨道,这时原子从稳定状态变成激发状态,这种作用称为激发作用(图1-5)。被激发的原子极不稳定,很快由激发态退回到稳定的基态,同时释放出多余的能量。

电离和激发作用是一些探测器工作的理论基础,是射线引起物理、化学变化和生物效应的机制之一。

Notes

3. **散射作用(scattering)**　β 射线由于质量小,行进途中易受介质原子核静电场的作用而改变原来的运动方向,这种现象称为散射。一般情况下,带电粒子在物质中通过可能经过多次散射。

4. **轫致辐射(bremsstrahlung)**　高速运动的带电粒子通过物质时,在原子核静电场的作用下,运动速度突然降低,这时入射粒子的运动方向发生偏转,部分或全部动能转变为具有连续能谱的电磁辐射,这种现象称为轫致辐射。

轫致辐射的强度和 β 粒子的反向散射的几率随屏蔽物质的原子序数增大而增大,还随 β 粒子的能量增加而增加。因此,β 射线的屏蔽要用原子序数低的材料制成,如铝、塑料、有机玻璃等。α 射线由于自身质量数大、运行速度慢,较少产生轫致辐射。

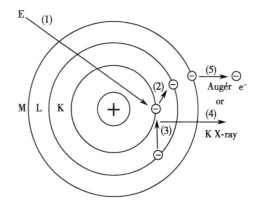

图 1-5　激发作用示意图

能量 E 作用于内层轨道电子(1),使其跃迁到外层轨道(2),外层电子填补空穴(3),原子核从稳定状态成激发状态,同时发射特征 X 射线(4)或俄歇电子释放出多余能量(5)

由 β 射线产生轫致辐射与 X 光球管产生 X 射线的机制相同,但是由于 X 光球管产生的电子的能量主要取决于管电压,因而在靶上激发出 X 射线的电子束的能量是近似单一的。

5. **切伦科夫辐射(Cherenkov radiation)**　当带电粒子的运动速度大于在该介质中的光速时,会发出的一种微弱的以短波长为主的辐射,称为切伦科夫辐射,其特征是蓝色辉光。产生这种辐射的过程称为切伦科夫效应。

切伦科夫辐射是强偏振辐射,其电矢量在传播方向与粒子运动方向组成的平面内。可用于制成探测高速粒子的切伦科夫计数器。它具有计数率高、分辨时间短、能避免低速粒子干扰、准确测定粒子运动速度等优点。

6. **吸收作用(absorption)**　带电粒子使物质的原子发生电离和激发的过程中,射线的能量全部耗尽,射线不再存在,称作吸收。α 粒子失去全部动能后,俘获两个自由电子而成为中性的氦原子;β⁻ 粒子最终成为自由电子停留在物质中;β⁺ 粒子则通过湮没辐射作用而消失。

粒子在物质中沿运动轨迹所经过的距离称为路程,而路程沿入射方向投影的直线距离称为射程(range)。带电粒子的能量损失与粒子的动能和吸收物质的性质有关,所以射程能比较直观地反映带电粒子贯穿本领的大小。

二、光子与物质的相互作用

γ 射线和 X 射线及轫致辐射等属于电磁辐射,都是中性光子流,既不带电又无静止质量,因此光子与物质的相互作用与带电粒子与物质的相互作用有显著的不同。光子趋于在一次碰撞中失掉大部或全部能量;不能直接使物质电离或激发,而是通过产生的次级电子使物质电离或激发。光子与物质相互作用的方式主要有三种:光电效应、康普顿效应和电子对效应。

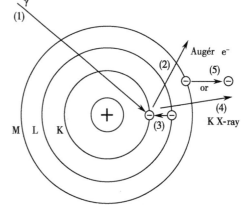

图 1-6　光电效应示意图

光子被原子内层电子吸收(1),全部能量被电子吸收使之成为自由的光电子(2),其位置由外层电子填补(3),同时发射出特征 X 射线(4)或俄歇电子(5)

1. **光电效应(photoelectric effect)**　当入射光子与物质原子中的轨道电子作用时,光子把全部能量移交给某个轨道电子,使其脱离轨道发射出去成为自由电子,而 γ 光子本身消失,这个过程称为光

Notes

电效应(图 1-6)。光电效应中发射出来的自由电子称为光电子。γ 光子的能量一部分消耗于光电子脱离原子束缚(即克服核外电子的结合能),其余部分就作为光电子的动能。

与一般的电离过程不同,光电效应最容易发生在受核束缚最强的壳层电子,即 K 层电子,其次是 M 层电子。放出光电子的原子,由于电子壳层有空位产生,原子处于不稳定状态,此空位立即被外层电子填充,随即发射出特征 X 射线或俄歇电子。当光子的能量小于 0.8MeV 时,在高原子序数的材料中产生光电效应的可能性最大,即很容易屏蔽电磁辐射。

2. **康普顿效应(Compton effect)**　当入射光子和原子中的一个电子发生弹性碰撞时,入射光子只将部分能量交给轨道电子并使其脱离轨道而释放,而入射光子本身则成为能量较低的散射光子并与自己初始运动方向成 θ 角而运动,这种现象称为康普顿效应,又称为康普顿散射,所产生的电子称为康普顿电子。

康普顿效应总是发生在束缚最松的外层电子上。当光子能量在 0.8MeV~4MeV 之间时,对任何物质来说康普顿效应的发生几率都占主导地位(图 1-7)。

对于软组织而言,光子能量为 200keV~2MeV 时主要是康普顿效应。在使用 PET 进行正电子显像时,由于其 511keV 的光子在组织中散射,可导致组织和病灶定位错误,影像模糊,需对其进行校正。

3. **电子对生成(pair production)**　当入射光子的能量大于两个电子的静止质量(1.02MeV)时,在原子核静电场作用下,入射光子的能量可全部被吸收而产生一对电子(正电子和负电子),光子本身消失,这一过程称为电子对生成或电子对效应(图 1-8)。超过 1.02MeV 的多余能量将转化为正、负电子的动能。当光子能量为 5~10MeV 时,软组织中的主要效应为电子对效应。一般常用的 γ 射线和 X 线能量较低,几乎不发生电子对生成。

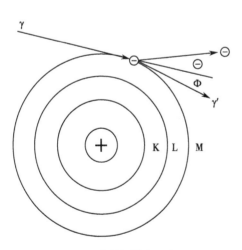

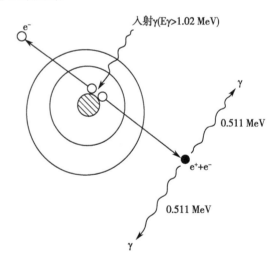

图 1-7　康普顿效应示意图
光子将部分能量传递给核外电子,使之成为康普顿电子发射出来,而光子能量减少,改变方向运行

图 1-8　电子对形成效应示意图
能量大于 1.02MeV 光子穿过物质时,光子与原子核电场的相互作用过程中,突然消失而产生一对正、负电子,超过 1.02MeV 的多余能量转变为电子对的动能

光子与物质的这三种作用形式与入射光子的能量和物质的原子序数有关。能量低的光子和高原子序数的物质,以光电效应为主;中等能量的 γ 射线以康普顿散射为主;电子对效应主要发生在高能光子和高原子序数的物质的作用中。

当光子通过物质时,因为发生光电效应、康普顿效应和电子对效应,引起射线的吸收或减弱。γ 射线与物质相互作用产生光电子、康普顿电子、生成电子对等次级电子,这些次级电子也如 β 射线等带电粒子一样,能引起物质的电离和激发。

Notes

小　结

物质都是由原子组成的，原子是由原子核和电子组成。原子核由质子和中子组成，它们统称为核子。原子核的质子数、中子数和原子核所处的能量状态均相同的原子属于同一种核素。凡原子核具有相同的质子数而中子数不同的元素互为同位素。核内中子数和质子数都相同但能量状态不同的核素彼此称为同质异能素。放射性核衰变包括 α 衰变、β 衰变、γ 衰变和内转换。

放射性核素的衰变是按指数规律衰减的，其半衰期有物理半衰期、生物半衰期和有效半衰期。放射性活度的国际制单位是贝可，旧制单位是居里。为了表示各种物质中的放射性核素含量，还采用比活度及放射性浓度。

带电粒子与物质的相互作用方式分为电离作用、激发作用、散射作用、轫致辐射、切伦科夫辐射及吸收作用。光子与物质相互作用产生三个效应：光电效应、康普顿效应和电子对效应。

（胡　硕）

参考文献

1. David Wyn Jones, Peter Hogg, Euclid Seeram. Practical SPECT/CT in Nuclear Medicine［B］.Springer-Verlag London, 2013.

2. William D.Leslie, I.David Greenberg. Nuclear Medicine［B］. Landes Bioscience, Texas, U.S.A. 2003.

3. M.P.Sandler, R.E.Coleman, J.A.Patton, et al. Diagnostic Nuclear Medicine［B］. Fourth Edited. Philadelphia：Lippincott Williams & Wilkins, 2003.

4. 张永学，黄钢. 核医学. 第 2 版. 北京：人民卫生出版社. 2010.

5. 杨福家. 原子物理学. 第 4 版. 北京：高等教育出版社. 2008.

6. 甘平. 医学物理学. 第 2 版. 北京：科学出版社. 2005.

7. 翟建才. 简明医用原子核物理学. 北京：原子能出版社. 2004.

第二章　核医学仪器

核医学仪器是指在医学中用于探测和记录放射性核素放出射线的种类、能量、活度、随时间变化的规律和空间分布等一大类仪器设备的统称，它是开展核医学工作的必备要素，也是核医学发展的重要标志。根据使用目的不同，核医学常用仪器可分为脏器显像仪器、功能测定仪器、体外样本测量仪器以及辐射防护仪器等，其中以显像仪器最为复杂，发展最为迅速，在临床核医学中应用也最为广泛。

核医学显像仪器经历了从扫描机到 γ 照相机、单光子发射型计算机断层仪（single photon emission computed tomography，SPECT）、正电子发射型计算机断层仪（positron emission computed tomography，PET）、PET/CT、SPECT/CT 及 PET/MR 的发展历程。1948 年 Hofstadter 开发了用于 γ 闪烁测量的碘化钠晶体；1951 年美国加州大学 Cassen 成功研制第一台闪烁扫描机，并获得了第一幅人的甲状腺扫描图，奠定了影像核医学的基础。1957 年 Hal Anger 研制出第一台 γ 照相机，实现了核医学显像检查的一次成像，也使得核医学静态显像进入动态显像成为可能，是核医学显像技术的一次飞跃性发展。1975 年 M.M.Ter-Pogossian 等成功研制出第一台 PET，1976 年 John Keyes 和 Ronald Jaszezak 分别成功研制第一台通用型 SPECT 和第一台头部专用型 SPECT，实现了核素断层显像。PET 由于价格昂贵等原因，直到 20 世纪 90 年代才广泛应用于临床。近十几年来，随着 PET/CT 的逐渐普及，实现了功能影像与解剖影像的同机融合，使正电子显像技术迅猛发展。同时，SPECT/CT 及 PET/MR 的临床应用，也极大地推动了核医学显像技术的进展。

第一节　核射线探测仪器的基本原理

一、核射线探测的基本原理

核射线探测仪器主要由射线探测器和电子学线路组成。射线探测器实质上是一种能量转换装置，可将射线能转换为可以记录的电脉冲信号；电子学线路是记录和分析这些电脉冲信号的电子学仪器。射线探测的原理是基于射线与物质的相互作用产生的各种效应，主要有以下三种。

1. 电离作用　射线能引起物质电离，产生相应的电信号，电信号的强度与射线的种类、能量及射线的量存在一定关系，记录并分析这些电信号即可得知射线的种类及放射性活度。如，电离室（ionization chamber）、盖革计数器（Geiger-Müller counter）等。

2. 荧光现象　带电粒子能使闪烁物质发出荧光。γ 光子在闪烁体中通过产生光电子、康普顿电子和电子对激发闪烁物质发出荧光。荧光光子经过光电倍增管转换为电信号并被放大，由后续的电子学单元分析、记录下来。如，闪烁计数器等。

3. 感光作用　射线可使感光材料中的卤化银形成潜影，在进行显影处理时，将潜影中的感光银离子还原为黑色的金属银颗粒，感光材料形成黑色颗粒的数量与射线的量成正比。根据感光材料产生黑影的灰度及位置判断放射性存在的量及部位。如，放射自显影等。

二、核射线探测器的种类

核射线探测仪器根据探测原理主要分为闪烁型探测器（scintillation detector）、电离型探测器（ionization detector）、半导体探测器和感光材料探测器。闪烁型探测器主要用于核医学显像仪器、功能测定仪器，体外 β、γ 射线测量仪器等；电离型探测器主要用于测定放射源活度和辐射防护仪器。

（一）闪烁型探测器

闪烁型探测器是利用射线使荧光物质分子激发，激发态（excited state）的荧光物质分子回复到基态（ground state）时发射荧光光子的原理设计的探测器。闪烁型探测器由闪烁体、光导、光电倍增管等组成，是核医学仪器中应用最广泛的探测器。

1. **闪烁体（scintillator）** 闪烁体吸收射线能量后，闪烁体内的分子或原子被激发，并在回复到基态时发射荧光光子。闪烁体依据形态又分为固体闪烁探测器和液体闪烁探测器，其中晶体闪烁探测器（crystal scintillation detector）是核医学仪器最常用的固体闪烁探测器。液体闪烁探测器主要用于低能 β 射线、低能 γ 射线及契伦科夫效应等测量，称为液体闪烁测量。晶体闪烁探测器的材料选择，单光子探测多选用碘化钠晶体（NaI），在碘化钠晶体内按 0.1%~0.4% 分子比加入铊（Tl）可以增加能量转换效率，提高探测效率。因此，碘化钠晶体通常表示为 NaI(Tl)。碘化钠晶体透明度高、对射线吸收性能好、探测效率高，对核医学单光子显像最常用的核素 ^{99m}Tc 的 γ 射线的探测效率可达到 70%~90%。正电子探测选用锗酸铋（bismuth germanium oxide，BGO）晶体、硅酸镥（lutetium oxyorthosilicate，LSO）晶体及硅酸钇镥（lutetium yttrium orthosilicate，LYSO）晶体等。

2. **光导（lightguide）** 光导主要有硅油和有机玻璃两种，填充于晶体闪烁探测器与光电倍增管之间，减少空气对荧光光子的全反射，提高荧光光子进入光电倍增管的效率。

3. **光电倍增管（photomultiplier tube，PMT）** 是一种能量转换装置，可将微弱的光信号转换成电流脉冲（图 2-1）。闪烁体发射的荧光光子经光学窗进入光电倍增管，在光阴极上打出光电子，离光阴极不远处的第一倍增极上加有 200~400V 的正电压，光电子被它吸引和加速，高速光电子撞在倍增极上会产生多个二次电子；二次电子又被加有更高电压（+50~+150V）的第二倍增极吸引和加速，并在它上面撞出更多二次电子，然后第三倍增极使电子进一步倍增。经过 9~12 个倍增极的连续倍增，二次电子簇流最后被阳极收集起来形成电流脉冲，每个倍增极的倍增因子一般为 3~6，总倍增因子可以达到 10^5~10^8。从阳极上得到的电子簇流与进入光电倍增管的闪光强度成正比，因而也与入射闪烁晶体的 γ 光子的能量成正比，所以闪烁探测器是一种能量灵敏探测器。外界磁场能影响在倍增极之间飞行的二次电子的运动轨迹从而使倍增因子发生变化，因此在光电倍增管外面通常包裹着高导磁系数材料制造的磁屏蔽层以降低外界磁场的影响。

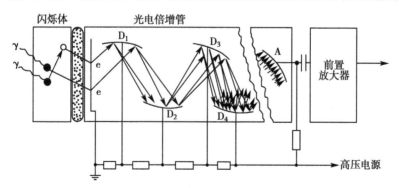

图 2-1 光电倍增管工作原理

随着科学技术的飞速发展，光电倍增管也出现了全新设计，通过将低功耗数字电路集成到硅光电倍增管芯片，这种硅光电倍增管可以将探测到的光子直接转换成可通过芯片计数的超高速数字脉冲。硅光电倍增管可以实现更快、更准确的光子计数，以及更好的时间分辨率，对于改

Notes

善核医学影像仪器的性能具有重要意义。

（二）电离型探测器

电离型探测器是利用射线能使气体分子电离的原理设计的探测器,常采用玻璃、塑料或石墨等材料构成一个充满惰性气体的密闭的圆柱形管,管子的中央有一个金属丝为阳极(anode)与电源的阳极相连,管壁内衬一层薄金属为阴极(cathode)与电源阴极相连。电离型探测器的工作原理是:射线使气体分子电离,在电场作用下,带正电荷的离子向阴极移动,带负电荷的离子向阳极移动,在电路中就可产生一次电压变化,形成一个电脉冲。电脉冲的数量及电信号的强弱与射线的数量及能量呈一定关系。电离型探测器主要有电离室、盖革计数器及正比计数器(proportional counter)等类型。

（三）半导体探测器

半导体探测器是 20 世纪 60 年代开始发展起来的探测器,主要采用半导体材料,如硅、锗等。探测原理是晶体内部产生电子和空穴对,产生的电子和空穴对的数量和入射光子的能量成正比。带负电的电子和带正电的空穴分别向正负电极移动,形成的电脉冲,其强度与入射光子的能量成正比。目前,国外新研制出半导体探测器为碲锌镉(Cadmium-Zinc-Telluride,CZT)探测器。CZT 探测器探测效率高,与传统的碘化钠闪烁体探测器相比,具有更高的能量分辨率。在常温下,CZT 半导体探测器可以直接将 γ 射线转化成电信号。目前,CZT 探测器已经用于心脏专用型 SPECT、乳腺专用 γ 照相机、小动物 PET、小动物 SPECT 等核医学仪器。

（四）感光材料探测器

利用射线可使感光材料感光的原理探测射线,根据感光材料产生黑影的灰度及位置判断射线的量及部位。主要用于实验核医学的放射自显影。

三、核探测器的电子学线路

核探测器输出的电脉冲必须经过一系列电子学单元线路处理才能被记录和显示。最基本的电子学线路有放大器、脉冲高度分析器、计数定量、记录、显示及供电线路等。

（一）放大器

放大器包括前置放大器(preamplifier)和主放大器(main amplifier)两部分。由探测器输出的电脉冲信号很弱小,而且形状也多不规整,需要放大整形后才能被有效的记录和显示。放大器就是对电脉冲进行放大、整形、倒相的电子学线路。

（二）脉冲高度分析器

脉冲高度分析器的基本电路是甄别器(discriminator),其作用是将幅度超过一定阈值的输入脉冲转化为标准的数字脉冲输出,而把幅度小于阈值的脉冲"甄别"掉,这个阈值就称为甄别阈(discriminator threshold),甄别阈的电位是连续可调的。仪器的暗电流及本底计数也可产生脉冲信号,但其高度明显低于射线所产的脉冲信号,因此设置适当的阈值可减少本底对测量的影响。甄别器的测量方式为积分测量。

实践中常将两个或多个甄别器联合使用,其中最简单、最常用的是单道脉冲高度分析器(single channel PHA)(图 2-2),它由上、下两路甄别器和一个反符合电路(anti-coincidence circuit)组成。如果下限甄别器的阈电压为 V,上限甄别器的阈电压为 $V+\Delta V$,只有当输入脉冲的高度大于 V 同时小于 $V+\Delta V$ 时,才能触发反符合线路而输出,不符合这一条件者,就不能触发符合线路而不能输出。这种测量方式称为微分测量。如果将下限阈值 V 与上限阈值 $V+\Delta V$ 之间形成的阈值差 ΔV 看成一个通道,上下两路甄别阈的差值称为道宽(channel width),也称为能量窗宽。根据待测放射性核素射线的能量调节脉冲高度分析器的高度和"道宽"或"窗宽",选择性地记录目标脉冲信号,排除本底及其他干扰,可提高探测效率,脉冲高度分析器也可以用于测量射线的能谱。

核射线探测仪器是由上述核射线探测器和电子学线路组成(图 2-3)。

Notes

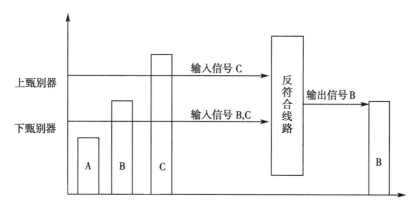

图 2-2　单道脉冲高度分析器工作原理

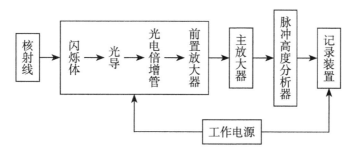

图 2-3　放射性测量仪器的组成示意图

第二节　γ 照 相 机

γ 照相机(γ camera)于 1957 年由 Hal Anger 研制成功,因此也称为 Anger 型 γ 照相机。γ 照相机可以显示放射性药物在机体内的分布及代谢状况,获取放射性药物在特定脏器或组织内的转运和分布信息,以二维图像的方式反映特定脏器或组织功能及代谢变化。γ 照相机主要由准直器(collimator)、闪烁晶体、光电倍增管(PMT)、前置放大器、放大器、X-Y 位置电路、总和电路、脉冲高度分析器(PHA)及显示或记录器件等组成(图 2-4)。

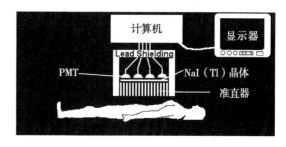

图 2-4　γ 照相机示意图

一、准 直 器

准直器位于探头的最前面,介于闪烁晶体与患者之间,主要由铅或钨合金等重金属制成,其中贯穿有为数不等、类型不同的孔。准直器只允许特定方向 γ 光子和晶体发生作用,屏蔽限制散射光子,以保证 γ 照相机的分辨率和信号定位的准确性。准直器的性能在很大程度上决定了探头的性能。准直器的主要参数包括孔数、孔径、孔长(或称孔深)及孔间壁厚度,这些参数决定了准直器的空间分辨率、灵敏度和适用能量范围等性能。

1. **准直器的空间分辨率**　空间分辨率表示对两个邻近点源加以分辨的能力,通常以准直器一个孔的线源响应曲线的半峰值全宽度(Full Width at Half Maximum,FWHM),简称半高宽,作为分辨率的指标。准直器孔径越小,分辨率越好。准直器越厚,分辨率也越高。

2. **准直器的灵敏度**　灵敏度定义为配置该准直器的 γ 照相机探头测量单位活度(如 1MBq)的放射性核素的计数率(计数 /s)。准直孔越大,灵敏度越高;准直器越厚,灵敏度越低;孔间壁越厚,灵敏度越低。

3. 适用能量范围　主要与孔间壁厚度有关,厚度 0.3mm 左右者适用于低能(<150keV)γ 射线探测,1.5mm 左右者适用于中能(150~350keV)γ 射线探测,2.0mm 左右者适用于高能(>350keV)γ 射线探测。

4. 准直器的类型　按几何形状分为针孔型、平行孔型、扩散型和会聚型四类。按适用的 γ 射线能量分为低能准直器、中能准直器和高能准直器三类。按灵敏度和分辨率分为高灵敏型、高分辨型和通用型(兼顾灵敏度和分辨率的一类准直器)三类。

二、闪烁晶体

NaI(Tl)晶体是目前应用最为广泛的 γ 照相机闪烁晶体。选用 NaI(Tl)晶体探测 γ 射线,主要是由于碘具有高密度($3.67g/cm^3$)及高原子序数(Z=53),NaI(Tl)晶体与 γ 射线作用发生光电效应的效率接近 100%。但是该晶体吸湿性较强,吸收水后晶体变黄,导致穿透进入 PMT 的光子减少,因此通常将 NaI(Tl)晶体密封在铝容器中。晶体的入射面和周边涂有反射物质(氧化镁),将光子反射到 PMT 的光阴极。NaI(Tl)晶体容易破碎,使用中必须小心。放置 NaI(Tl)晶体的房间温度必须恒定(每小时变化在≤3℃),温度的急剧变化会导致晶体碎裂。

晶体厚度对射线的探测效率及图像的分辨率有明显影响。增加晶体厚度可增加射线被完全吸收的概率,可提高探测灵敏度,但是也增加了多次康普顿散射的概率,降低图像的分辨率。可见探测效率与图像的分辨率是一对矛盾,在选择闪烁晶体厚度时,要兼顾探测效率与图像分辨率。

三、光电倍增管

光电倍增管的数量与 γ 照相机探头的大小及形状有关,光电倍增管的形状也不仅是圆形,还有正方形、六角形等,这样可缩小光电倍增管排列的间隔,减少死角。这些光电倍增管均匀地排列在晶体的后面,紧贴着晶体。当射线进入晶体,与晶体相互作用产生的信号,被该部位一个或多个光电倍增管吸收,转变成电压信号输出。由这些输出信号的综合和加权,最终形成显像图。在显像图中的定位取决于每一个光电倍增管接收到的信号的多少和强弱。光电倍增管的数量多少与定位的准确性密切相关。数量多则探测效率和定位的准确性就高,图像的空间分辨率和灵敏性也高,图像质量就能得到很大的提高。

四、X-Y 位置电路

一个 γ 光子在晶体中产生多个闪烁光子,可以被多个光电倍增管接收,各个光电倍增管接收的闪烁光子的数目随其离闪烁中心(γ 光子处)的距离增加而减少,输出的脉冲幅度也较小。在晶体中发生一个 γ 闪烁事件,就会使排列有序的光电倍增管阳极端输出众多幅度不等的电脉冲信号。这些信号输入到 X-Y 位置电路,经过权重处理就可以得到这一闪烁事件的位置信号。光电倍增管数目越多,图像上所有脉冲的 X-Y 位置精度越好,即图像空间分辨率越好。

五、脉冲高度分析器

光电倍增管输出的电压脉冲高度与射线的能量成正比,脉冲高度分析器就是选择性地记录探测器输出的特定高度电脉冲信号的电子学线路装置,因此,采用脉冲高度分析器可以选择待测射线的能量。在临床工作中,可根据所应用的放射性核素发射的射线能量调节脉冲高度分析器,设置窗位和窗宽,选择性地记录特定的脉冲信号,排除本底及其他干扰脉冲信号。在设置能窗时,窗位中心要对准目标射线的能峰,窗宽要基本包括整个光电峰。通常窗宽设置为 20%。例如,采用 ^{99m}Tc 标记的放射性药物进行显像时,窗位中心设在 140keV,窗宽设置为 20% 时,窗宽为 154keV~126keV。

Notes

六、模 - 数转换器

模 - 数转换器(ADC)是将 γ 照相机输出的模拟信号转化为数字信号的装置,转化后的数字信号才能进行电子计算机处理。常用的 ADC 为 8 位和 16 位,即将一个模拟信号转换为 8 位或 16 位 2 进制数。ADC 位数影响图像空间分辨率,一幅相同大小的图像,转换位数越多,图像就越精细。一台 γ 相机的 ADC 位数取决于硬件设计。

七、乳腺专用 γ 照相机

乳腺专用 γ 照相机的探头是由两个互成 180° 的平板探测器组成,包括闪烁晶体探测器和近几年发展起来的 CZT 半导体探测器(图 2-5),由于设计和性能的改进,提高了设备的分辨率。采用 ^{99m}Tc-MIBI 为显像剂,对乳腺进行显像检查。临床应用结果显示,乳腺专用 γ 照相机对乳腺癌的检出灵敏度与钼靶 X 线机相近,可弥补钼靶 X 线成像对高密度乳腺组织内肿瘤检出的不足,特异性高于钼靶 X 线机。

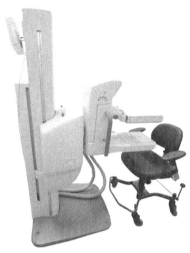

图 2-5 乳腺专用 γ 照相机

第三节 SPECT 及 SPECT/CT

SPECT 是 γ 照相机与电子计算机技术相结合发展起来的一种核医学显像仪器,在 γ 照相机平面显像的基础上,应用电子计算机技术增加了断层显像功能,就如同 X 线摄片发展到 X 线 CT 一样,是核医学显像技术的重大进步。SPECT 断层显像克服了 γ 照相机平面显像对器官、组织重叠造成的小病灶掩盖,提高了对深部病灶的分辨率和定位准确性。SPECT 与 CT 及 MRI 影像技术不同,主要显示人体组织器官的功能和代谢变化,对解剖结构及比邻关系显示不如 CT、MRI。

SPECT/CT 就是将两个成熟的医学影像学技术 SPECT 和 CT 有机地融合在一起,实现了功能代谢图像与解剖结构图像的同机融合,一次显像既可获得 SPECT 功能代谢图像,又能获得 CT 解剖结构图像及 SPECT/CT 融合图像,实现了两种影像学技术的同机融合,优势互补,为临床提供更多的诊断信息。同时还可利用 X 线 CT 扫描数据对 SPECT 图像进行衰减校正。

一、SPECT

SPECT 由探头(探测器)、机架、检查床和图像采集处理工作站四部分组成,探头是 SPECT 的核心部件,根据临床需要设计探头数目,通常为 1~3 个,最常用 2 个探头。

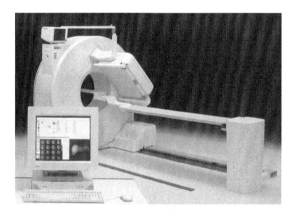

图 2-6 单探头 SPECT

(一)单探头 SPECT

单探头 SPECT 只有一个可旋转采集的探头(图 2-6),患者显像检查原始数据的采集是由单个探头旋转或平移完成。结构简单、价格便宜,但断层显像及扫描速度慢,患者检查时间长。

(二)双探头 SPECT

双探头 SPECT 有两个采集探头(图 2-7),根据两个探头的相对位置分为固定角和可

Notes

变角两种。固定角90度是指两个探头相对位置为90度,专门为心脏检查设计的机型。固定角180度为探测器位于相对180度的位置,主要用于全身扫描,如全身骨扫描及SPECT断层显像等。目前,SPECT多设计为可变角,两个探头可设置成为180度、90度、76度或102度成角等不同角度,以满足不同脏器的显像检查。另外,还有一种双探头SPECT设计为悬吊式探头,这种悬吊式设计使得探头摆放和成角更加灵活。

(三) 三探头 SPECT

三探头SPECT有三个探头构成(图2-8),三个探头的相对角度可变。多用于脑及心脏SPECT显像检查。

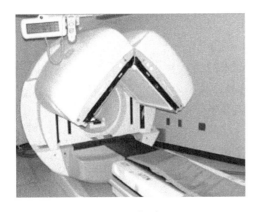

图 2-7　双探头 SPECT

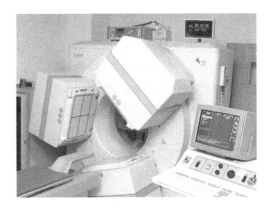

图 2-8　三探头 SPECT

(四) 心脏专用 SPECT

心脏专用SPECT的探头是采用半环状(180°)排列的CZT半导体探测器(图2-9),进行心肌断层显像时,探头无需旋转,提高了检查速度,可进行动态断层采集及动态门控断层采集,避免了运动伪影,提高了仪器的性能。

(五) 双探头符合线路断层显像仪

双探头符合线路断层显像仪(dual-head tomography with coincidence,DHTC)具有两个探头,配备符合探测电路及X线或γ射线的透射衰减校正装置(图2-10)。双探头符合线路断层显像仪可完成常规单光子核素SPECT显像,也能完成正电子核素显像。对于DHTC探头的NaI(Tl)晶体设计必须兼顾高能和低能两类核素的有效探测,晶体太薄将明显降低高能正电子核素的探测效率,因此DHTC探头的NaI(Tl)晶体的厚度多设计为5/8或3/4英寸,也有设计为1英寸。DHTC符合线路显像虽然能够完成部分正电子显像(主要是[18]F),但是其分辨率低,采集时间长,并且不能绝对定量,因此不能代替PET使用。

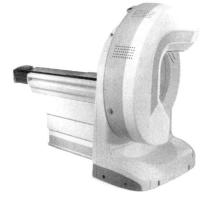

图 2-9　心脏专用 SPECT

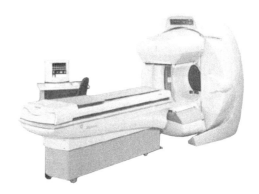

图 2-10　双探头符合线路断层显像仪

利用 SPECT 进行高能正电子核素显像的另一种方法,是将双探头均配置超高能准直器,直接探测 511keV 超高能 γ 射线。可同时进行高能和低能双核素显像,主要用于检测存活心肌的 ^{18}F-FDG 和 ^{99m}Tc-MIBI 或 ^{201}Tl 双核素显像。缺点是超高能准直器极为笨重,探测灵敏度低,图像分辨率低。

二、SPECT/CT

SPECT/CT 是 SPECT 和 CT 两种成熟技术相结合形成的一种新的核医学显像仪器(图 2-11),实现了 SPECT 功能代谢影像与 CT 解剖形态学影像的同机融合。一次显像检查可分别获得 SPECT 图像、CT 图像及 SPECT/CT 融合图像,可以采用 X 线 CT 图像对 SPECT 图像进行衰减校正。

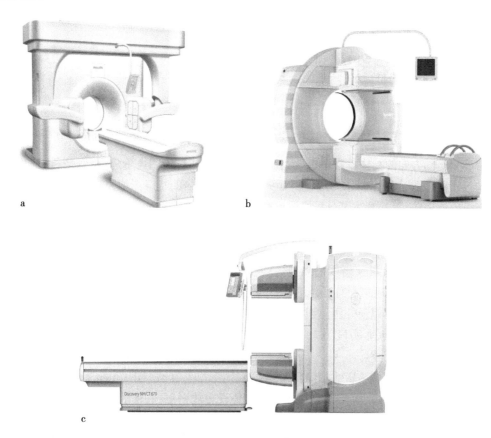

图 2-11　SPECT/CT
a:PHILIPS;b:SEIMENS;c:GE

SPECT/CT 中 SPECT 与 CT 的结合有两种设计方式,一种是在 SPECT 探头机架上安装一个 X 线球管,对侧安装探测器,也就是 SPECT 和 CT 位于同一机架;另一种是在 SPECT 机架后再并排安装一个高档螺旋 CT,SPECT 与 CT 位于不同的机架。

心脏专用 SPECT/CT 是采用 CZT 半导体探测器的心脏专用 SPECT 与 ≥ 64 排螺旋 CT 整合的 SPECT/CT(图 2-12)。提高了仪器的整体性能,可将 SPECT 心肌血流灌注显像信息与高端螺旋 CT 解剖形态信息,特别是冠状动脉是否狭窄及狭窄程度信息相融合,可从冠状动脉和心肌血流灌注两个层面对心脏进行评价,为临床提供更全面的诊断信息。

三、SPECT 的图像采集

SPECT 的图像采集根据临床需要可进行静态采集和动态采集,平面采集和断层采集,局部

Notes

采集和全身采集，以及门控采集等。其中断层采集是利用 SPECT 探头绕患者旋转 180°~360°，每隔一定角度（3°~6°）采集 1 帧图像，获得靶器官各个方向的放射性分布信息，经过电子计算机重建断层图像。根据临床需要可进行单核素采集或多核素采集。

采集的矩阵是指将视野分割成若干正方单元，以 X 和 Y 方向分割数表示，如 64×64，128×128，256×256 等。在一定范围内矩阵越大，图像的分辨率越高。分辨率最终受到探头系统分辨率的限制，因此，像素的大小等于 1/2FWHM（半高宽）最为合适。旋转型 γ 照相机的 FWHM 多为 12~20mm，因此要求像素为 6~10mm，对大视野探头采用的是 64×64 矩阵。如果矩阵增到 128×128，每一像素的计数将会下降 4 倍，这会大大降低统计学的可靠性。采集模式包括字节模式（byte mode）及字模式（word mode）。

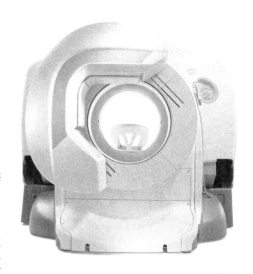

图 2-12　CZT 半导体探测器的心脏专用 SPECT/CT

四、SPECT 的图像重建

由已知不同方向的物体投影值求该物体内各点的分布称为图像重建，也就是利用物体在多个轴向投影图像重建目标图像的过程。计算机从投影重建的断层图像是离散的、数字的，是很多像素组成的矩阵。重建算法可分为滤波反投影法（filtered backprojection，FBP）和迭代法两大类。

五、图像的衰减校正

核医学显像所用核素 γ 射线的能量主要在 80~500keV 之间，人体组织的衰减（attenuation）对投影值有较大影响，例如，^{201}Tl 心肌灌注显像心肌中 ^{201}Tl 发射的 γ 射线仅有 25% 能穿过组织器官到达前胸壁。人体躯干外围组织很厚，导致断层图像越靠近中心部位，γ 射线衰减越多，计数损失也越多，肥胖病人尤明显。SPECT 断层重建算法忽略了人体组织对 γ 射线的衰减作用，使图像定量不准，出现伪影。

人体对 γ 射线的衰减是影响图像质量的主要因素之一，衰减校正（attenuation correction，AC）是解决人体衰减的主要方法。AC 是在探头的对侧设置放射源，利用放射源发射出的 γ 射线由患者体外穿透人体，在 SPECT 探头上成像。在同一台 SPECT 上同时获得透射（transmission）图像和发射（emission）图像，从透射图像求得被显像部位的三维衰减系数分布图，对发射型断层图像进行衰减校正。SPECT/CT 则是利用显像仪器自带的 CT 获得组织衰减系数分布图。

六、SPECT 的质量控制和性能评价

SPECT 的性能及工作状态是影响检查结果可靠性的重要因素之一，为了使 SPECT 的检查结果最大限度地接近真实，尽量消除差错或伪影，为临床提供客观、真实的诊断信息，就必须对仪器进行质量控制（quality control，QC）。SPECT 的质量控制包括：均匀性、空间分辨率、平面源灵敏度、空间线性、最大计数率、多窗空间位置重合性、固有能量分辨率、旋转中心等。对于 SPECT 还应进行断层均匀性、空间分辨率、断层厚度、断层灵敏度和总灵敏度、对比度等质量控制。

为获得与临床实际相近的 SPECT 整体性能状况，可采用充有放射性核素的体模对仪器进行性能测试，得到图像对比度、显像噪声、视野均匀性、衰减校正的准确性等参数，对显像系统进行综合评价。

Notes

第四节　PET、PET/CT 及 PET/MR

PET 是正电子发射型计算机断层仪（positron emission tomography）的英文缩写，PET/CT 是将 PET 和 CT 两个成熟的影像技术相融合，实现了 PET 和 CT 图像的同机融合。同时 X 线 CT 扫描数据可用于 PET 图像的衰减校正，提高了 PET 检查速度。随着科学技术的飞速发展，PET/MR 也逐步应用于临床。

一、PET

（一）PET 的组成

PET 扫描仪是由机架（gantry）、扫描床、电子柜、操作工作站、分析工作站及打印设备等组成（图 2-13）。

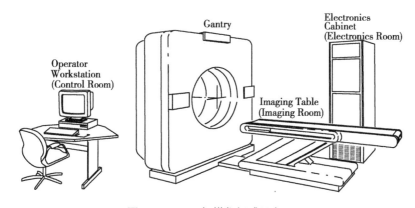

图 2-13　PET 扫描仪组成示意图

1. 机架　机架是 PET 扫描仪的最大部件，由探测器环、棒源（pin source）、射线屏蔽装置、事件探测系统（event detection system）、符合线路（coincidence circuitry）及激光定位器等组成（图 2-14），主要功能为数据采集。

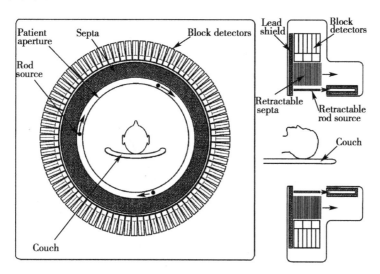

图 2-14　PET 扫描仪机架结构示意图

（1）探测器环：PET 的探测器与 SPECT 探测器不同，SPECT 探测器是一块完整的矩形或圆形 NaI(Tl) 晶体，而 PET 探测器采用密度更高的晶体（如 BGO、LSO 或 LYSO 等），并且切割成体积很小的方块。一个晶体组块（如 6×6 或 8×8）和与其相连的光电倍增管组成一个探测器组块

Notes

(detector block),最经典的是 4×64 组合,即探测器组块由 4 个光电倍增管和 64 个微小晶体组成。将多个探测器组块紧密排列组合成环状,若干个探测器环再排列成一个圆筒。探测器环数越多轴向视野越大,一次采集获得的断层面也越多。

(2) 棒源:是将 ^{68} 锗(^{68}Ge)均匀地封装在中空的小棒内,根据设备不同可有 1~3 个活度不同的棒源;也有采用半衰期较长的 ^{137}Cs 棒源。棒源的作用是对 PET 扫描仪进行质量控制及透射扫描进行图像衰减校正。

(3) 隔板(speta):隔板包括 2 部分,一部分是探测器环两边的厚铅板,作用是屏蔽探测器外的射线;另一部分为厚度为 1mm 的环状钨板,位于探测器环与环之间,将轴向视野分隔成若干环,钨隔板的作用是屏蔽其他环视野入射的光子对,与准直器的作用相似;当进行 3D 采集时,将钨隔板撤出显像视野,取消这种屏蔽作用。目前,仅有 3D 采集模式的 PET 已经无隔板。

(4) 其他:事件探测系统的作用是采集探测器传来的电子信号,并将有效的 γ 光子事件传给符合线路。符合线路的作用为确定从事件探测系统传来的 γ 光子哪些是来源于同一湮没事件,并确定其湮没事件的位置。激光定位器用于患者扫描定位。

2. 扫描床　扫描床是承载检查对象,进行 PET 显像的部件。扫描床可根据检查需要移动,将检查部位送到扫描野。

3. 电子柜　电子柜主要由 CPU,输入、输出系统及内外存储系统等组成。主要作用是进行图像重建,并对数据进行处理及储存。

4. 操作工作站及分析工作站　工作站主要由电子计算机和软件系统组成,它的作用主要是控制扫描仪进行图像采集、重建、图像显示和图像储存等。

5. 打印设备　主要由打印机、激光照相机等图像输出系统组成。主要作用为输出图片或文字等资料。

(二) PET 显像原理

1. 湮没符合探测　采用正电子核素标记的药物为示踪剂引入机体后定位于靶器官,这些正电子核素在衰变过程中发射正电子,这种正电子在组织中运行很短距离,即与周围物质中的自由电子相互作用,发生湮没辐射,发射出方向相反、能量相等(511keV)的两个 γ 光子。PET 探测是采用一系列成对的互成 180° 排列并与符合线路相连的探测器来探测湮没辐射光子,从而获得机体正电子核素的断层分布图(图 2-15)。

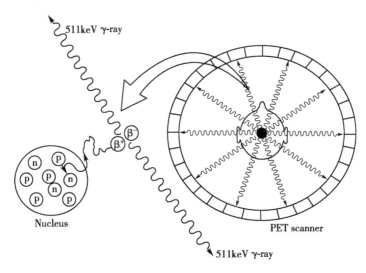

图 2-15　湮没符合探测原理示意图

Notes

2. 双探头 SPECT 符合探测　双探头 SPECT 符合探测系统的组成与双探头 SPECT 相同,有 2 个探头(图 2-16)。显像时,2 个探头互成 180 度,绕扫描部位旋转。所不同的是符合探测时

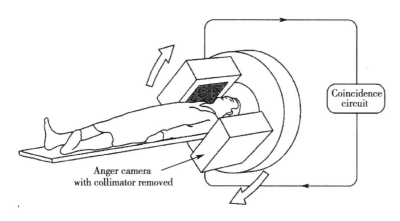

图 2-16 双探头 SPECT 符合探测原理示意图

不需要多孔准直器,使 2 个晶体能接收不同角度的符合光子。双探头 SPECT 符合探测系统采用电子准直。

（三）PET 采集的计数类型

1. 单个计数 是指每一个探头采集到的计数。一个探头采集到的计数需要通过符合线路才能成为符合计数,一般单个计数中只有 1%~10% 成为符合计数。

2. 真符合计数 两个探测器同时采集到的来自同一个湮没辐射事件的两个 γ 光子,且这两个光子均没有与周围物质发生作用而改变方向。真符合计数是 PET 采集的有效计数。

3. 随机符合计数 符合线路有一定的分辨时间限制,在限定的时间范围内,两个探测器采集到的任何无关的两个光子也会被记录下来。这种不是由同一个湮没辐射事件产生的两个 γ 光子出现的符合计数称随机符合计数。随机符合计数增加图像本底,降低信/噪比。

4. 散射符合计数 γ 光子在飞行过程中还会产生康普顿散射,γ 光子与物质的一个电子作用,改变了电子动能的同时也改变了 γ 光子的运动方向,如果这个光子与它相对应的另一个光子同时进入两个探测器,记录下来的计数为散射符合计数。它虽然是一次湮没辐射事件,但反映出的位置不准确。

（四）PET 图像采集

PET 图像采集包括发射扫描（emission scan）和透射扫描（transmission scan）。发射扫描方式有 2D 采集、3D 采集、静态采集、动态采集、门控采集以及局部采集和全身采集等。

1. 发射扫描 进入人体内的正电子核素,衰变时即发射 1 个正电子,正电子在组织内运行很短距离动能消失后即与 1 个负电子发生湮没辐射,产生 2 个方向相反、能量均为 511keV 的 2 个 γ 光子。PET 对这些光子对进行采集,确定示踪剂位置及数量的过程,叫做发射扫描。

（1）2D 采集和 3D 采集:2D 采集是在环与环之间有隔板（septa）存在的条件下进行的采集方式。2D 采集时,隔板将来自其他环的光子屏蔽掉,只能探测到同环之间的光子对信号。3D 采集是在撤除隔板的条件下进行的一种快速立体采集方式,探头能探测到来自不同环之间的光子对信号,使探测范围扩大为整个轴向视野。3D 采集探测到的光子对信号高于 2D 采集的 8~12 倍,使系统的灵敏度大大高于 2D 采集（图 2-17）。但 3D 采集的散射符合及随机符合量也明显增多,信/噪比低,需要进行散射校正和随机符合校正。目前 PET 主要采用 3D 采集。

（2）静态采集和动态采集:静态采集是临床最常用的显像方式。将显像剂引入体内,经过一定时间,当显像剂在体内达到平衡后再进行采集的一种显像方式;动态采集是在注射显像剂的同时进行的一种连续、动态的数据采集方法,获得连续、动态的图像序列,观察显像剂在体内的时间和空间变化,研究显像剂在体内的动态变化过程。

（3）门控采集:包括心脏门控采集和呼吸门控采集。心脏和呼吸运动具有周期性特点,利用门控方法采集与心动、呼吸周期同步的信息,以消除心脏及呼吸运动的影响。

Notes

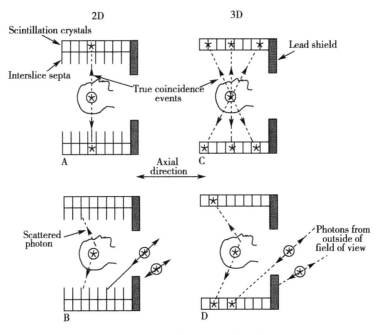

图 2-17　2D 采集与 3D 采集示意图

（4）局部采集和全身采集：局部采集多用于某些脏器（如脑、心脏等）或身体的某些部位的显像；全身采集主要用于恶性肿瘤的诊断及全身评估。

2. 透射扫描　透射扫描是利用棒源围绕身体旋转，采集射线从体外透射人体后所剩余的光子。透射扫描和空白扫描的结果相结合可以计算得到组织的衰减系数。透射扫描的目的是对发射扫描数据进行衰减校正。

3. 早期显像和延迟显像

（1）早期显像（early imaging）：显像剂引入机体后在组织脏器摄取的早期进行的图像采集，称为早期显像。不同的显像剂，被不同的组织脏器摄取、代谢的速度不同，早期显像的时间点也不一样。

（2）延迟显像（delay imaging）：延迟显像是相对于早期显像而言，是指在早期显像后经过一定的时间间隔进行的显像。早期显像与延迟显像相结合，称为双时相显像（dual-time point imaging）。

（五）图像重建

PET 图像重建常用滤波反投影法（filtered back-projection）和有序子集最大期望值法（ordered subsets expectation maximization，OSEM）两种方法。滤波反投影法属于解析变换方法类，其理论基础是基于傅立叶分片定理（Fourier slice theorem）。滤波反投影法的优点是图像重建的速度快，SUV 计算准确；缺点是在放射性分布急剧变化的相邻部位出现明显的伪影，身体轮廓欠清晰、边缘有较多模糊伪影，尤其是脑部外周更明显，图像质量欠佳。OSEM 属于代数迭代方法类，是建立在两种迭代重建方法基础上的图像重建方法。优点是具有较高的分辨率和抗噪声能力，重建的图像解剖结构及层次清楚，伪影少，病灶变形少，定位及定量较准确，身体轮廓清楚，图像质量好（图 2-18）。OSEM 重建方法已基本取代了滤波反投影重建法。

（六）PET 的质量控制

为了保证 PET 扫描仪处于最佳工作状态，获得准确的诊断数据及图像，必须对 PET 进行质量控制。不同制造商生产 PET，推荐的质控项目及间隔时间不完全相同，一般包括以下项目：

1. 空扫（blank scan）　空扫是每个工作日病人显像前必须进行的质控项目。空扫是在扫描视野内没有其他物品的条件下，棒源进行 360° 扫描。空扫的目的是监测探测器性能随时间发

Notes

生的飘移,并与透射扫描一起用于 PET 图像的衰
减校正。

2. 符合计时校准(coincidence timing
calibration)　符合计时校准是采用低活度棒
源,校准各个信道的符合时间差异,一般每周进
行 1 次。

3. 光电倍增管增益调节(PMT single update
gain adjustment)　PMT 增益调节包括位置增益
和能量增益两部分。位置增益调节是校准晶体
的光子信号与光电倍增管之间空间位置;能量增
益是能量甄别阈窗与晶体光子信号之间的校准。
建议每周校准 1 次。

4. 归一化校准(normalization calibration)
归一化校准是采用棒源进行 360° 扫描,测量各
个晶体的探测灵敏度差异,用以校正发射扫描数
据。建议每 3 个月进行一次校准。

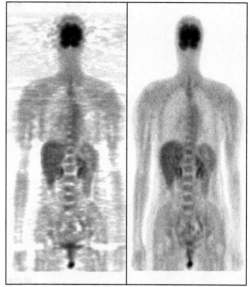

| 滤波反投影法 | OSEM 法 |

图 2-18　迭代法与滤波法图像质量比较

5. 井型计数器校准(well counter calibration)　井型计数器校准的目的是将图像放射性计
算单位(counts/pixels)换算成井型计数器单位(Bq/ml)。具体方法是将 100MBq 的正电子核素(如
^{18}F)注入 1 个柱状中空模型(体积为 5640ml),并用水补充填满模型,计算比活度(Bq/ml),并对模
型进行 PET 显像,获得 35 帧图像,在 35 帧图像内画感兴趣区(ROI),即可得到 ROI 放射性计数
值(counts/pixel),据此,可以得到这两个单位之间换算的校准参数。主要用于单位转换,对病变
进行定量或半定量分析,如计算标准化摄取值(standardized uptake value,SUV)等。

(七) PET 的性能评价

美国电器制造商协会(national electric manufacturers association,NEMA)于 1994 年制定
了 PET 性能评价标准及测试方法 NEMA NU 2-1994,2001 年对其进行了更新,更新后版本
为 NEMA NU 2-2001。国际电工委员会(international electronic committee,IEC)于 1998 年制定
了 IEC61675-1 PET 性能评价标准,此外,日本、澳大利亚、新西兰等国家也制定了相应的标准。
2003 年,我国颁布了《放射性核素成像设备性能和测试规则》第一部分:正电子发射断层成像装
置(GB/T18988.1-2003)。PET 的性能评价需要使用标准模型进行测试,测定结果与使用的模型
有关,使用的模型不同,结果也有差异。目前,国际上多采用 NEMA 标准。PET 性能参数测试主
要包括空间分辨率、灵敏度、探测器效率、噪声等效计数率、时间和能量分辨率等。

二、PET/CT

CT 是利用 X 射线对人体解剖结构的密度差异进行成像的断层显像技术。CT 提供的信息
可显示机体组织脏器解剖结构的改变,发现病变并可以确定其范围及与周围组织脏器的比邻关
系。PET/CT 是将 PET 和 CT 融为一体的大型医学影像诊断设备。

(一) PET/CT 的结构及功能

PET/CT 是由 PET 和多排螺旋 CT 组合而成,在同一个机架内有 PET 探测器、CT 探测器和 X
线球管,共用同一个扫描床、图像采集和图像处理工作站(图 2-19)。如果受检者在 CT 和 PET 扫
描期间体位保持不变,重建的 PET 和 CT 图像在空间上是一致的。

PET/CT 实现了 PET 功能代谢影像与 CT 解剖结构影像的同机融合。一次成像即可获得
PET 图像、CT 图像及 PET 与 CT 的融合图像,使 PET 的功能代谢影像与螺旋 CT 的精细结构影
像两种显像技术取长补短,优势互补,提高了诊断效能,同时采用 X 线 CT 采集的数据代替棒源

Notes

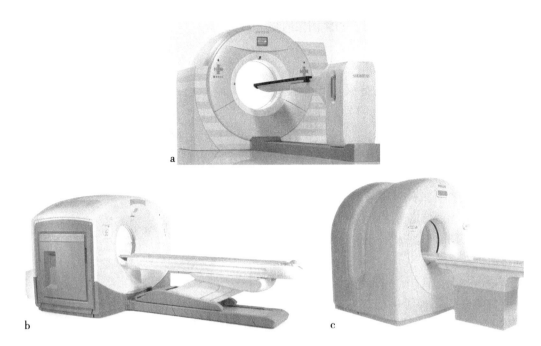

图 2-19　PET/CT

a:SEIMENS；b:GE；c:PHILIPS

透射扫描对 PET 图像进行衰减校正,大大缩短 PET 扫描时间。

（二）PET/CT 的图像采集

PET/CT 图像采集包括 CT 扫描和 PET 扫描,通常先进行 CT 图像采集,再进行 PET 图像采集。关于 PET 图像采集,发射扫描与前面所述的 PET 图像采集相同,但是采用棒源进行的透射扫描可由 X 线 CT 扫描代替,因此,可以不用进行 PET 透射扫描。在 PET/CT 检查中,CT 扫描可以用于衰减校正、解剖定位或 CT 诊断。如果 CT 扫描仅用于衰减校正和解剖定位,可采用低毫安 / 秒设置,以减少病人的辐射剂量;如果用于 CT 诊断,建议采用标准毫安 / 秒设置,以优化 CT 扫描的空间分辨率。

（三）PET/CT 的性能评价

PET/CT 包括 PET 和 CT,首先,应分别对 PET 和 CT 进行性能评价,再对 PET/CT 整体进行性能评价。PET 性能评价方法及参数如前所述。CT 性能测试按我国国家质量技术监督局与国家卫生部于 1998 年 12 月 7 日颁布的《X 射线计算机断层摄影装置影像质量保证检测规范》(GB/T17589-1998)进行。检测项目共有 9 项,包括定位光精度、层厚偏差、CT 值、噪声、均匀性、高对比分辨率、低对比分辨率、CT 剂量指数、诊断床定位精度。

PET/CT 整机的性能测试主要是采用 PET 图像与 CT 图像进行融合精度评价。目前,尚无权威机构制定的标准测试方法。

三、PET/MR

PET/CT 显示了融合图像的强大优势,也预示了医学影像的发展方向。MR 比 CT 具有更好的软组织对比度及空间分辨率,还能提供一些功能信息,如水弥散成像、灌注成像及磁共振波谱成像(magnetic resonance spectroscopy,MRS)等。因此,PET/MR 可能为临床提供更丰富的解剖及功能代谢诊断信息。

目前,PET/MR 中的 PET 和 MR 有 3 种组合模式:一是将 PET(或 PET/CT)和 MR 设置在不同房间,采用一套运送和支持系统将 2 个房间的设备连接起来以减少患者在两次检查间的体位变化,图像通过软件进行融合。二是将 PET 和 MR 以同轴方式分开置于两侧,中间设置一个可

Notes

以旋转的共用扫描床,分别扫描 PET 和 MR 后进行图像融合(图 2-20)。以上 2 种组合模式的问题是 PET 和 MR 分步采集,易产生体位变动,需要时间长,给临床和科研带来一些问题及不便。三是 PET/MR 一体机,也是真正意义上的 PET/MR。然而,PET/MR 一体机的研发需要设计一种既能在磁场中正常工作,又不影响 MR 成像,还要能承受射频场影响的 PET 探测模块。PET 探测器常规采用的 PMT,磁场能使电子偏离运动轨迹,导致 PMT 不能正常工作。因此,解决 PET 和 MR 的相互干扰是关键问题,MR 强静态磁场、梯度场和射频场会影响 PET 性能。PET 电气部分引入的射频噪声、PET 材料插入导致的磁场不均匀、位于 PET 机架和电路板的传导结构内的梯度系统诱导涡电流产生,这些都会降低 MR 图像质量。另外,PET/MR 一体机还要解决 PET 图像的衰减校正问题。PET/CT 的衰减校正数据可通过将 CT 透射扫描图像转换为 511keV 的衰减系数图获得,PET/MR 则无法提供这样的透射扫描数据。这是因为 PET/MR 中没有空间容纳一个发射源,而且一个旋转的含金属的发射源,无论是 X 线球管、棒状或点状都会与 MR 磁场产生串扰。同时 MR 是基于质子密度成像,不同于 CT 扫描是基于组织密度成像。因此,PET/MR 要求采用 MR 扫描数据进行衰减校正的新方法。

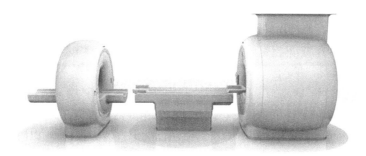

图 2-20 同轴分置式 PET/MR

为解决 PET 的探测问题,尝试了以下几种解决方案:一是使用 3~5m 长的光纤将磁场内闪烁晶体产生的光子传输到磁场外的 PMT 和电子学元件,以减少磁场的影响。缺点是较长的光纤导致 50%~75% 的光子丢失,降低了 PET 的性能。二是采用分裂磁体(split-magnet)低场强的 MR 制造 PET/MR,将 PET 探测器置于场强几乎为 0 的磁体间隙内。缺点是低场强的降低了 MR 的性能。三是采用对磁场不敏感的雪崩光电二极管(avalanche photodiode,APD)代替 PMT。经检测在 9.4T 场强下,仍能保持 APD 的性能。APD 探头为 PET/MR 一体机的研制提供了可能。

目前,PET/MR 设计中的技术问题已基本得到解决。PET/MR 一体机是在 MR 大孔径磁体和紧凑型 PET 探测器的基础上,PET 与 MR 的同机和同中心复合设计。采用 APD 代替受磁场干扰的 PMT,节省了空间,也解决了强磁场对 PET 探测器的干扰。将 APD 探测器植入 MR 磁体内,采用有效的屏蔽系统消除磁场对 PET 数据处理链的干扰,使 PET 与 MR 融于一体(图 2-21)。PET 是由内置于磁体腔内的 PET 探测器环系统和设置在磁体外部安全区域的电子学系统及连接两者的电缆组成。因此 MR 磁体腔的直径越大,其所能容纳的内置 PET 探测器系统的有效内径也就越大。另外,一体化 PET/MR 要实现广泛的临床应用,必须突破传统 MR 线圈的限制。常规 MR 扫描会受到线圈及其扫描范围的限制,一次只能扫描一个部位,如果扫描多个部位,需要更换线圈和重新摆位;而常规 PET 显像多为全身扫描,两者难以相互匹配。MR 的全景成像矩阵(Total Imaging Matrix,TIM)技术,实现了全身 PET/MR 的图像采集。TIM 技术的特点

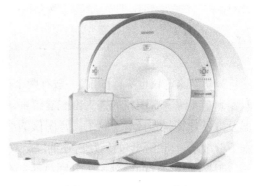

图 2-21 PET/MR 一体机

Notes

是矩阵线圈概念,它允许在 32 个射频信道中最多组合 102 个线圈元件,通过加长的并行接收链来完成全身成像矩阵、自动病床移动、自动线圈开关控制以及在线技术,无需更换线圈及重新摆位,数据采集一次完成。TIM 技术解决了 PET/MR 的全身扫描问题。

　　PET/MR 尚处于起步阶段,难免会存在一些问题没有彻底的解决,如 PET 与 MR 探测器的相互影响,一方面 PET 探测器会影响 MR 磁场的梯度和均匀性,另一方面 MR 的磁场也会影响PET 探测器的稳定;MR 图像不是组织脏器的密度图像,采用 MR 对 PET 图像进行衰减校正的准确性还需要进一步在实践中验证。

第五节　功能测定仪器

　　脏器功能测定仪是采用 γ 闪烁探测器连接计数率仪或记录器组成,根据临床需要设计有一个或多个探头,一般均配有计算机处理系统。功能测定仪器的工作原理是利用探头从体表测定脏器中的放射性随着时间变化而发生的动态变化,获得脏器以时间为横坐标、放射性为纵坐标的时间 - 放射性曲线。通过分析脏器的时间 - 放射性曲线判断脏器的功能。脏器功能测定仪主要有甲状腺功能测定仪、肾脏功能测定仪及多功能仪等。随着前哨淋巴结探测研究的进展,使得 γ 探针在外科手术中探测淋巴结转移灶得到应用。

一、甲状腺功能测定仪

　　甲状腺功能测定仪简称为甲功仪,只有一个探头,主要由准直器、闪烁晶体、光电倍增管、前置放大器及定标器构成,多配有电子计算机。甲功仪的准直器为张口型,以限制探头视野屏蔽邻近组织的放射性干扰,并配有甲状腺探测的专用标尺(图 2-22)。主要用于测定甲状腺吸碘率,评价甲状腺吸碘功能。

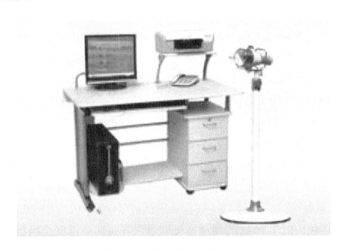

图 2-22　甲状腺功能测定仪

二、肾功能测定仪

　　肾功能测定仪也称肾图仪,一般有两个探头,分别固定在可以多个方向移动的支架上,设有双路测量系统。肾图仪的探头由配有铅屏蔽壳和准直器的 γ 闪烁探测器连接计数率仪或记录器及电子计算机组成(图 2-23)。肾图仪的准直器有圆型,也有长方张口改进型,特点是内侧壁和下壁增厚,其视野可包括肾脏,还能屏蔽对侧肾脏及膀胱放射性的干扰。

　　工作时肾图仪的两个探头分别对准左右肾脏,静脉注射通过肾脏快速排泄的放射性药物,两个探头分别探测并描记左右肾脏放射性随时间变化的时间 - 放射性曲线,即为肾图,分析肾图

Notes

曲线可以分别获得双肾血流灌注、分泌及排泄状况,对肾脏功能及上尿路的通畅情况进行评价。另外,也有肾图仪配有第三个探头,在测定肾脏功能时用于对准膀胱,可描记膀胱内放射性随时间的变化,可以评价双侧肾脏的尿液生成及排泄情况。为临床提供更多的诊断信息。

三、多功能仪

多功能仪的结构与肾图仪类似,可配有 4~6 个探头,设有 4~6 路测量系统(图 2-24)。多功能仪的探测器采用 γ 闪烁探头,晶体前分别装有张角型、聚焦型的准直器,张角型准直器配有甲状腺探测的专用标尺。整套系统可进行肾脏功能、甲状腺功能、膀胱残余尿量、心脏及脑功能等多项测定,一机多用。

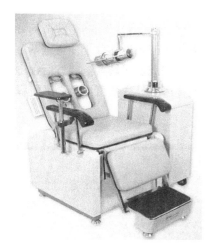
图 2-23 肾功能测定仪

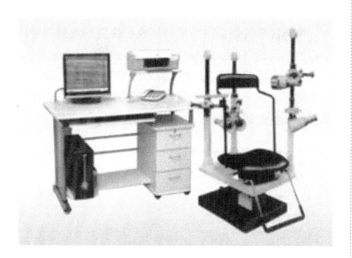
图 2-24 多功能仪

四、γ 探 针

γ 探针是一个小型 γ 探测器,可以采用合适的方法对 γ 探针或其外套进行消毒,并可以带入手术室,在手术中使用。γ 探针是随着前哨淋巴结研究的进展而发展起来的一种小型便携式 γ 探测器(图 2-25)。通常是将淋巴结显像剂注入肿瘤内或肿瘤旁组织间隙,先采用动态显像显示前哨淋巴结的位置、大小及分布。手术中采用手持式 γ 射线探测器探测前哨淋巴结,外科手术医师可有的放矢的清扫前哨淋巴结。

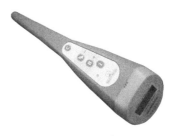
图 2-25 γ 探针

第六节 体外样本测量仪器

体外样本测量仪器是对样品或环境中的放射性进行相对或绝对定量的仪器,主要用于体外放射分析及示踪实验研究等方面。常用的体外样本测量仪器主要包括 γ 计数器、液体闪烁计数器及活度计等。

一、γ 计 数 器

γ 计数器是由 γ 射线探测器和后续电子学线路组成,探测器由闪烁晶体、光导及光电倍增管组成。通常探测器的闪烁晶体设计为井型,也称为 γ 井型计数器,主要用于测量样品的 γ 计数率或计数。测量时将含有放射性样品的试管置入闪烁晶体的"井中",待测样品被闪烁晶体包

Notes

围,探测的几何条件接近 4π,探测效率高,而且易于屏蔽,本底计数低。后续电子学线路包括放大器、单道或多道脉冲高度分析器、定时记录器和显示打印等装置。常用的有 γ 免疫计数器(图 2-26)及 γ 闪烁计数器等。γ 免疫计数器多配有自动换样装置及电子计算机进行数据采集和处理,可以对较多的体外放射分析样本进行自动测量及数据处理。

二、液体闪烁计数器

液体闪烁计数器(liquid scintillation counter)采用的闪烁体是液态,也就是将闪烁体溶解在适当的溶液中,配制成为闪烁液,将放射性样品置于闪烁液中进行测量。液体闪烁测量基本可达到 4π 立体角的几何测量条件,主要用于能量低,射程短,易被空气和其他物质吸收的 α 射线、低能 β 射线的测量(如 ^3H、^{14}C 等)。

液体闪烁计数探测的原理是放射性核素发射的射线能量,首先被溶剂分子吸收,使溶剂分子激发。溶剂将激发能量传递给闪烁体,使闪烁体分子激发,激发态的闪烁体分子回复到基态时发射出荧光光子,光子透过闪烁液及闪烁瓶壁,输入光电倍增管完成能量转换。经过后续电子学线路放大、分析后,加以记录和显示。配有电子计算机的液体闪烁计数器可以自动进行样品测量及数据记录处理(图 2-27)。

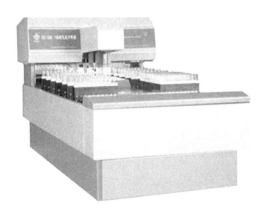

图 2-26　γ 免疫计数器

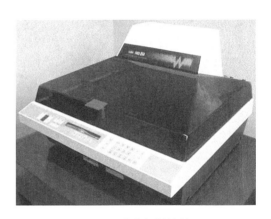

图 2-27　液体闪烁计数器

闪烁液是由有机溶剂和闪烁体构成,闪烁体是闪烁液的溶质,也称为荧光体。根据闪烁体的荧光特性及作用可分为两类:第一闪烁体和第二闪烁体。闪烁液中除了溶剂、闪烁体之外,有时还添加一些可增加闪烁液对含水样品溶解能力的助溶剂和改善计数效率的抗淬灭剂等。

液体闪烁测量的效率与放射性能量在测量瓶内的传递和转换过程有关,任何影响能量传递,使放射能减少,甚至能量传递的中断,导致测量效率下降的现象称为淬灭。引起淬灭的因素很多,主要有化学淬灭、颜色淬灭、光子淬灭(又称局部淬灭)等三大类。淬灭可导致测量效率下降,工作中应当尽量避免。

三、活　度　计

活度计(radioactivity calibrator)是用于测量放射性药物或试剂所含放射性活度的一种专用放射性计量仪器(图 2-28)。它主要由探测器、微电流前置放大器、放大处理电路、控制系统及软件平台等部分组成,

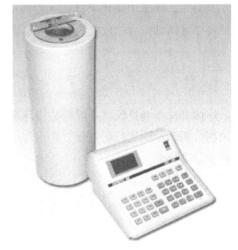

图 2-28　活度计

Notes

其探头为封闭式井型电离室,采用弱电流测量系统组成的测量装置,用来测量放射源发出的射线所产生的电离电流。

第七节　辐射防护仪器

一、场所辐射剂量监测仪

场所辐射剂量监测仪是专门用于放射性工作场所的剂量监测装置,具有剂量率和累计剂量测量、超剂量声光报警、阈值记忆和多点扫描数据管理等功能。探测器安装在回旋加速器室或其他辐射剂量较高场所,通过电子计算机系统控制,可连接多路剂量监测,进行多点辐射剂量监控。回旋加速器室内的辐射剂量监测仪与门锁连动,当室内辐射剂量超标时,门锁不能打开,防止人员进入。

二、表面污染检测仪

表面污染检测仪是用于检测放射性工作场所的作台面、地板、墙壁、手、衣服、鞋等表面的放射性污染的仪器(图 2-29)。可以分别测量 α、β、γ 放射性污染情况,多为便携式,也有固定式。测量结果以剂量率(mR/h、mGy/h)或每秒计数表示。

三、个人剂量监测仪

(一)便携式剂量仪

便携式剂量仪(pocket dosimeter)由从事放射性操作的工作人员随身携带,用于监测个人受到的辐射剂量。便携式剂量仪(图 2-30)采用电离室探测技术,使用时充以电荷,当电离室受到射线照射时,引起空气电离,使电离室内电荷减少。电离室内电荷减少的量与射线的照射量成正比。一般可探测到 100~200mR/h(0.1~0.2cGy),探测能量范围 50keV~2MeV。

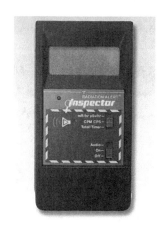

图 2-29　表面污染检测仪

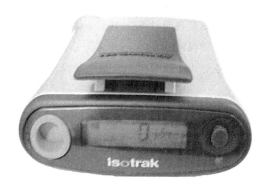

图 2-30　便携式剂量仪

(二)热释光剂量仪

热释光剂量仪是利用热致发光的具有晶体结构的固体材料测量核辐射的装置。具有晶体结构的某些固体,常含有多种晶格缺陷,如一些原子或离子缺位或加入某些杂质等,它们能吸引异性电荷形成"陷阱"。放射线照射这些固体材料后形成的电子(负电荷)和空穴(正电荷),被陷阱能级俘获而处于亚稳态。检测时加热固体,电子或空穴可获得足够能量从陷阱能级中逸出,与固体其他部分的异性电荷复合返回基态能级。在复合过程中的能量差即以光子形式释放出

Notes

来。释放出的光子量或发光强度在一定范围内与放射线照射的剂量成正比。释放出的光子使光电倍增管产生光电流,经放大器放大,通过记录器记录。

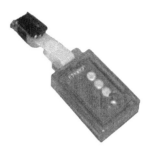

图 2-31　热释光剂量仪

　　热释光剂量仪主要用于个人累积剂量的监测方法。具有体积小,重量轻,灵敏度高,量程范围宽,测量精度高,能量响应好,可测 β、γ、X、n 等多种射线,受环境的影响小,并可多次重复使用等优点。通常制成盒式、笔式、卡片式、徽章式等(图 2-31),以方便从事放射性工作人员佩戴。

小　结

　　核医学仪器主要由射线探测器和电子学线路组成。射线探测器是能量转换装置,将射线能转换为可以记录的电脉冲信号;电子学线路是记录和分析这些电脉冲信号的电子学仪器。放射性探测仪器主要有闪烁探测器、电离型探测器、半导体探测器及感光材料探测器四类,其中闪烁型探测器由闪烁体、光导、光电倍增管组成。电子学线路主要由放大器、脉冲高度分析器、计数定量、记录、显示及供电线路等组成。

　　γ 照相机主要由准直器、闪烁晶体、光电倍增管、预放大器、放大器、X-Y 位置电路、总和电路、脉冲高度分析器及显示或记录器件等组成,可进行平面显像。SPECT 是在 γ 照相机基础上,应用电子计算机技术增加了断层显像功能,由探测器(探头)、机架、检查床和图像采集处理工作站四部分组成。探头是 SPECT 的核心部件,根据需要设计为单探头、双探头或三探头。具有符合线路的双探头 SPECT 可完成部分高能正电子显像。PET 由机架、扫描床、电子柜、操作工作站、分析工作站及打印设备等组成,采用一系列成对的互成 180 度排列并与符合线路相连的探测器来探测正电子核素发生湮没辐射时发射出的方向相反、能量相等(511keV)的两个 γ 光子而成像。PET/CT 及 SPECT/CT 实现了功能代谢影像与 CT 解剖形态学影像的同机融合,相互印证,优势互补。随着 CZT 半导体探测器的发展,心脏专用 SPECT 及 SPECT/CT 已经用于临床,乳腺专用 γ 显像仪显示良好的应用前景。

　　脏器功能测定仪主要有甲状腺功能测定仪、肾脏功能测定仪、多功能仪,γ 探针主要用于外科手术中探测前哨淋巴结转移灶。体外样本测量仪器主要包括 γ 计数器、液体闪烁计数器及活度计。辐射防护仪器有场所辐射剂量监测仪、表面污染检测仪、个人剂量监测仪等。

(王全师)

参考文献

1. Dominique Delbeke, R.Edward Coleman, Miltton J. et al: Procedure guideline for tumor imaging with ^{18}F-FDG PET/CT 1.0*. J Nucl Med, 2006, 47: 885-895.

2. Boellaard R, O'Doherty MJ, Weber WA, et al: FDG PET and PET/CT: EANM procedure guidelines for tumor PET imaging: version 1.0. Eur J Nucl Med Mol Imaging. 2010, 37(1): 181-200.

3. David W.Townsend. Dual-Modality Imaging: Combining Anatomy and Function. J Nucl Med 2008; 49: 938-955.

4. Kipper MS and Tartar M.Clinical Atlas of PET. SAUNDERS An Imprint of Elsevier.2004.

5. Peter EV, Dominique Delbeke, Dale L B. et al: Positron emission tomography clinical practice. London: Springer-Verlag, 2006.

6. 潘中允. 实用核医学. 北京: 人民卫生出版社, 2014.

Notes

第三章　放射性药物

第一节　基 本 概 念

放射性药物(radiopharmaceuticals)是指含有放射性核素、用于医学诊断和治疗的一类特殊药物。放射性药物可以是简单的放射性核素无机化合物,如$^{99m}TcO_4^-$、$^{201}TlCl$、$Na^{131}I$等,而大部分临床用放射性药物是由放射性核素和非放射性被标记物质两部分组成。非放射性被标记的部分包括化合物、生化制剂(多肽、激素等)、生物制品(单克隆抗体等)、血液成分(红细胞、白细胞)和抗生素等。广义地讲,用于研究人体生理、病理和药物在体内过程的放射性核素及其标记化合物,都属于放射性药物的范畴,其中对用于显像的放射性核素及其标记化合物习惯上又称为显像剂(imaging agent)。体外放射分析用试剂盒则不属于放射性药物,而是归类于试剂(reagent)。在我国,放射性药品(radiopharmaceutical preparations)与放射性药物有所不同。放射性药品是经过国家药品监督管理部门批准,具有批准文号、质量标准、规格标准和使用说明书,允许市场流通与销售。而放射性药物可以是在当地药品监督管理部门备案,可不具备完善的规格标准,只能在研制单位作为医院制剂使用。

放射性药物的主要特点:①具有放射性。放射性药物主要利用其放射性核素释放的粒子或射线达到诊断与治疗的目的。②不恒定性。放射性药物中的放射性核素会自发衰变为另一种核素或核能态,不仅放射量随时间增加而不断减少,其内在质量也可能改变。因此,放射性药物从生产、制备、质量控制到临床使用,要强调"记录时间"的观念。③辐射自分解。放射性核素衰变发出的粒子或射线的物理效应、化学效应、生物效应,直接作用放射性药物本身,引起化合物结构的改变或生物活性丧失,可导致放射性药物在体内生物学行为改变。④引入量很少。普通药物的一次用量大多以 g 或 mg 计算,而放射性药物的引入量相对少得多,常用放射性活度作为计量单位。

第二节　放射性核素的来源

目前,医用放射性核素来源主要有三个方面:核反应堆(nuclear reactor)、加速器(accelerator)和放射性核素发生器(radionuclide generator)。

一、核反应堆生产医用放射性核素

核反应堆是一种可控制的重核裂变链式反应的装置,其生产放射性核素是利用反应堆提供的高通量中子流照射靶材料,吸收中子后的靶核发生改变,变为不稳定的(放射性)核素,即通过核反应获得放射性核素。反应堆生产的放射性核素品种多,成本低,是目前医用放射性核素的主要来源。反应堆生产的放射性核素大多是丰中子核素,它们主要通过(n,γ)、(n,p)、(n,α)、$(2n,\gamma)$、$(n,n\gamma)$、(n,f)等核反应得到。

1.(n,γ)反应　主要是热中子,容易引起(n,γ)反应,是反应堆生产放射性核素的主要途径。通过(n,γ)反应生产放射性核素有如下的特点:

（1）周期表中所有元素,除氢以外均能发生(n,γ)反应,其中,中、重核的反应截面较大,反应单一,放射性杂质少。如 ^{24}Na、^{42}K、^{47}Ca、^{85}Sr、^{99}Mo、^{113}Sn、^{125}I、^{131}I、^{153}Sm、^{186}Re、^{197}Hg 等都是由(n,γ)反应生产的。

（2）由于中子的穿透能力强,且引起(n,γ)反应的中子能量范围宽,因此对靶的形状、厚度要求不是很苛刻。但对靶材料的纯度要求很高,否则会影响产物的放射性核纯度。

（3）(n,γ)反应前后的核素互为同位素,进行化学分离较难,产品比活度不高。要提高产品的比活度,需用高通量的反应堆。

2.(n,p)和(n,α)反应　对于热中子反应堆,只有质量数低的少数核素才能进行这类反应,所得到的放射性核素是与靶材料不同的元素,可用化学分离法得到无载体的高比活度核素。通过(n,p)和(n,α)反应生产的医用放射性核素有 ^{3}H、^{32}P、^{35}S、^{45}Ca、^{58}Co、^{64}Cu 等。

3.其他　(2n,γ)反应同(n,γ)反应一样,通过核反应将中子引入到靶核中并不改变原子序数,即产物具有和靶核相同的原子数,故不能采用化学方法进行分离,所产生的核素的比活度通常较低或中等,产率与中子注量率的平方呈正比。因此,中子注量率相当关键。通过(2n,γ)反应生产的医用放射性核素有 ^{188}W、^{194}Os、^{199}Au 等。

(n,nγ)反应与简单的(n,γ)反应不同,一些核经过中子俘获后具有足够的能量,能释放一个中子和光子,维持原子质量数不变。该反应获得的产物比活度较高但产率相当低。通过(n,nγ)反应生产的医用放射性核素有 ^{117m}Sn 和 ^{195m}Pt。通过(n,f)反应可生产高比活度的 ^{99}Mo,后者作为母体经(n,γ)反应又能获得 ^{99m}Tc。常用核反应堆生产的医用放射性核素见表 3-1。

表 3-1　常用核反应堆生产的医用放射性核素

放射性核素	半衰期（$T_{1/2}$）	核反应
^{3}H	12.3 年	^{6}Li(n,α)^{3}H
^{14}C	5730 年	^{14}N(n,p)^{14}C
^{32}P	14.3 天	^{31}P(n,γ)^{32}P
^{89}Sr	50.5 天	^{88}Sr(n,γ)^{89}Sr
^{90}Mo	2.75 天	^{98}Mo(n,γ)^{99}Mo
		^{235}U(n,f)^{99}Mo
^{125}I	60.1 天	^{124}Xe(n,γ)^{125}Xe → ^{125}I
^{131}I	8.04 天	^{130}Te(n,γ)^{131}Te → ^{131}I
^{133}Xe	5.24 天	^{235}U(n,f)^{133}Xe
^{153}Sm	46.7 小时	^{152}Sm(n,γ)^{153}Sm
^{186}Re	90.6 小时	^{185}Re(n,γ)^{186}Re

核反应堆生产的放射性核素的优点是:能同时辐照多种样品,生产量大,辐照时间短,操作简单等。缺点是:多为丰中子核素,通常伴有 β$^-$ 衰变,不利于制备诊断用放射性药物;核反应产物与靶核多属于同一元素,化学性质相同,获得高比活度的产品较困难。

二、加速器生产医用放射性核素

生产医用放射性核素的加速器为回旋加速器(cyclotron),是通过电流和磁场使带电粒子(如质子、氘核及 α 粒子)得到加速轰击靶核后引起的核反应生产放射性核素,得到的产物一般为短半衰期的缺中子核素,大都以电子俘获或发射 β$^+$ 的形式进行衰变。这类核素适合于 γ 照相机、SPECT 和 PET 显像,图像清晰,辐射危害小,与 PET 配套使用发射正电子的短寿命核素 ^{11}C、^{13}N、^{15}O、^{18}F 等均由加速器生产。表 3-2 为临床常用的加速器生产的放射性核素。

Notes

表 3-2　临床常用加速器生产的放射性核素

放射性核素	半衰期($T_{1/2}$)	核反应过程
^{11}C	20.5 分钟	$^{14}N(p,\alpha)^{11}C$
^{13}N	10 分钟	$^{16}O(p,\alpha)^{13}N$
^{15}O	2.1 分钟	$^{14}N(d,n)^{15}O$
		$^{15}N(p,n)^{15}O$
^{18}F	109.8 分钟	$^{18}O(p,n)^{18}F$
		$^{20}N(d,\alpha)^{18}F$
^{67}Ga	3.26 天	$^{65}Cu(\alpha,2n)^{67}Ga$
^{111}In	2.80 天	$^{109}Ag(\alpha,2n)^{111}In$
		$^{111}Cd(p,n)^{111}In$
^{123}I	13.2 天	$^{124}Te(p,2n)^{123}I$
^{201}Tl	73.2 小时	$^{203}Tl(p,3n)^{201}Pb \rightarrow {}^{201}Tl$

加速器生产的医用放射性核素主要有下列几个特点：

1. 发射 β⁺ 或 γ 射线　加速器生产的放射性核素大都是缺中子核素,往往通过 β⁺ 衰变发射正电子,或因电子俘获(EC)发射特征 X 射线。许多加速器生产的放射性核素发射单能 γ射线,容易探测,辐射损伤也相对小。

2. 半衰期短　患者使用时所受辐射剂量小,可以多次作重复检查。但是有些核素的半衰期太短,制备相应的化合物需要特殊的快速化学合成和分离装置,如 ^{11}C、^{13}N、^{15}O、^{18}F 等均用自动化合成模块(automated synthesis modules)合成所需化合物。

3. 比活度高　带电粒子核反应生成的核素大部分与靶核素不是同位素,可通过化学分离得到高比活度或无载体的放射性核素,例如 $^{67}Zn(p,xn)^{67}Ga$ 和 $^{18}O(p,n)^{18}F$ 等。无载体的放射性核素在标记一些生物活性物质时,可减少非放射性同位素的竞争反应,提高标记率。

4. 用途广　生产的正电子发射体 ^{11}C、^{13}N、^{15}O、^{18}F(与 H 的生物学行为类似)等,由于它们的稳定同位素是机体的主要组成成分,加上半衰期短、能发射 β⁺ 或 γ 射线,在生命科学中有着广泛的用途。

三、发生器生产医用放射性核素

放射性核素发生器是一种定期从较长半衰期的放射性母体核素中分离出衰变产生的较短半衰期的子体放射性核素的装置,是医用放射性核素的主要来源之一。在发生器中随着母体核素的衰变,子体核素不断增长、衰变直至达到放射性平衡。用合适的分离手段就可从母体核素中得到无载体的子体放射性核素。母体不断衰变,上述分离过程可反复进行。所以发生器可在一段时间内重复使用,直到母体核素的放射性活度减少到很低为止。这一现象如同母牛挤奶,因此放射性核素发生器常被人称为"母牛"。以母子体系分离方法的不同,可分为色谱发生器、萃取发生器和升华发生器。图 3-1 为色谱发生器示意图。

放射性核素母、子体的关系可用下列通式表示：

$$A_2 = \frac{k\lambda_2}{\lambda_2 - \lambda_1} A_1^0 (e^{-\lambda_1 t} - e^{-\lambda_2 t}) + A_2^0 e^{-\lambda_2}$$

式中,t 为母体和子体衰变的某一时刻,A_2 为子体在 t 时刻的放射性活度,A_1^0 为母体的初始放射性活度,A_2^0 为子体的初始放射性活度,k 为母体核素衰变为子体核素的分数,若母体核素衰变只有一种途径,则 $k=1$。λ_1 和 λ_2 分别为母体和子体的衰变常数。

Notes

一般要求母体的半衰期要有几周以上,以确保从工厂运输到医院并有一段时间的使用期。目前,能提供商品化的医用发生器很多,如 ^{90}Sr-^{90}Y 发生器、^{188}W-^{188}Re 发生器、^{99}Mo-^{99m}Tc 发生器等,其中 ^{99}Mo-^{99m}Tc 发生器应用最普遍。^{99}Mo-^{99m}Tc 发生器的母体 ^{99}Mo 半衰期为 66 小时,经 β^- 衰变后产生子体 ^{99m}Tc,其半衰期 6.02 小时,^{99m}Tc 以同质异能跃迁或 γ 跃迁的方式衰变,发射出 140keV 的 γ 射线。^{99}Mo-^{99m}Tc 发生器中,随 ^{99}Mo 的衰变,^{99m}Tc 的放射强度不断增长,达到平衡峰值的时间约为 24 小时。因此,可每隔 24 小时用生理盐水洗脱,每次获得的 ^{99m}Tc 放射性强度约为前一次的 80%。^{99m}Tc 具有较为理想的物理半衰期,发射几乎单一的 γ 射线,在洗脱液中以 $Na^{99m}TcO_4$ 的形式存在,其价态从 +7~-1。当用还原剂将其还原成低氧化态时,^{99m}Tc 具有活泼的化学性质,可以标记多种显像药物。

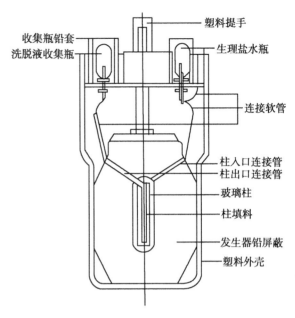

图 3-1　色谱发生器示意图

标签(从上到下,右侧):塑料提手、生理盐水瓶、连接软管、柱入口连接管、柱出口连接管、玻璃柱、柱填料、发生器铅屏蔽、塑料外壳

标签(左侧):收集瓶铅套、洗脱液收集瓶

第三节　放射性药物的制备与质量要求

一、基本要求

(一)对适宜制备放射性药物的放射性核素的要求

1. 对体内使用的诊断性放射性核素的要求

(1) 合适的物理半衰期:不同的放射性核素其半衰期的长短差别非常大,长者可达数十亿年,短者仅为毫微秒以下。用于诊断的放射性核素,其物理半衰期($T_{1/2}$)应在满足诊断检查所需时间的前提下尽可能地较短,以便在诊断完成后放射性核素迅速衰减,将辐射损伤减少到最低限度。一般 $T_{1/2}$ 以数十分钟至数天之间为宜,过长的物理半衰期会增加患者内照射的时间,使其接受较大的辐射剂量,还会带来放射性废物处理上的困难及患者活动所造成的环境污染问题。

(2) 适宜的射线种类和能量:诊断用的放射性核素应发射 γ 线、高能 X 射线或正电子(β^+),最好不发射或少发射生物效应高的 β 射线及内转换电子或俄歇电子等,不发射 α 射线,以减少对机体不必要的辐射损伤。γ 射线具有很强的穿透能力,使体外探测得以进行,其能量以 100~300keV 为佳,能量太低,射线易被机体吸收使探测效率降低;能量太高,探测器的准直效果差影响仪器的空间分辨率。正电子发射核素与 PET 联用能获得清晰度高的图像,因为 β^+ 粒子湮灭时放出两个能量(511keV)相同、方向相反的光子,有利于空间定位。

(3) 毒性小:体内使用的放射性核素及其衰变产物的毒理效应尽可能小或无,且容易从体内清除,以减少不必要的机体损伤。毒性大但有确切疗效的,应在临床使用时必须严格控制在安全范围内。

(4) 合适的化学性质:这些核素应具有合适的化学状态和较强的化学活泼性,以便将它们制成供临床使用的各种放射性标记化合物。此外,还应具有较高的放射性核纯度和化学纯度,否则会影响使用的安全性或干扰药物的标记过程。

Notes

2. 对体外使用的放射性核素的要求

(1) 核素所发出的射线易被普通的探测仪器所探测,且具有较高的探测效率。

(2) 标记所用放射性核素应有较高的比活度和放射性核纯度,载体含量应尽可能少或无。

(3) 物理半衰期较长,数十天以上,以保证所制得的示踪剂具有较长时间的有效期。

3. 对治疗用放射性核素的要求

(1) 所发出的射线具有强的辐射电离作用和生物效应,同时只有很弱的穿透能力,这样,它们既能有效地破坏病变组织又不会对相邻的正常组织器官造成辐射损伤。通常选用发射 α、β^- 射线或中子,不发射或少发射 γ 射线和 X 射线的放射性核素,α、β^- 射线电离密度大,传能线密度高,相对辐射生物效应强,因而治疗效果好,但射线能量不宜过大,以免射程长而损伤周围组织,一般 α 射线能量小于 6MeV,β^- 射线能量小于 1MeV 为宜。

(2) $T_{1/2}$ 不可太短也不宜太长,应该能维持一段持续作用的时间,使受照组织能够累积足够的照射剂量,确保治疗效果,一般以 1~5 天为最佳。

(二) 对放射性药物的要求

1. 理想的生物学性能 体内诊断用的放射性药物应具有良好的定位和排泄性能,即放射性药物进入机体后能迅速特异性地进入靶器官或组织,靶/非靶器官的放射性比值高,并有合适的滞留时间,诊断完成后,能很快通过泌尿道、肠道、呼吸道排出体外。用于体外诊断的放射性药物应具有良好的示踪性能,即放射性药物的化学和生物学特性应与未经标记的原物质一致,这就要求制备过程中:①采用同位素标记为最佳选择;②非同位素标记时,要使标记前后分子量差别很小,且标记位置离该化合物的主要功能基团较远;③在标记过程中,注意保持温和的反应条件,以防损伤被标记物质;④提高放射性药物的比活性。

2. 简单的制备过程 供体内使用的放射性核素一般皆具有较短的半衰期,加上辐射防护的要求,标记制备放射性药物必须简单、快速,理想的制备方法是"一步法"标记,即预先将标记过程中所需的除放射性核素以外的所有物质通过简单混合或使其产生预反应而制成放射性药物的半成品药盒,标记时只需将放射性核素加入即可标记成功。

3. 良好的稳定性 与普通药物不同,放射性药物的稳定性包括化学稳定性、辐射稳定性、标记稳定性和体内稳定性等方面。

(1) 化学稳定性要求放射性药物应具有确定的、较为稳定的化学结构,使其在制备和贮存过程中不易发生分解、氧化、还原等化学变化生成复杂的副产物而影响药物的使用性能和有效使用期。

(2) 辐射稳定性要求放射性药物对自身辐射作用的耐受能力强,不发生或很少发生辐射自分解。

(3) 标记稳定性要求放射性药物中放射性核素的原子或基团与被标记的化合物牢固结合,不因时间、温度、介质等的影响而脱落。

(4) 体内稳定性要求放射性药物引入体内后,不会因为介质条件的改变或生物活性物质(如酶等)的作用而发生分解、变性或标记核素的脱落。

4. 适宜的化学量 体内使用的放射性药物的用药量,应遵循全身和靶器官照射剂量尽可能低的原则,即在能够获得清晰的图像或足够的放射性计数率的前提下,应有适宜的比活性和载体使用量。

5. 其他 如适宜的物理性状和 pH 值、无菌、无热原、无毒性、较高的放射性核素纯度和放射化学纯度等。

二、放射性核素标记方法

1. 同位素交换法(isotope exchange method) 同位素交换法是利用同一元素的放射性同

位素与稳定同位素在两种不同化学状态之间发生交换反应来制备标记化合物,其反应如下:

$$AX + BX^* \rightarrow AX^* + BX$$

式中,X 和 X^* 分别为同一元素的稳定同位素和放射性同位素;AX 为待标记化合物;BX^* 为放射性同位素的简单化合物。AX 与 BX^* 混合,在特定条件下发生同位素交换反应,除了同位素效应外,并不引起体系中这两种化合物化学状态的改变,它们的理化和生物学性质是相同的。交换反应是可逆反应,可通过调节反应条件(温度、pH 值等)和加入催化剂以控制反应的进行。常用于放射性碘、磷、硫的标记。

2. 化学合成法(chemical synthesis method)　这是制备有机放射性标记化合物最经典、最基本的方法之一。其原理与普通的化学合成法十分相似,即应用化学反应将放射性核素的原子"引入"到所需的化合物分子结构中去,不同的是所用原料含有放射性。化学合成法进一步可分为:①逐步合成法:即以最简单的放射性化合物按预定合成路线逐步合成复杂的有机标记化合物;②加成法:通过加成反应将不饱和有机分子制备成标记化合物;③取代法:有机分子中的原子或原子基团被放射性核素或基团所置换。

合成法应用最广的是用 ^{11}C 标记有机化合物和 ^{131}I 标记多肽、蛋白质等生物大分子物质。^{11}C 的标记化合物其原料是由加速器生产的初级产品 $^{11}CO_2$ 和 ^{11}CO(它们之间通过氧化或还原可方便地互相转化),然后用 $^{11}CO_2$ 作原料,通过各种成熟的方法制备 $H^{11}CHO$、$H^{11}CN$、$R^{11}COCl$ 等有机合成中有用的中间体,再从此类中间体,进一步合成各种 ^{11}C 的药物。

3. 生物合成法(biosynthesis method)　生物合成法是利用动物、植物、微生物的生理代谢过程或酶的生物活性,将简单的放射性物质在体内或体外引入化合物中而制得所需标记物。本法可合成一些结构复杂、具有生物活性而又难以用化学合成法制备的放射性标记化合物。例如,可用 ^{75}Se 或 ^{35}S 标记的 L- 蛋氨酸掺入杂交瘤的细胞培养液中,制得 ^{75}Se 或 ^{35}S 标记的单克隆抗体(monoclonal antibody,McAb)。也可利用生物组织中某种特定的酶,促进标记前体物质的合成反应,生成所需的标记产物。但是,用生物合成法得到的标记化合物成分复杂,放射性核素的利用率低。

4. 金属络合法(metal complexing method)　上述方法多用于非金属放射性核素的标记,而目前在核医学中应用广泛的金属放射性核素标记的药物,如 ^{99m}Tc、^{67}Ga、^{68}Ga、^{111}In、^{113m}In 和 ^{201}Tl 的标记药物,一般采用金属放射性核素直接形成络合物的方法进行标记,此法即称为金属络合法。络合法的大部分放射性药物是将放射性核素以共价键或配位键的形式络合到被标记的分子中,被标记分子不含标记的放射性核素的同位素。双功能螯合剂法也属于此类,其特点是先把某种双功能螯合剂络合在被标记的分子上,再将放射性核素标记到螯合剂上,形成"放射性核素 - 螯合剂 - 被标记物"的复合物。此种方法大多用于标记多肽、单克隆抗体等。由于螯合剂的存在,被标记物有可能出现理化和生物学性质的改变,临床应用时要注意。这类标记方法的特点是标记反应对试剂浓度、pH 值、离子强度等反应条件极其敏感。例如,^{99m}Tc 与 DMSA 在 pH 值低时可得到 Tc(Ⅲ)的络合物,常用于肾显像,而在 pH 值高时得到 Tc(Ⅴ)的络合物,则可用于肿瘤阳性显像,它们在体内的生物学行为发生了改变。

三、放射性药物的质量控制

医用放射性药物必须进行严格的质量控制(quality control,QC),才能引入人体进行诊断与治疗,以确保患者安全和诊治效果。质量控制主要包括物理鉴定、化学鉴定和生物学鉴定。

1. 物理鉴定　包括包装、外观性状、颜色、透明度、颗粒度、比活度及放射性核纯度。绝大多数的放射性药物是无色透明的,少数呈半透明状,如 ^{99m}Tc-SC。一般应按照生产厂家提供的说明书来判断药物的外观形状。放射性药物颗粒大小可通过光学显微镜或电镜检测,如肺灌注显像剂 ^{99m}Tc-MAA 颗粒直径应在 10~100μm,而肝显像剂 ^{99m}Tc-SC 的胶体颗粒直径范围为

Notes

80~500nm。

比活度(specific activity)是指单位质量的某种放射性物质的放射性活度。

放射性核纯度(radionuclide purity),也称放射性纯度(radioactive purity)是指所指定的放射性核素的放射性活度占药物中总放射性活度的百分比。放射性核素的放射性纯度只与其放射性杂质的量有关,与非放射性杂质的量无关。如临床上用于人体显像的 ^{99m}Tc 的放射性纯度要求在 99.9% 以上,是指 ^{99m}Tc 淋洗液中其他放射性核素(如 ^{99}Mo)的放射性活度不超过 0.1%,而 ^{99m}Tc 淋洗液中含有铝等非放射性杂质的多少仅影响其化学纯度,并不影响其放射性纯度。该指标主要用于监测其他放射性核素的沾染程度,一般来说,放射性核素的不纯主要是发生在工厂生产过程和核素发生器的洗脱过程中。放射性核纯度的测定方法可根据杂质核素的性质,选用锗(锂)或高纯锗探测器的多道 γ 谱仪,或其他核纯度测定方法。

2. 化学鉴定　包括离子强度、pH 值、化学纯度及放射化学纯度。放射性药物溶液中电解质的浓度反映了其离子强度,在制备过程中常加入酸、碱、缓冲液来调节。pH 值的测定应采用精密 pH 试纸或酸碱度计检测,检测的 pH 值应该符合说明书的质控范围。

放射化学纯度(radiochemical purity)简称放化纯度,指特定化学结构的放射性药物的放射性占总放射性的百分比。该指标是衡量放射性药物质量最重要的指标之一,是常规质控项目,医用放射性核素应具有高的放化纯度才能保证它得到最有效的利用。用于放化纯度测定法有纸层析法、聚酰胺薄层层析法、快速硅胶薄层层析法、离子交换色谱法、高效液相色谱法以及纸或凝胶电泳法;对某些特殊理化性质的放射性药物,可采用过滤法、萃取法和沉淀法。目前临床常用的是薄层层析法(thin-layer chromatography,TLC)或纸层析法(paper chromatography)。

化学纯度(chemical purity)是指特定化学结构化合物的含量,与放射性无关。化学成分的杂质存在可能对患者产生毒副反应,在放射性标记过程中还可能产生放射性杂质而影响放化纯度。临床上常用比色法来鉴定化学杂质。

3. 生物学鉴定　生物学检测主要包括无菌、无热源、毒性鉴定和生物分布试验。

放射性药物必须是无菌、无热源。常用的方法是采用微孔滤过膜过滤法灭菌。还有其他灭菌方法,如高压灭菌法、γ 射线辐射消毒法以及环氧乙烷消毒法等。热源亦称内毒素,是黏多糖或微生物代谢产生的蛋白。目前主要通过在制备药物过程中严格无菌操作来预防。可用家兔法和鲎试剂法查验,详见中国药典。

放射性药物毒性包含被标记药物毒性和辐射安全性。被标记药物的一次性使用量很少,其化学毒性甚微,通常在获准临床应用前,已通过异常毒性及急慢性毒性试验。辐射安全性问题的评价指标是医用内照射量(MIRD),其应用值要求符合国家有关法规的规定。

放射性药物体内生物学行为测定是获准临床使用前必须进行的工作。动物实验及放射自显影对放射性药物的生物活性检测有重要价值。

第四节　常用放射性药物

一、诊断用放射性药物

诊断用的放射性药物按用途可分为脏器显像用药物(显像剂)和功能测定用药物两类。

作为显像剂的放射性药物通过口服、吸入或注射进入体内,特异性地集聚于靶器官或组织,用适当的手段和仪器对其产生的 γ 射线进行探测,从而获得药物在体内的位置及分布图像;通过连续动态显像还可获得其在体内不同器官或组织中参与代谢状况及放射性活度随时间变化的信息,用于诊断各种疾病及获得脏器或组织的功能状态。

用于功能测定的放射性药物在经各种途径如口服、吸入、注射等进入机体后,选用特定的放射性探测仪测定有关脏器或血、尿、粪中放射性的动态变化,以评价脏器的功能状态。诊断用放射性药物与显像剂一样都是利用放射性药物示踪的原理,根据药物在脏器中的分布情况及时间 - 放射性改变的差别获得诊断信息。一般来讲,功能测定用的放射性药物的剂量比作为显像剂的剂量要小。

临床常用的诊断用放射性药物具体介绍见相应各章论述。

二、治疗用放射性药物

用于治疗的放射性药物主要由两部分组成,即载体和治疗用放射性核素。载体(carrier)是指能将放射性核素载运到病变部位的物质,通常是小分子化合物或生物大分子,或某些特殊材料制成的微球或微囊等。理想的体内治疗药物需要良好的物理特性和生物学性能,包括适合的有效半衰期、能量、射程及辐射生物效应等。目前,以纯 β 粒子发射体应用较多,如 ^{32}P,纯 β$^-$ 粒子能量为 1.79MeV,组织中平均射程 4mm,$T_{1/2}$ 是 14.3 天,是较为理想的治疗用核素。近期 α 粒子发射体核素 ^{223}Ra 治疗骨转移正进入临床研究阶段并取得很好的临床效果。

临床常用的治疗用放射性药物及具体使用方法和剂量等详见相关章节。

小　结

放射性药物是核医学的重要内容之一,学习和掌握放射性药物的基本概念和基础知识,了解放射性药物的应用现状,对进一步理解核医学显像与治疗,研究和分析疾病的病理生理学变化及分子生物学改变奠定基础。本章详细解释了放射性药物的基本概念,包括放射性药物的定义、主要特点。介绍了医用放射性核素来源;放射性药物的制备方法与质量要求;临床常用的放射性核素标记方法;放射性药物的质量控制;临床常用诊断与治疗用放射性药物的特点。

(蒋宁一)

参考文献

1. 张永学 . 核医学 . 北京:人民卫生出版社,2014.
2. 胡雅儿,刘长征,李少林 . 实验核医学与核药学 .2 版 . 北京:人民卫生出版社,2004.
3. 田嘉禾 .PET、PET/CT 诊断学 . 北京:化学工业出版社,2007.
4. 陈开宇,李新平,陈盛新 . 正电子放射性药物的应用现状与进展 . 药学实践杂志,2012,30(3):175-177.
5. C.Parker,S.Nilsson,D.Heinrich,et al. Alpha Emitter Radium-223 and Survival in Metastatic Prostate Cancer.n engl j med. 2013,369(3):213-223.

第四章 辐射生物效应与辐射防护

核科学技术在能源、医学、科技以及工农业等各个领域发挥了越来越重要的作用,给人类社会带来极大的社会效益和经济效益。其中,核科学技术在医学上的应用与公众密切相关,它是核技术服务于现代社会,最广为人知的应用之一。核科学技术在给我们带来难以取代益处的同时,如果防护不当也会产生潜在的辐射危害。虽然辐射危害可以通过有效的措施加以控制,但绝对不能被忽视。辐射生物效应和辐射安全防护措施是核医学工作人员培训内容的基本组成部分。在放射性实践中获得最大利益,同时将放射性对机体的损伤降低到最低,才是人类合理利用辐射的根本目的。

第一节 辐射生物效应

电离辐射生物效应(ionizing radiation biological effect)是指通过放射性物质的照射(包括内部及外部照射),将辐射能量传递给有机体所引起的任何改变的统称。电离辐射生物效应是核素治疗的理论基础。有害效应的长期累积将使生物体表现出相应的症状,这些临床症状出现的时间、表现的性质和严重程度取决于生物体的吸收剂量和受照的剂量率。除了有害的生物效应外,一定限度的低剂量辐射还能对机体诱导适应性反应和增强机体免疫功能。

一、辐射剂量单位

1974 年国际辐射单位与测量委员会(International Commission on Radiation Units and Measurement, ICRU)曾提出建议,要在若干年后取消辐射量的专用单位,代之以国际单位制(SI)。目前,我国已接受这一建议,开始采用国际制单位。但为了查阅旧书方便,这里把旧制专用单位也简略介绍。

常用的辐射量有放射性活度、照射量、吸收剂量、当量剂量等。其中放射性活度已在第一章第二节做了介绍,现就后三者简介如下。

(一)照射量

照射量(exposure dose)是用来度量 X 射线或 γ 射线在空气中电离能力的物理量,可间接反映 X 射线、γ 射线辐射场的强弱,用 X 表示。其定义是:X 射线或 γ 射线的光子在质量为 dm 的空气中释放出来的全部电子完全被空气中所阻止时,在空气中所产生的任一种符号的离子总电荷的绝对值 dQ 与空气质量 dm 之比,即:X=dQ/dm。

照射量的国际单位为库仑/千克(C/kg),旧有专用单位为伦琴(R),两者的换算关系为:$1R=2.58 \times 10^{-4}C/kg$。伦琴的派生单位为毫伦琴(mR)、微伦琴(μR)。

单位时间内的照射量称为照射量率,单位是库仑/(千克·秒)。

照射量仅适用于能量在 10keV~3MeV 范围内的 X 射线和 γ 射线在空气中引起电离的情况。

(二)吸收剂量

吸收剂量(absorbed dose)是用来说明物质接受照射后吸收能量多少的一个物理量,用 D 表示。其定义为:电离辐射给予质量为 dm 的物质的平均授予能量 dE 被 dm 除所得的商,即:

D=dE/dm。

吸收剂量的国际单位为戈瑞(Gy),1 戈瑞等于 1 千克被照射物质吸收 1 焦耳的辐射能量。即 1Gy=1J/kg。旧有专用单位为拉德(rad),其派生单位有毫拉德(mrad)、微拉德(μrad)等。两者换算关系为:1Gy=100rad,1rad=0.01Gy。

单位时间内的吸收剂量称吸收剂量率(absorbed dose rate),单位为戈瑞 / 秒(Gy/s)。

吸收剂量与照射剂量不同,吸收剂量是指任何射线并适用于任何物质,衡量的指标是指被照射物质所吸收的辐射能量,而照射量只适用于 X 及 γ 射线,被研究的对象是空气。

（三）当量剂量

辐射对人体的影响除了与吸收剂量有密切关系外,还与电离辐射的种类及其能量有关。当量剂量(equivalent dose)是量度不同种类及能量的辐射,对人体个别组织或器官造成的影响的一个物理量,用 $H_{(T,R)}$ 表示。定义为:特定种类及能量的辐射在一个组织或器官中引致的当量剂量,就是该辐射在组织或器官的平均吸收剂量 $D_{(T,R)}$ 乘以该辐射的权重因子 W_R,即:$H_{(T,R)}=D_{(T,R)} \cdot W_R$。

这个权重因子称为"辐射权重因子",它反映不同种类及能量的辐射对人体造成不同程度的影响。当辐射有多个种类和能量时,在一个组织或器官的当量剂量就是个别辐射所致的当量剂量之和。

当量剂量的国际单位为希沃特(Sv),常用剂量单位为毫希沃特(mSv)。

1 希沃特 =1 焦耳 / 千克,1Sv=1J/kg

旧有专用单位为雷姆(rem),两者的换算关系为:

1Sv=100rem,1rem=0.01Sv

当量剂量仅限于在辐射防护中应用。

二、辐 射 来 源

辐射由天然辐射和人工辐射两部分组成。天然辐射源存在于宇宙空间和地壳物质中,人工辐射源来自人类的一些辐射实践活动或辐射事件。

（一）天然本底辐射

天然存在的各种辐射源称为天然辐射源,天然辐射源对人类的照射称为天然本底辐射(natural background radiation),包括来自大气层外的宇宙辐射和来自地壳物质中存在的天然放射性核素产生的陆地辐射。

1. 宇宙辐射　宇宙辐射(cosmic radiation)来自宇宙空间,包括多种带电粒子,其来源和能量各不相同。

（1）初级辐射:银河宇宙射线、太阳粒子等初级宇宙射线对地球形成的辐射称为初级辐射。地球上的人类和生物由于受到大气层、电离层和电磁层的保护而免受初级宇宙射线的直接作用。

（2）次级辐射:当初级宇宙射线进入大气层后与空气中的氮、氧等原子的核发生反应而释放出次级质子、中子、介子、重子等形成次级宇宙射线,由后者形成的辐射称为次级辐射,可使商业飞行和空中旅行人员受到一定的外照射伤害。

（3）宇生核素:宇宙射线在大气层、生物圈和岩石圈中通过不同的核反应而产生的放射性核素称为宇生放射性核素,简称宇生核素。宇宙射线与大气层中的气体相互作用产生的放射性物质是宇生放射性核素的主要来源,对人类的影响同于宇宙射线,但部分核素随着尘埃或雨雪降落到地表也可能产生内照射。

2. 陆地辐射(terrestrial radiation)　在自然环境中,天然放射性核素有两类:即原生放射性核素及宇生放射性核素。它们自从地球形成以来就存在于地壳之中,具有和地壳同样长的历史。在露天,人体受到的 γ 射线外照射有很大一部分来自土壤沙石中的天然放射性核素发射的 γ 射

Notes

线。构成室内外照射和工作职场外照射另一种重要因素就是氡及其子体。由于房屋结构、类型及建筑材料不同,室内氡气的浓度差别也很大,故建筑材料既是辐射源又是屏蔽材料。陆地辐射对人体既存在外照射又存在内照射,地域差异较大。

为了降低公众所受到的天然辐射剂量,保障公众健康,国家颁布了《建筑材料放射性核素限量(GB 6566—2001)》,对建筑材料的放射性核素含量进行限制,对建材进行放射性安全管理,措施包括对建筑材料和建筑装饰材料依据放射性核素含量水平进行分类来限制其用途,达到减少公众辐射剂量的目的。

3. 每年人均天然辐射剂量　生活在地球上的人每时每刻都会受到天然本底的辐射照射。这种辐射有的来自外层空间,有的来自地表、土壤、水体中存在的天然放射性核素。全球平均年剂量为 2.4mSv,其中来自地面 γ 射线的为 0.5mSv,吸入(主要是室内氡及子体)产生的为 1.2mSv,放射性核素摄入体内后导致的剂量是 0.3mSv。对于正常的天然本底水平的辐射照射,不需要采取特殊的防护措施。

(二)人工辐射源

世界上主要的人工辐射源有医疗照射、放射性核素的生产与使用、核武器爆炸、核能及其他能源的生产和核事故照射等。

1. 医疗照射　由医疗照射所致人体的有效剂量当量,其中 90%~95% 来自 X 射线诊断及治疗、^{60}Co 及直线加速器放疗等,由核医学进行的诊断与治疗对医疗照射整体剂量的贡献不到5%~10%。对于医疗照射所导致的人体危害不可估计过高,而且接受医疗照射主要是患病个体。

2. 放射性核素辐射源

(1)临床诊疗应用:核医学诊断在临床上可分为体内诊断和体外诊断。体内诊断是将放射核素引入体内,用仪器进行脏器显像或功能测定;体外诊断是采用放射免疫分析方法,对患者体液或组织标本的生物活性物质在体外进行微量分析。核医学治疗同样分为将放射性核素引入体内进行治疗和放射性核素外照射敷贴治疗等,我国每年约有数千万人次接受核医学诊治。

(2)示踪技术的应用:利用微量短半衰期放射性核素动态追踪,探寻示踪物质的运动过程及规律,这一技术广泛用于医药、农药、兽药、肥料的吸收、分布、残留及植物固氮等机理研究、人畜疾病的诊断及高新技术领域里的科学研究等。

(3)辐照技术的应用:采用核素照射来处理烟道废气,在达到除硫、降低和消除温室气体的目的的同时,还可以回收和再利用这类废物,生成肥料,提高经济效益。同样,辐照技术在处理轻工业废水方面也有较好的应用。辐照技术在防治害虫繁殖、食物保鲜、杀菌消毒等方面也有着广泛应用。

(4)核探测技术的应用:已广泛应用于工业无损探伤、离子烟雾报警器、放射性避雷针、核子秤、地质勘探等工业生产和科学研究领域。

(5)辐射加工技术的应用:辐射加工是采用电离辐射对材料进行加工处理的一种工艺,它能使材料的品质或性能得以改善或合成新的产品,被广泛地应用于聚烯烃材料的辐射交联与降解。另外,利用核素发射的 γ 射线诱发农作物种子基因突变,获得新的突变体,从而筛选培育成优良品种,称为辐照育种。

3. 核武器爆炸　1945 年美国投向日本广岛和长崎的两颗原子弹,使人类遭到空前的灾难。从 1945 年到 1990 年,全世界已经公布的核试验至少有 1900 多次,大气层核试验产生的大量放射性碎片对全球的陆地、水域等广泛污染,人们将从空气、水及食品中吸入或食入放射性核素,对人体产生内外照射危害。

4. 能源生产与矿石开采　全世界的电力供应主要来自燃煤发电、水力发电、风力发电及核能发电等。燃煤发电对环境的影响大于核电,除排放大量有毒的化学物质及有毒的重金属外,

Notes

所排放的放射性核素高于同等发电量的核电设施。石材板材在内外装修中大量应用,其带来的辐射照射较低,只需根据《天然石材产品放射性防护分类控制标准》严格分类使用就可将对人体产生的内外照射控制在安全范围。

5. 核电生产　核电生产包括铀矿开采、铀矿的运输、水冶、^{235}U 浓缩、核燃料元件制造、核反应堆的生产、废料处理和增殖性核素的回收再循环、放射性废物处理与存放等,每一步骤都可能使生产人员受到职业性的照射。制作的核电池利用放射性同位素不断衰变放出的能量转变为电能,是目前人类进行太空探索唯一可用的能源,所以一般只为太空、深海和终年积雪的高寒地区等特殊环境或特殊军事目的的设备提供电力。

6. 事故照射　在军用或民用核设施以及在放射性物质运输中都可能发生事故,其中有的造成相当严重的环境污染,甚至造成人员伤亡。

（三）其他人工辐射

大量吸烟者、核潜艇工作人员、原子破冰船工作人员、放射性物品押运人员等都会不同程度的增加人工辐射。乘飞机旅行 2000 公里受到的剂量约为 0.01mSv;每天抽烟 20 支,受到的年剂量为 0.5mSv。

三、辐射生物效应及分类

从放射卫生防护的需要考虑,根据 ICRP 60 号出版物按剂量 - 效应关系把辐射生物效应分为确定性效应和随机性效应。

确定性效应(deterministic effects)是在通常情况下存在着剂量阈值的一种辐射效应,损伤的严重程度与所受剂量呈正相关,剂量不超过阈值不会发生有害效应。受照剂量超过阈值时,剂量越高则效应的严重程度越大,一般是指在短时间内受较大剂量照射时发生的急性损害。

随机性效应(stochastic effects)研究的对象是群体,是指效应发生的概率与受照剂量相关的效应。这类效应被认为不存在剂量的阈值,即随机性效应发生概率与受照剂量的大小有关,而该效应的严重程度与剂量大小无关,遗传效应和辐射诱发癌变等即属于随机性效应。

第二节　辐射防护与安全

一、辐射防护目的及基本原则

（一）辐射防护的目的

辐射防护所关心的是,既要保护辐射工作人员个人、他们的后代以及全人类的健康,又要允许进行那些有利于人类的但可能产生辐射照射的必要活动。因此,防护的目的是:在不过分限制对人类产生有益的实践基础上,有效地保护人类,以避免确定性效应的发生,并将随机性效应的发生率降低到尽可能低的水平,以推动合理的应用防护手段来降低辐射损害。

辐射防护的目的有两点:①防止有害的确定性效应的发生;②限制随机性效应的发生率使之达到可以接受的水平。

（二）辐射防护的基本原则

根据 ICRP 第 26 号、60 号出版物及我国《放射卫生防护基本标准》中规定,辐射防护的基本原则是:

1. 实践的正当化(justification)　产生电离辐射的任何实践活动要经过论证,确认该项实践是值得进行的,其所致的电离辐射危害同社会和个人从中获得的利益相比是可以接受的才认为可行。如果拟议中的实践不能带来超过代价(包括健康损害代价和防护费用的代价)的净得利益,就不应采用该项实践。

Notes

2. **辐射防护的最优化（optimization）**　是从防护角度考虑,立足于经济和社会因素的考量,在正当化分析的基础上,进行代价和效果分析,以选择使受照剂量、受照人数及受照的可能性均保持在可合理达到的尽量低的水平。即应当避免一切不必要的照射,以辐射防护最优化为原则,用最小的代价获得最大的利益。

3. **个人剂量的限制（dose limitation）**　在有效实施上述两项原则时,要同时保证个人的当量剂量不超过规定的限值。即个人在任何一年受到的外照射所产生的有效剂量与在这一年内摄入的放射性核素所产生的内照射累积有效剂量两者之和的限值。个人剂量限值是不允许接受的剂量的下限值。满足正当化和最优化条件的剂量不一定对每个人提供了最合适的防护,对个人受到的辐射剂量要利用个人剂量限值加以限制。

二、剂　量　限　值

剂量限值又称为当量剂量限值（equivalent dose limit）,为了实现正当化和最优化而设立的具体的量化标准,受照射人员所接受的当量剂量不应超过规定的限值。剂量限值的确定,除了要考虑到受照本人及后代的健康不受影响外,还要考虑到社会对辐射危害的可接受程度。

在国际原子能机构安全丛书115号和我国辐射防护基本安全标准中,明确规定了辐射相关工作人员和公众受到来自获准实践的综合照射所致的个人总有效剂量和有关器官或组织的总当量剂量不超过相应的剂量限值。

（一）职业照射个人剂量限值

必须对任何从事辐射工作的人员的职业照射加以控制,以其职业照射的个人剂量限值连续5年内年平均有效剂量低于20mSv,任何单一年份内不超过50mSv;一年中晶状体所受当量剂量低于150mSv;四肢及皮肤低于500mSv;对于年龄在16至18岁的实习人员,从事放射性工作的孕妇、哺乳期妇女等不应在一年的有效剂量有可能超过15mSv工作条件下工作,不能接受事先计划的特殊照射(应急照射)。从事放射性工作的育龄妇女所接受的照射,应严格按均匀的月剂量率加以控制。未满16岁者,不得参加放射性工作。

（二）公众成员的剂量限值

从事各种实践活动导致公众人员的照射不得超过下列剂量限值:

1. 一年中有效剂量为1mSv。

2. 在特殊情况下,连续5年的年平均剂量不超过1mSv,某一单一年份可提高到5mSv。

3. 一年中晶状体所受的当量剂量低于15mSv。

4. 一年中四肢、皮肤所受剂量低于50mSv。

上述用于获准实践的剂量限值原则,不适用于医疗照射中对患者受照剂量的控制。核医学受检者的给药活度应遵从《临床技术操作规范·核医学分册》中给药的放射性活度指导水平的规定。

2013年2月1日起实施的《X射线计算机断层摄影放射防护要求》(GBZ165-2012)首次公布了针对不同人群、不同部位CT检查的诊断参考水平。根据该文件要求,典型成年人X线CT检查头部、腰椎和腹部的诊断参考水平分别为50mGy、35mGy和25mGy;0~1岁儿童头部和胸部诊断参考水平为28mGy和23mGy。另外还要求,CT工作人员应在满足诊断需要的同时,尽可能减少受检者所受照射剂量,并在开展CT检查时做好非检查部位的防护,严格控制对诊断要求之外部位的扫描。

三、外照射防护措施

医疗工作中产生外照射的射线主要是X射线和γ射线。β射线的外照射防护主要考虑韧致辐射的影响,也要防止β射线对皮肤表面和角膜的损伤。外照射防护有三个基本原则:

Notes

（一）时间防护

外照射累积剂量与照射时间成正比。因此,在保证工作质量的大前提下,应尽量缩短受照射的时间。放射性操作要求技术熟练,操作动作迅速,必要时可先做空白练习,要以熟练的操作技能工作,尽量减少受照时间。在剂量率较高场所工作时,可由多人轮换操作,保证个人所受照射剂量不超过标准限值。

（二）距离防护

点状放射源（当与放射源的距离超过源本身大小5倍时,可视为点状放射源）在周围空间所产生的剂量率,与距离平方成反比。当距离增大一倍,剂量率则减少到原来的四分之一。离开放射源越远,人们受到的辐射剂量率就越小。在放射性核素生产工厂或加工车间常用机械手、长柄钳等取用、分装放射源。

（三）屏蔽防护

在放射源和人体之间设置适当的屏蔽物,借助物质对射线的吸收减少人体受照射的剂量称屏蔽防护。根据射线的射程和能量可选用不同的防护材料。如:防护 γ 射线和 X 射线可用铅、铁、水泥等重元素物质;防护 β 粒子可用铝、有机玻璃或塑料制品等;能量较高的 β 射线,还应注意防护韧致辐射;防护中子用石蜡、水、石墨等;墙壁可采用钢筋混凝土等。防护屏厚度可根据放射源活度测算,并可制成固定式或移动式,大小形状可按实际需要设计制作,铅围裙和铅背心均可因需而订做。

四、内照射防护措施

内照射主要是指放射性物质通过呼吸道、消化道、皮肤、黏膜和伤口以及其他各种途径进入人体后,放射性核素衰变时释放出的射线对人体造成的照射。内照射防护的关键问题是预防,采取各种措施,隔断放射性物质进入人体的途径,尽量避免摄入放射性核素。当我们置身于有可能存在较高浓度的气载放射性核素的环境时,应该加强通风换气,必要时,可以佩戴口罩、面罩等个人呼吸保护器具,通过过滤尽量避免放射性核素的吸入。置身于这种环境时,还要注意避免饮食饮水,离开后要及时洗手或淋浴,以防将放射性核素直接摄入体内。只要我们注意必要的防护,采取恰当的措施来避免将放射性核素摄入体内,就不会受到内照射。

第三节　核医学诊治的安全性评估

核医学检查是医院里的常规医疗检查项目,被检者在医学诊断中受到的内、外照射属于正规的医疗照射或称为医源性照射。从帮助患者获得明确的诊断目的来讲,其检查中受到的少许内、外照射,对患者身体健康并无大碍。核医学治疗虽然使用的放射活度较高,但治疗具有靶向性,对其他非靶向组织照射剂量相对较小。只要遵守我国相关的放射卫生防护的法规,执行相关的放射卫生防护标准,核医学的检查、治疗对医务人员和患者而言,都是安全的。

核素治疗所造成的辐射剂量远高于核医学检查,但患者的照射通常是必需的,接受照射是可以受益的,受照剂量的大小要服从医疗上的需要,与职业照射和公众照射的管理方式不同,没有剂量限值。故以下仅以核医学检查与其他检查、天然本底进行比较。

一、核医学检查受照剂量与 X 线检查的比较

从表4-1的调查数据来看,核医学检查大多数器官所受到的有效剂量均较低,一般不超过5.0mSv。国外报道的接受一次核医学检查全身接受的平均辐射剂量为3.6mSv,目前我国随着核医学仪器、设备的不断改进,放射药物的使用量正逐渐减少,患者实际接收的剂量明显低于表4-1 中的均值。

Notes

表 4-1 单次临床核医学检查摄入量及有效剂量当量

检查项目	化合物状态	平均给药活度(MBq)	有效剂量(mSv)
骨显像	^{99m}Tc-MDP	737	4.20
心血管检查	^{99m}Tc-MIBI	712	6.41
心血管检查	^{201}Tl-TlCl	145	31.90
肺灌注检查	^{99m}Tc-MAA	148	1.63
肺通气检查	^{99m}Tc-DTPA	242	1.19
甲状腺显像	^{99m}TcO$_4^-$	176	2.29
甲状腺显像	^{131}I-NaI	3.2	35.20
甲状腺摄碘率测定	^{131}I-NaI	0.21	2.31
肾动态显像	^{99m}Tc-EC	285	1.80
肝脾显像	^{99m}Tc-SC	172	1.62
脑血流显像	^{99m}Tc-ECD	724	5.57
PET 显像	^{18}F-FDG	316	6.00

数据来源于:易艳玲.《临床核医学诊疗中的辐射剂量与防护研究》.2012,4

表 4-2 X 射线检查受检者受照射剂量比较

检查种类	有效剂量当量(mSv)	检查种类	有效剂量当量(mSv)
CT 扫描(胸)*	6.0	胸部摄影	7.12
胸部摄片 *	0.05~0.2	颈椎摄影	1.37
颅骨平片 *	0.1~0.2	四肢摄影	3.69
泌尿道造影 *	2.5~5.0	骨盆摄影	18.34
性腺(骨盆摄片)	5.82	头颅摄影	10.54
甲状腺(头部 CT)	195.18	腰部摄影	4.88
甲状腺(头部摄片)	15.26	肠胃透视	110.32
腰椎摄影	19.64	头部 CT	177.53
胸部透视	115.43	体部 CT	56.51

摘自:Huda W 等报道,无"*"者为陈延华等报道。

从表 4-2 结果可见 X 线大多数检查的辐射剂量均远远高于核医学检查的有效剂量。例如,脑 ^{99m}Tc-ECD 显像辐射剂量当量约是头部 CT 检查的 1/31;^{99m}Tc-MAA 肺灌注显像的辐射剂量当量约是胸部透视检查的 1/30。

上述两表的对比研究表明,做核素显像检查,患者实际受到有效剂量并不高,且一年多次进行核医学检查几率较低,不会对患者产生内照射损伤。

二、核医学检查受照剂量与天然本底辐射比较

在临床核医学防护工作中,常用本底当量辐射时间表示患者接受的辐射剂量,即表示相当于在多长时间(几个月或几年)内受到的天然本底辐射的剂量。天然本底辐射是生活在地球上的每一个人都不可避免的。(见本章第二节中的天然本底辐射)。

世界上大多数地面一年人均天然本底辐射剂量约为 1~6mSv,平均 2.4mSv。在世界上还有一些天然辐射比较高的地区(高本底地区),其年辐射剂量是平均水平的 3~10 倍,在这些地区所做过的流行病学调查,其致癌率及遗传疾病与一般正常地区的民众并无明显差异。据文献报道,在美国一次普通的核医学显像全年接受到的平均辐射剂量约为 3.6mSv,大约相当于世界上一年

Notes

所受到的人平均天然本底辐射剂量的 1.5 倍。总的来说,一次核医学检查可以认为对身体并无大的伤害,是非常安全的。

三、核医学工作人员所受到辐射剂量分析

从文献报道的调查数据分析,不同工种的放射性工作人员外照射当量剂量水平相差较大,年平均剂量约为 0.40~2.38mSv,核医学工作者的年平均剂量是 0.65~2.38mSv,平均约为 1.33mSv。

前文所述,个人剂量限值的定义明确指出,个人所受到的照射的当量剂量不应超过规定的限值。剂量限值的确定除了要考虑到受照射者本人及后代的健康不受影响外,还要考虑到辐射损害对社会的影响程度。ICRP 60 号报告推荐并经我国政府确定的职业性人员照射的剂量限值为:连续五年内有效剂量不超过 100mSv,年平均剂量约为 20mSv,并且在任何一年内有效剂量不可超过 50mSv。

不同工种的放射性工作人员的人均年有效剂量以介入放射学工作人员为最高,核医学、X 线诊断、放射治疗等工种的从业人员持平或略低,详见表 4-3。

表 4-3 不同工种放射性工作人员个人剂量频数分布

工种类别	年剂量频率分布(人)				人均年有效剂量(mSv)	集体年有效剂量(人·Sv)
	<2mSv	2~5mSv	5~20mSv	>20mSv		
X 线诊断	1512	21	10	0	0.523	0.808
放射治疗	06	1	1	0	0.490	0.102
核医学	64	1	1	0	0.529	0.035
介入放射学	157	13	1	0	0.674	0.115
总计	1939	36	13	0	0.534	1.061

摘自:乔进等,中国辐射卫生,2013

从以上表中可以看出,不管是核医学工作者还是从事其他工种的放射性从业人员,每人每年所受到的剂量当量水平均不超过我国政府所规定的职业性人员受照射的个人剂量限值(年平均为 20mSv),可以认为对从业人员是安全无害的。尽管如此,但我们仍然不能掉以轻心,应该严格按有关业务部门负责组织放射工作人员就业前的体检和就业后的定期体检。

在高活度工作条件下工作的人员每一年体检一次,其他放射工作人员每 2~3 年体检一次。建立放射工作人员的健康档案。体格检查项目应包括一般体检的详细项目(主要是临床内科、外周血象、肝功及尿常规检查),并注意以下项目:接触外照射的放射工作人员,要进行眼晶体的检查;对参加产生放射性气体、气溶胶及放射性粉尘作业的工作人员,应注意呼吸系统的检查;对从事开放型操作的工作人员,依所使用的放射性核素在人体内代谢的特点,增加对不同脏器的检查。对疑似有放射性核素进入体内的人员,可做尿、粪或呼出气体的放射性测定,必要时进行全身或脏器的放射性测定。

要积极地参加上级监督部门的查体活动,教育职工加强自我保护意识和自我监督意识,把不必要的对健康有害的因素降低到最低水平,保证全体职工的身体健康。

第四节 核医学诊治的辐射防护要求

一、非密封源工作场所的分级

根据《电离辐射防护与辐射源安全基本标准》(GB18871-2002)和《关于发布放射源分类办法的公告》(国家环境保护总局公告 2005 年第 62 号)的规定,非密封源工作场所按放射性核素

Notes

日等效最大操作量的大小分为甲、乙、丙三级。日等效最大操作量超过 4×10^9Bq 以上为甲级，超过 2×10^7Bq 但不高于 4×10^9Bq 为乙级，低于 2×10^7Bq 以下为丙级。根据核医学诊治所在工作场所不同，有相应的辐射防护要求。

二、放射性核素的日等效操作量的计算

放射性核素的日等效操作量等于放射性核素的实际日操作量（Bq）与该核素毒性组别修正因子的积除以与操作方式有关的修正因子所得的商。

$$日等效操作量 = \frac{实际日操作量 \times 毒性组别修正因子}{操作方式有关的修正因子}$$

根据放射性核素内照射对人体的危害程度，如核素的半衰期，射线种类、射线能量等，将放射性核素分为 4 个毒性组别。临床核医学常用的显像核素如 ^{99m}Tc、^{18}F 为低毒组别，毒性系数为 0.01；治疗核素如 ^{131}I、^{125}I、^{89}Sr、^{153}Sm、^{32}P、^{99}Mo 等为中毒组别，毒性系数为 0.1；核素敷贴器使用的 ^{90}Sr 为高毒组别，毒性系数为 1。

操作方式也分为四类：源的贮存、很简单的操作、简单的操作及特别危险的操作，修正因子呈指数递减。核医学常用核素一般为液体，其根据上述操作方式对应的修正因子分别为 100、10、1、0.1。其他不常用的低污染固体为上述修正因子的 10 倍，有污染固体和气体、高压液体分别为上述修正因子的 1/10 和 1/100。

核医学常见工作场所的分级如下：

表 4-4　核医学常见工作场所分级

级别	工作场所
甲	回旋加速器室、核素治疗病区及相应分装室[*]
乙	高活性室、治疗室、注射室、候诊区、图像采集的设备间、回旋加速器室、核素治疗病区[**]（如：甲亢、骨转移瘤、放射性粒子植入治疗）、患者专用卫生间、肾功测量室、骨密度测量室等
丙	标记免疫室、甲功测量室、门诊、预约室、登记室、资料室、更衣室、值班室、办公室等其他非核素用房

* 日使用 ^{131}I 剂量超过 1.08Ci 以上的病区；分装剂量超过 1.08Ci 以上 ^{131}I 分装室；核药房医用回旋加速器，^{18}F 等药物日产量超过 10.8Ci。

** 日使用 ^{131}I 剂量低于 1.08Ci 的病区，医院自用回旋加速器。

三、核医学工作场所的放射防护要求

不同级别的核医学工作场所，其放射防护要求也不同。其中关于室内表面及装备结构要求可参照 GBZ120-2006 相关工作场进行分类后，按其要求进行防护。现将不同级别工作场所的放射防护要求建议如下：

（一）甲级工作场所

1. ^{131}I 治疗甲状腺癌患者的核素治疗病房及分装室应有通风设备，以降低挥发性核素或气体核素在病房的浓度（具体参考乙级工作场所第 6 条）。若病房位于一楼，窗户高度一般应高于标准成人的颈部，以防止对户外公众人员的照射，必要时可采用附加屏蔽防护措施。病房或病区应配备专用便器，下水管道宜短且应有标记以便维修检测，排泄物经过相应处理达到国家要求后方可排入下水系统。病区内的墙面、地面应采用无缝隙、易清洁材料。

2. 接受 ^{131}I 治疗的患者，应在其体内的放射性活度降至低于 400MBq 后方可出院，以控制患者家庭与公众可能接受到的照射。

3. 住院接受放射性药物治疗的患者的被服和个人用品使用后应做去污处理，并经表面污染

Notes

监测合格后方可作一般处理。接受核素治疗患者的一般生活垃圾,应根据放射性药物排出的途径合理分类。有放射性沾染可能的垃圾应按放射防护要求相应处理。

4. 未提及的放射防护要求参照乙级工作场所的相关要求。

（二）乙级工作场所

1. 放射性药物及废物储存室应位于科室的一端。放射性物质存放的容器或保险箱应有适当屏蔽并有相应的防火、防盗措施。放射性物质的放置应合理有序、易于取放,每次取放的放射性物质应只限于需用的那部分。尽量减少放射性药物和已给药治疗的患者通过非放射性区域。

2. 放射性药物的储存室应定期进行放射防护监测,无关人员不得入内。放射性药物的存取一般要求"双人双锁"。

3. 贮存和运输放射性物质时,均应选用专用容器。取放容器中内容物时,不应污染容器。容器在运输时应有恰当的放射防护措施并达到放射防护要求。

4. 贮存的放射性物质应及时登记建档,登记内容包括生产单位、到货日期、核素种类、理化性质、活度和容器表面放射性污染擦拭实验结果等。

5. 操作放射性药物应在专门的操作间进行,如给药不在专门场所进行时,则需采取恰当的防护措施。操作液体放射性药物应在附有吸水纸的托盘内进行,工作人员应穿戴个人防护用品。

6. 操作气态或有挥发性放射性药物应在通风橱内进行,风速一般不小于 1m/s,其排风烟囱应超过周围 50 米范围内的最高屋脊以上。在实际执行有困难情况下,需征得当地放射卫生防护部门的同意,适当降低高度,但应增加过滤装置或减少放射性物质排放量,使排除空气浓度不超过有关法律规定的限值。

7. 工作人员操作后离开放射工作场所前应洗手和进行表面污染监测,如其污染水平超过相关规定,应采取相应去污措施。

8. 从放射工作场所取出任何物品都应进行表面污染水平检测,以杜绝超过相关规定的表面污染控制水平的物品被带出。

9. 治疗室应有放射源临时存放容器,并有适当屏蔽。敷贴源短期内不使用时应放回放射性药物储存室。

10. 装有放射性药物的给药注射器应有适当屏蔽,难以屏蔽时应注意控制操作时间。

11. 候诊室应紧邻注射室和设备间,应设有受检者专用厕所。

12. 放射工作场所应设有警示标志,提示孕妇、儿童及非必要陪同人员不应在该场所逗留。

13. 使用治疗量发射 γ 射线放射性药物的区域应划为控制区。用药后患者床边 1.5m 处或单人病房应划为临时控制区。控制区入口应有电离辐射警告标志;除医务人员外,其他无关人员不得入内,患者也不应随便离开该区。

14. 乙级工作场所中对甲状腺癌患者实施 ^{131}I 治疗时,应参照甲级工作场所中对核素治疗病房的要求。

（三）丙级工作场所

因为其工作所致放射性活度极低,无需特殊放射防护,可按普通医疗工作场所要求。

四、放射性废物的处理

1. 固体废物包括带有放射性的注射器、敷料、玻璃瓶等,按照半衰期的长短不同分别收存。存放废物的桶外须有电离辐射标志,应标明核素种类、放置的时间等。放射性废物的比活度降低至 $7.4 \times 10^3 Bq/Kg$ 以下后,经审管部门检测合格后,可直接作为非放射性医疗垃圾处理。

2. 液体废物主要来自对医疗器械的清洗和核素治疗住院患者产生的放射性排泄物。一般采用分隔衰变、轮流存放、分级排放等措施,以保证符合环保排放要求。工作场所应有收集放射性废物的容器,按长半衰期和短半衰期分别收集,并给予适当屏蔽,容器上应有放射性标识。

Notes

3. 气体废物常见的有升华的放射性碘,放射性气溶胶及气态放射性核素。此类核素的操作需在有过滤抽风装置内操作,通风橱或抽风系统的风速不得低于1m/s,必要时可增加过滤装置,以保证排出空气浓度不超过有关限值。

五、核医学相关放射卫生防护的标准

核医学与放射诊断、放射治疗同属放射性工作,但由于核医学使用的放射性核素属于开放型放射性工作,在放射防护方面具有特殊性和复杂性。为此,国家制定了一系列标准,规范放射性核素从生产、运输、使用,到放射性废物处理等环节的操作,以保护放射性工作人员、接受放射性核素诊疗的病人以及公众的安全。

1. 获准开展临床核医学工作的单位,其法人(即许可证持有者)应对临床核医学中的放射防护与安全工作全面负责。应按照GB18871规定,①做好临床核医学工作的选址、设计和建造;②装备与获准开展临床核医学工作相适应的仪器设备和防护设施;③配备与获准开展临床核医学工作相适应的结构合理的各种专业人员;④加强有关人员的专业素质教育与放射防护培训;⑤建立明确的放射防护质量保证大纲和有关规章制度,并且认真实施。

2. 临床核医学工作人员所受职业照射的防护以及临床核医学工作所致公众照射的防护,应按GB18871的规定严格执行。

3. 应加强临床核医学工作中人员与工作场所的各种放射监护监测。按照GB18871及相关标准做好放射防护评价,不断提高放射防护水平。有关工作人员所受职业性外照射、职业性内照射以及皮肤放射性污染的个人监测,分别按GBZ128、GBZ129以及GBZ165的规定执行。各项检测结果应记录在案,妥善保存。

4. 应做好临床核医学工作中各种放射性废物的处置与管理,严格执行GB18871和GBZ133等。

5. 开展临床核医学诊治的单位应制定恰当的应急预案,以有效防范放射事故。应急预案要有明确的责任分工和切实可行的应急措施,应急措施的实施应由训练有素的专职或兼职防护人员负责,并且应加强平常应急准备。

核医学放射防护常用到的相关标准有:

《低能γ射线粒籽源植入治疗的放射卫生防护与质量控制检测规范》(GBZ 178—2014)

《临床核医学中患者防护与质量控制规范》(GB 16361—2012)

《医用放射性废物的卫生防护管理》(GBZ 133—2009)

《临床核医学放射卫生防护标准》(GBZ 120—2006)

《电离辐射防护与辐射源安全基本标准》(GB 18871—2002)

《放射性核素敷贴治疗卫生防护标准》(GBZ 134—2002)

小　结

本章主要介绍辐射生物效应及辐射防护知识,因为放射性核素和射线装置在现代社会生产和生活中的应用领域越来越广泛,给人类社会带来了极大的社会效益和经济利益。实践证明,合理应用放射性核素带来的利益远远大于其可能产生的危害。虽然放射性核素的危害可以通过有效的措施加以控制,但是绝对不能被忽视。辐射生物效应和辐射安全防护措施的强化学习,是从事核医学和其他放射性诊疗工作相关人员培训内容的基本组成部分。在放射性实践中获得最大利益,同时将放射性对机体的损伤降到最低,才是人类合理利用辐射的根本目的。

核医学人员、接触核医学检查或治疗的患者及家属最关心的事情就是自己受到了多

Notes

少射线的照射,对自己的身体有什么危害,对这种核素检查或治疗是否安全,在临床诊断中,病人很乐意接受胸透、拍胸片、CT检查、胃肠透视、四肢摄影等,但做一次核医学检查则是顾虑重重,很难下决心。其实核医学检查属于正规的医疗照射,是国家正规医院里的常规医疗检查项目,从帮助患者获得明确的诊断目的来讲,其检查中受到的少许内外照射,对患者的健康并无大碍,比胸透和CT检查等所受到的辐射剂量小得多。不管怎样,对于核医学科检查的人员,既要达到诊疗目的,又要把照射限制在可以合理达到的最低水平,避免一切不必要的照射,这是核医学工作者应尽的职责。

在我国,大量研究数据和大量实践证明,在放射性和素诊疗过程中,医患接受的辐射量均在国际辐射防护委员会(ICRP)和国家标准规定的剂量限制以内。只要严格遵守操作规程,时刻注意必要的防护,对医务人员和患者而言,都是安全的。

(马庆杰)

参考文献

1. United Nations Scientific Committee on the Effects of Atomic Radiation. Sources and effects of ionizing radiation, 1993. Report to the General Assembly. United Nations, New York: United Nations Scientific Committee on the Effects of Atomic Radiation, 1993.
2. National Technical Information Service. A citizen's guide to radon, what it is and what to do about it. OPA-86-004. Springfield, VA: National Technical Information Service, 1986.
3. National council on Radiation Protection and Measurements. *Limitation of exposure to ionizing radiation*. Bethesda, MD: National Council on Radiation Protection and Measurements, 1993, NCRP report no 116.
4. 卫生部环境贯穿辐射累积剂量调查协作组. 中国环境天然贯穿辐射水平与评价. 中华放射医学与防护杂志, 1989, 9: 225-231.
5. 李少林. 核医学与放射防护. 北京: 人民卫生出版社, 2003.
6. National Council on Radiation Protection and Measurements. *Exposure of the U.S. population from diagnostic medical radiation*. Bethesda. National Council on Radiation Protection and Measurements, 1989; NCRP report no 100.
7. Luckey TD. Radiation Hormesis. CRC press, Boca Raton Publisher. Tokyo: Soft Science, Inc. 1991.
8. 张良安, 张文艺, 常贺新, 等. 我国放射工作人员接受剂量水平分析. 中华放射医学与防护杂志, 1992, 12 (增刊): 6-13.
9. 李少林. 核医学. 北京: 人民卫生出版社, 2001.
10. 李少林, 王荣福. 核医学. 第 8 版. 北京: 人民卫生出版社, 2003.

Notes

第五章　放射性核素示踪技术与显像

第一节　放射性核素示踪技术

放射性核素示踪技术(radionuclide tracing technique)是以放射性核素或其标记化合物为示踪剂,应用射线探测方法来检测它的行踪,以研究示踪剂在生物体系或外界环境中的客观存在及其变化规律的一类核医学技术。

所谓示踪(tracing),就是显示特定物质的行踪。在难以用直接检测的方法观察生物活性分子在生物体系中的动态变化时,通常需要在其分子上引入示踪剂,通过对示踪剂的检测,间接反映生物活性分子的代谢规律,这就是示踪技术。示踪剂(tracer)是为观察、研究和测量某种物质在指定过程中的行为或性质而加入的一种标记物。作为示踪剂,其性质或行为在该过程中与被示剂物应完全相同或差别极小;其加入量应当很小,对体系不产生显著的影响;示踪剂必须容易被探测。常见的示踪剂有放射性核素示踪剂、酶标示踪剂、荧光标记示踪剂、自旋标记示踪剂等。放射性核素示踪技术是目前已被实践证明的最有效的间接检测技术之一。

放射性核素示踪技术是核医学领域中最重要的和最基本的核技术,同时又是放射性核素在医学和生物学中应用的方法学基础。随着医学理论和技术的不断发展,以示踪技术为基础,吸取并融合其他学科的最新成就,建立起一个又一个崭新的核医学方法,为临床疾病的诊治和推动医学进步做出了重要的贡献。

一、示 踪 原 理

放射性核素示踪技术是根据研究的需要,选择适当的放射性核素标记到待研究物质的分子结构上,将其引入生物机体或生物体系(如离体细胞、无细胞酶体系等)之后,标记物将参与代谢及转化过程。由于放射性核素标记化合物与被研究的非标记化合物具有相同的化学性质和生物学行为,通过检测标记物发出的核射线,并且对所获得数据进行处理分析,可间接了解被研究物质在生物机体或生物体系中的动态变化规律,从而得到定性、定量及定位结果,结合研究目的最后可做出客观评价。

由此可见,放射性核素示踪技术的核心是基于放射性核素示踪物与被研究物质的同一性和放射性核素的可测性这两个基本性质。

1. **标记物与非标记物的同一性**　放射性核素及其标记化合物与相应的非标记化合物具有相同的化学性质及生物学行为。这是由于一种元素的所有同位素其化学性质相同,生物体或生物细胞不能区别同一种元素的各个同位素,包括其放射性核素和稳定核素。同样,放射性核素标记的化合物基本上未改变该化合物原有的结构,也不影响其原有的性质,两者之间具有同一性,在生物体内所发生的化学变化、免疫学反应和生物学过程也都是完全相同的。例如在核医学中,用放射性 ^{131}I 来研究稳定性 ^{127}I 的生物学行为,用 ^3H-TdR 研究细胞增殖功能等等。

用同位素交换法制备示踪剂当然是最理想的方法,因为按此方法制备的示踪剂与其非标记物的化学结构完全相同,但实际上许多适合于实验和临床研究的放射性核素,在大多数拟标记的化合物分子结构中并不存在相应的稳定性同位素,无法应用同位素交换法进行标记,需要采用其他方法。当以某种放射性核素标记到一个化合物分子结构上时,这种放射性核素虽然并非该化合物所固有,但一般也不致明显改变该化合物的原有性质。如果经过实验证明,这种带有放射性核素的化合物与未经标记的化合物在体内的运动规律基本上一致,同样也可以认为两者具有同一性,通过对放射性核素标记化合物的检测,来反映未经标记的化合物在体内的行为。一般临床核医学中更多采用此类示踪剂,用于标记化合物的常用放射性核素有 ^{131}I、^{99m}Tc、^{111}In、^{75}Se、^{18}F 等,常用的标记方法是化学合成法、金属络合法等。

2. **标记物的可测性**　标记物与相应的非标记物又不是完全相同的,主要表现在:标记物上的放射性核素在其核衰变过程中自发地发出射线,而这些射线能够被相应的放射性探测仪器或感光材料所检测到,因此可以对被标记的物质进行精确的定性、定量及定位测量和研究。适合于放射性示踪实验的常用放射性核素并不是很多,比如物质代谢转化研究中的 ^{3}H、^{14}C、^{32}P 等,体外放射分析中的 ^{125}I,临床上脏器功能测定与显像的 ^{131}I、^{99m}Tc、^{111}In、^{18}F 等,但是可以用这些核素标记的化学分子却有数百种之多。

应用放射性核素示踪技术应当树立的一个重要概念,那就是:放射性核素标记的化学分子在生物机体或者生物系统中的生物学行为取决于被标记的化学分子,而不是标记在化学分子上的放射性核素及其发射出来的射线,后者只是起着示踪作用,提示受它标记的化学分子的客观存在。因此,相同的核素标记在不同的化合物上,表现出来的体内代谢过程和生物学行为可完全不同,而不同的核素标记在相同的化合物上,其生物学行为不会发生改变。比如,^{99m}Tc 是临床上最常使用的放射性核素,高锝酸盐离子($^{99m}TcO_4^-$)本身主要被甲状腺、唾液腺以及其他消化腺摄取,可用于甲状腺功能测定和甲状腺显像,但 ^{99m}Tc-HMPAO 可透过血脑屏障到达脑组织,用于脑血流显像;^{99m}Tc-MIBI 则聚集于心肌组织和某些肿瘤组织,用于心肌灌注显像和肿瘤阳性显像。^{99m}Tc-DMSA 与 ^{113m}In-DMSA 同样被肾小管上皮细胞吸收和浓聚,均可用于肾皮质显像。因此,应根据实验对象和实验方法不同,选择适当的放射性核素和标记化合物。

二、基 本 类 型

放射性核素示踪技术是核医学各种诊断技术和实验研究方法的基础,以放射性核素示踪技术为核心,吸取并融合其他学科的最新研究成就,建立了许多具有实用价值的诊断技术和研究方法,为生命科学和临床科学的研究提供了非常重要的手段。根据被研究的对象不同,通常将其分为体内示踪技术和体外示踪技术两大类。

(一) 体内示踪技术

体内示踪技术(in vivo tracing technique)又称在体示踪技术,它是以完整的生物机体作为研究主体,用于研究被标记的化学分子在生物系统中的吸收、分布、代谢及排泄等体内过程的定性、定量及定位动态变化规律。鉴于在包括医学在内的生命科学领域,更关心的是某种化学分子在生物系统内的动态变化规律,因此,体内示踪技术都是建立在动力学分析的基础之上。具有代表性的技术主要有以下几类:

1. **物质吸收、分布及排泄的示踪研究**　各种物质(包括生理性物质和药物等)进入体内后,一般都要经过消化、吸收、分布、转化以及排泄等过程。各种药物、毒物、激素等,只要能得到其化学纯品,绝大多数都能用放射性核素标记该化合物,通过将该标记化合物引入体内,在不同的时间测定体液中的放射性浓度或脏器中的放射性分布,可以了解该化合物在体内的吸收、分布及排泄规律。物质的吸收、分布和排泄示踪研究常用于药物的药理学、药效学和毒理学研究,在药物的筛选、给药途径和剂型选择等方面都具有重要的价值。

以分布实验为例。物质被吸收后,通过血液循环分布于各组织器官。大多数物质在体内分布有一定的选择性,这种选择性与其在体内的代谢特征有关。药物在体内的分布情况直接影响到它的药理学效应和毒副作用的大小。研究药物体内分布的实验方法有三类:脏器放射性测量、

Notes

整体放射自显影和 SPECT 或 PET 显像。脏器放射性测量法不需复杂的实验条件,简便易行,实验周期短,但属于破坏性研究方法,容易受到操作过程中误差的影响;放射自显影定位精确,但是实验操作比较复杂,技术要求高,实验周期较长,并且一般只能以初生的小动物为实验对象,不适合大型和成年动物,更难以在人体进行研究;SPECT 及 PET 显像不破坏实验对象原有结构的完整性,符合生物机体的生理条件,可以形象、直接、量化的反映示踪剂在机体的动态分布变化,尤其是小动物 SPECT/CT 和小动物 PET/CT 的应用,为分布实验提供了更为有效、可靠的研究手段,将在新药开发研究、受体研究、肿瘤研究等方面发挥更大的作用。

2. **放射性核素稀释法**　放射性核素稀释法(radionuclide dilution method)是利用稀释原理对微量物质作定量测量或测定液体容量的一种核素示踪方法。根据化学物质在稀释前后质量相等的原理,利用已知比放射性(或放射浓度)和重量(或容量)的放射性示踪剂,加到一个未知重量或容量的同质体系中,放射性示踪剂将被稀释,比放射性或放射性浓度下降,下降的程度与其被稀释的程度相关。计算公式为:

$$S_1 \cdot m_1 = S_2 \cdot (m_1 + m_2) \text{ 或者 } C_1 \cdot V_1 = C_2 \cdot (V_1 + V_2)$$

式中,S_1 和 C_1 为示踪剂稀释前的比放射性和放射性浓度,S_2 和 C_2 为示踪剂稀释后的比放射性和放射性浓度,m_1 和 V_1 为示踪剂稀释前的质量和容积,m_2 和 V_2 为稀释前同质待测物的质量和容积。

根据求知对象的不同,可分为直接稀释法和反稀释法,它们所依据的原理和计算公式基本相同。直接稀释法(direct dilution method)又称正稀释法,它是用已知标记物测定未知非标记物;反稀释法(reverse dilution method)则是应用非放射性同类物质作为稀释载体,测定混合物中已知放射性物质的化学量。

放射性核素稀释法比一般化学分析方法简单,灵敏度高,广泛地用于研究人体各种成分的重量或容量,如测定身体总水量、全身血容量(包括红细胞容量和血浆容量)、细胞外液量、可交换钠量和可交换钾量等。

3. **放射自显影技术**　放射自显影技术(autoradiography,ARG)是根据放射性核素的示踪原理和射线能使感光材料感光的特性,借助光学摄影术来测定被研究样品中放射性示踪剂分布状态的一种核技术。将放射性核素标记的示踪剂导入生物体内,经过一段时间的分布和代谢之后,根据实验目的和方法的要求取材,将标本制成切片或涂片,经一定时间曝光、显影、定影处理后,可以显示出标本中示踪剂的准确位置和数量。根据观察范围和分辨率不同,可分为宏观自显影、光镜自显影和电镜自显影三类。宏观放射自显影(macroscopic autoradiography)的观察范围较大,要求的分辨率较低,能用肉眼、放大镜或低倍显微镜观察,主要从整体水平来观察放射性示踪剂在体内的分布状态,多用于小动物的整体标本,大动物的脏器或肢体标本,以及各种电泳谱、色谱和免疫沉淀板的示踪研究。光镜放射自显影(light microscopic autoradiography)的观察范围较小,分辨率较高,适用于组织切片、细胞涂片等标本的示踪研究,根据不同示踪剂在不同时间的分布,研究细胞水平的代谢过程。电镜放射自显影(electron microscopic autoradiography)的观察范围更小,分辨率更高,适用于细胞超微结构,甚至是提纯的大分子结构(DNA、RNA)上的精确定位和定量。放射自显影术具有定位精确、灵敏度高、可定量分析等优点,广泛用于药理学、毒理学、细胞学、血液学、神经学、遗传学等学科领域。

磷屏成像(phosphor plate imaging)装置是近年出现的一种新的放射性自显影成像系统,由一个可重复使用的磷屏作为成像板和一个读出装置(包括激光共聚焦扫描装置、后续电子线路、光电倍增管和计算机数据处理软件)所组成。由于磷屏成像具有灵敏度高、成像快、操作简便、磷屏可反复使用、无需胶片和显影定影等照相处理步骤的优势,可用于多种放射性核素的宏观自显影。然而它的分辨率还有限,目前尚不能用于高倍光镜和电镜自显影。

4. **放射性核素功能测定**　是将机体的脏器或组织的某一功能状态,通过动态观察后给出

Notes

定量结果,为医学研究及临床诊断提供功能评价的一种放射性核素示踪技术。放射性示踪剂引入机体后,根据其理化及生物学性质,参与机体一定的代谢过程,并动态地分布于有关脏器和组织,通过射线探测仪器可观察其在有关脏器和组织中的特征性消长过程,这一过程常表现为一定的曲线形式。根据示踪剂与脏器的相互作用的特点,选择适当的数学模型对曲线进行定性及定量分析,就可得到反映该脏器某一功能状态的结果并判断功能异常的性质和程度。例如甲状腺吸 ^{131}I 率测定、肾功能测定、心功能测定、胃排空功能测定等。

5. 放射性核素显像　是根据放射性核素示踪原理,利用放射性核素或其标记化合物在体内代谢分布的特殊规律,在体外获得脏器和组织功能结构影像的一种核医学技术。在短时间内自动连续成像或在一定时间范围内多次间断成像,可以对脏器的功能和形态同时进行观察,不仅可以显示出脏器和组织的形态、位置、大小和结构变化,而且可以进行动态显像和定量分析。放射性核素显像除对脏器或组织的形态进行鉴别外,还可根据图像上的放射性分布特点反映脏器的功能,这是核医学显像与其他显像方法的最主要区别之一。

(二) 体外示踪技术

体外示踪技术(in vitro tracing technique)又称离体示踪技术,以从整体分离出来的组织、细胞或体液等简单系统为研究对象,多用于某些特定物质如蛋白质、核酸等的转化规律研究,细胞动力学分析以及超微量物质的体外测定等。体外示踪技术的共同特点是:都是在体外条件下进行,它减少乃至避免了众多的体内因素对实验结果的直接影响,同时也避免了受检者本人直接接触射线的可能,但它只能表示生物样品离开机体前瞬时间的机体状态,对结果的解释更需要结合临床情况。

1. 物质代谢与转化的示踪研究　物质进入生物机体后,在酶促反应作用下,经过转化、分解等代谢过程,生成代谢中间产物及最终产物,参与机体生命活动过程。弄清各种代谢物质的前身物、中间代谢步骤和中间代谢产物、最终产物的相互关系及其转化条件,是正确认识生命现象的物质基础。放射性核素示踪技术是目前最常用、最理想的方法之一,它不仅能够对前身物、中间产物、反应产物做出定性分析,还可用于研究前身物转化为产物的速度、转化条件、转化机制以及各种因素对转化的影响。例如,用 ^{3}H-TdR(胸腺嘧啶核苷)掺入 DNA 作为淋巴细胞转化的指标观察细胞免疫情况;用 ^{125}I-UdR(脱氧尿嘧啶核苷)掺入 RNA,可作为肿瘤细胞增殖速度的指标,用于抗肿瘤药物的研究;通过标记不同前身物(如某种氨基酸、各种核苷酸等)研究蛋白质、核酸等生物大分子的合成、结构和功能。

物质转化的示踪研究可以在整体、离体或无细胞体系中进行。整体实验多以实验动物为研究对象,在正常生理条件下观察某物质在体内转化的全过程,可以获得较为可靠的结论,这固然是最为理想的方法,但是由于机体的内环境十分复杂,有各种交换方式和代谢旁路,多因素参与代谢过程,因而不易弄清物质转化的细节。另外,由于内源性物质对待测标记物的稀释作用,使参与代谢反应的示踪剂减少,导致测量结果误差较大,难以做出准确的判断。离体实验(包括无细胞反应体系)可以简化反应条件,人为控制反应对象和实验条件,有利于在分子水平阐明物质转化过程的具体步骤、转化条件及影响因素,有些代谢过程只能在离体条件下才能得出实验结果。但是同时也应当注意到,离体实验破坏了生物机体代谢反应的完整性,所得到的实验结果只能看作是一种可能性,应作系统分析或经整体实验加以验证,才能得出可靠的结论。例如,离体实验证明,胸腺嘧啶是 DNA 的有效前身物,但在整体动物实验中发现 ^{3}H- 胸腺嘧啶掺入 DNA 很少,表明胸腺嘧啶不是 DNA 的有效前身物。用标记的胸腺嘧啶核苷(^{3}H-TdR)做进一步的掺入实验,证明 TdR 才是机体合成 DNA 的前身物。

2. 细胞动力学分析　细胞动力学(cell kinetics)是研究各种增殖细胞群体的动态量变过程,包括增殖、分化、迁移和衰亡等过程的变化规律以及体内外各种因素对它们的影响和调控。通过细胞动力学规律的研究,可以揭示正常及异常细胞的增殖规律及特点,为病因研究及临床诊疗提供实验依据。细胞动力学研究的范畴很广,其中以细胞周期时间测定最为常用,也最为重要,常用于肿瘤分化及增殖规律研究、肿瘤的同步化治疗、造血细胞研究等方面。放射性核素示踪技术测定细胞周期时间的常用方法有标记有丝分裂百分数法(放射自显影法)和液体闪烁法。

3. **活化分析**　活化分析(activation analysis)是通过使用适当能量的射线或粒子照射待测样品,使待测样品中某些稳定的核素通过核反应变成放射性核素(活化),然后进行放射性测量和能谱分析,获得待测样品中稳定性核素的种类与含量(分析)的超微量分析技术。根据照射源的不同,活化分析可以分为中子活化分析、带电粒子活化分析、光子活化分析三类,其中以中子活化分析应用最广。活化分析是各种痕量分析法中灵敏度最高的,并且精密度好,准确度高,抗干扰能力强,可以区别同一元素的各个同位素及其组成;可进行多元素同步测定,在同一份试样中可同时测定30~40种元素,最高可达56种元素,特别适合于生物医学样品中多种痕量元素的测定,以及合金元素的测定;化学分离工作相对比较简单,在进行法医学鉴定时可不破坏证物。活化分析最主要的问题是其所使用的活化源十分昂贵,需反应堆或加速器,不易普及,这极大地限制了它的应用。此外,还有分析周期较长、不能测定元素的化学状态和结构等不足之处。

4. **体外放射分析**　是指在体外条件下,以放射性核素标记的抗原、抗体或受体的配体为示踪剂,以结合反应为基础,以放射性测量为定量方法,对微量物质进行定量分析的一类技术的总称,包括放射免疫分析、免疫放射分析、受体放射分析等(详见第六章"体外分析技术")。

三、方法学特点

由于放射性核素能够自发衰变,而射线探测仪器具有很高的灵敏度,可以对示踪物分子上的核素衰变过程中所释放出的射线进行有效测量,因此放射性核素示踪技术具有以下特点:

1. **灵敏度高**　由于射线的特性、放射性测量仪器的检测能力,以及标记化合物的比放射性可以很高,在以放射性核素作为示踪物时,可以精确地探测出极微量的物质,一般可达到 10^{-14} ~ 10^{-18} g 水平,即能从 10^{14} ~ 10^{18} 个非放射性原子中查出一个放射性原子,而迄今最准确的化学分析法很难达到 10^{-12} g 水平,这对于研究体内或体外微量物质的含量具有特殊价值。例如,$1Ci(1Ci=3.7×10^{10}Bq)$ 的 ^{32}P 仅有 3.52μg,即 $3.52×10^{-6}g$,而放射性测量仪器可以精确地测出 $10^{-9}Ci$ 或更弱的放射性,也就是对于 ^{32}P 来说,其灵敏度可达 $10^{-15}g$ 数量级。

2. **方法相对简便、准确性较好**　由于测定对象是核射线,而示踪剂中放射性核素放出的射线不受其他物理和化学因素(如温度、pH 值等)的影响,同时放射性测量受到反应体系中其他非放射性杂质的干扰很轻,省去了许多可能导致误差的分离、提纯等步骤,减少了待测物化学量的损失,这不仅简化了实验程序,而且提高了实验结果的可靠程度,可以获得较好的准确性。

3. **合乎生理条件**　应用放射性示踪剂,可使用生理剂量乃至更微小的示踪剂量来研究物质在整体中的变化规律。由于这类方法灵敏度高,所需化学量极小,不致扰乱和破坏体内生理过程的平衡状态,可以在生物机体或培养细胞体系的完整无损的条件下进行实验,属于非破坏性实验方法,因此反映的是被研究物质在生理剂量和原有生理状态下的代谢和变化,所得结果更接近于真实情况。

4. **定性、定量与定位研究相结合**　放射性核素示踪技术不仅能准确地定量测定和进行动态变化的研究,而且也可以进行定位观察。例如,放射自显影方法可确定放射性标记物在器官或组织标本中的定位和定量分布,并可与电子显微镜技术结合,进行亚细胞水平的定位分析,使功能与结构的研究统一起来;射线具有一定的穿透能力,可以从体外探测到显像剂在人体内的动态分布过程,获得相关脏器和组织的功能结构影像,而这对其他示踪技术来说是难以实现的。

5. **与放射有关的特殊要求**　①需要专用的实验条件,例如专用的放射性实验室、放射性测量仪器、各种放射防护设备和辐射污染监测仪器等,并执行严格的放射性操作程序;②由于放射性核素本身的特点,可能会对实验对象、工作人员产生不同程度的放射性生物效应,因此在建筑

Notes

设计和预防措施上,都应予以相应的考虑,满足环保的要求;③工作人员必须经过一定的专业培训,尤其是放射防护安全的培训,获得放射性工作许可证;拥有 SPECT、PET 等显像设备的临床核医学工作人员,还需参加岗前培训并获得大型设备上岗证。

第二节   放射性核素显像

放射性核素显像(radionuclide imaging)是根据放射性核素示踪原理,利用放射性核素或其标记化合物在体内代谢分布的特殊规律,从体外获得脏器和组织功能结构影像的一种核医学技术。用于脏器、组织或病变显像的放射性核素或其标记化合物称为显像剂(imaging agent)。放射性核素显像技术作为临床核医学的重要组成部分,其发展主要取决于显像剂和显像设备的不断进步。

一、方法学原理

脏器和组织显像的基本原理是放射性核素的示踪作用:不同的放射性核素显像剂在体内有其特殊的分布和代谢规律,能够选择性聚集在特定的脏器、组织或病变部位,使其与邻近组织之间的放射性分布形成一定程度浓度差,而显像剂中的放射性核素可发射出具有一定穿透力的 γ 射线,可用放射性测量仪器在体外探测、记录到这种放射性浓度差,从而在体外显示出脏器、组织或病变部位的形态、位置、大小以及脏器功能变化。在短时间内自动连续成像,或者在一定时间内多次显像,可以获得特定脏器、组织的系列图像,通过计算机处理可计算出特定区域的时间 - 放射性曲线(time-activity curve,TAC)及相应的参数,从而对其进行定量分析,将定位和定性诊断与定量分析有机地结合起来。

二、显像剂定位机制

放射性核素显像是建立在脏器组织和细胞对显像剂代谢或特异性结合的基础之上,与其他以解剖学改变为基础的影像学技术在方法学上有本质的区别。不同脏器的显像需要不同的显像剂,并且同一脏器的不同功能或不同的显像目的也需要使用不同的显像剂,可以认为核医学的影像实际上就是反映该脏器或组织特定功能的显像图。不同的显像剂在特定的脏器、组织或病变部位中选择性聚集的机制很多,概括起来主要有以下几种类型:

1. 合成代谢   脏器和组织的正常代谢或合成功能需要某种元素或一定的化合物,若将该元素的放射性同位素或放射性核素标记特定的化合物引入体内,可被特定的脏器和组织选择性摄取。例如,甲状腺具有选择性摄取碘元素用以合成甲状腺激素的功能,利用放射性 ^{131}I 作为示踪剂,根据甲状腺内 ^{131}I 分布的影像可判断甲状腺的位置、形态、大小,以及甲状腺结节的功能状态;胆固醇是合成肾上腺皮质激素的共同前身物,能被肾上腺皮质细胞摄取,其摄取的数量和速度与皮质功能有关,因此放射性核素标记的胆固醇(如 ^{131}I-6-IC)或胆固醇类似物可用于肾上腺皮质显像;^{18}F 标记的脱氧葡萄糖(^{18}F-2-fluoro-2-deoxy-D-glucose,^{18}F-FDG)与一般葡萄糖一样,可被心肌细胞、脑神经细胞和肿瘤细胞等组织作为能源物质摄取,但却不能被其利用而在细胞内聚集,可以用正电子发射计算机断层显像(PET)观察和分析心肌、脑灰质和肿瘤的葡萄糖代谢状况。

2. 细胞吞噬   单核 - 巨噬细胞具有吞噬异物的功能,将放射性胶体颗粒(如 ^{99m}Tc- 硫胶体)经静脉注入体内,将作为机体的异物被单核 - 巨噬细胞系统的巨噬细胞所吞噬,常用于富含单核 - 巨噬细胞的组织如肝、脾和骨髓的显像。放射性胶体在脏器内的分布主要随胶体颗粒的大小而异,通常小于 20nm 的颗粒在骨髓中的浓集较多;中等大小的颗粒主要被肝的库普弗细胞(Kupffer cell,KC)吞噬;大颗粒(500~1000nm)主要浓集于脾。淋巴系统具有吞噬、输送和清除外

Notes

来物质的功能,将放射性标记的微胶体或右旋糖酐(如 ^{99m}Tc- 右旋糖酐)注入皮下或组织间隙后,可迅速随淋巴液经毛细淋巴管进入淋巴回流系统,通过显像可以了解相应区域淋巴管的通畅情况和引流淋巴结的分布情况。

3. 循环通路　某些显像剂进入血管、蛛网膜下腔或消化道等生理通道时既不被吸收也不会渗出,仅借此解剖通道通过,经动态显像可获得显像剂流经该通道及有关脏器的影像。例如,经静脉"弹丸"式快速注入放射性药物后,它依序通过腔静脉、右心房、右心室、肺血管床、左心房、左心室、升主动脉、主动脉弓而达到降主动脉,用以判断心及大血管的畸形等先天性心血管疾病和某些获得性心脏疾患;如果以放射性核素标记的某些血液成分(如 ^{99m}Tc-RBC)为显像剂,静脉注射后经过与血液的充分混合,可均匀分布于血管内,可以显示心、肝、胎盘等脏器的血池分布情况(血池显像);静脉注射大于红细胞直径(>10μm)的颗粒型显像剂(如 ^{99m}Tc-MAA),将随血液循环流经肺毛细血管前动脉和毛细血管床,暂时性嵌顿于肺微血管内,可以观察肺的血流灌注情况;将放射性药物(如 ^{99m}Tc-DTPA)经腰椎穿刺注入蛛网膜下腔,显像剂将进入脑脊液循环,蛛网膜下腔间隙相继显影,可以测得脑脊液流动的速度、通畅情况以及脑脊液漏的部位;不被胃粘膜吸收的放射性显像剂(如 ^{99m}Tc-DTPA)标记的食物摄入胃内后,经胃的蠕动传送而有规律地将其从胃内排入肠道中,通过动态显像可以了解胃排空功能。

4. 选择性浓聚　病变组织对某些放射性药物有选择性摄取浓聚作用,静脉注入该药物后在一定时间内能浓集于病变组织使其显像。例如 ^{99m}Tc- 焦磷酸盐(^{99m}Tc-PYP)可渗入或结合于急性心梗患者坏死的心肌组织中而不被正常心肌所摄取,据此可进行急性心肌梗死的定位诊断;利用某些亲肿瘤的放射性药物[如 ^{67}Ga、^{99m}Tc(V)-DMSA 等]与恶性肿瘤细胞有较高的亲和力,可进行恶性肿瘤的定位、定性诊断。

5. 选择性排泄　肾脏和肝脏对某些放射性药物具有选择性摄取和排泄的功能,这样不仅可显示脏器的形态,还可观察其分泌、排泄的功能状态以及排泄通道的通畅情况。例如静脉注入经肾小管上皮细胞分泌(^{99m}Tc-EC,^{99m}Tc-MAG$_3$)或肾小球滤过(^{99m}Tc-DTPA)的放射性药物后进行动态显像,可以显示肾脏的形态,分泌或滤过功能以及尿路通畅情况;^{99m}Tc-HIDA 及 ^{99m}Tc-PMT 等显像剂经肝多角细胞分泌至毛细胆管并随胆汁排泄到肠道,可显示肝、胆囊的功能以及胆道通畅情况。此外分化较好的肝癌细胞亦具有摄取和分泌 ^{99m}Tc-PMT 的功能,但癌组织无完整的胆道系统,无法将药物排泄到正常胆道系统而呈持续显影,据此可作延迟显影对肝细胞肝癌进行阳性显像。

6. 通透弥散　进人体内的某些放射性药物借助简单的通透弥散作用可使脏器和组织显像。例如,静脉注入放射性 ^{133}Xe 生理盐水后,放射性惰性气体 ^{133}Xe 流经肺组织时从血液中弥散至肺泡内,可同时进行肺灌注显像和肺通气显影;某些不带电荷、脂溶性小分子放射性药物(如 ^{99m}Tc-HMPAO),能透过正常的血脑屏障并较长期地滞留于脑组织,其在脑组织中的聚集量与血流量成正比,据此可进行脑血流显像。

7. 离子交换和化学吸附　骨组织由无机盐、有机物及水组成,构成无机盐的主要成分是羟基磷灰石[$Ca_{10}(PO_4)_6(OH)_2$]晶体,占成人骨干重的 2/3,有机物主要是骨胶原纤维和骨粘连蛋白等。^{85}Sr 和 ^{18}F 分别是钙和氢氧根离子的类似物,可与骨羟基磷灰石上的 Ca^{2+} 和 OH^- 进行离子交换,因此使晶体含量丰富的骨骼显像。^{99m}Tc 标记的膦酸盐类化合物(如 ^{99m}Tc-MDP)主要吸附于骨的无机物中,少量与有机物结合,可使骨骼清晰显像;未成熟的骨胶原对 ^{99m}Tc 标记的膦酸化合物的亲和力高于羟基磷灰石晶体,并且非晶形的磷酸钙的摄取显著高于成熟的羟基磷灰石晶体,因此成骨活性增强的区域显像剂摄取明显增加。

8. 特异性结合　某些放射性核素标记化合物具有与组织中特定的分子结构特异性结合的特点,可使组织显影,从而达到特异性的定位和定性诊断的目的。例如,利用放射性核素标记某些受体的配体作显像剂,引入机体后能与相应的受体特异性结合,可以了解受体的分布部位、数量(密度)和功能等,称为放射受体显像(radioreceptor imaging);利用放射性核素标记的抗体或抗体片段与体内相应抗原特异性结合,可使富含该抗原的病变组织显影,称为放射免疫显像(radioimmunoimaging,RII);利用放射性核素标记的反义寡核苷酸可与相应的 mRNA 或 DNA 链的基因片段互补结合,可进行反义显像和基因显像。

由此可见,放射性核素显像反映了脏器和组织的生理和病理生理变化,更侧重的是从功能的角度来观察脏器和组织的结构变化,属于功能结构影像。从医学影像学的发展趋势来看,已从过去的强调速度和分辨率朝着功能和分子影像方向迈进,而核医学影像的本质就是功能影像,在这方面核医学已占据先利之便。

三、显像类型与特点

放射性核素显像的方法很多,从不同的角度出发可以分为不同的类型:

(一) 根据影像获取的状态分为静态显像和动态显像

1. 静态显像　　当显像剂在脏器内或病变处的分布处于稳定状态时进行的显像称为静态显像(static imaging)。这种显像允许采集足够的放射性计数用以成像,故所得影像清晰而可靠,适合于详细观察脏器和病变的位置、形态、大小和放射性分布。

2. 动态显像　　在显像剂引入体内后,迅速以设定的显像速度动态采集脏器的多帧连续影像或系列影像,称为动态显像(dynamic imaging)。显像剂随血流流经和灌注脏器、或被脏器不断摄取和排泄、或在脏器内反复充盈和射出等过程,造成脏器内的放射性在数量上或在位置上随时间而变化。利用计算机感兴趣区(region of interest,ROI)技术可以提取每帧影像中同一个感兴趣区域内的放射性计数,生成时间 - 放射性曲线,进而计算出动态过程的各种定量参数。通过各种参数定量分析脏器和组织的运动或功能情况,是核医学显像的一个突出特点。

为了进一步提高诊断效能,可将动态显像与静态显像联合进行,先进行动态显像获得局部灌注和血池影像,间隔一定的时间后再进行静态显像,称之为多相显像(multiphase imaging)。如静脉注射骨骼显像剂后先进行动态显像获得局部骨骼动脉灌注和病变部位血池影像,延迟三小时再进行显像得到反映骨盐代谢的静态影像,称为骨骼三相显像。

(二) 根据影像获取的部位分为局部显像和全身显像

1. 局部显像　　仅限于身体某一部位或某一脏器的显像称为局部显像(regional imaging)。这种方法一般使用较大的采集矩阵(如 256×256 或 512×512),得到的信息量大,图像清晰,分辨率较高,在临床上最为常用。

2. 全身显像　　利用放射性探测器沿体表作匀速移动,从头至足依序采集全身各部位的放射性,将它们合成为一幅完整的影像称为全身显像(whole body imaging)。注射一次显像剂即可完成全身显像是放射性核素显像的突出优势之一,可在全身范围内寻找病灶,并且有利于机体不同部位或对称部位放射性分布的比较分析,常用于全身骨骼显像、全身骨髓显像、探寻肿瘤或炎性病灶等。

(三) 根据影像获取的层面分为平面显像和断层显像

1. 平面显像　　将放射性探测器置于体表的一定位置采集脏器或组织放射性影像的方法称为平面显像(planar imaging),所得影像称平面影像。平面影像是脏器或组织的某一方位在放射性探测器的投影,它是由脏器或组织在该方位上各处的放射性叠加所构成。叠加的结果可能掩盖脏器内局部的放射性分布异常,为弥补这种不足,常采用前位、后位、侧位和斜位等多体位显像的方法,达到充分暴露脏器内放射性分布异常的目的。尽管如此,对较小的,尤其是较深的病变仍不易发现。

2. 断层显像　　用可旋转的或环形的探测器,在体表连续或间断采集多体位平面影像数据,再由计算机重建成为各种断层影像的方法称为断层显像(tomographic imaging)。断层影像在一

Notes

定程度上避免了放射性的重叠,能比较正确地显示脏器内放射性分布的真实情况,有助于发现深在结构的放射性分布轻微异常,检出较小的病变,并可进行较为精确的定量分析,是研究脏器局部血流量和代谢率必不可少的方法。

（四）根据影像获取的时间分为早期显像和延迟显像

1. 早期显像　显像剂注入体内后 2 小时以内所进行的显像称为早期显像(early imaging),此时主要反映脏器血流灌注、血管床和早期功能状况,常规显像一般采用这类显像。

2. 延迟显像　显像剂注入体内后 2 小时以后,或在常规显像时间之后延迟数小时至数十小时所进行的再次显像称为延迟显像(delay imaging)。一些病变组织由于细胞吸收功能较差,早期显像血液本底较高,图像显示不满意,易误诊为阴性结果。通过延迟显像可降低本底,给病灶足够时间吸收显像剂,以改善图像质量,提高阳性检出率。有时是显像剂被靶组织摄取缓慢,而周围的非靶组织的清除也较慢,需要足够的时间让显像剂从非靶组织中洗脱,以达到理想的靶 / 非靶比值。例如,^{99m}Tc-MIBI 可同时被正常甲状腺组织和功能亢进的甲状旁腺病变组织所摄取,但两种组织对显像剂的清除速率不同。静脉注射 ^{99m}Tc-MIBI 后 15~30 分钟采集的早期影像主要显示甲状腺组织,2~3 小时再进行延迟影像,甲状腺影像明显减淡,而功能亢进的甲状旁腺病变组织显示明显。

（五）根据病变组织对显像剂摄取与否分为阳性显像和阴性显像

1. 阳性显像　某些显像剂主要被病变组织摄取,而正常组织一般不摄取或摄取很少,在静态影像上病灶组织的放射性比正常组织高而呈“热区”改变,称为阳性显像(positive imaging)或者热区显像(hot spot imaging),如心肌梗死灶显像、亲肿瘤显像、放射免疫显像等。通常阳性显像又分为特异性与非特异性两种类型,其敏感性要高于阴性显像。

2. 阴性显像　大多数显像剂主要被有功能的正常组织摄取,而病变组织基本上不摄取,在静态影像上表现为正常组织器官的形态,病变部位呈放射性分布稀疏或缺损,称为阴性显像(negative imaging)或者冷区显像(cold spot imaging)。临床上的常规显像如心肌灌注显像、肝胶体显像、甲状腺显像等,均属此类型。

（六）根据显像剂摄取时机体的状态分为静息显像和负荷显像

1. 静息显像　当显像剂引入人体或影像采集时,受检者在没有受到生理性刺激或药物干扰的安静状态下所进行的显像,称为静息显像(rest imaging)。

2. 负荷显像　受检者在药物或生理性活动干预下所进行的显像称为负荷显像(stress imaging),又称为介入显像(interventional imaging)。借助药物或生理刺激等方法增加某个脏器的功能或负荷,通过观察脏器或组织对刺激的反应能力,可以判断脏器或组织的血流灌注储备功能,并增加正常组织与病变组织之间放射性分布的差别,有利于发现在静息状态下不易观察到的病变,从而提高显像诊断的灵敏度。临床检查时常用的负荷方法有运动负荷试验、药物负荷试验和生理性负荷试验。

（七）根据显像剂发出射线的种类分为单光子显像和正电子显像

1. 单光子显像　使用探测单光子的显像仪器(如 γ 照相机、SPECT)对显像剂中放射性核素发射的单光子进行的显像,称为单光子显像(single photon imaging),是临床上最常用的显像方法。

2. 正电子显像　使用探测正电子的显像仪器(如 PET、符合线路 SPECT)对显像剂中放射性核素发射的正电子进行的显像,称为正电子显像(positron imaging)。需要指出的是,用于正电子显像的仪器探测的并非正电子本身,而是正电子产生湮没辐射时发出的一对能量相等(511keV)、方向相反的光子。正电子显像主要用于代谢、受体和神经递质显像。

应当特别强调的是,核医学显像方法很难用一种简单的方式进行分类,上述分类只是为了便于描述和比较的方便,仅具有相对意义,事实上同一种显像方法从不同的角度出发,可以分成不同的类型。例如,口服 ^{131}I 后 24 小时所进行的甲状腺显像,既是一种静态显像,也可以算是局部显像、平面显像或静息显像。

四、图像分析要点

核医学显像是以脏器和组织的生理、生化和病理生理变化为基础,以图像方式显示放射性示踪剂在某一器官、组织或病变部位的分布、摄取、代谢和排出过程,可观察到细胞、分子甚至基因水平的变化,综合地反映器官功能和形态的改变。由于组织功能的复杂性决定了核医学影像的多变性,因此对于核医学图像的分析判断,必须掌握科学的思维方法,运用生理、生化和解剖学知识,排除各种影响因素的干扰,并密切结合临床表现及其他影像学方法的结果,对所获得图像的有关信息进行正确分析,才能得出符合客观实际的结论,避免出现人为的诊断失误。对于核医学图像进行分析判断应注意以下几个方面。

(一)图像质量的基本要求

进行图像分析首先应当对已获得的核医学图像质量有一个正确的评价。按照严格的显像条件和正确的方法进行图像采集和数据处理,是获得高质量图像的基本保证。一个良好的图像应符合被检器官图像清晰、轮廓完整、对比度适当、病变部位显示清楚、解剖标志准确以及图像失真度小等要求。可能影响到图像质量的因素是多方面的,比如放射性示踪剂的放射化学纯度、显像时间、受检者的体位、采集的放大倍数和矩阵大小、计算函数的选择等等。对不符合质量标准的图像要及时分析原因并进行复查。因某种原因不能复查者,在进行图像分析时要认真考虑到这些机械的或人为的误差对图像的临床评价带来的影响,以免得出错误的结论。

(二)正常图像的认识

认识和掌握正常图像的特点是识别异常、准确诊断的基本条件。核医学图像中所表现出的脏器和组织的位置、形态、大小和放射性分布,都与该脏器和组织的解剖结构和生理功能状态有密切关系。一般来说,实质性器官的位置、形态、大小,与该器官的体表投影非常接近,放射性分布大致均匀,较厚的组织显像剂分布相对较浓密。比如,甲状腺显像时,正常甲状腺呈蝴蝶形,分为左、右两叶,其下 1/3 处由峡部相连,两叶显像剂分布均匀,峡部及两叶周边因组织较薄,显像剂分布较两叶的中间部分略为稀疏。另外,还应当把脏器形态和位置的正常变异与病理状态严格区分开来,如果把正常变异误认为是异常病变,可导致假阳性。例如大多数正常肝脏呈三角形,但有 30% 的肝脏呈其他形状,正常变异的类型可达 38 种;部分正常的甲状腺可见锥体叶。如果不了解这些情况,很容易出现误诊。

对于断层图像,首先应正确掌握不同脏器断面影像的获取方位与层面。例如,对于大多数器官的断层是取横断面、矢状面、冠状面,而心脏断层时,由于心脏的长、短轴与人体躯干的长、短轴不相一致,其差异又因人而异,故心脏断层显像时分别采用短轴、水平长轴和垂直长轴的断层方法。其次,还需对各断层面的影像分别进行形态、大小和放射性分布及浓聚程度的分析。

(三)异常图像的分析要点

核医学方法所获得的图像最常见的有静态平面图像、动态图像和断层图像等类型,对于不同的图像类型应从不同的角度进行分析判断。

1. 静态图像分析要点　①位置:注意被检器官与解剖标志和毗邻器官之间的关系,确定器官有无移位、异位或反位;②形态大小:受检器官的外形和大小是否正常,轮廓是否清晰,边界是否完整。如果器官失去正常形态时,在排除了正常变异后还应判明其是受检器官内部病变所致,还是器官外邻近组织的病变压迫所致;③放射性分布:一般是以受检器官的正常组织放射性分布为基准,比较判断病变组织的放射性分布是否增高或降低(稀疏)、缺损;④对称性:对于脑、骨骼等对称性器官的图像进行分析时,应注意两侧相对应的部位放射性分布是否一致。

2. 动态图像分析要点　除了上述要点之外,还应注意以下两点:①显像顺序:是否符合正常的血流方向和功能状态,如心血管的动态显像应按正常的血液流向,即上(下)腔静脉、右心房、右心室、肺、左心房、左心室及主动脉等腔道依次显影。如果右心相时主动脉或左心室过早出现放射性充填,提示血液有由右至左的分流;当左心室显影后右心室影像重现,双肺持续出现放射性,则提示存在着血液由左至右的分流;②时相变化:时相变化主要用于判断受检器官的功能状态,影像的出现或消失时间超出正常规律时(如影像出现时间延长、缩短或不显影等),提示被检器官功能异常。例如肝胆动态显像时,如果肝胆显影时间延长,肠道显影明显延迟,提示肝胆系统有不完全梗阻;若肝脏持续显影,肠道一直不显影,则表明胆道系统完全性梗阻。

3. **断层图像分析要点**　断层图像的分析判断较之平面图像要困难得多,必须在充分掌握正常断层图像的基础上进行判断。单一层面的放射性分布异常往往不能说明什么问题,如果连续两个以上层面出现放射性分布异常,并且在两个以上断面的同一部位得到证实,则提示病变的可能。

(四)影响图像质量的常见原因

由于所有的核医学显像都是基于显像仪器对视野内放射性核素的探测,所以任何改变显像剂性质和分布状态的因素,都可能造成图像的异常,而这种异常与受检者的生理和病理状态无关,即出现伪影或图像质量下降。引起图像伪影和图像质量下降的原因甚多,大体可以分为以下几方面。

1. **来自放射性核素显像剂的原因**

(1)制剂不当:使用锝标化合物时,一般是从钼-锝发生器中淋洗出游离 $^{99m}TcO_4^-$ 加以标记,安瓿中还原剂的含量会对标记结果产生影响。经常使用的还原剂是二价锡 Sn^{2+},如含量过少,就会导致过锝酸根离子量增多,可在唾液腺、甲状腺、胃等处出现核素分布;相反,则出现过多的锝胶体聚集在肝脏、脾脏、网状内皮系统内。为便于 ^{67}Ga 溶于水,其内含有枸橼酸盐成分,如果此成分过多,则显像剂在骨骼的亲和力要超过肿瘤和炎症病灶。

(2)配制方法的错误:标记液容量过大时,需要的标记时间长,标记率会降低。例如,标记 DMSA 时,如采用 2ml $^{99m}TcO_4^-$ 淋洗液标记,15 分钟标记率可达 95% 以上,但体积为 10ml 时,15 分钟时标记率仅为 70%。标记白细胞、血小板时,白细胞或血小板浓度过低时,标记率也降低。

(3)标记核素本身质量不佳:连续数日不用的钼-锝发生器内含有多量的 ^{99}Tc,如周末未用,下周一淋洗得到的 $^{99m}TcO_4^-$ 淋洗液中也含有多量的 ^{99}Tc,用这样的淋洗液进行标记,通常标记率较低。

(4)其他的放射性药物成分的混入:在药品的标记或注射时使用已用于调制其他药品的注射器或针头,会使标记率下降,药物变性。例如,用调制过骨显像剂的注射器或针头再标记 HMPAO 时,安瓿内的 HMPAO 变成异构体,标记率下降,脑内核素分布降低,图像质量下降。

2. **来自受检者的原因**

(1)被检者体位移动:平面显像、断层显像过程中,如果被检者体位发生移动,不仅会产生伪影降低图像质量,也会在断层显像时产生局限性的热点或缺损。检查时要做适当的固定,叮嘱患者检查过程中不要移动身体,对幼儿或精神性疾病患者还应根据情况给予镇静、催眠剂。

(2)吸收衰减带来的伪影:男女体形及肥胖程度的不同会对正常影像造成影响,有时会被误认为异常。如乳腺癌患者乳房切除术后行骨显像时,切除侧的肋骨由于软组织较薄,会显得核素分布略增浓;乳房引起的衰减会造成前壁心肌的核素分布降低,尤其是在 ^{201}Tl 显像时,由于其能量较低,这种衰减伪影更为明显。

(3)被检者体内外异物造成的伪影:患者衣服上的饰品(如皮带钩、纽扣、项链、宝石或放在口袋内的硬币等),体内的植入物(如起搏器、人工骨、义齿、乳房内的假体),胃肠检查时残留的钡剂等,都会引起射线的异常衰减,产生低放射性伪影。

(4)散射引起的伪影:在某一部位如有过量的核素存在,或注射显像剂漏出血管,对周围组织产生的散射可产生伪影。

（5）核素污染引起的伪影：注射部位如有药液漏出可形成局部热点；如皮下有大量漏出，可造成引流淋巴结内出现显像剂分布；准直器、扫描床、患者衣服及皮肤如沾有放射性的尿液、唾液、泪液、汗液，也呈现"热点"，容易被误认为是异常表现。

（6）前次核素检查体内残留放射性的影响：短时间内进行两种或两种以上的核素显像检查时，如对前次放射性药物的物理半衰期、生物半衰期考虑不足，会产生意想不到的伪影。

3. 来自仪器的原因

（1）探头均匀性降低：晶体、光电倍增管、电子学线路的故障都可引起均匀性降低，特别是SPECT断层显像时，容易产生环形伪影，因此日常的均匀度校正尤为重要。

（2）旋转中心偏离：SPECT断层显像时，如探头旋转中心发生偏离，依其程度及方向的不同会产生特有的伪影。

（3）检查过程中电压变化：工作电压是否稳定直接影响着系统的均匀性、分辨率和线性度，检查过程中如电压发生改变，依其性质的不同会产生各种伪影。

4. 来自显像技术方面的原因

（1）准直器选择不当：如所装的准直器与所采集光子的能量不匹配，会产生各种伪影。例如^{201}Tl和^{99m}Tc等低能核素显像时，如果装上了高能准直器，则可见准直器的隔栅影。反之，高能核素显像时如装配了低能准直器，光子易透过准直器的隔栅，导致图像质量下降。

（2）能窗设定不当：能窗的设定值与所采集的光子能量不匹配时，会引起图像质量降低。

（3）采集计数不足或过多：采集到足够的放射性计数是获得高分辨率图像的前提条件。如果计数过低，信噪比下降，分辨率降低；但是计数过多，最高计数的像素处会产生"溢出"现象，使真正的计数无法显示而产生伪影。

（4）不正确的图像采集时间：每一种检查都会依据显像剂在体内不同的动力学变化情况，确定图像开始采集的最佳时间，如果采集过早开始，血本底过高，靶/非靶比值小，影像显示不清。

（5）数据处理方面的原因：滤波截止频率的选择对重建后的图像质量有很大影响：截止频率过低（即截去高频较多）使影像平滑，但降低分辨率；截止频率过高使影像呈涨落很大的花斑样，同样会降低分辨率。

（五）密切结合临床进行分析判断

核医学影像如同其他影像学方法一样，图像本身一般并不能提供直接的疾病诊断和病因诊断，除了密切联系生理、病理和解剖学知识外，还必须结合临床相关资料以及其他相关检查结果进行综合分析，才能得出较为符合客观实际的结论，否则会造成某些人为错误。

五、核医学影像与其他影像的比较

放射性核素显像是常用的医学影像技术之一，由于它的显像原理是建立在器官组织血流、功能和代谢变化的基础之上，因此与CT、MRI和超声等主要建立于解剖结构改变基础上的影像学方法相比，有以下几个显著特点：

1. 有助于疾病的早期诊断。放射性核素显像不仅显示脏器和病变的位置、形态、大小等解剖结构，更重要的是从细胞或分子水平提供有关脏器、组织和病变的血流、代谢等方面的信息，甚至是化学信息，可以在疾病的早期尚未发生形态结构改变时对疾病做出早期诊断。例如，大多数短暂性脑缺血发作（TIA）患者已出现持续性低血流灌注情况，但缺血区域并未形成明显的结构变化，此时行局部脑血流断层显像可显示病变部位显像剂分布明显减少，而CT和MRI常常不能显示异常；肿瘤组织在发生骨转移后，核素骨显像可见病变部位有明显的骨质代谢活跃病灶，而X线检查往往要在数月后病变部位发生明显的骨钙丢失时才能发现病理改变。因此放射性核素显像有助于疾病的早期诊断，并广泛应用于脏器代谢和功能状态的研究。

2. 可用于定量分析。放射性核素显像具有多种动态显像方式，使脏器、组织和病变的血流

Notes

和功能等情况得以动态显示,根据系列影像的相关数据可计算出多种功能参数进行定量分析,不仅可与静态显像相配合提供疾病更为早期的表现,而且有利于疾病的随访观察和疗效评价。

3. 具有较高的特异性。放射性核素显像可根据显像目的的要求,选择某些脏器、组织或病变特异性聚集的显像剂,所获取的影像常具有较高的特异性,可显示诸如受体、肿瘤、炎症、异位组织及转移性病变等组织影像,而这些组织单靠形态学检查常常是难以确定,甚至是根本不可能显示。例如,在神经系统疾病的受体研究中,放射性核素受体显像是目前唯一可行的影像学方法。

4. 安全、无创。放射性核素显像基本上采用静脉注射显像剂,然后进行体外显像,属于无创性检查;显像剂的化学量甚微,不会干扰机体的内环境,过敏和其他毒副反应极少见;受检者的辐射吸收剂量低于同部位的 X 线检查。因此放射性核素显像是一种很安全的检查,符合生理要求,适用于随访观察。

5. 对组织结构的分辨率不及其他影像学方法。与以显示形态结构为主的 CT、MRI 和超声检查相比较,核医学图像的主要的缺陷是信息量小,图像分辨率低,这是由于方法学本身的限制。出于安全使用放射性核素的考虑,显像剂的使用剂量(放射性活度)受到一定的限制,而且注入人体的放射性核素发出的射线只有极少一部分被用于显像,在单位面积上的光子通量比 CT 小 $10^3 \sim 10^4$ 倍,成像的信息量不是很充分,加之闪烁晶体固有分辨率的限制,使得影像的清晰度较差,对细微结构的精确显示远不及 CT、MRI 和超声检查。

核医学显像与 CT、MRI、超声同属医学影像技术,它们的显像原理、技术优势和应用范围各有不同,在可以预见的数十年里,都不可能出现一种技术完全取代另一种技术的情况。在临床上,应根据需要适当联合应用功能性显像和形态学显像,获得最为全面而必要的信息,以对疾病做出早期、准确的诊断,为及时而正确的治疗以及疗效评价提供帮助。以 PET/CT、SPECT/CT、PET/MRI 等为代表的多模式显像技术的出现,真正实现了解剖结构影像与功能 / 代谢 / 生化影像的实时融合,成为影像医学的发展方向。

小　结

放射性核素示踪技术是以放射性核素或其标记化合物为示踪剂,应用射线探测方法来检测它的行踪,以研究示踪剂在生物体系或外界环境中的客观存在及其变化规律的一类核医学技术,具有灵敏度高,方法相对简便,准确性较好,可以反映被研究物质在生理剂量和原有生理状态下的代谢和变化,并将定性、定量与定位研究相结合等特点。

放射性核素示踪技术的示踪原理,是根据研究的需要选择适当的放射性核素标记到待研究物质的分子结构上,将其引入生物机体或生物体系(如离体细胞、无细胞酶体系等)之后,标记物将参与代谢及转化过程。由于放射性核素标记化合物与被研究的非标记化合物具有相同的化学性质和生物学行为,通过检测标记物发出的核射线,可间接了解被研究物质在生物机体或生物体系中的动态变化规律,从而得到定性、定量及定位结果。根据研究的对象不同,放射性核素示踪技术分为体内示踪技术和体外示踪技术两大类。

放射性核素显像技术是放射性示踪技术的一种具体应用形式,它是根据放射性核素示踪原理,利用放射性核素或其标记化合物在体内代谢分布的特殊规律,在体外获得脏器和组织功能结构影像,是临床核医学最重要的方法之一。不同的显像剂在特定的脏器、组织或病变部位中选择性聚集的机制不同,可以反映脏器和组织的生理和病理生理改变,是从血流、代谢和功能角度来观察脏器和组织的结构变化,所以在疾病的早期尚未发生形态结构改变时即可做出早期诊断。

Notes

以 PET/CT、SPECT/CT、PET/MRI 等为代表的多模式显像技术,将反映功能、代谢、生化改变的核医学影像与反映解剖结构的影像进行同机融合,为临床提供更为完整、全面的信息,成为影像医学的发展方向。

（安　锐）

参考文献

1. 李少林,王荣福 . 核医学 . 第 7 版 . 北京:人民卫生出版社,2008.
2. 匡安仁,李林 . 核医学 . 北京:高等教育出版社,2008.
3. 张永学,黄钢 . 核医学(八年制). 第 2 版 . 北京:人民卫生出版社,2010.
4. 李少林 . 核医学 . 第 6 版 . 北京:人民卫生出版社,2004.
5. 胡雅儿,刘长征,李少林 . 实验核医学与核药学 . 第 2 版 . 北京:人民卫生出版社,2004.
6. 张永学 . 核医学 . 北京:科学出版社,2003.
7. 张永学 . 实验核医学(供研究生用). 北京:人民卫生出版社,2002.

Notes

第六章 体外分析技术

第一节 概　　述

体外分析技术是在体外条件下,以标记配体(ligand)为示踪剂,以结合反应为基础,以对标记物测量为手段,对待测样品中微量物质含量进行定量分析的一类分析方法的总称。

根据标记物的不同,体外分析技术分为体外放射分析和非放射标记免疫分析,前者以放射免疫分析、免疫放射分析和受体放射配基结合分析为代表,后者包括酶免疫分析、化学发光免疫分析、时间分辨荧光免疫分析等。根据配体与特异性结合物(如抗原与抗体)的反应动力学,体外分析技术可以分为竞争性结合分析和非竞争性结合分析,分别以放射免疫分析和免疫放射分析为代表。

1959年,美国的Berson和Yalow将放射性测量的灵敏性和抗原抗体免疫化学反应的特异性结合起来,以放射性碘标记的胰岛素、待测胰岛素与胰岛素的相应抗血清(兔抗血清)进行竞争结合反应为基础,首先建立了对胰岛素进行体外超微量分析的方法,并称之为放射免疫分析(radioimmunoassay,RIA)。放射免疫分析开创了一种新的体外测定体内极微量生物活性物质的方法,解决了以往化学分析、生化分析和仪器分析达不到的超微量分析,对医学的发展起到了很大的推动作用,Yalow也因此获得了1977年诺贝尔医学与生物学奖。几乎是在同一时期,Ekins和Murphy利用血浆中天然存在的、与激素具有特异结合能力的激素结合球蛋白(hormone-binding globulins),建立了竞争性蛋白结合分析法(competitive protein binding assays,CPBA),测定甲状腺素和皮质类固醇激素。1968年Miles和Hales用放射性核素标记抗体,用过量的标记抗体和待测物反应直接测定待测物的含量,建立了免疫放射分析法(immunoradiometric assay,IRMA)。以RIA和IRMA为代表的体外放射分析法问世五十多年来,无论是方法学的研究,还是试剂的研制和生产都取得了显著的进步,目前已广泛应用于临床诊断和基础医学理论研究中,其检测的物质已达300多种,极大地推动了医学科学的发展,提高了临床诊断疾病的水平。

20世纪90年代开始,在体外放射分析技术的理论基础上建立起来的一些非放射标记免疫分析技术,如酶免疫分析、荧光免疫分析、化学发光分析、时间分辨分析及电化学发光分析等相继问世。尤其是后三种技术,以其操作简便、自动化程度高、灵敏度和稳定性好、无放射性污染、出结果快而准确、试剂至少可存放半年以上等优点,日益受到临床的重视,促进了体外分析技术更加成熟和广泛应用,是医学超微量检测技术的一次革命。

第二节　放射免疫分析

放射免疫分析是以抗原抗体的免疫反应为基础,利用待测抗原与定量的标记抗原同有限量的特异性抗体竞争性结合,以放射性测量为定量手段,获得待测生物样品中抗原浓度的一种超微量分析技术。

一、基 本 原 理

利用标记抗原和非标记抗原竞争性结合其特异抗体,反应达到平衡后,分离并分别测定结合的抗原抗体复合物放射性(B)和游离抗原放射性(F),由于 B 或 B/F 与非标记抗原的含量之间存在竞争抑制的函数关系,可以通过剂量校正曲线或计算机函数拟合来求出非标记抗原(待测样品)含量。

在免疫反应系统中加入特异抗体和抗原,在合适的反应条件(pH、温度、合适的反应介质等)下,经过一定时间的反应后,形成一定量的抗原抗体复合物($Ag \cdot Ab$)。如在此系统中同时加入标记抗原 $*Ag$,后者与 Ag 竞争结合 Ab。其反应关系式如下:

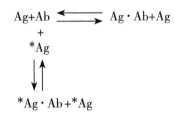

根据可逆反应的质量作用定律,反应平衡后,结合的抗原抗体复合物的放射性 $*Ag \cdot Ab$(B)或 $*Ag \cdot Ab$ 与 $*Ag$ 的比值(R)与未标记抗原 Ag 的量呈负相关函数关系(图 6-1)。

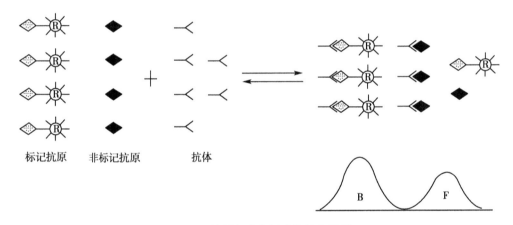

图 6-1   放射免疫分析法的基本原理

为了确保定量分析的可靠性,放射免疫反应必须满足以下条件:

(1)标记抗原($*Ag$)与非标记抗原(Ag)具有相同的免疫活性,与其特异性抗体具有相同的亲和力常数。

(2)特异抗体(Ab)与标记抗原的量是一恒量。

(3)Ag 和 $*Ag$ 这两类抗原决定簇的数目大于抗体结合簇的数目,这样才能形成标记抗原和非标记抗原竞争结合其特异抗体的条件。

如果在不同试管中分别加入已知系列梯度浓度的标准抗原,在同样条件下参与反应,获得各标准浓度管的 $*Ag \cdot Ab$ 量(结合率%),并以已知标准抗原浓度的对数值(log 或 ln 值)为横坐标,以 $*Ag \cdot Ab$ 复合物的结合率(如 B/T、B/B_0 或 F/T)为纵坐标,可绘制出剂量反应曲线,也称为标准曲线(standard curve)或称校准曲线(calibration curve)。根据待测样品在同样条件下测得的结合率 B/T、B/B_0 或 F/T,通过插入法从标准曲线上求得其含量。

放射免疫分析法所得的剂量反应曲线在直角坐标上的几何图形为一条双曲线,在对数坐标上近似为一条直线,各变量之间的关系通过免疫动力学分析,可以获得一个一元二次方程。利用计

Notes

算机强大的处理快速功能,通过一定的数学模型和统计学方法(如最小二乘回归法),将该方程用一定的函数式来表示。样品测量时,将其实测数据代入函数式,通过计算机处理就可直接求出待测抗原的含量。计算机程序所用的数学模型经历了若干阶段的发展,目前有多种数学模型可供选用。专用的放射免疫测量仪已有商品提供的专用软件和函数拟合模型,测定时设定好标准管和待测样品管的顺序及数量,仪器自动进行放射性计数,直接求出待测样品的含量或浓度。

二、基本操作过程

1. 在试管内加入特异抗体(Ab)和待测样品(待测物 Ag 或标准抗原 Ag)。

2. 加入标记抗原(*Ag),给予充分的时间使抗原抗体反应。血清样品或标准品中的 Ag 和标记抗原 *Ag 可与 Ab 相互产生竞争性结合。

3. 分离游离标记抗原(*Ag)和标记抗原抗体复合物(*Ag·Ab)。

4. 用 γ 计数器(gamma counter)分别测定标记抗原抗体复合物(*Ag·Ab)的放射性 B 和游离标记抗原(*Ag)的放射性 F。

5. 用呈梯度浓度的已知含量的标准品制作剂量反应曲线(标准曲线),纵坐标为不同方式表示的抗原抗体复合物的结合率,如 B/T(B%)、B/B_0 或 F/T(F%),横坐标为已知浓度标准抗原的对数值。以待测样品的结合率从标准曲线上查找或通过计算机函数拟合求得待测样品的含量(图 6-2)。

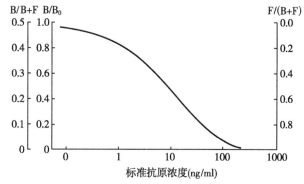

图 6-2 RIA 剂量校正曲线

检测结果通过实验室信息系统(laboratory information system,LIS)或医院信息系统(hospital information system,HIS)直接传送到医生诊断室,也可通过实验室打印出来进行报告。

第三节 免疫放射分析法

一、原理及实验方法

免疫放射分析(immunoradiometric assay,IRMA)的原理基本上代表了除上述 RIA 以外的其他标记免疫分析法(如酶标记免疫分析法、化学发光免疫分析法、荧光免疫分析法、时间分辨荧光免疫分析法等)的基本原理。

免疫放射分析的基本原理与 RIA 不同:

1. 标记抗体 抗原抗体反应中,标记的是抗体而不是抗原,并且标记抗体是过量的。

2. 属非竞争性结合分析 用过量标记抗体与待测抗原结合形成复合物,分离除去多余的游离抗体,测量抗原抗体复合物的放射性。以抗原抗体复合物的放射性求出非标记抗原的量。

3. 剂量反应曲线为正相关曲线 抗原抗体复合物的结合率随着待测抗原的含量增加而增加。

代表的方法是双抗体夹心法,将第一抗体预先涂覆在固体支持物上(例如结合在试管壁上),加入待测物溶液(含待测抗原或标准抗原),充分反应后,使待测物(抗原)结合在固相抗体上,洗涤 3 次去掉未结合部分,再加入标记的过量抗体,在适当的条件下充分反应后洗去未结合标记抗体,测定固体支持物的放射性即为抗原抗体复合物的放射性(图 6-3)。

Notes

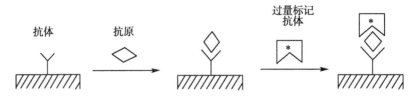

图 6-3　IRMA 分析原理示意图

随着单克隆抗体和生物素 - 亲和素放大系统的应用及固相分离技术的进步,免疫放射分析技术日趋完善。

二、数 据 处 理

在 IRMA 的反应达平衡后,抗原抗体复合物的放射性与非标记抗原的量呈正相关函数关系。

IRMA 与 RIA 一样,需要使用已知含量、呈梯度浓度的标准抗原在相同的条件下参与反应,制作剂量反应曲线(标准曲线),将待测抗原的结合率与标准抗原制得的标准曲线比较,就可计算出待测抗原的含量。IRMA 中标记抗体和固相抗体用量较多,一般均用来源丰富、特异性较高的单克隆抗体,单克隆抗体的使用使免疫放射分析法得以更广泛的推广和应用。

IRMA 的数据处理除数学模型外都和 RIA 相仿,质控也和 RIA 相同。

三、免疫放射分析的主要特点

1. IRMA 的主要优点是灵敏度比 RIA 高,反应速度快、特异性强、稳定性好。同时,它还避免了离心分离的繁琐,检测更加方便、可靠。

2. IRMA 主要不足是建立 IRMA 方法至少需有两株抗体,各自针对同一抗原分子的不同抗原决定簇。因此,IRMA 的应用主要限于肽类和蛋白质,很多小分子半抗原不能应用。

3. IRMA 反应系统对缓冲液 pH 值及离子强度的要求较严格。

4. 当待测抗原的量很高时,抗原含量超过抗体的结合位点数时,则随着待测抗原增加,抗原抗体复合物则不能进一步增加,出现所谓的"平台"现象,此时,需要对待测样品进行稀释后再测量。

第四节　受体放射配基结合分析法

一、受体的概念和特点

Langley(1878)在药理学研究中首先提出受体(receptor)学说,并率先应用于药理学研究。20 世纪 60 年代开始应用的受体放射配基结合分析法(radioligand binding assay,RBA),利用放射性探测的高灵敏度和标记配基可以不改变原配基构型的特点,使受体的研究从依靠生理(药理)效应进行的间接观察进入能精确定量的直接观察,从宏观进入微观,受体已被证实不再是一个空泛的概念,而是能检测到的客观存在的实体。

受体的本质是蛋白质,是细胞蛋白组分。能与受体特异性结合的物质称为配基(ligand),受体与相应配基有极高的识别能力和高度亲和力。受体与相应配基结合,并通过中介的信息转导与放大系统,触发随后的生理反应或药理效应。能与受体特异性结合的配基主要有两种:能激活受体的配基称为激动剂(agonist),能阻断受体活性的配基称为拮抗剂(antagonist)。受体分子在细胞中含量极微,1mg 组织一般只含 10fmol 左右,多数配基在 1pmol~1nmol/L 的浓度时即可引起细胞的生理反应或药理效应。

放射配基结合分析法是测定受体的容量,即受体结合配基的结合位点数。

Notes

二、受体与配基结合的基本特征

同一种受体可能有两种或两种以上亚型,与配基的亲和力不同,结合情况就比较复杂。简单单位点系统是指受体与配基的结合,只存在一种结合位点,具有相同的亲和力,且受体与配基的分子以1:1的比例相结合。下面介绍简单单位点系统中受体与配基结合反应的基本特征,是理解受体的放射配基结合分析法各种复杂情况的基础。

受体与配基的结合具有以下基本特征:

1. **可饱和性(saturability)**　每种受体在组织中的量是一定的,所以如果逐渐在含受体的新鲜组织匀浆中增加配基的浓度,给予合适的反应条件,结合到受体上的配基将渐趋饱和。饱和曲线中复合物[LR]浓度最初随着配基[L]的增加而增高,当达到一定量后则呈水平渐近线(图6-4)。

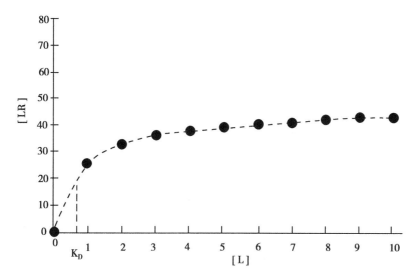

图6-4　受体与配基结合的饱和曲线

2. **受体配体结合的动力学(kinetics)**　在配基与受体的结合反应达平衡时,移去未结合的放射配基(例如淋洗或透析),能使已形成的放射配基与受体的复合物逐步解离;另一方面,向反应系统中加入浓度远高于放射配基的非标记配基,将使已形成的放射性配基与受体的复合物解离。这表明配基与受体的结合是可逆的。

受体和配基的结合反应服从可逆反应的质量作用定律,可用下式表示:

$$[R]+[L] \underset{k_2, V_2}{\overset{k_1, V_1}{\rightleftharpoons}} [RL]$$

上式中,[R]和[L]为游离受体和游离配基的浓度,[RL]为复合物浓度,v_1和v_2为结合速率和解离速率,k_1和k_2为结合速率常数(association rate constant)和解离速率常数(dissociation rate constant)。$v_1=k_1[R][L]$,$v_2=k_2[RL]$。受体动力学和受体的放射配基结合分析基本规律都遵从于质量作用定律。

受体和配基的结合反应在数十秒至数十分钟间达到动态平衡。当周围的游离配基急剧下降,或非标记配基浓度急剧升高时,放射性复合物就近似向单方向解离。这种快速结合和快速解离,对保证受体的迅速反应有很重要的意义。

3. **亲和力**　利用Scatchard作图(Scatchard plot)以复合物浓度[LR]为横坐标,以复合物和游

Notes

离配基的浓度比值[RL]/[L](也即放射性比值 B/F)为纵坐标作出[RL]/[L]随[LR]变化的曲线,该曲线反映受体与配体结合的亲和力。对于简单单位点系统,将得到一条逐渐下降的直线(图 6-5),斜率为 $-1/[K_D]$,延长线与纵坐标交点为$[R_T]/K_D$,与横坐标交点为$[R_T]$。

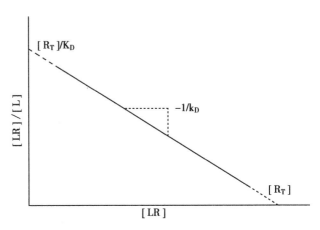

图 6-5   简单单位点系统受体结合量效关系的 Scatchard 作图

在受体呈双位点或多位点系统,或同一系统中同一种受体有两种以上亲和力时,Scatchard 作图不呈直线;又如,受体有正协同或负协同现象时,Scatchard 作图也不呈直线。

4. 非特异结合(non-specific binding, NSB) 受体在细胞蛋白中是非常微量的,受体和配基特异结合的亲和力很高。

受体与配基结合反应系统中同时还存在微弱的配基与非特异蛋白质、容器、分离材料等的结合,属非特异结合(NSB)。NSB 的特点是亲和力低而结合容量很大,在测定结果中,必须从总结合(total binding, TB)的放射性中减去 NSB 才能得到特异结合(specific binding, SB)的数据(图 6-6)。

如果在受体与配基结合反应系统中加入大量的能与受体特异结合的另一非标记配基,该配基与受体发生竞争性取代反应(competitive displacement reaction),能将已经与受体特异性结合的标记配基置换出来。

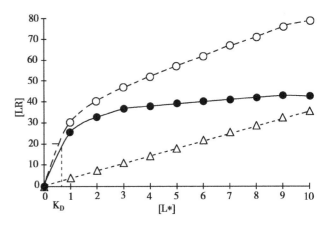

图 6-6   RBA 反应总结合、特异结合、非特异结合的关系
---○---○------总结合量   ---△---△---非特异性结合量
———●———●———特异性结合量

三、受体放射配基结合分析的基本过程

1. 放射性核素标记的配基(L)与受体(R)结合试验 实验一般可分为两组,即 TB 组(测定组)和 NSB 组。

(1) 取一定量待测组织,做成组织匀浆或细胞悬液,即为受体样品。测定组(TB)受体样品中加入放射性核素标记的配基,温育,使受体和配基充分结合后,洗去尚未结合的游离放射性配基,测放射活度,这是总结合量(TB)。

(2) 另一组受体样品(NSB 组)除加入放射性核素标记配基外,再加入比标记配基过量 500~1000 倍的非标记配基,使之与受体竞争结合放射性配基,与测定组同样经适宜的条件下温育,使受体和配基充分结合后,洗去尚未结合的游离放射性配基,再测放射活度,这是非特异性结合量(NSB)。

(3) 将总结合量(TB)减去非特异结合量(NSB)就可以获得 L-R 的特异结合(SB)。经数据处理求得受体的结合位点数。

2. 由 SB 求得受体的分子数 受体放射配基结合分析法不同于 RIA 和 IRMA 分析法等,受体不易制得标准品,不能利用标准品制备标准曲线或将未知样品与标准品进行比较测定。只能

Notes

测定受体与放射配基复合物的绝对放射性活度 SB（Bq 或 dpm），再根据 SB 和放射性核素标记配基的比放射性（dpm/fmol）求得受体的分子数，即结合位点数。

第五节　非放射性标记免疫分析技术

目前最常用的非放射性标记物有荧光标记、酶标记、化学发光标记等，以及这些标记方法的交叉、结合。

荧光素早在 RIA 应用之前就被用作标记物。1941 年 Coons 建立的荧光抗体技术（fluorescent antibody technique）使组织和细胞中抗原物质的定位成为可能，近年来发展了时间分辨荧光免疫分析技术等一些特殊的荧光免疫技术，使荧光分析技术中杂质荧光本底降低，灵敏度大大提高。1966 年 Nakene 和 Pierce 利用酶使底物显色的作用发展了酶标记技术。20 世纪 70 年代初，酶标抗体技术开始应用于免疫测定，其后得到迅速发展。近年来的主要优势包括多种技术的互相渗透，自动化程度的提高等。例如，将酶免疫分析技术（enzyme immuneoassay，EIA）与荧光技术或化学发光技术结合，建立的荧光酶免疫分析（FEIA）、化学发光酶免疫分析（CLEIA）及电化学发光免疫测定（ECLI）等，极大地提高检测灵敏度，增大检测范围。

非放射性标记免疫测定法的基本原理与以上免疫放射分析基本上相同，不同的是以发光物质作为标记物取代放射性物质标记。比如发光物质标记抗体，过量抗体与抗原结合，夹心法等。在抗原抗体反应后，先把抗原抗体复合物分离，测定抗原抗体结合物中标记物的量，从而推算出标本中的抗原量。

目前使用的非放射性免疫测定技术，具有样本处理量大、速度快、自动化程度高、试剂盒有效期长、可同时进行多项测定等特点，能满足临床样品量日益增长的需要。

近年来非放射标记免疫分析技术迅速发展，如酶标记免疫分析、化学发光免疫分析、时间分辨荧光免疫分析和固相膜免疫分析等多种体外标记免疫分析技术。根据所用的示踪剂（即标记物）选择相应的检测方法，其优点是除具有放射性免疫分析的高灵敏性和特异性外，还避免了放射性免疫分析辐射污染和因核素衰变所致试剂有效期短的缺点。

本节对几种常用方法作一简要介绍。

一、酶标记免疫分析

酶标记免疫分析（enzyme immunoassay，EIA）是以免疫学（抗原抗体反应的特异性）和酶学（酶促反应的生物放大作用）结合发展起来的免疫分析技术。其原理是以酶标记抗体与样本中待测抗原相结合形成酶标记抗原 - 抗体免疫复合物，再利用酶促反应使待测物与酶标记免疫复合物作用，使底物显色而被测定。因酶具有高效催化作用，放大检测效果，这样就大大提高了检测的灵敏度。常用的示踪酶有辣根过氧化物酶、碱性磷酸酶和葡萄糖氧化酶等，各有其相应的底物。

典型的 EIA 是酶联免疫吸附法（enzyme linked immunosorbent assay，ELISA），即用酶标记的抗体与聚苯乙烯形成固相复合物，加入待测物后，通过抗原与抗体的结合反应，形成特异性抗原 - 抗体复合物，洗去游离抗原，然后在酶的催化作用下使底物反应并显色，通过比色分析可以判断待测标本中特异性抗原或抗体的量的多少。可见，酶标记免疫分析的基本原理与放射免疫分析或免疫放射分析相同。

二、化学发光免疫分析技术

化学发光免疫分析技术是基于化学发光反应和免疫反应建立起来的免疫分析技术，它既具有免疫反应的高特异性，又具有化学发光的高敏感性。反应的基本原理与放射免疫分析和酶标

Notes

记免疫分析技术相同,其区别仅在于标记物不同。根据发光物质应用方式的不同,化学发光免疫分析技术可分为以下一些基本类型。①化学发光免疫分析(chemiluminescence immunoassay,CLIA),是用能产生化学发光的化合物代替放射性标记物,其他步骤和 RIA 或 IRMA 基本相同;②化学发光酶免疫分析(chemiluminescence enzyme immunoassay,CLEIA),标记物是碱性磷酸酶标记的抗体。经过夹心法免疫反应(和 IRMA 相似),复合物带有酶标记,加入底物,酶促反应使底物断裂,产生化学发光。③电化学发光免疫分析(electrochemluminescence immunoassay,ECLI),应用电化学发光反应的底物三联吡啶钌作为标记物,标记方法是将其衍生物 N- 羟基琥珀酰胺酯(NHS)可通过化学反应与抗体或不同化学结构的抗原分子结合,制成标记的抗原或抗体。

三、时间分辨荧光免疫分析

时间分辨荧光免疫分析(time resolved fluoroimmunoassay,TRFIA)是一种特殊的荧光分析法,其原理是将能发荧光的物质原子标记抗原或抗体,通过测定荧光量,定性或定量分析抗原或抗体,也可标记蛋白质、多肽、激素、核酸探针等。用具有长荧光寿命的物质作为荧光标记物,常用的是稀土元素(即镧系元素)如:铕(Eu)、铽(Tb)、钐(Sm)、镝(Dy)等。这些稀土元素的螯合物可与抗原、抗体结合,在紫外光的激发下,可产生持续一定时间、一定光峰的荧光,而其他非特异荧光寿命短,采用延迟测量完全可以排除杂质背景荧光的干扰(图 6-7)。该方法具有特异性强、稳定性好、适用范围宽、样品用量少、自动化高、且速度快等优点。不足:仪器主要靠进口,试剂品种少,虽然国产的仪器已研制成功,试剂盒可兼容,但有待进一步完善。

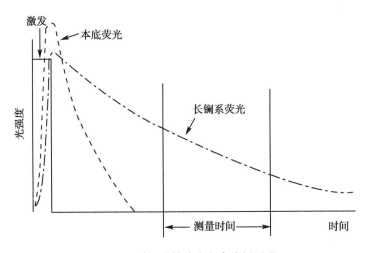

图 6-7 时间分辨荧光免疫分析原理

第六节 体外分析的质量控制

体外分析技术是一种超微量分析方法,在分析过程中,易导致某些测量误差。尤其是体外放射分析法,还受仪器性能、试剂和样品质量、检测方法和操作人员的水平等影响,导致结果的可靠性降低,因此,体外分析的质量控制对于保障测定结果的准确性非常重要。

质量控制(quality control,QC)的目的是对整个分析过程中的任何环节造成的误差进行经常性的检查,以保证分析误差控制在可接受的范围内。体外实验的质量控制包括:实验室内部质量控制(简称室内质控)和实验室间质量评价(简称室间质评)。前者是实验室内的专业技术人员通过对整个检测系统的性能评价,评价检测结果的精确度;后者是由地区性或全国性机构通过发放一定数量的样本给各实验室进行检测,再收集各实验室的结果进行比较,得出共性或个性的信息,并反馈给各参加室间质评活动的实验室,以促进持续性改进。因此,室间质量评价考察实验室的准确性。

一、室内质量控制

室内质量控制(internal quality control,IQC)是保证从采集样品开始到发出报告的全过程能及时发现检测过程中出现的各种误差,分析发生的原因,实施修正办法,以确保检测结果的准确性。体外分析质控常用的评价指标有:

1. 零标准管结合率(B_0%) 在体外放射分析中指最大结合率,当标准抗原为零时标记抗原与抗体的结合率,一般要求在30%~50%。该指标主要反映特异性抗体的质量是否稳定。

2. 非特异性结合率(NSB%) 是指不加特异性抗体时标记抗原与非特异物质的结合率,一般要求<5%~10%。NSB%增高,测定结果的假阳性率增高。

3. 最低浓度管和最高浓度管的结合率之差应大于30%。

4. 剂量反应曲线直线回归的参数 截距a、斜率b和相关系数r是剂量校正曲线的主要质控指标,要求a、b值稳定,r>0.99。剂量反应曲线可用部分的斜率越大,灵敏度越高,但可测量的范围相对较小。

5. ED25、ED50、ED75 即剂量反应曲线的结合率在25%、50%、75%时对应的抗原浓度值,它反映剂量反应曲线的稳定性,有助于批间结果的比较。

6. 质控品 根据国际临床化学和实验室医学联盟(international federation of clinical chemistry and laboratory medicine,IFCC)的定义,质控品(quality control materials)是指专门用于质量控制目的的标本或溶液,不能用于校准,分定值和不定值两种。理想的质控品应该具有以下特征:①人血清基质;②无传染性;③添加剂和抑菌剂的量尽可能少;④瓶间差异小;⑤冻干品复溶后的定性好;⑥有效期1年以上。

7. 质控图 通常情况下,实验室技术人员将质控品插入患者样本之中,并与患者样本同时测定,将所测得的质控品结果按一定的规则逐日绘集在一起,即形成质控图(quality control chart)。定量分析项目的室内质控常选用Levey-Jennings质控图。按检验结果要求的高低和检验项目质控的难易程度,可选择高、中、低三个浓度质控品进行室内质控。所用质控品,可以是已知值的、也可以是未知值的质控品。对未知质控品,通常以20次的测定结果来计算均值($\bar{x}$)和标准差(SD),定出质控限(如$\bar{x}\pm2SD$为警告限,$\bar{x}\pm3SD$为失控线);对已知质控品,可直接引用(不推荐)厂家提供的$\bar{x}$和SD。无论已知还是未知质控品,在实际使用中都要进行修正,通常每月进行一次,即重新计算$\bar{x}$和SD,连续2~3个月后,所控项目即可实现常态化。图6-8就是按不同水平绘制的质控图。

8. 失控的判断 判断失控的标准是质控规则。质控规则是解释质控数据和判断质控状态的标准。当质控结果不能满足某一规则要求时,表示该批检测违背此规则。如1_{3S}或2_{2S}规则,即当一个质控结果超过$\bar{x}\pm3SD$时或连续2个结果超过$\bar{x}\pm2SD$时,即为失控。失控后,须查找原因,待纠正后重新检测该批样本,原有检测结果则不能发出。

二、室间质量评价

室间质量评价(external quality assessent,*EQA*)是利用实验室间的比对来确定实验室能力的活动。常由一个外部独立机构(如市、省或国家临床检验中心)按预先规定的条件,由多家实验室对相同样本进行检测,收集检测结果进行分析评价,再反馈信息给参评实验室,以此评价实验室操作的过程。实际上它是为实验室确保维持较好的检测水平、保证检验结果有较高的准确性而对其能力进行考核、监督和确认的一种验证活动。室间质量评价同时也为检验结果在同级医疗机构互认提供了基本保证。

Notes

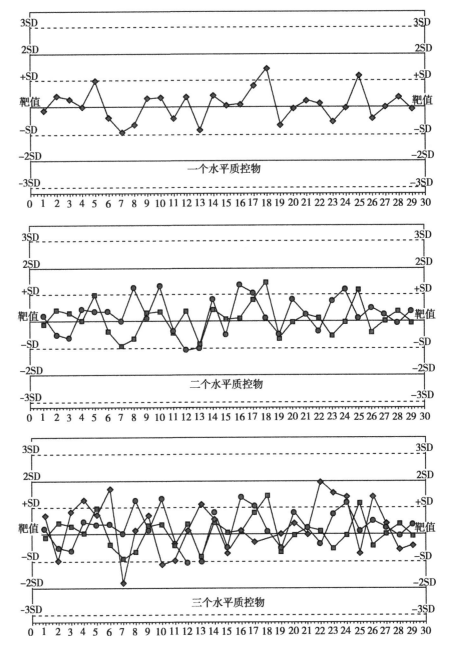

图 6-8　室内质控图

小　结

　　体外分析技术是一类灵敏高、特异性强,临床广泛使用的分析技术,主要包括放射标记免疫分析和非放射标记免疫分析两大类,前者以 RIA 和 IRMA 为代表,而后者以化学发光和时间分辨荧光免疫分析为代表。临床上广泛用于各种样品中微量生物活性物质浓度的测定,如血清的激素、抗原、抗体、配体、蛋白质和药物浓度等。随着分析技术的发展,当前非放射标记免疫分析技术由于具有自动化程度高、出结果快、准确性好以及试剂有效期长等优势已逐步取代了放射标记免疫分析技术。

(李少林)

Notes

参考文献

1. Lehto J, Hou X. Chemistry and Analysis of Radionuclides: Laboratory Techniques and Methodology. Publisher: Wiley-VCH, 2011.
2. Choppin G, Liljenzin JO. Radiochemistry and Nuclear Chemistry. 4th ed. Publisher: Academic Press, 2013.
3. Knoll GF. Radiation Detection and Measurement. 4th ed, Publisher: Wiley, 2010.
4. U.S. Environmental Protection Agency. Analytical Quality Control in Radioanalytical Laboratories. Publisher: BiblioGov, 2012.

Notes

第七章　分子影像概论

　　20 世纪生物大分子核酸和蛋白质的研究将生命科学带进了分子医学时代,这是一个解读生命的密码、充满争议和挑战的时代,随着分子医学时代的来临,分子诊断、分子影像、生物治疗、个体化医疗以及转化医学也应运而生,这些新技术的应用也必将改变临床诊疗策略。分子影像(molecular imaging)是医学影像技术和分子生物学技术相互融合而形成的新的分支学科,也是当今医学影像研究的热点和发展方向。分子影像能够通过各种成像手段从分子和细胞水平认识疾病,观察病变组织细胞受体密度与功能变化、基因与报告基因的表达、生化代谢变化及细胞信息传导等,为临床诊断、治疗监测和医学研究提供分子水平信息。分子影像的发展为临床观察机体某一特定病变部位的生化过程变化提供了一个窗口,人们可以通过此窗口,将以某种生化过程变化为特征的疾病与其相应的基因型联系起来。

　　目前分子影像的方法较多,除了核医学 PET/CT、PET/MR 和 SPECT 分子影像外,磁共振、光学和超声分子影像也是研究较多的领域。尽管不同模式的分子影像所采用的显像手段不同,但是其基于的理论和目的都一样。在分子影像研究领域中,应用放射性核素示踪技术建立起来的核医学分子影像是当今最成熟的分子影像,尤其是 PET/CT、SPECT/CT 分子影像已经广泛应用于临床,且在临床上发挥重要作用。不仅如此,在分子影像基础上建立起来的某些分子靶向治疗也已显示出良好的应用前景,如抗体或受体等介导的核素靶向治疗。本章重点介绍核医学分子影像技术。

　　分子影像的概念始于 20 世纪 90 年代初,1992 年 1 月美国能源部主持召开了一次分子核医学座谈会,会上主要由一些分子生物学家、生化学家等报告了与核医学发展有关联的分子生物学的进展。1995 年美国核医学杂志"分子核医学"增刊发表了相关研究报告,从而确立了分子核医学在医学发展进程中扮演的重要角色。由于核医学的特点是以放射性核素示踪原理为基础,而示踪本来就是"分子的",因此核医学理应担当起未来医学发展的重要使命,迎接分子影像时代的到来。经过十多年的发展,核医学分子影像已取得了长足的进步,在临床诊断与研究中发挥了重要作用。但是作为核医学分子影像这门分支学科,目前还处于发展的初始阶段,许多重要的技术和方法还处于临床前研究阶段,还需要多学科的共同协作和技术完善,进一步开展分子影像临床转化研究。

第一节　分子影像的定义

　　分子影像(molecular imaging)是随着医学影像技术的发展,并融入现代分子生物学和生物化学的先进成果而形成的新的研究领域,也是当今医学影像学发展与研究的重要方向之一,分子影像的形成使得人类逐步认识到分子机理才是疾病发病的基础这一新的概念,近年来在一些发达国家已相继建立了许多分子影像的专门研究机构,并投入大量经费用于分子影像的基础和转化研究。

　　什么是分子影像学? 目前国际上比较认同的定义是:对人或其他活体在分子和细胞水平的生物学过程进行可视化、特征化和测量的科学。也就是说,无论是采用核素成像,还是 MRI、超

84

声或光学成像模式,只要是对发生在分子和细胞水平的生物学过程进行成像和量化的技术都称为分子影像(图7-1)。分子影像能够在活体状态下显示正常及病变组织细胞的生理、生化变化信息,因此也称为"生化影像"。分子影像的本质是建立在功能影像基础之上的技术,其任务是用于疾病相关分子改变的诊断、药物研发和治疗监测等,分子影像学也被称为是一种能监测到疾病发生分子途径的科学。

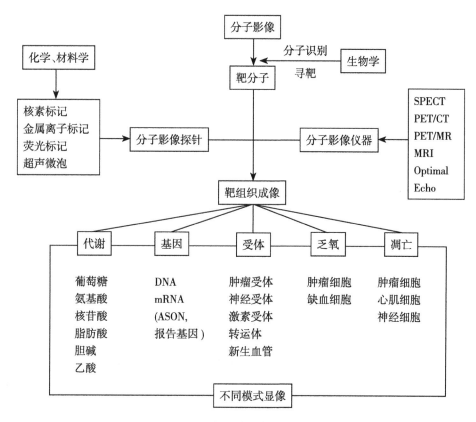

图 7-1　分子影像的主要构成

分子影像学包括的内容十分广泛,涉及的学科较多,分子影像学的形成,使得影像医学中相对独立的不同专业实现了融合与互补,也使得基础医学与临床医学融合,医科与理工科技术的融合,为疾病的诊断、治疗及其医学研究提供重要的手段。

为什么要发展分子影像? 在疾病的形成过程中,病变细胞基因的异常表达、受体密度的变化以及代谢活性的异常,都是细胞某种生化改变的过程,由生化的改变导致功能改变,继而产生解剖学结构与形态的改变,并出现临床症状和体征。因此,分子水平的变化是疾病发生的最早期信息,甚至在发病前数年即已发生了变化。随着分子生物学和医学影像技术的不断发展与进步,可以预料,医学影像诊断必将从目前以解剖学或病理学影像为主的时代,逐步走向"分子影像"时代,分子影像的发展也必将彻底改变疾病的诊断方法、治疗手段以及疾病预后。

从技术角度而言,当今的分子影像技术主要有核医学分子影像、磁共振分子影像、磁共振波谱分析、光学成像和超声成像等。当前,无论是核医学,还是磁共振和超声成像,都将分子影像研究与发展放到非常重要的位置。但是目前大多数 MRI 和 CT 造影剂都是非特异性的,其诊断是基于形态学和基础生理学改变来获得,CT 在分子影像中的作用是解剖定位。而核医学影像本身就是建立在分子示踪的基础上,因此在分子影像中具有独特的优势和便利条件,是目前众多影像技术中较为成熟的分子影像技术。然而,核医学影像的特点是灵敏度较高、解剖分辨率差,而 CT、MRI 的特点正好相反,没有一种单一的影像模式是十全十美的,因此,不同类型的影

Notes

像模式相互融合、优势互补成为分子影像发展的方向,而 PET/CT、PET/MR 和 SPECT/CT 的迅速发展也顺应了多模式分子影像发展的潮流。

近年来,随着用于小动物研究的分子影像设备如 micro-PET/CT、micro-CT、micro-MRI 以及小动物超声等的问世,为分子影像学从实验室走向临床转化以及分子影像的前沿研究创造了条件,也为新药的研发、生物治疗的临床前研究提供了更加安全、有效、简便的手段。因此,新的分子影像探针、分子靶向治疗药物研究和临床转化是今后核医学以及影像医学发展的重要任务。

建立无创性的分子影像技术需要具备三要素:首先必须寻找和选择合适的分子靶点(target);二是设计与该靶点特异、高亲和力结合的标记分子探针(probe),且具备足够的放大信号便于实现高灵敏的探测;三是需要灵敏度高、分辨率好的成像仪器。细胞内常见的分子靶点包括 DNA、mRNA 序列、受体蛋白质、酶以及抗原等,而相应的探针有反义寡核苷酸、受体配体、底物、抗体以及多肽类物质等。通常大多数标记探针(特别是核医学使用的探针)能够自由穿过细胞膜定位于细胞内或参与细胞代谢,使整个细胞被标记而显影。

核医学分子成像的方法较多,许多分子显像剂在临床上已应用多年,成为当前某些疾病诊断的重要方法,其中代谢显像、受体显像、多肽药物显像、单抗放射免疫显像等已经成功地用于临床诊断目的,而处于临床前研究阶段的核医学分子影像还有反义与基因显像、细胞凋亡显像、乏氧显像等,还需要进一步完善和临床转化。

第二节　核医学分子影像的基本理论

在分子影像中,分子识别是这一新兴领域的重要理论基础。尽管不同模式的分子影像采用的技术和研究手段各不相同,采用的分子探针也不同,但是其共同的理论基础都一样,这就是"分子识别(molecular recognition)"。在核医学分子影像中,抗原与抗体的结合是分子识别的结果;配体与受体结合的本质也是分子识别;许多多肽类药物与相应靶细胞的结合是建立在配体与受体之间的分子识别基础上;反义探针与癌基因的分子识别则是建立在核苷酸碱基互补上;酶与底物的识别同样具有分子基础。因此,分子识别是核医学分子影像的重要理论依据之一,也是整个分子影像领域的共同基础。核医学诊断与治疗的本质都是建立在放射性标记药物与靶器官或靶组织特异性结合基础之上的,因此,应用放射性核素脏器或组织显像,不仅是解剖学的影像,更主要的是功能影像,这是核医学影像诊断和核素靶向治疗赖以生存和发展的基本条件,也是有别于其他影像诊断和治疗的关键所在。

核医学分子影像的内容十分广泛,但目前最重要的应用和研究领域有三个方面:一是受体显像,二是基因显像,三是代谢显像。前两者是导致疾病的病因,而后则是形成疾病的结果。可以认为,临床上以代谢、功能及解剖学结构异常为表现的各种疾病,几乎都是在受体或基因水平变化基础上的具体表现。受体显像是核医学分子影像的基础,用放射性标记配体显示受体的分布与功能,是核医学分子影像开拓的一种十分精细的诊断领域,它可以"为观察细胞间和细胞内的生物学过程提供窗口",特别是观察执行基因编码指令的蛋白质生化过程。受体的研究涉及细胞之间和细胞与其他分子之间的识别,信息跨膜转导(或传递)和细胞的病理、生理反应等生命基本现象。疾病的发生往往反映在受体数目和亲和力的改变、信息转导功能的异常,而这些均与受体基因缺陷和突变有关。核医学分子影像不仅可以通过体外受体放射分析测定生物样品中受体的容量、亚型及其活性,还可应用显像仪器在活体内直接探测到受体的密度、功能与分布,这也是目前在活体内能安全、无创性获得受体功能与分布信息的唯一方法。

病人的基因型总是可以由生化过程来表达的,核医学分子影像利用放射性核素示踪技术

Notes

不仅可以观察到体内生化过程的变化信息（Wagner 教授称之为"化学型"），而且有可能将这种以某种生化过程变化为表型的疾病与其相关的基因型联系起来，从而使人们对于疾病的认识以及诊断和治疗提高到一个崭新的水平。动物实验表明，用放射性核素标记的反义探针可以显示乳腺癌（图 7-2）等许多恶性肿瘤的癌基因表达，不仅可以显像致癌基因的表达，也可以显示抑癌基因的表达。

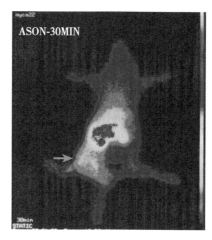

图 7-2　乳腺癌鼠模型反义显像
右下肢肿瘤病灶呈异常浓聚，提示基因异常表达

尽管机体组织或细胞代谢的异常都是在基因或受体异常基础上产生的结果或表现，但是代谢分子的变化容易通过分子影像仪器灵敏的探测到，因此也成为当今最常用的分子影像技术，如葡萄糖、氨基酸、脂肪酸、核苷酸和胆碱代谢显像等。由于任何原因导致的疾病都有可能产生细胞代谢功能的变化，因此代谢显像不像受体和基因显像那样具有特异性。

第三节　核医学分子影像的主要内容

核医学分子影像包含的内容非常广泛，而且正在不断发展和逐步走向成熟。当今核医学分子影像研究较多且具有应用前景的技术主要有受体显像、代谢显像、标记反义探针基因显像、报告基因显像、重组单抗片段或微型抗体的放射免疫显像、多肽类放射性药物显像以及细胞凋亡、乏氧显像等。利用这些靶分子在体内能选择性与病变细胞的靶点特异性结合的特点，不仅可用于分子水平的显像诊断，如果将发射 γ 射线的单光子或正电子的放射性核素换成发射 α 或 β 射线的放射性核素，还可用于放射性核素靶向治疗。

近年来，研发集分子影像早期诊断与治疗一体化（theranostics）的药物已成为新型放射性药物研究的重要方向。其主要研发策略包括肿瘤的核素分子影像诊断与核素治疗一体化、磁共振分子影像与光动力治疗一体化、超声微泡分子影像与化疗一体化以及多模态分子影像与核素或化疗一体化等是当前研究较多的思路。该领域的发展使得以诊断为主的分子影像发展成为诊断与治疗并重的新策略，尤其是受体介导的核素靶向诊断与治疗、抗体介导的核素靶向诊断与治疗以及基因介导的靶向治疗等将会得到迅速发展和应用。

一、代　谢　显　像

代谢显像（metabolism imaging）是核医学显像的一项重要内容，也是目前核医学分子影像中业已广泛用于临床诊断、分期和疗效评估的技术，其中葡萄糖代谢显像是目前最成熟的代谢显像。^{18} 氟 - 脱氧葡萄糖（^{18}F-fluorodeoxyglucose，^{18}F-FDG）自 20 世纪 90 年代广泛应用以来，至今仍没有其他显像剂能取代，故享有"世纪分子"（molecule of the century）之称。^{18}F-FDG 代谢显像在临床上的主要用途，一是肿瘤的早期诊断与分期、转移与复发监测、疗效评价等（图 7-3）；二是神经、精神疾病以及脑功能的研究（图 7-4）；三是用于存活心肌细胞的检测，可以区别心肌的病变是坏死，还是可逆性缺血（如冬眠心肌），为判断冠心病患者是否应该选择血运重建治疗提供重要的依据，被认为是判断心肌细胞存活的"金标准"。

除了目前最常用的葡萄糖代谢显像外，氨基酸、脂肪酸、核苷酸、乙酸盐、胆碱及氧代谢显像也是目前可以用于临床的代谢显像，用以反映正常或病变组织的不同代谢行为，用于不同肿瘤的诊断和鉴别诊断。

Notes

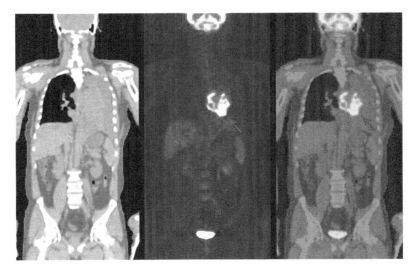

图 7-3　支气管肺癌伴纵隔侵犯的患者 ^{18}F-FDG PET/CT 代谢显像
冠状断面的 CT、PET 和融合图像,示左侧肺门及纵隔淋巴结呈高代谢,伴有胸水

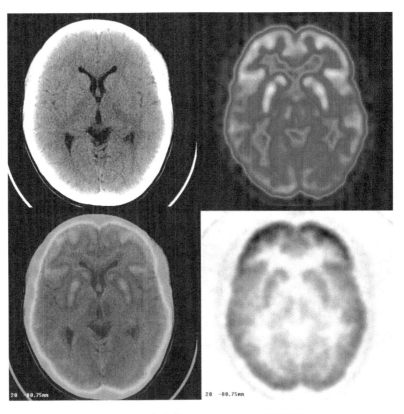

图 7-4　正常脑 ^{18}F-FDG PET/CT 代谢显像
横断面像所示分别为脑 CT、PET、融合图像和未衰减校正的 PET 图像

二、受体显像

受体是指细胞膜或细胞内的一些能与生物活性物质(例如药物、神经递质、激素和抗体等)相互作用的生物大分子。受体显像(receptor imaging)是利用放射性核素标记生物活性物质即配体(ligand)能与靶组织中某些高亲和力的受体产生特异性结合,通过显像仪器显示其功能与分布的技术。由于体内受体的含量极少,例如脑内的受体含量仅占全脑的百万分之一,因此,

目前应用其他的显像技术无法显示出来。而核医学受体显像为在生理情况下,研究人体受体的分布(定位)、数量(密度)和功能(亲和力)提供了灵敏、无创伤性手段。神经受体显像是诊断神经精神疾病(如 Parkinson disease,PD)重要的方法,如帕金森病表现为多巴胺受体数目减少;而乳腺癌、卵巢癌、前列腺癌则表现为某些雌激素或雄激素受体的增加,神经内分泌肿瘤时生长抑素受体增加,整合素受体显像是评价新生血管的有效方法。肿瘤激素受体显像为治疗决策的制订提供了重要依据,利用 ^{18}F-FES 雌激素受体显像可用于乳腺癌的诊断和治疗决策。

受体显像的发展也促进了受体介导的放射配体治疗的研究。配体与相应的膜受体结合,除了能传递细胞信息、引起细胞发生生理、生化改变等生物效应外,还可通过内化(internalization)过程与受体一起不断地进入细胞内。进入细胞质的配体和受体可在溶酶体酶的作用下被降解,而受体也可再循环返回至胞膜,成为影响和调节细胞膜受体浓度的重要环节,利用这一特点有可能将受体作为向细胞内运载治疗药物的工具。某些配体与受体之间的结合还可诱导细胞凋亡,若用合适的放射性核素标记能抵抗生物降解的特异性配体,则放射性配体通过与受体结合而聚集在细胞质内,利用其放射性核素释放的射线杀伤细胞,达到靶向治疗肿瘤的目的。

近年来,应用放射性核素标记某些人工合成的小分子肽进行肿瘤受体显像是研究的热点,在欧洲,^{177}Lu 标记奥曲肽治疗神经内分泌肿瘤在临床上取得较好疗效,^{99m}Tc、^{18}F 标记的 RGD 整合素受体显像用于评价新生血管生成情况,而 ^{177}Lu 等发生 β 和 γ 射线的核素标记的 RGD 不仅可用于肿瘤的显像诊断,还可用于肿瘤治疗。

三、反义与基因显像

应用放射性核素标记人工合成的反义寡核苷酸,引入体内后,通过体内核酸分子杂交而与相应的靶基因结合,应用显像仪器便可观察其与病变组织中过度表达的目标 DNA 或 mRNA 发生特异性结合过程,显示特异性癌基因过度表达的癌组织或治疗后抑癌基因的表达水平,定位和定量特异的靶基因,从而达到在基因水平早期、定性诊断疾病或评价疗效的目的,这种以显示癌基因为基础的反义显像(antisense imaging),使肿瘤显像进入了基因水平;另一方面,利用聚集于靶基因局部的放射性核素发射的射线,破坏相应的致病基因,引起 DNA 链的断裂和损伤,以达到基因放射治疗目的。

四、报告基因显像

基因治疗和干细胞移植治疗是治疗某些疾病具有发展前景的方法,尤其是缺血性疾病、神经系统退行性疾病、造血功能障碍及血液系统肿瘤疾病的治疗。

基因重组技术将可以产生治疗疾病机制的特殊蛋白质制造基因连接在病毒载体的 DNA 上,利用携带治疗基因的病毒"感染"病人,从而将治疗基因带到病人细胞的染色体 DNA 上,并转录到 mRNA,进而制造此特殊蛋白质用以治疗疾病。如何监测携带治疗基因的病毒是否成功感染病人以及是否会成功转录到 mRNA,对基因治疗非常重要。核医学分子影像有可能解决上述基因治疗所面临的问题。人们可以在重组治疗基因的病毒 DNA 上同时插入一段报告基因(report gene),导入机体后治疗基因与报告基因共表达,这样只要能在病人体内探测到报告基因的出现,就能间接反映治疗基因的成功植入与表达,能够在活体内无创伤性监测治疗基因的成功表达,以及表达的部位、持续时间、表达的量等。常用单纯疱疹胸腺激酶(HSV-TK)作为报告基因。

同样的原理也可用于干细胞移植治疗的监测。可以在移植的干细胞上转染报告基因,移植到体内后可通过注射核素标记的报告探针,即可应用 PET/CT 或 SPECT/CT 进行显像监测,达到对移植干细胞存活、分布、增殖、分化及迁徙进行有效的动态监测和示踪的目的(图 7-5)。

Notes

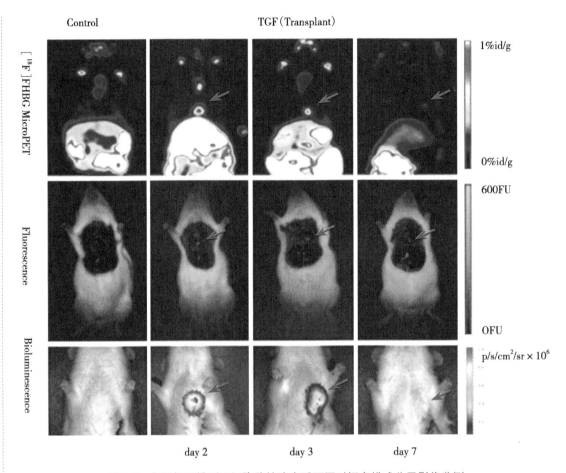

图 7-5　心肌梗死模型干细胞移植治疗后不同时间多模式分子影像监测

上排：^{18}F-FHBG PET 显像；中排：荧光显像；下排：生物发光显像。三种模式显像示梗死区显影，提示移植细胞的报告基因表达

放射性核素报告基因显像系统主要有以下几类：

（1）酶 / 底物报告基因系统：即报告基因表达产物为一种具有生物活性的酶，酶与其相应底物作用生成的代谢产物在报告基因表达的细胞内浓聚，借助底物上携带的放射性核素进行成像，主要包括胞嘧啶脱氨酶（CD）/ 胞嘧啶系统和单纯疱疹病毒 1 型胸腺嘧啶激酶基因（herpes simplex virus 1-thymidine kinase，HSV1-tk）及其突变体（HSV1-sr39tk）/ 核苷衍生物系统。

（2）受体 / 配体报告基因系统：即报告基因表达的蛋白质是一种细胞表面受体，利用受体与配体特异结合和内化作用原理，核素标记的特异性配体可进入表达报告基因产物的细胞形成放射性浓聚，通过显像反映报告基因表达部位和水平，主要包括生长抑素 2 型受体（hSSTr2）/ 生长抑素类似物（SSA）系统、多巴胺 D_2 受体 / 螺环哌啶酮衍生物系统和雌激素受体 / 雌激素系统等。

（3）转运蛋白 / 底物报告基因系统，常用的有钠 / 碘转运体（sodium/iodide symporter，NIS）基因等。

（4）其他的报告基因系统，包括抗原或抗体基因、酪氨酸酶基因、转螯合 GGC 肽融合基因等。

在众多的报告基因系统中，较为成熟的是酶 / 底物报告基因系统中的 HSV1-tk，通常以 ^{123}I 或 ^{131}I 标记的氟 - 碘阿糖呋喃基脲嘧啶（FIAU）和 ^{18}F 标记的 9-［（4- 氟）-3- 羟基甲基丁基］鸟嘌呤（^{18}F-FHBG）为报告探针进行显像。

Notes

五、放射免疫显像

放射免疫显像(radioimmunoimaging,RII)与放射免疫治疗(radioimmunotherapy,RIT)是将放射性核素标记某些特定的单克隆抗体或微型抗体,注入体内后能够特异地与相应的靶抗原结合使其显影或达到治疗目的。近年来RII和RIT的研究取得了重要进展。

1. Affibody affibody分子是利用蛋白质工程技术产生的一类具有高度亲和力的新型配体,其功能类似于抗体,分子量很小,仅有7kDa左右,但其结合位点与抗体相似,而且稳定性比抗体好,耐高温,可以大量生产,价格低。目前研究较多的有放射性核素^{18}F标记针对抗人表皮生长因子受体2(human epidermal growth factor receptor 2,*HER2*)的affibody分子影像探针,用于肿瘤HER2表达的分子显像。

2. 微型抗体或纳米体 双链抗体-diabody也是目前研究的热点之一,^{18}F标记的抗HER2 diabody(微型双功能抗体)能够与乳腺肿瘤细胞产生的HER2受体结合用于肿瘤显像,^{18}F标记的抗癌胚抗原(CEA)T84.66微型双功能抗体用于肿瘤模型的显像。这种微型双功能抗体比天然抗体的分子量小很多,因此体内清除迅速。应用基因工程技术生产的抗体(片段)都可以称为基因工程抗体,目前的基因工程抗体都是在单链抗体的基础上改进的,如diabody,miniantibody,(scFv)$_2$等。单链抗体主要来源于抗体库筛选以及从杂交瘤细胞中克隆抗体轻重链进行组装获得。现在较多的用人源抗体库筛选人源单链抗体,而很少采用鼠源的抗体。由于微型双功能抗体对靶抗原亲和性高,因此还可应用放射性核素标记后进行恶性肿瘤的治疗。

不同肿瘤均可见内皮生长因子受体(epidermal growth factor receptor,EGFR)的高表达,为免疫显像诊断和治疗开辟了新的途径,如^{99m}Tc-8B6纳米体能够与EGFR高表达细胞的EGFR选择性结合,可以通过SPECT特异的显示肿瘤病灶。可以预料,利用基因工程技术生产的微型抗体或纳米体必将取代传统的完整抗体、单抗或抗体片段,成为核医学分子显像探针研究的新靶点。

六、凋 亡 显 像

程序性细胞死亡又称为细胞凋亡(apoptosis)。凋亡显像(apoptosis imaging)对于肿瘤治疗疗效的监测和某些疾病的诊断有重要价值,过去对细胞凋亡的监测主要是通过流式细胞仪对离体生物样品进行测定,而通过仪器对活体组织的细胞凋亡进行显像对于某些疾病治疗药物的设计与研究、治疗效果的评价非常重要。细胞膜上磷脂酰丝氨酸(phosphatidylserine)的异常表达是用于凋亡监测的靶物质,而35KD的生理蛋白——磷脂蛋白(annexin V,又称膜联蛋白)对细胞膜上的磷脂酰丝氨酸微分子具有很高的亲和力。在具有完整细胞膜的正常细胞,进入体内的^{99m}Tc-annexin V不能进入细胞膜与磷脂酰丝氨酸结合,因此不能显影;而当细胞发生凋亡时,细胞膜受到破坏,^{99m}Tc-annexin V则通过与暴露于细胞膜外的磷脂酰丝氨酸结合而显影(图7-6)。在体外实验中,^{99m}Tc-annexin V可与凋亡的细胞结合,实验动物显像也可显示其凋亡过程(图7-7)。目前,凋亡显像主要用于肿瘤治疗效果监测、心脏移植排异反应监测、急性心肌梗死与心肌炎的评价等,尤其是肿瘤化疗疗效的监测具有重要的价值。

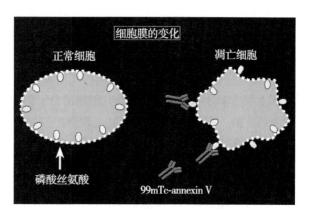

图7-6 凋亡细胞显像示意图

Notes

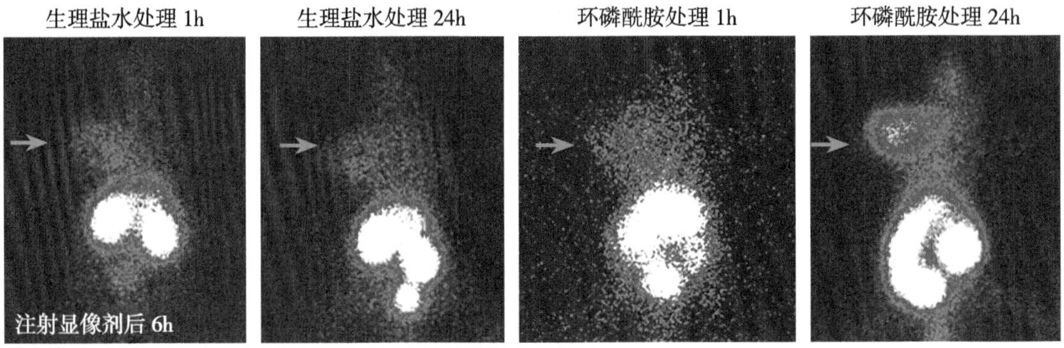

生理盐水处理 1h　　生理盐水处理 24h　　环磷酰胺处理 1h　　环磷酰胺处理 24h

注射显像剂后 6h

图 7-7　鼠肿瘤模型化疗药物诱导肿瘤细胞凋亡的显像

静脉注射 ^{99m}Tc-annexin V 后 24h,环磷酰胺处理后 24h 的肿瘤部位显影清晰(箭头所示),提示肿瘤发生凋亡

第四节　核医学分子影像的关键技术

在众多的核医学分子影像中,许多技术(如基因与报告基因显像等)的成熟与发展还有赖于相关学科的进步和支撑,同时也包括自身方法的逐步完善,其中分子生物学技术的发展,特别是新的靶分子筛选、新的分子探针设计与标记技术、性能优良的放射性核素研制以及高性能核医学探测仪器的研发,对于核医学分子影像的发展起着关键性作用。

一、分子生物学技术

放射性核素示踪技术与现代分子生物学技术的相互融合促进了分子影像的形成,也促进了分子生物学技术的进步,现代分子生物学的研究成果也是核医学分子影像的理论源泉。无论是分子影像诊断还是分子靶向治疗,都离不开分子靶的确认和分子探针的构建,而这两个方面都需要分子生物学技术的支撑。例如分子克隆技术的发展,人们才有可能弄清细胞膜受体和核受体的结构,从而阐明受体与配体结合的机制以及受体影响细胞生化过程的分子基础。没有这些基础的研究,也就不可能成功地建立基于受体表达的分子影像。分子生物学的发展促进了反义显像、报告基因显像技术的发展,特别是多功能分子探针的研发离不开融合基因的构建。单克隆抗体技术的发展,特别是利用生物医学工程技术研制的人源化抗体、重组单抗片段、微型抗体或纳米体等,为核医学放射免疫显像和放射免疫靶向治疗的发展创造了条件,也是当前核医学分子影像研究的重要内容之一。

二、放射性药物和分子探针的制备

核医学分子影像诊断和分子靶向治疗的发展都依赖于放射性药物或标记探针的研发,选择和设计与靶组织具有高亲和力、特异结合的分子探针,并应用适当的放射性核素进行标记是核医学发展的必要条件。核医学分子影像常用的放射性药物主要包括放射性核素标记受体的配体、反义寡核苷酸、抗体、多肽以及某些代谢底物等。因此,核医学分子影像的发展与成熟,很大程度上取决于寻找理想靶点和设计理想的分子作为放射性标记探针,也是今后核医学分子影像发展的方向。在核医学分子影像中,理想的放射性药物应具备以下条件:药物进入体内后靶与非靶的比值高,血中清除速度快,具有合适的射线种类、半衰期和能量,适合 SPECT 或 PET 显像,药物在病变组织滞留的时间足够长,药物来源方便、价廉、无毒等。用于显像诊断和靶向治疗的药物其要求也不同,特别是在射线种类和在病变组织中滞留的时间要求不一样。

在放射性药物合成制备过程中,放射化学合成是关键的技术之一,特别是对半衰期较短的正电子药物需要采用自动合成模块进行合成标记与分离。放射性药物也像临床其他药物一样,对药物的化学、物理学和生物学性能有特殊要求,特别是被标记物质多为小分子物质,如配体、

Notes

寡核苷酸、代谢底物、单抗片段、微型抗体以及多肽类物质等,应用常规的标记技术常难以达到理想标记的目的,需要对待标记物进行适当的化学修饰和使用适当的螯合剂。化学修饰的目的是为了增加标记物在体内的稳定性,避免在体内受到破坏、分解,改善标记药物在体内的性能,而不损害被标记分子的活性和生物学特性。在标记过程中使用螯合剂的目的是将放射性核素与被标记的分子能牢固地联结起来,提高标记率。例如标记反义寡核苷酸时,常使用 DTPA、MAG$_3$、联肼烟酰胺衍生物等作为螯合剂。

三、显像仪器性能的改善与多模式分子影像

PET 的应用使核医学影像的分辨率有了显著提高,常规临床 PET 的空间分辨率可达 4~5mm,小动物 PET 可达 1~2mm,明显优于常规 SPECT(10mm 左右)。然而,核医学影像是一种功能影像,不可能达到如 CT、MR 和超声等解剖学影像一样的高分辨率(微米级)。由于核医学分子影像可以提供活体组织的生化与生理信息,为显示人体分子间的相互作用(molecular interaction)与分子通道(molecular pathways)提供了灵敏、特异的影像手段。在新药开发中,可以获得药物预期的药理作用和预期副作用(如预测药物在活体内的生化、生理作用),药物与目标靶间的相互作用(如受体、酶或载运系统),监测传送药物至特殊靶以及标记药物的吸收、分布代谢与排泄等。

近年来,核医学影像仪器发展的热点和成就是多模式影像。PET/CT、PET/MR 以及 SPECT/CT 广泛应用于临床,不仅克服了单独分子功能影像的解剖分辨率低的缺点,而且高分辨率的多排螺旋 CT 和 MR 还可提供精确的解剖和定位信息,MRI 还可提供多种生理学信息,弥补了单独 PET 和 SPECT 的不足,实现了不同模式影像的同机融合和优势互补(图 7-8)。因此,功能分子影像可灵敏、特异的提供目标靶分子的生物学信息。

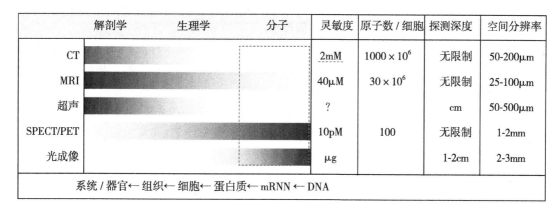

	解剖学	生理学	分子	灵敏度	原子数/细胞	探测深度	空间分辨率
CT				2mM	1000×10^6	无限制	50-200μm
MRI				40μM	30×10^6	无限制	25-100μm
超声				?		cm	50-500μm
SPECT/PET				10pM	100	无限制	1-2mm
光成像				μg		1-2cm	2-3mm

系统/器官←组织←细胞←蛋白质←mRNN←DNA

图 7-8 不同分子影像方法的优缺点比较

多模式分子影像的进一步发展还包括多功能分子影像探针的研发,将携带特异性靶向分子的氧化铁纳米粒子与放射性核素链接,制备多功能分子探针,引入体内后可以同时进行 MRI 和核素分子显像,用于反映不同的分子信息,甚至达到靶向诊断与治疗一体化。

第五节 相关医学分子影像的发展

一、CT 在分子影像中的作用

CT 是典型的形态或结构性影像,尽管也可进行灌注成像,但本身不具备分子影像的特征。然而,CT 具有较高的解剖分辨率特点,在分子影像的解剖定位和衰减校正中具有其他影像所不

Notes

具备的优势。

1. CT 在图像融合中的作用　　CT 成像对疾病的分子过程进行成像有其局限性,但 CT 所具备的高分辨率是核医学分子影像技术所不及。将高分辨率的 CT 与具有分子影像特征的核医学分子影像相结合,能够实现优势互补,如目前广泛应用的 SPECT/CT 和 PET/CT。其中 PET/CT 是集 PET 与 CT 于一体的多模式显像仪器,目前的 PET/CT 大多配置 64 排螺旋 CT。应用 PET 研究体内代谢已经得到公认,也是目前最成熟的分子影像,但是单纯的 PET 影像是一种功能影像,其图像解剖分辨率较低,不能清晰地显示代谢异常的病灶所处的精确解剖部位,而且对于某些无 FDG 高摄取的肿瘤病灶容易漏诊;利用 CT 提供的脏器或组织解剖形态变化,不仅可对 PET 的图像进行衰减校正,提高 PET 影像质量,而且 CT 的形态和密度信息还有助于病灶的性质判断,早期发现 PET 不易发现的微小病灶,甚至还可利用 CT 增强技术获得病变部位的动脉或静脉血流情况。

2. 动物 CT 与 PET/CT 的应用　　微型 CT 用于小动物成像已经比较广泛。X 射线微型 CT 是最初普遍应用的能产生 3D 图像的微型仪器。使用微型 CT 能获得标本中某些分子的传输和蓄积的定量影像,观察分子的空间分布并进行定量分析;应用 X 线 CT 还可对 PET 或 SPECT 图像进行衰减校正,以改善图像质量,并准确描绘出已知的示踪剂选择性浓聚区的生理学空间。

二、磁共振分子影像

磁共振分子影像(MRI)是极具发展前景的技术,利用 MRI 微米级的超高分辨率、无限的穿透深度和极佳的软组织对比度优势,加上功能磁共振影像(fMRI)、磁共振波谱、磁共振弥散以及某些特异性的 MR 分子造影剂的应用,可获得某些病变组织精细解剖结构与生化变化信息。

(一) 磁共振分子影像的类型

根据显像的原理不同,MR 分子影像技术可以大致分为两类,一类是以水分子为对象的分子影像技术,二是以非水分子为对象的分子影像技术。

1. 以水分子为对象的分子影像　　以常规水分子中的质子为成像对象来间接反映机体内某些分子过程,如利用磁共振波谱分析某一组织内肌酸、三磷酸腺苷、无机磷酸、胆碱、乳酸等代谢产物共振峰的变化,这些产物均直接参与脑的能量代谢,其浓度的变化可以反映脑能量代谢功能状态;脑肿瘤表现胆碱浓度增高,反映肿瘤细胞生长伴有细胞膜的降解;脑肿瘤区乳酸浓度增加,提示肿瘤内部有缺血、缺氧,这些定性与定量信息对于临床治疗决策有重要参考价值。其他具有发展前景的功能 MR 技术还有 MR 灌注成像、扩散加权以及扩散张量成像、血氧水平依赖成像等,这些以水分子为对象的影像技术虽然比较简单,其应用也比较成熟,不需要附加的条件即可应用于临床,但是缺点是特异性较差,严格地讲只是一种 MR 功能成像,提供的是组织或病灶的生理学信息。

2. 以非水分子为对象的 MR 分子影像　　是一种使用 MR 分子造影剂的成像。利用外源性分子探针进行磁共振成像,获得某些靶组织中特定分子(如抗原、受体和基因表达)的变化,比常规以水分子为对象的分子影像将更为特异和准确,但是技术难度也较大,对造影剂要求高,制备复杂,需要研发特异性的 MR 分子影像探针或 MR 分子造影剂,这也是近些年 MR 分子影像研究的重要方向之一。目前 MR 分子造影剂或分子探针研究主要有以下几种:

(1) 钆(Gd)离子螯合物分子探针:是一种顺磁性分子探针,产生 T1 阳性信号对比。Gd 造影剂具有一定毒性,游离 Gd 具有较高的毒性,可致肝脏坏死,还可引起肾源性系统纤维化(NSF),使用时需要高度重视。

(2) 二价锰(Mn)离子分子探针:应用较少,高浓度的锰离子具有生物毒性,还不能用于人体。

(3) 超顺磁性氧化铁颗粒(superparamagnetic iron oxide,SPIO)或超微超顺磁性氧化铁(ultrasmall superparamagnetic iron oxide,USPIO)分子探针:能产生较强的 T2 阴性信号对比,通常

Notes

SPIO 的直径大于 40nm,而 USPIO 的直径小于 40nm,穿透力强,有利于跨膜转运。USPIO 等造影剂本身没有靶向性,需要在磁性纳米材料表面修饰靶向分子,避免巨噬细胞吞噬,如在其表面包被特异性的多肽、配体或抗体等,使其具有靶向性主动与某些特定的靶分子结合,从而达到显示或观察特定组织细胞受体或抗原的异常高表达的目的。

(4) 其他分子:利用 ^{17}O 标记氧气吸入后研究脑氧代谢及脑功能,将 ^{129}Xe 连接生物分子探针(如生物素等)进行 MR 化学位移分子成像等。

具有靶向性的磁性纳米粒子研究是磁共振分子影像研究的热点,尤其是针对恶性肿瘤细胞表面存在的某些肿瘤特异性抗原、肿瘤相关抗原或肿瘤血管生成的抗原,可以在磁性纳米材料上修饰相应的单克隆抗体,达到主动靶向肿瘤细胞的作用,以反映肿瘤抗原的高表达;同样也可针对肿瘤表面存在某些高表达的受体蛋白质,在磁性纳米材料上修饰相应的受体配体,达到选择性靶向肿瘤受体的目的,以显示肿瘤受体的高表达,用于肿瘤的诊断和指导治疗。不同的肿瘤表达的受体也不同,如乳腺癌细胞及其转移灶常有雌激素受的高表达,某些肿瘤有叶酸、转铁蛋白、肽类、各种激素类受体的高表达等。同样的机理也可用于基因表达显像和干细胞移植的监测。

(二) 磁共振分子影像应用研究

1. **恶性肿瘤的诊断**　利用 MR 波谱分析,观察肿瘤不同代谢产物的变化可以用于肿瘤的定性和定量诊断、鉴别诊断,在脑瘤、胰腺、肝脏、前列腺肿瘤的诊断中具有重要作用。而应用抗体、配体或基因等分子修饰的 MR 纳米分子探针成像将有可能实现肿瘤的 MR 特异性分子影像诊断。

2. **生物治疗疗效监测**　应用高磁场的微型磁共振(micro-MRI)在裸鼠脑肿瘤模型可以观察到治疗中肿瘤大小变化及生长情况,评价抗血管生成治疗、基因治疗的疗效。扩散 MRI 可根据水分子活性测量肿瘤的反应,水的移动性可反映细胞水平的组织结构变化,对于治疗反应的评价优于单独的形态学影像。利用金属纳米离子标记技术可行报告基因显像,用于转基因治疗或干细胞移植治疗的监测。如基于转铁蛋白受体基因显像或酪氨酸酶催化黑色素瘤合成的转基因显像,从 T1 加权图像上出现高信号强度的特点即可显示报告基因的表达或移植细胞定位的空间分布。Rehemtulla 等人利用含有治疗基因的酵母胞核嘧啶脱氨酶(yeast cytosine deaminase, yCD)和光学报告基因(luciferase)的腺病毒载菌体,注射到 9L 神经胶质瘤肿瘤内后进行 MR 扩散加权成像,定量评估肿瘤治疗效果和细胞杀伤空间差异。动态对比增强磁共振显像(DCE-MRI)也用于血管生成的评价,利用金属纳米粒子标记的 RGD 等分子行血管生成(angiogenesis)特异性分子显像,用于评价肿瘤抗血管生成治疗效果以及缺血性或退行性疾病基因或细胞移植治疗后新生血管形成。

3. **磁共振细胞凋亡显像**　Schellenberger 等应用金属离子造影剂标记的 annexinV 微粒子(annexin V-CLIO)进行 MR 凋亡显像,其机理与核素标记 annexin V 凋亡显像相似。体外实验证明,应用 annexin V-CLIO MRI 能在很低的磁性底物的情况下辨别出细胞悬液中的凋亡细胞。annexin V 与 CLIO 的结合为 MRI 探针检测凋亡提供一种新的策略。

4. **动脉粥样斑块成像**　抗氧化低密度脂蛋白(oxLDL)抗体修饰的 USPIO 探针可用于 ApoE 敲出小鼠的动脉粥样硬化斑块模型 MR 成像,或针对易损斑块中炎性巨噬细胞聚集和基质金属蛋白酶为靶点的 MR 分子影像。

(三) 磁共振分子影像的主要不足

MRI 的优势是分辨率高(μm 级),而缺点是灵敏度低(μg 分子级),与核医学分子成像灵敏度(ng 或 pg 级)相距较远,低剂量的 MR 造影剂难以获得高质量的影像,而大剂量分子造影剂的使用势必带来生物安全的担忧,目前在分子影像探针信号放大方面的研究还未取得令人振奋的结果而限制了其临床应用。此外,超过 3T 以上的高磁场 MR 虽然可以获得更好的图像质量,但

Notes

是在人体使用是否安全还有待研究。因此,目前 MR 分子影像除了部分以水分子为成像对象的 fMRI 可以应用于人体外,其他均停留在动物实验阶段。

三、光学分子成像

光学分子影像在生物医学研究中发挥了重要作用,目前应用较多的包括荧光标记细胞的荧光显像用于细胞示踪研究,利用生物发光成像进行活体小动物的光学分子成像。荧光光学断层成像(optical fluorescence tomography)是分子影像学取得的另一进展。光学成像的穿透深度只有几厘米,使得全身成像受到限制,但光学成像技术与内窥镜技术结合将会发挥重要作用,将光学成像探测器置于内窥镜的一端送入人体,将光学显像剂放到所要观察的部位,如空腔器官或血管内,即可以进行光学成像检查。该技术主要应用于以下几个方面:

1. 肿瘤疾病　临床上,光学成像在前哨淋巴结和腋下淋巴结的探测具有很好的应用前景。光学探针应用于乳腺成像的研究也得到迅速发展,Britton 等人将光学乳腺成像技术与 MRI 结合用于乳腺肿瘤的诊断。此外,双标记探针及其在介入放射学领域的应用价值将为光学成像提供更多发展机会,借助导管、穿刺等手段将探针引入到检查部位进行光学成像,或在其他影像的引导下进行光学传感器的放置,克服了光学成像穿透性差的难题,有望应用于临床。

2. 亲梗死荧光显像　应用荧光探测技术无创伤性的描绘出完整组织的分子信息,这种生物兼容性的特异荧光探针和蛋白是体内荧光探测的一种高灵敏影像技术。这种荧光物质在梗死周围能够发光,尽管可受到体内血红蛋白和水吸收的影响,但是这种光子仍然能在组织中穿透几个厘米到达光谱窗,通过对探针分布的无创性显像建立光成像技术,实现荧光介导的分子断层显像(FMT),并利用深部组织荧光激活作用进行基因异常表达的三维显像,具有较高的灵敏度。

3. 细胞分子生物学成像　通过荧光标志物显示细胞内蛋白质活性,可自动高效、多标记细胞成像,亚细胞影像定位和模型分析。这种基于细胞影像信息与详细分子结构和配体 - 受体结合模型相结合的仪器,可用于抗癌药物的筛选、肿瘤生物学组织分子模型与临床相互关系以及细胞分子相互作用的研究等。

4. 切伦科夫光学成像　切伦科夫发光断层成像(Cerenkov luminescence tomography,CLT)是近几年发展起来的一种新的光学成像技术,该成像的原理是利用放射性核素发射的带电粒子在物质的介质中运动的速度大于光速时而产生荧光,利用光学成像设备进行的光学成像,光学信号强度与放射性核素的活度和发射的射线信号强度有很好线性相关。切伦科夫成像通常与核素 SPECT 或 PET 显像共用一个探针,将放射性核素标记的分子探针引入体内后,在进行核素 SPECT 或 PET/CT 显像的同时,利用光学成像仪器行切伦科夫成像,而不需要另外引入光学显像剂,具有成像时间短,有较好的灵敏度和空间分辨率的特点。在生物医学研究中具有良好的应用前景,并有可能为肿瘤患者的诊断、分期、疗效评价和手术导航提供更多的生物学信息。

5. 光声成像　光声成像(photoacoustic tomography)是近年来发展起来的一种无创性医学成像技术,它结合了纯光学成像的高对比度和纯超声成像的高穿透深度特性,从而提供高分辨率和高对比度的组织成像。华盛顿大学著名生物医学光学专家汪立宏(Lihong V.Wang)教授等将深部组织的吸收光转变成了声波,当宽束短脉冲激光辐照生物组织时,位于组织体内的吸收体(如肿瘤病灶)吸收脉冲光能量后,引起升温膨胀,产生超声波,并能被体表的超声探测器接收到该超声波信号,重建出组织内光能量吸收分布的图像。因此,光声成像技术探测的是超声信号,反映光能量吸收的差异,充分地结合光学和超声这两种成像技术的优点,克服了纯光学成像在成像深度与分辨率上不可兼得的缺点,又克服了纯超声显像在对比度和功能方面的不足。汪教授等建立了多种光声技术并用于乳腺癌患者的前哨淋巴结活检术、黑色素瘤、消化道肿瘤诊断及化疗反应的早期监测。

Notes

该技术的进一步发展对于心血管疾病、肿瘤疾病、基因表达、干细胞移植、药物代谢、免疫学以及细菌与病毒学研究将发挥重要作用。

四、超声分子影像

超声显像有别于其他分子影像方法的主要特点是：①能进行实时成像；②与 MRI 和核医学显像比较相对短而有效的显像程序；③对病人最小的不适而无创伤；④费用低；⑤应用广泛。超声显像具有许多其他影像不能获得的潜在优点，在分子影像方面的主要研究领域包括新生血管成像、血栓探测、有破溃危险的动脉粥样硬化斑块显像以及炎症标志的探测与定量等。

1. **超声微泡显像的应用**　微泡（microbubbles）最初是作为血池造影剂而发展起来的，充满气体的微泡对比剂其大小与红细胞相同。为了使其在循环中较长时间存留，气泡与表面活性物质、蛋白质、聚合体或某些其他物质装入胶囊内。用于超声微泡显像和治疗时，可以在微泡中不充填气体，而是充满其他物质如药物，研制出具有潜力的靶向药物载体应用于治疗目的。Unger 发明了一种微泡技术以增强气穴效应，将能被超声波分解的物质涂覆于泡沫上进入体内后黏附于血凝块表面实施超声治疗，用于治疗与血栓有关的疾病，包括心肌梗死、中风、深静脉栓塞以及肾透析后的血栓症患者，这种方法也可对肿瘤进行增强气穴损伤的治疗。超声与微粒子技术结合可将治疗药物释放到肿瘤组织中，因此，超声治疗技术的发展焦点是通过微粒子和超声技术释放药物达到抗血管源性的治疗目的。应用微泡对比增强超声运载或释放基因治疗药物是超声实施基因治疗的主要途径，其中一种策略是在感兴趣的表面实施微泡爆破，使得治疗基因（或药物）释放进入微循环，在 MRI 的指导下，应用聚焦高频超声产生治疗性的高热，通过温度控制基因表达、局部药物释放、药物运载增强、消融和其他治疗学作用。聚焦超声为达到靶向性高热提供了无创性的方法。Moonen 等人在 MRI 引导下，对改良的神经胶质瘤肿瘤细胞系应用聚焦超声（FUS）实施了无创性的温度敏感的基因启动子（promoter）局部控制治疗。因此，超声微泡将是一种很有前途的载药系统。

2. **肿瘤新生血管显像**　超声探测肿瘤相关血管形成已有较多应用报道，应用微泡靶向对比增强超声（CEU）显像，能显示恶性神经胶质瘤鼠模型的新生血管内皮细胞表达，无创伤性的早期发现肿瘤新生血管形成，为肿瘤血管提供有用的诊断信息。对比超声灌注显像发现，灌注或血容量反映的血管形成数量与靶向微泡产生的信号量之间有非常好的相关性，且能在很小的肿瘤边界外围正常组织探测到新生血管形成，提供肿瘤营养血管的特征。Forsberg 等在人黑色素瘤动物模型应用对比增强超声血管形成分子标志物测定了肿瘤新生血管的情况，发现对比增强超声测定的肿瘤新生血管与免疫组化获得的环氧合酶（cyclooxygenase-2，COX-2）的表达是一致的，并可能在血流增加之前即可探测到血管源的反应和内生治疗性血管形成。

3. **易破溃动脉粥样硬化斑块探测**　超声显像在确定易破溃（vulnerable）动脉粥样硬化斑块方面具有应用潜力，易破溃斑块常常伴随有炎症和炎症标志物（proinflammatory marker）浓聚增加，而通过对比增强超声能够对其进行显像诊断。靶向微泡超声造影还能探测左心房血栓脱落导致的血栓、栓塞以及心房纤颤。

4. **肠道炎性疾病**　对比增强超声已用于评价几种炎症疾病，包括肠道炎症的诊断与监测。其方法是应用对活性白细胞或细胞黏附分子如 P-selectin、VCAM 或 ICAM 具有靶向作用的微泡进行超声显像。对比增强超声显像能够在症状出现之前早期发现炎症复发病灶以及进行肠道炎性疾病治疗效果的随访观察。

五、遗传影像学与分子影像

遗传影像学（genetics imaging）是指用影像学的方法来研究遗传对不同个体所产生影响，是分子遗传学与影像学相结合形成的新兴学科。利用神经影像技术研究不同基因变异型人群间

Notes

脑功能及结构差异,理解大脑、行为及遗传之间的相互关系,通过影像学手段阐明精神疾病的生物学机制,在活体直观地反映疾病发生、发展过程中脑功能与结构的改变,寻找精神疾病的影像学客观依据,建立精神疾病分子功能影像临床大数据库,为疾病的超早期诊断提供敏感的分子生物影像参数。在遗传影像学研究方面,fMRI 和 PET/MR 将会发挥重要作用。

分子影像学的发展以及不同影像模式间的相互融合,给影像医学的医师及其人才培养也提出了新的要求,放射学医师需要花更多的时间学习和掌握分子生物学,掌握分子影像学的基本知识,对分子医学及相关的生物化学、生理学、药理学知识有较深刻的认识;而核医学医师需要更多地学习解剖学,包括 CT 和磁共振解剖影像,随着学科的发展以及科技的进步,一个全新的影像医学专业已经形成。在分子影像方面,尽管核医学的影像已经走在前列,但是要走向成熟并广泛的应用于临床还有很大差距。但是可以预料,分子影像仍将是 21 世纪医学影像技术发展的方向,医学影像技术也将从过去单一的解剖学影像诊断逐步向多模式影像诊断发展。在分子影像发展过程中,不同影像技术之间不是竞争关系,而是相互补充、相互融合和取长补短的关系,无论分子影像如何发展,常规的解剖学影像仍然是影像医学的基础,是"分子影像"的眼睛,在病灶的精确定位诊断上具有无可替代的作用。

小　结

分子影像是医学影像技术和分子生物学技术相互融合而形成的新的分支学科,是对人或其他活体在分子和细胞水平的生物学过程进行可视化、特征化和测量的科学,分子识别是分子影像的重要理论基础。分子影像技术的关键是寻找合适的分子靶点以及针对该靶点设计特异、高亲和力结合的分子探针。分子影像为临床诊断、治疗监测和医学研究提供分子水平信息,而分子水平的信息是疾病发生的基础。分子影像的发展使得影像医学对疾病的诊断和认识由传统的解剖学或病理学影像时代,逐步走向"分子影像"时代,从而改变疾病的诊断、治疗方案和预后。

在众多分子影像中,核医学分子影像是当今较成熟的分子影像,主要包括代谢显像、受体显像、多肽类药物显像、放射免疫显像、基因显像、乏氧显像、凋亡显像等。此外,具有发展前景的分子影像技术还有磁共振、超声和光学分子影像,但大多都还处于实验研究阶段,要真正应用于临床可能还需较长时间。不同模式的影像都有优点和不足,没有一种影像既灵敏又有好的分辨率和特异性,一种显像模式不可能解决临床上所有的问题,需要多模式影像的互补与融合。

(张永学)

参考文献

1. Tolmachev V, Friedman M, Sandström M, et al. Affibody Molecules for Epidermal Growth Factor Receptor Targeting In Vivo: Aspects of Dimerization and Labeling Chemistry. Journal of Nuclear Medicine, 2009, 50(2): 274-283.

2. Sharma R. Nitroimidazole radiopharmaceuticals in bioimaging: part I: synthesis and imaging applications. Curr Radiopharm. 2011, 4(4): 361-378.

3. Huang L, Gainkam LO, Caveliers V, et al. SPECT imaging with 99mTc-labeled EGFR-specific nanobody for in vivo monitoring of EGFR expression. Mol Imaging Biol. 2008, 10(3): 167-175.

4. Chao Wang, Liang Cheng, Zhuang Liu. Upconversion Nanoparticles for Photodynamic Therapy and Other Cancer Therapeutics. Theranostics 2013; 3(5): 317-330.

5. Rehemtulla A, Hall DE, Stegman LD. Molecular imaging of gene expression and efficacy following adenoviral-

Notes

mediated brain tumor gene therapy. Mol Imaging,2002,1(1):43-55.

6. Schellenberger EA,Bogdanov A Jr,Hogemann D,et al. Annexin V-CLIO:a nanoparticle for detecting apoptosis by MRI. Mol Imaging,2002,1(2):102-107.

7. Moonen CT,Quesson B,Salomir R,et al. Thermal therapies in interventional MR imaging. Neuroimaging Clin N Am,2001,11(4):737-747.

8. Forsberg F,Dicker AP,Thakur ML,et al. Comparing contrast-enhanced ultrasound to immunohistochemical markers of angiogenesis in a human melanoma xenograft model:preliminary results. Ultrasound Med Biol,2002, 28(4):445-451.

9. Li C,Yang JM,Chen R,et al. Urogenital photoacoustic endoscope. Opt Lett. 2014,39(6):1473-1476.

10. Mattay VS,Goldberg TE,Sambataro F,Weinberger DR. Neurobiology of cognitive aging:insights from imaging genetics. Biol Psychol. 2008,79(1):9-22.

Notes

第八章 分子影像与个体化医疗

个体化医疗(personalized medicine)这一概念是在 20 世纪 90 年代后期在人类基因组计划取得进展的基础上提出的。随着人类基因组计划的顺利实施,分子生物学技术和生物信息学的快速发展,特别是随着功能基因组学、蛋白组学、药物基因组学等研究的发展和系统生物学的推广,个体化医疗的概念也在此背景下逐步提出和发展起来,并正在逐渐成为现实。

个体化医疗也称作个体化诊治,是指将基因与环境等影响治疗效果的因素考虑在内的、为个体制定的最适诊治方案,包括疾病风险预测和个体化治疗。分子影像学(molecular imaging)的概念于 2002 年正式提出,由于分子影像不仅能够无创、可重复地提供活体、定量、实时的可视化分子及基因信息,还可以提供多分子相互作用的信息等独特的个体化信息,因此被认为是比其他生物标记物更有效和直观地反映疾病发生发展过程中特定的分子事件的示踪方法,有助于在分子水平上理解疾病的发生和发展机制。随着"组学"的不断发展,分子影像技术已从传统的单一生物标记成像发展到多模式、多方位的生物标志物成像。个体化医疗的发展方向是对疾病的预测、预防、诊疗和个体健康预警。分子影像在早期功能成像、新型医疗手段的监测和开发更多分子靶向药物等方面发挥重要作用。

第一节 分子影像与个体化医疗

一、个体化医疗

个体化医疗的目的是在特定情况下将恰当的药物与特定的患者相匹配,甚至根据患者的基因型及该个体的其他特点设计的治疗方案,从而获得最佳的治疗效果。与个体化医疗概念类似的还有综合医学(integrated medicine)、治疗诊断学(theranostics)、药物诊断学(pharmacodiagnostics)和诊断/治疗学(diagnostic/therapeutic),它们也是根据患者的基因型或基因的表达水平以及临床数据等具体情况,在患者接受诊治的特定时点,为病人选择当时最合适的药物、治疗方法或预防措施。

个体化医疗的主要内容包括建立高质量的生物资源(如疾病易感基因)数据库(biological bank)和临床信息数据库。在重大疾病个体化诊疗中发现疾病易感基因和各种药物敏感基因;鉴定特定的分子靶,研发新药或老药新用,提出新的诊疗方案;鉴定可用于预测个体化医疗的重要遗传信息;研究基因和环境相互作用,并将之用于疾病的预防;提高药物疗效,减低药物副作用。根据个体携带的遗传信息制定针对某些疾病的预防、诊疗策略,个体化医疗能够针对患者个体进行快速、准确的诊断;同时围绕诊断进行最有效,同时也是最经济的治疗。个体化医疗的发展方向是对疾病的预测、预防、诊疗和个体健康预警。

二、分子影像在个体化医疗中的应用

虽然分子影像在个体化医疗的定义中并没有被明确提及,但是它被认为是比其他生物标记物更有效和直观地反映疾病发生发展过程中特定的分子事件的示踪方法。分子影像不仅能够

无创、可重复地提供活体、定量、实时的可视化分子及基因信息,还可以提供多分子相互作用的信息等独特的个体化信息,从而有助于在分子水平上理解疾病的发生和发展机制。分子影像在个体化医疗的应用包括:①利用分子影像技术观察个体疾病起因、发生、发展等一系列病理生理变化,可以在个体化医疗中进行疾病的早期诊断;②通过设计特异性探针,直接显示药物治疗靶点的分子改变,用于个体化医疗中早期治疗;③对个体化医疗的药物及基因治疗疗效进行监测。

随着"组学"的不断发展,分子影像技术已从传统的单一生物标记成像发展到多模式、多方位的生物标志物成像。多模式成像技术,比如 SPECT/CT、PET/CT、PET/MRI 以及 PET/MRI/ 光学成像的融合,使得结构、功能、代谢以及细胞和分子水平变化的可视化成为可能,另外,纳米技术的发展也推动了多功能成像纳米探针的开发。今后,通过开发和应用多模式成像的探针和显像技术,整合各种影像技术的优势,新型分子影像技术将由实验室走向临床,从而进一步推动个体化医疗的发展和进步。

三、核医学分子影像在个体化医疗和药物研发中的作用

分子影像技术是在活体水平针对生物个体进行研究和评价,因此可以在个体水平对药物疗效进行完整的评价,并可直观地观察药物在活体体内的时空分布,了解药物的代谢分布。分子影像技术中的解剖结构成像技术(如 CT 和 MRI),由于具有较高的空间分辨率,可以用来确定病灶的大小、形状和位置,为临床药物的开发提供量化的客观标准,例如在实体瘤的疗效评价中,CT 和 MRI 仍是测量肿瘤形态的金标准。近十几年来,随着核医学分子影像技术的迅速发展,功能或代谢靶向显像越来越广泛的应用。非侵袭性的靶向分子影像能够通过监测分子水平的活动来提供一些特定的表型影像,在个体化医疗中发挥着非侵袭性定义生物化学和生理的作用,其优势在于:①在药物研发初期:靶点占用率研究可以优化药物的剂量和时间;②能够进行全身检查(如疾病分期);③可以有效利用同一研究个体进行重复研究,并可作为自身对照(如监测治疗效果)。

(一) 放射性示踪剂的研发

示踪原理和靶向分子是核医学分子影像的基础,基于这两个基础,在过去的 50 年里,已经研发出许多用于人体显像的放射性示踪剂。在前基因组和后基因组时代,开发放射性示踪剂的技术没有不同,但是在选择靶点的方法上发生了变化。在前基因组时代,大多数先导化合物的确定是根据尸检数据和传统的药效研究;而在后基因组时代,是在对基因组学、蛋白质组学和单核苷酸多态性的理解的基础上得到的。尽管在一些介绍放射性药物设计的文献中,尸体解剖研究仍被列为一种靶点选择的依据,但对于疾病早期检测来说,它显然不是最理想的。前基因组时代有它的成功之处,例如:目前最成功的放射性示踪剂之一的 ^{18}F- 脱氧葡糖(^{18}F-FDG),就是在前基因组时代,根据 ^{14}C 标记脱氧葡萄糖放射自显影方法所阐明的葡萄糖生物学为基础而研制成功的。

(二) 放射性示踪剂的验证

核医学影像所探测到的是发射的 γ 射线,而不是化学结构,所以新的示踪剂必须经过验证,证明该放射性示踪剂是代表的是母体化合物,而且是特异性和选择性地结合在靶点上。因此,其 γ 射线的分布反映的是母体化合物在靶蛋白中的生物分布。同时,该示踪剂必须对疾病造成的靶蛋白的改变是敏感的。尽管疾病是由于新陈代谢、蛋白质结合、流动性及渗透性等复杂的变化造成的,但个体化医疗的生物标记物必须是能够被体外显像探测到的"个体化"的靶向蛋白。这是对所有与治疗决策有关的生物标记物的基本要求。

(三) 基因处理(敲除)小鼠模型的应用

在对于与某种受体亚型特异性结合的放射性示踪剂药物的研发中,如果发现阻断药物的剂

量会导致血流、渗透性、代谢及药物动力学方面的变化时,仅仅应用传统的药理学技术是不够的。因此,近几年来,基因处理(敲除)小鼠开始被用于放射性药物的开发。研究证明,使用基因敲除小鼠在对受体亚型靶向作用的预测和确认是非常有效的。国外在 2001 年的一项有关药物的大规模调查发现,在前基因组时代找出的可能成为药物靶点的 500 多个蛋白质中,有 43 个蛋白质被用于靶向药物研究,其中,有 20 多种放射性配体是通过基因敲除小鼠模型来确定亚型特异性受体结合的。例如,在对与毒蕈碱性胆碱能受体(M 型受体)特异性结合的 ^{18}F-FP-TZTP 开发中就成功应用了基因敲除小鼠模型。毒蕈碱 -2(M2)受体亚型在整个大脑灰质中是均匀分布的,没有高亲和力的拮抗剂可以用来阻断该受体与配体的结合;而且,使用非放射性激动剂的竞争性结合会产生药理学改变。因此,研究人员巧妙地应用了基因敲除小鼠模型来解决这一难题。在与野生型小鼠比较中发现,在 M2 基因敲除小鼠中的脑内 ^{18}F-FP-TZTP 的摄取大量减少,而其他受体亚型如 M1、M3、M4 的基因敲除小鼠中则无此现象。总之,基因敲除小鼠模型是验证受体亚型选择性的有效工具,对于加速放射性配体的确认具有巨大潜力。

(四) 分子影像在药物研发和患者疗效评价中的应用:靶蛋白受体占用研究

无论是新药在进入临床前确定临床用药剂量,还是在药物经批准后选择个体化剂量,最好的办法是使用放射性核素标记的该药物或者能够与同一位点特异性结合的另一种放射性标记化合物进行占用研究,而 PET 或 SPECT 是确定靶点的饱和度最好的方法,特别是对于靶点作用于中枢神经系统的药物。另外,最好在确定药物剂量之前和之后都进行游离受体的测定。一般来说,定量确定靶蛋白饱和度的方法,是在给予药物不同剂量后,选择一个可以平衡有效性与毒性的药物剂量。尽管如此,放射性药物也必须经过验证,以确保放射性活度反映的是该药物与单个靶蛋白之间的结合。因此,核医学成像技术是最适合于研究以单个蛋白为靶点的药物,同时也可以通过对游离靶密度的连续测定来确定靶区药物的半衰期。当然,文献中也有一些关于一种药物可以与多个靶点结合的例子。如果不能将不同靶点在解剖学上分离的话,药物的放射性分布分析将会比较复杂。

核医学分子影像学已经有比较长的历史,特别是它利用前基因组时代的技术确定靶点,在分子水平上开发针对特异性靶点的放射性标记化合物,包括生化探针如碘化物(约 50 年历史)、受体结合型放射性示踪剂及放射性标记的单克隆抗体(约 25 年历史)。随着基因组学和蛋白质组学的发展,有关疾病早期检测的重要靶点逐渐被发现。放射性标记的基因、mRNA、反义引物、蛋白质 - 蛋白质相互作用的探针,已经准备或正在进行细胞水平或动物水平的研究;而报告基因显像已经用于小规模的临床试验。这些利用放射性标记药物的方法表现在以下四个方面:

1. 监测全身疾病控制点　监测全身疾病控制点(如增殖、乏氧、细胞凋亡、血管生成、炎症和转移等)的放射性药物开发在过去的十年发展很快。尽管第一代放射性药物(表 8-1)在药代动力学、药效学和敏感性方面仍需进一步的确认,但是一些早期的临床试验已经证明了这些药物的临床有效性。特别是金属放射性核素或是放射性卤素标记的示踪剂,都要进行全面的验证,以确认放射性核素标记的结构类似物(例如:葡萄糖的氟化类似物 FDG,腺苷的氟化类似物 FLT

表 8-1　与高精度放疗协同的放射性示踪剂的举例

放射性示踪剂	机制	靶向疾病
[^{18}F]Choline, [^{11}C]choline	脂类代谢	前列腺癌
[^{11}C]Methionine	氨基酸代谢	脑瘤
[^{18}F]Fluoromisonidazole	乏氧标记	头颈部及肺癌
[^{11}C]Acetate	细胞增殖	头颈部及肺癌
30-Deoxy-30- [^{18}F]fluorothymidine(FLT)	细胞增殖	快速生长的肿瘤

等)所示踪的生化过程是否理想。因为这些类似物在流动性、渗透性、代谢、排出、受体密度以及结合率常数等方面与其母体化合物可能不完全一致。

2. 利用放射性标记的显像剂来监测作用于同一靶点的治疗性放射性药物　如果治疗性放射药物具有理论上足够特异性的放射性活度,且仅竞争性地占有蛋白靶点的很小一部分,那么这个诊断性放射药物不仅可以示踪药物的生物分布来判断该药物是否适合于治疗,而且可以用来监测放射治疗后的疗效。例如,生长抑素受体有五种亚型。这种受体在神经内分泌肿瘤中的表达上调,而这种上调所导致的信号/本底比(T/B ratio)可以被外部显像探测到。生长抑素类似物环肽奥曲肽,大多是用金属螯合的方法来标记的,如用于显像的 ^{111}In-DTPA,^{68}Ga-DOTA 和各种 ^{99m}Tc 螯合物,以及用于治疗的 ^{177}Lu-DTPA 和 ^{90}Y-DOTA。有趣的是,这些类似物选择性识别 SSTR2(IC50<10nM),而天然的生长抑素与五个亚型结合的亲和力基本相同。

3. 使用外部显像方法监测疾病的某种控制点　在有些疾病中,阻滞单个分子机制足以取得显著的治疗效果。这种靶点类型并不像基因靶点那样严格,而是基于一种假设,即假设存在可以控制疾病过程单个机械靶点。例如,^{99m}Tc-maEEE-Z(HER2:342)是 ^{99m}Tc 标记的抗体分子,在注射后 1 小时用 SPECT 显像可检测到移植瘤中 HER2 表达阳性的肿瘤。

4. 监测受药物影响的下游生化过程　监测受药物影响的下游生化过程,就是用放射性核素标记某种实验治疗药物作用下的关键蛋白表达产物。例如,伊马替尼(格列卫)在临床上用于 BCR-ABL 易位的慢性髓性白血病患者 CML 和激活突变型的 c-kit 酪氨酸激酶的胃肠道间质瘤(GIST)的治疗。^{11}C 标记的伊马替尼曾被用于最初生物学分布实验,但还没有被用于临床。而临床上一直是根据 ^{18}F-FDG 的摄取是否降低来判断伊马替尼治疗的成功与否。^{18}F-FDG 作为一种下游显像,在伊马替尼化疗开始后立即进行,可早期预测其疗效(图 8-1)。

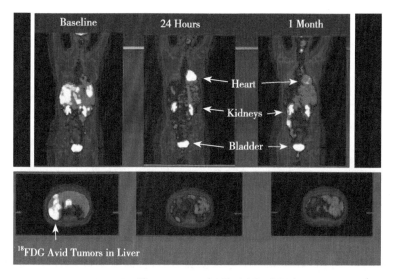

图 8-1　^{18}F-FDG PET 活体蛋白组学研究

在基态(治疗前),伊马替尼治疗后 24 小时和 1 个月同一患者连续的 PET 显像。上图为全身二维 PET 扫描图像,下图为肝脏层面的轴位 PET 扫描图像

(五) 从基因组到分子影像

基因组学进展的全面应用应该是从疾病的基因组学特征或蛋白组学特征的分析开始,然后开发疾病的单个控制点的特异性探针,再进行蛋白表达产物的确认。人类基因组学的复杂性包括从 30 亿个碱基对发现了 1000 万单核苷酸多态性(SNP),从而决定了人类的遗传多态性。而这种基因组学的复杂性加上后天获得基因变异,如癌变和新生物的演变,说明了基因型与表现

Notes

型之间的因果关系不是绝对的。因此可以推测,一些疾病是与几种基因有关;对于一个复杂的疾病,可能有多达40个基因发挥着主要作用。因为临床研究中只能监测一或两个靶点,因此靶向显像不能用来研究这种复杂的疾病。然而事实上,至少在肿瘤疾病中,通常会有一个是起主导作用的控制点,只要找到这个主要的控制点,就可以确定这种基因型和表现型之间的因果联系。到目前为止,例如伊马替尼(格列卫)、曲妥珠单抗(赫赛汀)、吉非替尼(易瑞沙)、埃罗替尼(塔西法)、贝伐单抗(阿瓦斯丁)、西妥昔单抗(艾比特思)、索拉非尼(多吉美)和舒尼替尼(索坦)等药物,就是针对某些特定病人中起主导控制作用的蛋白质。这些药物的成功开发,正激励着人们对关键靶分子的研究,从而开发出更多的分子靶向药物(表8-2)。

表 8-2　用于分子探针开发的分子靶向候选物

HER-2/neu(erbB-2)	BCR-ABL	APC	HDACs
EGFR(erbB-1)	RAS	BRCA1,BRCA2	CpG islands
EGFRviii	B-RAF	P53	COX-2
erbB-1/erbB-2	MEK	MDM2	RARβ
Pan-erbB	ERK	P27	RXR
VEGF	PI3K/AKT	P21	RXR/RAR
VEGFR	c-kit	Forkhead	Snail
IGFR	TGFβ	β-Catenin	Slug
PDGFR	NFkB	DCC	iNOS
TNF	mTOR	c-MYC	ER
Death receptors	Proteasome	c-JUN	AR
CHK-2	Hsp90	CDKs/cyclins	Aromatase
IAP1,IAP2	HIF-1a	DPC4	PPARg
BAX	E2F1	PARP	
BCL/BCLXL	ntegrins	ATM	
Caspases	MMPs	EWS-FLI	
XIAP	Proteases	PTEN	
FLIP	PRL3	NBS	
Decoy receptors	hTERT	TCFs	

分子影像的发展对于促进肿瘤药物的研发和肿瘤患者个体化治疗有着广阔前景。当分子影像探针的特异性、选择性和靶点密度一旦被确认后,靶向显像将在药物的群组选择(cohort selection)中(与活组织切片检查和蛋白质组学检查结合)以及药物剂量确定和疗效监测方面发挥作用。一旦药物获得批准,影像探针将在个体化治疗中具有非常重要作用,它将用于决定哪些患者需要接受治疗、用药剂量的调整、疗效的监测和决定个体是否需要继续治疗或更换药物。

综上所述,如何将核医学靶向分子影像技术应用于个体化医疗,其关键是在药物先导化合物的研发基础上,选择针对某种疾病的、特定靶点的、合适的放射性标记探针。而用何种成像方法将取决于该靶点是单一的疾病控制靶点(例如:与该药物的功能活性有关的一个特定的受体或转运蛋白),还是一个普遍的疾病控制靶点(如增殖,血管生成或炎症)。但无论属于前述的哪一种情况,由于临床中对于分子影像的时间限制,控制靶点的数量必须尽可能少;同时,放射性示踪剂必须是有效地、以适当的药物代谢和药物动力学方式与靶点结合,从而得到高质量的特异性显像。这种将药物开发与靶向显像剂的研制同步进行的方法,可以有效加快药物开发过程

Notes

和靶向显像,从而推动个体化医疗的实现。

第二节 生物治疗进展

个体化治疗是以每个患者的信息为基础决定治疗方针,从基因组成或表达变化的差异来把握治疗效果或毒副作用等应答的个性,对每个患者进行最适宜的治疗。

生物治疗(biological therapy or biotherapy)是指通过增强或恢复免疫或防御系统的功能来抵抗癌症、感染或其他疾病的治疗方法。因此生物治疗是利用机体固有的免疫功能来抗击感染和其他疾病,或预防由于药物引起的某些副作用,避免使用对患者无效或可能对患者有害的药物,并为开发最有可能成功的临床治疗模式提供信息,实现精准治疗和个体化医疗。生物治疗从操作模式上可分为四大类,即细胞治疗法、细胞毒素治疗法、基因治疗法和抗体治疗法。本节简要介绍生物治疗中与个体化医疗密切相关的细胞治疗和基因治疗法。

一、细 胞 治 疗

随着生物技术的最新发展,细胞治疗开始被应用于抗肿瘤治疗、缺血性疾病治疗和神经退行性疾病的治疗等。细胞治疗法是在体外对各种治疗细胞(如:干细胞、祖细胞谱系、间充质细胞、淋巴细胞或树突状细胞)进行处理,使其活化为对肿瘤有杀伤作用的免疫活性细胞,然后在体外培养扩增达到一定细胞数量后,注回患者体内发挥治疗作用,或者诱导其具有向多种组织和器官的功能性细胞分化的潜能,然后将细胞移植到缺血等病变组织,使其分化成具有特殊功能的细胞,达到治疗疾病的作用。最近很多临床试验就是应用这种经体外处理后的细胞或过继性移植细胞来治疗微小残留病灶和微小转移灶。对于小动物的研究,全身切片的免疫染色方法是评价过继性移植细胞的定位和靶向作用的最简单、可靠和传统的方法。而临床上,分子影像技术作为一种无创、可在同一个体反复多次应用的新方法,越来越多地被用于监测和评价过继性移植细胞的去迁徙、归巢、分化、肿瘤靶向以及持久性,从而促进前体细胞或效应细胞的基础研究和临床应用。例如,抗原特异性T淋巴细胞的全身用药是过继性抗癌细胞疗法中研究得最多和临床应用最多的方法之一。T淋巴细胞的长期示踪和定位是抗癌免疫应答和从体内消除异常细胞及病原体的一个重要组成部分。分子影像可以通过长期和反复的显像监测这些过程,如T细胞迁移、归巢至肿瘤靶标,T细胞生存时间及随后的免疫激活和细胞溶解活性。而目前用于临床研究的只有核医学影像技术。

最早的无创性淋巴细胞示踪显像的原理是用放射性核素直接标记细胞,如 ^{111}In 标记的肿瘤浸润性淋巴细胞(tumor-infiltrating lymphocytes,TIL)或 ^{111}In-oxine 标记的自体单核细胞来源的树突状细胞。体外标记淋巴细胞或其他过继性移植细胞主要有以下缺点:①放射性核素与细胞的结合率不高。例如,当使用放射性示踪剂 ^{111}In-oxine 时,平均放射性活度为 144.3kBq/10^8 细胞(3.9μCi/10^8 细胞),总放射性 10471kBq(283μCi)。使用其他示踪剂如 ^{18}F-FDG,可显著增加每个细胞的放射性活度,因为它是通过易化转运和酶联放大聚集。然而,^{18}F-FDG 标记细胞也有明显的弱点。研究发现,随着体内细胞的分裂,^{18}F-FDG 的放射性活性逐渐降低,而且逐渐被排出细胞。②监测时间有限。这是因为放射性示踪剂的衰变、细胞分裂及生理性排出。③辐射损伤。在标记过程中,细胞被暴露在大剂量的放射性导致潜在的辐射损伤。

如果使用各种报告基因对过继性移植细胞进行稳定的基因标记,则可避免以上体外放射性标记的局限性。HSV1-tk 报告基因显像是利用核医学技术进行细胞示踪显像,并被应用于临床。最近,美国 MD Anderson 癌症中心的研究者首次给灵长类动物静脉注射转染了 HSV1-sr39tk 报告基因的 T 细胞,并用 ^{18}F-FEAU PET/CT 显像,对 T 细胞在体内的迁移和持续性进行了研究,证明了 ^{18}F-FEAU 可以用于 T 细胞全身系统治疗的全程监测和疗效评价(图 8-2)。

Notes

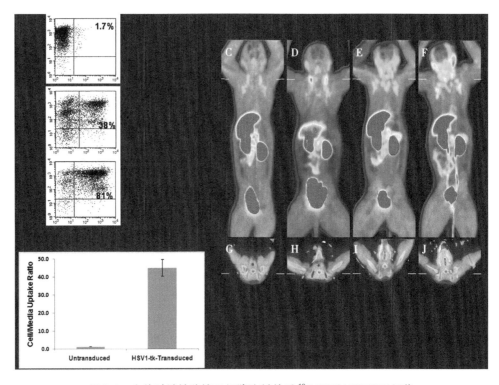

图 8-2　自体过继性移植 T 细胞注射前后 ^{18}F-FEAU PET/CT 显像

^{18}F-FEAU 在灵长类动物的颈部和腋下淋巴结有明显摄取，^{18}F-FEAU 经肝脏和泌尿系统代谢排出。活检组织免疫染色证实淋巴结 HSV-tk 表达阳性

二、基因治疗

随着人类在分子水平上对疾病发病机制认识的提高，基因治疗已逐渐成为医学分子生物学研究的重要领域之一。世界最早的基因治疗是 1990 年于美国在一个由于腺苷脱氨酶（ADA）缺陷导致的先天性免疫缺陷综合征的患儿上进行的。基因治疗最初以治疗单基因遗传病为主，现在已广泛应用于肿瘤等疾病的治疗研究。据统计，基因治疗从第一例开始到目前为止，全世界已有 5000 多人接受过基因治疗。

（一）基因治疗

基因治疗是指通过在特定靶细胞中表达该细胞本来不表达的基因，或采用特定方式关闭、抑制异常表达基因，达到治疗疾病的目的治疗方法。基因治疗主要有三种方式：第一种是基因置换（gene replacement），即将特定的目的基因导入特定细胞，通过定位重组，以导入的正常基因置换基因组内原有的缺陷基因。基因置换的目的是纠正缺陷基因，将缺陷基因的异常序列进行矫正，对缺陷基因的缺陷部位进行精确的原位修复，不涉及基因组的任何改变。基因置换的必要条件有 5 点：①对导入的基因及其产物有详尽的了解；②基因能有效地导入靶细胞；③导入基因能在靶细胞中长期稳定驻留；④导入基因能有适度水平的表达；⑤因导入的方法及所用载体对宿主细胞安全无害。

第二种是基因添加（gene augmentation），即不去除异常基因，而是通过导入外源基因使靶细胞表达其本身不表达的基因。基因添加有两种类型：一是针对特定的缺陷基因导入其相应的正常基因，使导入的正常基因整合到基因组中，而细胞内的缺陷基因并未除去，通过导入的正常基因表达正常产物，从而补偿缺陷基因的功能；二是向靶细胞中导入靶细胞本来不表达的基因，利用其表达产物达到治疗疾病的目的。基因添加与基因置换一样，也必须具备上面提到的 5 个必要条件。

Notes

第三种是基因干预（gene interference），指采用特定的方式抑制某个基因的表达，或通过破坏某个基因而使之不能表达，以达到治疗疾病的目的。较常用的方法是采用反义技术特异性抑制某些基因的表达。反义技术是指利用针对特异性 DNA 和 RNA 片段，按碱基配对的原则人工合成小分子核苷酸序列（反义寡核苷酸），与其目的 DNA 和 RNA 序列互补结合，从而选择性地抑制目的基因转录或翻译过程的技术和方法。在肿瘤基因干预治疗中，主要是利用反义寡核苷酸抑制或封闭某些癌基因的表达。

基因治疗基本上分为三步：①基因导入：是指把基因或含有基因的载体导入机体；②基因传递：是指基因从导入部位进入靶细胞核；③基因表达：是指细胞中治疗性基因产物的形成。

（二）基因治疗方法

目前，常用的基因治疗方法有两种：

1. 体外法（ex vivo）　是将受体细胞在体外培养转移入外源基因，经过适当的选择系统，把重组的受体细胞回输患者体内，让外源基因表达以改善患者症状。基因治疗中常用病毒作为运送基因的载体，因其高转染率和良好的靶向性而成为应用最广泛的方法。载体病毒，通常是将治疗基因取代病毒的某个基因。设计使用病毒时，最重要的是将病毒本身可能会致病的基因剔除，同时注意避免病毒突变而产生具有传染性并致病的病毒。

目前常用的病毒载体包括反转录病毒、腺病毒（Ad）、腺相关病毒（AAV）、单纯疱疹病毒（HSV）、痘苗病毒（VV）等。这些病毒各有不同特点。

（1）反转录病毒是最早和最为普遍使用的载体，反转录病毒载体转变成假病毒颗粒后，假病毒颗粒中所包含的 RNA 与反转录病毒基因组的结构相似，实际上只是以目的基因和标记基因取代了病毒的结构基因。感染靶细胞的过程与普通反转录病毒一样。RNA 进入靶细胞后，通过反转录过程转变成前病毒 DNA 并整合到宿主细胞的染色体 DNA 上，从而使目的基因成为宿主细胞染色体 DNA 的一部分，靶细胞成为稳定表达目的基因的转化细胞。假病毒感染细胞的效率很高，体外感染培养细胞的效率可达 90% 以上。然而，反转录病毒载体的容量较小，且有插入突变、激活癌基因的潜在危险。

（2）腺病毒作为载体主要有以下优点：①宿主领域广，人类为其自然宿主；②腺病毒载体既可以感染分裂期细胞又可以感染非分裂期细胞；③可获得高病毒效价，其病毒滴度可达 10^9~10^{11}CFU/ml，适宜于临床基因治疗；④与人恶性肿瘤无关，不会引起肿瘤；⑤腺病毒疫苗开发研究表明，腺病毒疫苗长期应用未见明显副作用，提示腺病毒载体有较高安全性。同时，由于腺病毒载体靶向性差、可能产生复制型腺病毒，且难以整合到靶细胞的基因组 DNA 等缺点，使其在应用中存在诸多的局限性。

（3）腺相关病毒载体的最大特点是能够进行位点特异性整合，同时，腺相关病毒无致病性，人类为自然宿主，安全性高；腺相关病毒基因可克隆入质粒，载体构建简单；基因表达稳定；腺相关病毒颗粒稳定，可以通过离心浓缩提高病毒滴度，可达 10^2CFU/ml。但其载体容量较小，感染效率较反转录病毒载体低。

（4）单纯疱疹病毒具有在神经细胞长期存活的特点，将其改造为基因转移载体，适用于神经系统疾病的基因治疗。单纯疱疹病毒主要有以下特点：①病毒滴度高，可达腺病毒载体水平；②外源基因容量大，达 30kb；③可以感染分裂期细胞，也可以感染非分裂期细胞；④尽管不能整合，但可以在细胞内长期生存，有可能获稳定表达。单纯疱疹病毒载体的最大限制因素是其细胞毒性问题。

2. 体内法（in vivo）　是指直接将外源 DNA 注射至体内，DNA 可以单纯注射，也可以与辅助物如脂质体一起注射，使其在体内转录、表达而发挥治疗作用。体内法的基因治疗方式比体外法简单、直接、经济，疗效也比较确切。常用的体内基因直接转移手段有脂质体介导、受体介导和体内基因直接注射等。

Notes

（1）脂质体介导：用人工方法将磷脂在水溶液中形成一种脂质双层包围水溶液的脂质微球，称脂质体（liposome）。脂质分子在水溶液中形成脂质微球时，可将大生物分子（如酶、抗体、核酸等）或小分子药物包入脂质微球中，因此它作为一种运载工具，通过脂质体膜与体细胞的相互作用（包括膜融合、被吞噬等），把含有特殊功能的生物大分子及小分子药物导入细胞中。通过静脉注射，脂质体可将所携带基因选择性地导入靶细胞中，达到基因治疗的目的。

（2）体内基因直接注射：导入方法不同，基因在体内表达的时间和效率也不同。直接法更合适基因治疗。将裸露 DNA 直接注入肌肉内，外源基因在肌肉中的表达量与注入的外源性基因含量成正比。

（3）受体介导：细胞膜上存在一些专一性受体，是组织或器官特异性的。当这些受体专一性地与相应的配体结合后，所形成的受体配体复合体就会在细胞膜上某些特定区域富集，通过细胞的内吞作用，实现这些配体向细胞内转移。受体介导的吞噬作用主要有两个特点：一是具有细胞、组织或器官专一性，配体只能被一些特异的细胞吞噬；二是配体进入细胞的转移效率高。如果以这种受体介导吞噬作用的配体作为运载工具，在配体上携带用于基因治疗的核酸，那么这些核酸就可以特异地转移到特定的器官，组织的靶细胞中发挥作用。这种利用受体介导的 DNA 转移，已经在细胞水平及动物水平上取得了较好的结果。

目前，基因治疗中的靶细胞主要为体细胞，由于医学伦理的关系，为了防止给人类造成可能的损害，国际上禁止进行生殖细胞的基因操作。在选择转移基因的靶细胞时，一般考虑以下几个因素：①选择目的基因表达的组织细胞，最好是组织特异性细胞，在一种组织细胞中表达后可分泌或以其他方式进入靶细胞；②细胞较易获得，且生命周期较长；③离体细胞较易受外源遗传物质转化；④离体细胞经转染和一定时间培养后再植回体内仍较易成活。各种肿瘤细胞是基因治疗研究中极为重要的靶细胞类型。肿瘤细胞对目前绝大多数的基因转移方法都比较敏感，特别是肿瘤细胞始终处于旺盛的分裂状态，因此，可以进行高效率的转导。

（三）基因治疗进展

在过去的十年里，随着细胞生物学和分子生物学理论和技术的飞速发展，基因治疗，特别是肿瘤的基因治疗已成为备受瞩目的研究领域并已初步取得令人振奋成果，如针对肿瘤细胞、肿瘤的血管改变、肿瘤患者的免疫系统和骨髓变化的基因治疗等。尽管目前还没有哪一种肿瘤基因治疗方法的作用是比较理想的，但都显示出了良好的应用前景。现已证明，肿瘤的发生是由于某些原癌基因的激活、抑癌基因的失活以及凋亡相关基因的改变导致细胞增殖分化和凋亡失调的结果。针对肿瘤发生的遗传学背景，将外源性目的基因引入肿瘤细胞或其他体细胞内以纠正过度活化或补偿缺陷的基因，从而达到治疗肿瘤的目的，即为肿瘤的基因治疗。目前，用于肿瘤基因治疗临床试验的目的基因主要有抑癌基因（如 p53）、自杀基因、耐药基因、抗血管生成基因等。

1. 抑癌基因治疗　抑癌基因（anti-oncogene）是一类抑制细胞过度生长、增殖从而遏制肿瘤形成的基因。抑癌基因是细胞正常基因，是细胞发育分化所必需的基因；在正常组织中能正常表达，而在肿瘤组织中应有点突变、DNA 中段、全基因缺失或表达缺陷等。研究表明，近一半的人类肿瘤均存在抑癌基因的失活，可见抑癌基因的失活与肿瘤的生长有着密切的关系。因此，将正常的抑癌基因导入肿瘤细胞中，以补偿和代替突变或缺失的抑癌基因，达到抑制肿瘤的生长或逆转其表型的抑癌基因治疗策略，势必成为肿瘤基因治疗中的一种重要的治疗模式。

目前研究较多的是 p53 基因，主要是重组腺病毒 p53。其正常功能的丧失，最主要的方式是基因突变。迄今已发现的 10 000 种人类肿瘤的 2500 种基因突变中，p53 蛋白的 393 个氨基酸就有 280 个以上发生了突变。由于这种点突变，导致氨基酸的改变，最终产生没有活性的 p53 蛋白，失去抑癌作用。大量的体内外试验已证实，引入 p53 基因确实可以抑制肿瘤细胞的生长，诱导其出现凋亡。除了直接的抑瘤作用外,正常 p53 基因的导入还可以诱导癌细胞对化疗药物及放疗的敏感性,加快肿瘤细胞的凋亡。美国自 1995 年以来即开始了重组腺病毒 p53 制品的临床试验,并已完成了Ⅰ、Ⅱ期临床试验及部分Ⅲ期临床试验。

2. **癌基因治疗**　癌基因(oncogene)是指细胞基因组中具有能够使正常细胞发生恶性转化的一类基因。这种基因在人的正常细胞中就已存在。在绝大部分情况下,这类潜在的癌基因处于不表达状态,或其表达水平不足以引起细胞的恶性转化,或野生型蛋白的表达不具有恶性转化作用。但是当这些基因改变时,就会导致基因异常活化而启动细胞生长,从而发生恶性转化。研究表明,这些基因由于突变而使其功能处于异常活跃状态,不断地激活细胞内正性调控细胞生长和增殖的信号传导途径,促使细胞异常生长。因此,将癌基因的反义序列导入癌细胞使之封闭或裂解靶基因,抑制其表达,达到抑制肿瘤的目的。研究结果显示,反义 myc(片段构建)重组腺病毒载体 Ad-As-Myc,能显著抑制肺腺癌 GLC-82 和 SPC-A-1 细胞生长和克隆形成,并诱导其凋亡。对肝癌细胞、胃癌细胞、胰腺癌细胞、膀胱癌均有抑制作用,表明反义 myc 具有广谱的抗肿瘤作用。

3. **自杀基因治疗**　自杀基因(suicide gene)是指可引起细胞死亡的基因。常用的自杀基因包括:单纯疱疹病毒胸苷激酶基因(herpes simplex virus-thymidine kinase,HSV-tk)、水痘带状疱疹病毒胸苷激酶基因(varicella-zoster virus-thymidine,VZV-tk)、大肠杆菌胞嘧啶脱氨酶基因(E.coli-cytosine deaminase,CD)、细胞色素 P-450 基因、大肠杆菌黄嘌呤 - 鸟嘌呤磷酸核糖转移酶基因(glunaine phosphoribosyl transfeRase,GPT)等。

HSK-tk 基因是最为广泛研究的自杀基因,它编码胸苷激酶,该酶可将核苷类似物(NA)代谢为二磷酸化物,后者在细胞内酶的作用下成为有毒性的三磷酸化物而发挥抗肿瘤作用。CD 自杀基因的研究也很广泛。CD 基因编码胞嘧啶脱氨酶,可将胞嘧啶代谢为尿嘧啶,使无毒的 5-FC 转化为有毒的 5-FU。该基因只在真菌、细菌中存在,而哺乳动物中不含此种酶。在用于 tk、CD 基因疗法的前药中,GCV(tk 基因疗法常用的前药)对转基因瘤细胞杀伤作用是较强的。

自杀基因疗法出现,克服了病毒介导的基因疗法的最大缺陷,即:其转导的基因不能进入所有的肿瘤细胞。通过自杀基因的旁观者效应(bystand effect),自杀基因转导细胞可对邻近非转导细胞产生细胞毒作用。现已证明:几乎所有的自杀基因系统都具有旁观者效应,但其作用机制尚不十分清楚。

不同的基因疗法有不同的侧重点,即使是同一自杀基因疗法,其不同的酶 - 前药系统也各有特点。如 HSV-tk/GCV 直接杀瘤效果最好,CD/5-FC 的旁观者效应则较突出,利用其互补性联合使用,可达到最佳的杀瘤效果。

(四) 耐药基因治疗

多药耐药(multiple drug resistance,MDR)是指肿瘤细胞接触某一种抗癌药物产生耐药的同时,也对其他结构和功能不同的药物产生交叉耐药性。MDR 是影响肿瘤化疗疗效的重要因素之一。因此,如何消除 MDR 的影响,提高化疗药的药效就成了人们研究的热点。而耐药基因治疗就是针对此产生的,其定义是将一些细胞毒药物的基因转移至造血干细胞,以降低化疗药物对骨髓的毒性,这样就可能用高剂量的药物杀死肿瘤细胞而不破坏骨髓细胞。常用的耐药基因包括:MDR-1(multidrug resistance 1)gene,DHFR(dihydrofolate reductase) 的变异体,MGMT(O6-methylguanine-DNA methyltransferase)gene。

多药联合应用的化疗方法促进了能够携带对造血干细胞提供保护的多种耐药基因载体的构建。现已发明了多种抗药载体。

(五) 抗血管生成基因治疗

肿瘤的生长和存活依赖于生成的血管为它所提供的氧气和营养物质。通过阻断肿瘤血管的生成来抑制肿瘤的生长,防止肿瘤的转移是治疗肿瘤的一种重要方式。

VEGF 是肿瘤诱导血管生成过程中一个主要的调节因子,它可选择性刺激内皮细胞分裂,并能增加微血管的通透性。通过阻断 VEGF 的翻译和转录过程可使其产生受到抑制。一种治疗方法就是引入一段反义 VEGF 的 cDNA 基因,通过与 VEGF 的 mRNA 结合,来抑制 VEGF 蛋白的翻译。

除了 VEGF 外,还有两个前期临床中最常用的内皮细胞生长抑制因子:angiostatin 和 endostain。两种抗血管生成因子同时使用或抗血管生成因子与其他疗法联合应用也是研究热点。抗血管生成基因疗法不同于常规疗法及其他基因疗法,它具有很多优点如高效低毒,不易产生耐药性,不受肿瘤细胞周期的影响等。因此,在肿瘤和其他血管性疾病的治疗中将有良好的应用前景。

肿瘤基因治疗已从理论走向实践。该法的有效性已在体外及动物实验中得到证实,部分临床试验亦取得了令人鼓舞的结果。但是,肿瘤的病因及发病机制复杂,基因结构和种类更为复杂,而人类对基因和肿瘤的知识了解还很少,基因治疗研究和应用也才刚刚起步。目前,肿瘤基因治疗可以成为肿瘤综合治疗的一部分,可能对提高化疗、放疗的敏感性,减少肿瘤的复发和转移起一定作用,甚至是明显的作用,但是还不能取代肿瘤治疗的手术、放疗、化疗。寻找更有效的治疗基因,研制高效和定向的基因转移载体、导入基因在人体内的调控方法等将是今后研究的重点。

(六) 分子影像在基因治疗监测中的作用

分子影像在基因治疗的监测方面具有重要作用,人们可以在重组治疗基因的同时,插入一段报告基因,这种具有治疗作用和报告信息的融合基因导入靶组织后,可以通过核素标记的报告探针与报告基因特异性结合而使其显影,间接示踪治疗基因在靶组织的表达水平、持续时间,成功实现了对基因治疗过程的活体监测,并为基因治疗的研究和监测提供有效的手段。目前常用的报告基因为 HSV1-tk 或其突变型的 HSV1-sr39tk。近年来,应用核医学分子影像监测肿瘤血管生成及其抗血管生成治疗效果的研究也显示出良好的应用前景。研究发现,整合素(integrin)受体 $\alpha_v\beta_3$ 在新生血管及恶性肿瘤细胞表面有高水平的表达,而且在肿瘤的生长、局部浸润和转移中有重要作用。应用单光子(^{99m}Tc)或正电子(^{18}F)放射性核素标记的精氨酸 - 甘氨酸 - 天冬氨酸(RGD)多肽能够与受体特异性地结合,因此可通过显像显示恶性肿瘤细胞整合素受体 $\alpha_v\beta_3$ 的表达水平,评价肿瘤新生血管生成情况,监测抗血管生成治疗的效果。

小　结

本章简要介绍了分子影像在疾病的早期诊断、病情分期、复发监测、治疗反应的早期评估以及预后估计方面的应用。尽管部分方法已经用于临床,然而多数方法还处在实验研究阶段,许多具有前景的分子影像技术要从实验室转化为临床实践,还需要包括分子生物学、生物医学工程、药学等相关领域的支持,通过医工、医理研究平台的建立,探索特异性的分子靶点和分子探针。今后,分子影像在对患者的选择、治疗决策和治疗效果监测方面的作用,将会成为现代诊断和治疗中不可缺少的部分。生物治疗作为新型的治疗手段受到广泛关注,分子影像监测生物治疗效果也成为研究的热点。分子影像技术能够观察个体疾病起因、发生、发展等一系列病理生理变化,可以在个体化医疗中进行疾病的早期诊断;通过设计特异性探针,直接显示药物治疗靶点的分子改变,用于个体化医疗中早期治疗;同时能够对药物及基因治疗进行监测,实现对个体化医疗的疗效监测。

(张　宏)

Notes

参考文献

1. Dotti G, Tian M, Savoldo B, et al. Repetitive noninvasive monitoring of HSV1-tk-expressing T cells intravenously infused into nonhuman primates using positron emission tomography and computed tomography with ^{18}F-FEAU. Mol Imaging. 2009, 8(4): 230-237.

2. Ye Z, Zhu J, Tian M, et al. Response of osteogenic sarcoma to neoadjuvant therapy: evaluated by ^{18}F-FDG-PET. Ann Nucl Med. 2008, 22(6): 475-480.

3. Zhang H, Yoshikawa K, Tamura K, et al. ^{11}C-Methionine Positron Emission Tomography and Survival in Patients with Bone and Soft Tissue Sarcomas Treated by Carbon Ion Radiotherapy. Clin Cancer Res. 2004, 10(5): 1764-1772.

4. Feng Gao, Shuang Wang, Yi Guo, et al. Protective effects of repetitive transcranial magnetic stimulation in a rat model of transient cerebral ischemia: a microPET study. Eur J Nucl Med Mol Imaging. 2010 Jan 27.

5. Hong Zhang, Xuesheng Zheng, Xiaofeng Yang, et al. ^{11}C-NMSP / ^{18}F-FDG microPET to monitor neural stem cell transplantation in a rat model of traumatic brain injury. Eur J Nucl Med Mol Imaging. 2008, 35(9): 1699-1708.

6. Haitong Wan, Huiyuan Zhu, Mei Tian, et al. Protective effect of chuanxiongzine-puerarin in a rat model of transient middle cerebral artery occlusion-induced focal cerebral ischemia. Nucl Med Commun. 2008, 29: 1113-1122.

Notes

第九章 核医学分子影像与转化医学

转化医学(translational medicine)是最近十年国际医学界出现和发展的新概念和研究模式，是当前医学领域的前沿和热点，旨在解决基础医学、前沿技术的快速发展与实际应用脱节的问题，建立基础研究与临床应用之间的直接通路、实验室研究与临床医学之间的桥梁。转化医学自 2003 年由美国国立卫生研究院(National Institutes of Health, NIH)正式提出后，近十年来在欧美等西方国家迅速发展，而在中国也正成为医学领域的重要发展方向之一。国内正在加速进行各项基础研究向临床的转化、各种尖端设备和技术双向转化，各医学转化研究中心的不断建立筹划，加快促进中国转化医学的发展。

转化医学的中心环节是生物标志物的研究，因此分子影像(molecular imaging)已被认为是转化医学得以顺利实现的一个重要手段。分子影像是一种新型、无创的功能成像手段，是现代分子生物学与先进医学影像技术相结合的产物，能够通过特殊的成像手段与条件，反映机体组织、细胞及分子水平的代谢和功能状态变化，逐渐被越来越多的科学家当作一种研究、验证和实现转化医学目标的重要工具，以及开发新药物和治疗方法的必要手段之一。

分子影像在转化医学中的重要价值备受关注，国内外已经踊跃出各种新型分子探针成功进行临床转化的实例。各种新型分子探针、新的设备和新的成像方法的不断开发正不断推动基础研究和临床实践、医疗成果输出的双向转化。

第一节 转化医学的定义与内容

一、转化医学的定义

在医学发展中，很多临床问题的提出者由于不具备研究条件和设施，很难解决遇到的实际问题。转化医学正是针对目前存在的基础医学与临床医学脱节、科学研究成果向临床应用转化体系不完善、各项医学研究数据结果不能最终使公众受益等背景而提出的。

"转化医学"这个名词演化自 20 世纪 90 年代的转化研究(translational study 或 translational research)，1992 年 Choi DW 在《Science》杂志首次提出"从实验室到病床(bench to bedside)"的概念；1996 年 Geraghty J 在《Lancet》杂志第一次提出了"转化医学"这一新名词；2003 年，NIH 在《Science》首次全面阐述转化医学概念，提出"转化医学"的典型含义是将医学生物学基础研究成果迅速有效的转化为可在临床实际应用的理论、技术、方法和药物。NIH 同时公布了"医学研究路线图(NIH roadmap for medical research)"，该路线图包括了三个核心领域：探索并重新认识新的科研思路和途径；培养和建立一个新的未来研究团队；重新设计临床研究机构，突出转化医学，而在探索新的科研途径中强调分子影像。"医学研究路线图"阐明了促进理论联系实际的转化意义。随后美国于短短几年内投入了大量的资金，成立了多个转化医学中心，大大促进了基础医学成果向临床及人类医药健康产业的转化。许多欧洲国家也做了很多类似的努力和投入，催生了系列的战略行动，旨在实验室与病床、公共健康决策和医疗服务市场之间架起一条快速双向通道。

转化医学主要目的是填补基础研究与临床应用之间的鸿沟，强调从实验室到病床的连接，即

"从实验室到病床"(简称 B-to-B 或 B2B 模式)。转化医学研究打破了以往研究为单一学科或有限合作的模式,强调多学科组成课题攻关小组,发挥各自优势,通力合作。转化是"双向"的,即从临床工作中发现和提出问题,由基础研究人员进行深入研究,再将基础科研成果快速转向临床应用,又从临床应用中提出新的问题回到实验室,为实验室研究提出新的研究思路。因此转化医学倡导从实验室与临床研究的双向转化(图 9-1),基础与临床工作者密切合作,以提高人类医疗总体水平。

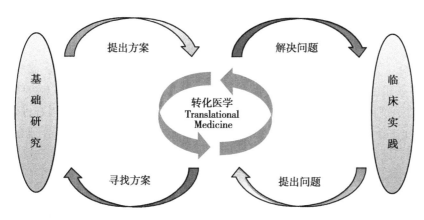

图 9-1　转化医学模式图

二、转化医学的发展历程

针对基础与临床研究的鸿沟和屏障,基础医学与临床医学的严重脱节,2003 年美国 NIH 首次阐述了转化医学的概念。2006 年 NIH 设置临床与转化科学基金,负责资助医学研究机构进行临床与转化科学研究工作。2008 年 NIH 投资 4.62 亿美元用于该计划,约占 NIH 当年预算资金的 1.60%;到 2012 年,该基金资助机构数达 60 家,年度资助 5 亿美元。

1993 年,法国卫生部首次制定临床研究项目,并成立临床研究中心。至 2008 年,法国已建立覆盖全国的 23 家临床研究中心网络,并且接受专业机构每四年一次的评估。这些中心极大促进了法国临床研究工作的开展。

为了促进转化医学的发展,世界上一些核心期刊都开辟了转化医学专栏,同时还出版了如 Science Translational Medicine、Journal of Translational Medicine 和 Translational Research 等 3 本国际性专业杂志。

转化医学在中国起步较晚,但发展迅速。据不完全统计,由大学、研究机构、医院建立的转化医学基地已达上百家,政府管理部门、公共卫生、医药企业、临床医学、基础研究等各方力量均有参与。国家的"863"、"973"计划等重大项目,都对临床和转化医学研究提供了资金和项目上的支持。自 2007 年起,北京协和医院召开了数届国际转化医学大会,展示了中外专家在转化医学研究方面取得的新进展。2009 年湖南大学湘雅转化医学研究中心成立;随后国内首家儿科转化医学研究所在上海交通大学医学院附属上海儿童医学中心成立;同年,中国科学院深圳先进技术研究院成立了转化医学研究与发展中心。上海转化医学中心于 2014 年开始建设,整合了上海多所高校、附属医院、科研院所和生物医药企业等,开展临床难题联合攻关,推进技术转化应用进程。除各级实验室外,全新的上海转化医学中心将辟出一个拥有 300 张床位的"转化型病房",专门用于转化医学研究。这一举措在 NIH 有先例,但在国内还属首创。这些机构的建立促进了我国转化医学的蓬勃发展。

三、转化医学的研究内容

转化医学是生物医学发展特别是基因组学和蛋白质组学以及生物信息学发展的时代产物。

Notes

转化医学的中心环节是生物标志物的研究,开发和利用各种组学方法以及分子生物学数据库,筛选各种生物标志物,用于疾病危险度估计、疾病诊断与分型、治疗反应和预后的评估,以及治疗方法和新药物的开发。转化医学将通过以下三个方面推动 21 世纪医学的发展。

1. 分子标志物的鉴定和应用　基于各种组学方法筛选出早期诊断疾病、预测疾病(个体疾病敏感性预测)、判断药物疗效和评估患者预后的生物标志物及药物靶标。靶标的确立,有助于有针对性地探索新的药物和治疗方法,提高药物筛选的成功率,并缩短药物研究从实验到临床应用阶段的时间,提高研究效率。这些标志物的开发应用,将对疾病预防、诊断及治疗发挥有效的指导作用。

2. 基于分子分型的个体化治疗　恶性肿瘤和心脑血管病及糖尿病等大多数慢性病是多病因疾病,其发病机制复杂、疾病异质性很大。因此,对这些疾病不能采用单一方法(如同一药物、相同的剂量)来进行疾病诊治。基于患者的遗传、分子生物学特征和疾病基本特征进行分子分型,以此为基础实施个体化的治疗是现代医学的目标。实施个体化的医疗,可以合理选择治疗方法和药物(包括剂量),达到有效、经济和最小的毒副作用的目的。分子医学(molecular medicine)和个体化医学(personalized medicine)都是转化医学研究的成果。

3. 疾病治疗反应和预后的评估与预测　由于遗传、营养、免疫等因素的差别,同一种疾病的患者,对同一种治疗方法或同一种药物的效果和预后可表现出较大的差异。在分子生物学研究的基础上,可以利用经评估有效的生物标志物(如患者的基因分型、生化各种表型指标等),进行患者药物敏感性和预后的预测,选择敏感的药物和适当的剂量,以提高疗效和改善预后。通过临床与实验室关联性研究找出规律,阐明疾病发生发展机制,以循证医学的原则实施医疗工作。

第二节　分子影像——转化医学的重要工具

转化研究是一个双向、开放、全方位的研究路径,也是一个往返循环、持续向上、永无止境的研究过程。这一过程中,失去科学客观的评价,转化医学则难以实现,而实时定量、可视监测则是转化平台上关键的评价手段。分子影像学作为当今医学影像学发展的方向,以分子生物学为基础,借助现代医学影像技术,真正实现在活体上无创、可视、从细胞及分子水平动态定量观测功能蛋白(如受体、酶等)和功能基因表达及产生作用。分子成像技术作为生物医疗研究强有力的工具,在临床医疗史上具有里程碑的意义,将直接影响与变革现代和未来的医学模式,直接联系基础研究与临床应用,是当今转化医学实现的关键载体之一。

一、分子影像在转化医学中的作用和重要地位

分子影像的优势是动态、客观、定量描述启动疾病发生的分子作用、促进疾病发展的基因表达、反映疾病预后的蛋白变化、评估治疗效果的动态改变、设计研发新药的靶点定位与机制研究等。分子影像学是建立在多学科交叉合作的基础之上,涉及影像学、分子材料(包括纳米材料)、分子生物学(包括相关信号通道、受体、抗体、配体等)和基因研究等众多学科内容,通过影像学反映活体状态下微观分子的宏观分布及其变化,达到在解剖组织学改变发生之前早期诊断疾病的目的。分子影像的发展不仅会改变人类疾病传统的临床诊断手段和治疗决策,也加深了人类对疾病本身的认识水平,促进基础研究和临床实践的双向转化。

分子影像在转化医学研究和应用的范围或越来越广,所发挥的作用也越来越重要。美国国家癌症研究所(NCI)建立了体内细胞和分子成像中心,开展了小动物的成像研究。在 NIH 医学研究路线图中,提出了“分子药物”新时代的预想,即用特异的分子对人类疾病进行检测和治疗,如对早期肿瘤细胞做活体检查,对细胞内的分子活动进行成像观察等,这些信息都将有助于人类癌症的临床诊断和治疗。NIH 还重点支持了高特异性、高灵敏度的分子探针制备技术的研究,

Notes

使分子探针的检测准确度提高 10 到 100 倍。例如，一项有关癌症和脑的分子探针成像数据库已经建成，并以此为基础扩充成一个包括各种组织、各种功能、各种疾病的全面的探针成像数据库。另外，NIH 还建立了一个成像探针发展中心，专门生产大量的探针，为公共卫生和科研人员提供服务。这些举措都表明分子影像在转化医学中的重要地位和价值。

二、分子影像在转化医学中的具体应用

从影像信息获得的形式或模式上，分子影像学可分为核素分子影像、磁共振分子影像、光学分子影像和超声分子影像等，它们在转化医学中的价值各有特点。

（一）分子核医学成像

分子核医学成像技术在转化医学方面的应用概括为 4 个方面，在代谢组学中的应用、诊断性成像、基因治疗及靶向免疫 / 放射免疫治疗。

1. **分子核医学成像技术在代谢组学中的应用** 一些疾病会出现酶的缺陷或是产生特异性的代谢途径，例如肿瘤或一些炎性疾病中，其糖酵解过程与普通细胞会有明显区别。通过对细胞代谢底物的放射性标记，例如 ^{11}C- 葡萄糖，可以监测到细胞内糖酵解过程或三羧酸循环过程，追踪其能量流通及代谢产物的生成。通过这种方法，还可以研究在不同基因表达状态、胞内 pH 值、氧化应激下，细胞代谢过程发生的变化。例如，通过同位素亲和标签（isotope coded affinity tag，ICAT）方法，可以测定在氧化及氮化应激下，细胞内蛋白质的氧化还原变化，从而发现潜在的疾病相关细胞保护性抗氧化分子，并可成为该类疾病可能的分子标志物。

2. **分子核医学诊断性成像** 分子核医学最主要临床应用就是核素显像用于疾病的诊断和疗效评估。以肿瘤为例，由于肿瘤细胞的代谢、肿瘤新生血管及乏氧状态等都与正常细胞存在明显差异，所以出现了多种可反映这些差异的标记化合物，可以用于肿瘤核素成像。

（1）代谢显像：^{18}F 标记 2- 脱氧葡萄糖（^{18}F-FDG）是目前临床应用最为广泛的代谢显像剂，在恶性肿瘤的早期诊断、分期、疗效评估和预后判断中起重要作用。一般来说，肿瘤细胞分化程度越差、恶性程度越高，^{18}F-FDG 摄取越高。^{18}F-FDG PET 显像在恶性肿瘤疗效评估中的作用，也已经被用于新的研究成果、新药物疗效评估和监测等。

^{18}F 标记氟代脱氧胸苷（^{18}F-FLT）用于肿瘤核酸代谢显像，间接反映细胞 DNA 的合成。由于核酸的合成和代谢可以反映细胞分裂增殖的情况，恶性肿瘤的特征之一即是细胞大量增殖，因此放射性核素标记核酸显像用于检测体内肿瘤性病变。

^{11}C 标记的甲硫氨酸（^{11}C-MET）是目前应用最多的氨基酸类显像剂，多用于脑胶质瘤。^{11}C 标记的酪氨酸（^{11}C-TYR）仅产生很少的组织代谢产物，适合量化蛋白合成过程，通过计算肿瘤组织的蛋白合成率，可以量化肿瘤的代谢率，更准确地评估病灶的良恶性。^{18}F 标记的乙基酪氨酸（^{18}F-FET）通过细胞表面的转运系统，与其他氨基酸交换进入细胞，但不参与细胞的合成代谢，因此在细胞内保留时间较长，肿瘤组织 / 本底比值高，亦主要用于脑肿瘤显像。

^{11}C 标记的胆碱（^{11}C-choline）用于肿瘤磷脂代谢显像，其通过特异性转运载体进入细胞，在胆碱激酶的催化下，磷酸化生成磷酸胆碱，进一步转化为胞嘧啶二磷酸胆碱，最后转化为磷脂酰胆碱整合到细胞膜上。^{11}C-choline 显像图像清晰，肿瘤摄取较高，周围正常组织摄取胆碱较少、本底低，靶 / 非靶比值（T/NT）高，肿瘤界限清楚；且 ^{11}C-choline 不经过泌尿系统排泄；这些优势使 ^{11}C-choline 弥补了 ^{18}F-FDG 在脑、肝肿瘤显像时的不足，亦在泌尿系肿瘤的诊断中具有良好应用前景。

^{11}C 标记的乙酸盐（^{11}C-acetate）肿瘤代谢显像研究主要集中在肝癌、肾癌，其可进入肿瘤组织的脂质池中进行低氧代谢以及脂质高合成，大部分分化较好的肝细胞肝癌及肾皮质肿瘤可摄取 ^{11}C- 乙酸盐，从而达到诊断的目的。

（2）受体显像：肿瘤核素受体显像是根据受体与配体特异性结合的原理，将放射性核素标记特异性配体，与肿瘤组织中过度表达的受体进行特异性结合，应用适当的核医学探测仪器即可

Notes

发现病变部位呈异常放射性浓聚灶,从而对肿瘤进行早期诊断。肿瘤受体显像作为诊断性成像方法,具有无创、高特异性和灵敏性的特征,在恶性肿瘤的诊断、分期、治疗方案选择以及预后评价中具有良好的应用前景,是目前国际肿瘤诊断研究领域的热点。

选择特异的配体作为放射性分子探针是实现肿瘤受体显像的重要前提和先决条件。通过放射性受体结合分析、放射性自显影与受体特性分析,对其体外性能进行研究;通过配体在正常组织器官的生物分布及肿瘤组织的摄取、清除等情况进行体内研究;再根据不同的放射性核素选用 PET 或 SPECT 进行在体显像。目前已经用于临床的受体显像包括生长抑素受体、表皮生长因子受体、类固醇受体、胃泌素受体、血管活性肠肽受体、肾上腺素受体、多巴胺受体等等。

(3)血管生成分子成像:肿瘤血管生成的分子靶向成像方法主要包括血管内皮细胞的靶向标记、促进血管生成因子及其受体的特异性成像、血管干细胞的特异性显像、血管生成相关基因的显像、基底膜及蛋白酶系统的显像、乏氧显像和内皮细胞凋亡成像等。

整合素 αvβ3 在肿瘤新生血管形成过程中起着不可缺少的作用,其广泛表达于肿瘤组织新生血管内皮细胞和部分肿瘤细胞膜上,而在成熟血管内皮细胞和绝大多数正常组织中低表达或不表达。RGD 是一段包含精氨酸、甘氨酸和天冬氨酸(Arg-Gly-Asp)多肽的序列,可以靶向结合新生血管内皮标志 αvβ3 分子。因此,体外设计合成含有 RGD 序列的小分子多肽,对肿瘤新生血管的整合素 αvβ3 受体进行示踪成为近年来研究的热点。目前已经有多种不同类型的 RGD 显像剂问世,如 ^{18}F-Galacto-RGD、^{68}Ga-NOTA-PRGD$_2$、^{99m}Tc-3PRGD$_2$ 等,都已在肿瘤及其他疾病新生血管显像方面产生了一定的临床价值,成功进行了临床转化。

3. 分子核医学成像技术在基因治疗中的应用　基因诊断与治疗也是核素成像应用的一大领域。以报告基因单纯疱疹病毒 1- 胸苷激酶(HSV1-TK)PET 显像为例,当表达 HSV1-TK 的载体转染肿瘤细胞后,在肿瘤细胞内会特异性表达其基因产物 - 胸苷激酶。当注射用放射性标记的该酶的底物(如 ^{18}F 标核苷类似物 ^{18}F-FHBG)后,可以在该酶作用下发生磷酸化从而被阻滞于细胞内,细胞内放射性聚集而成像。研究发现,由于该酶可以将更昔洛韦等低毒性的前体药物转化为毒性更强的药物,所以在临床上将 HSV1-TK 转染到肝癌患者的癌细胞内,再应用更昔洛韦治疗,以达到增强治疗效果的作用。同时,利用 ^{18}F-FHBG PET 显像来观察被转染的肝癌细胞内 HSV1-TK 的表达水平,可以起到治疗监测作用。

4. 分子核医学成像技术在放射免疫治疗中的应用　放射免疫治疗是应用抗原 - 抗体特异性结合的原理,将治疗性核素标记在肿瘤特异性抗体上(如 ^{131}I- 托西莫单抗、^{90}Y- 替伊莫单抗),使其靶向结合于肿瘤过度表达的特异抗原(如非霍奇金淋巴瘤抗原 CD20)上,实现治疗性核素在肿瘤部位的高浓聚状态,而达到治疗目的。目前已有多种放射免疫药物用于临床肿瘤的靶向治疗,显示出了较高的临床应用价值。

(二) 磁共振功能成像

MRI 技术在临床上早已得到普及应用。MRI 有较高的空间分辨率,加之多种磁性对比造影剂(contrast agent)迅猛发展,使 MRI 在分子影像及转化医学领域具有巨大前景。

特异磁性小分子可以标记于多种功能细胞(如干细胞)、报告基因及其他一些具有生物靶向功能的分子上,当这些造影剂在体内呈现功能性分布并在磁场作用下发生核磁共振,其信号被探测器检测后,经过数据重建而得以从图像上识别。例如,应用超顺磁氧化铁颗粒标记胰岛干细胞,通过导管经由肝门静脉输入到糖尿病人体内,之后在移植后的不同时间通过 MRI 来观察体内磁性颗粒的分布及其变化,从而监测移植的干细胞是否在体内移植成功,是否出现了移植排斥反应等。这一技术的成功临床应用转化,将大大提高人们对糖尿病干细胞治疗的认识,为糖尿病患者带来益处。

(三) 光学成像技术

光学成像技术主要包括生物发光成像(bioluminescence imaging,BLI)及荧光成像(fluorescence

Notes

imaging)两种,它们都是分子影像中十分具有发展前景的成员。其原理是利用注射进入体内的药物具有在被激发光激活后、或是在自身酶催化下发出荧光的特性,可被光学成像仪探测到药物在体内的分布而进行成像。

在临床应用方面,通过将可发出近红外线荧光(NIRF)的分子与抗体或药物偶联,通过抗原抗体靶向结合原理,这些抗体或药物注射进体内后可定向于特定的肿瘤,通过特殊光学成像仪器,可以直视到肿瘤的位置及其边界,从而指导术中切除肿瘤时边界的制定。需要注意的是,在光学成像方面,探测深部组织的荧光信号将是一个长期问题。目前通过近距离检测(例如内窥镜检查、术中扫描及乳腺扫描法),该问题有望迎刃而解。

(四)超声分子成像

超声成像技术利用了人体不同组织器官在生理、病理、解剖情况下对超声波的反射折射和吸收衰减的不同,通过超声波反射信号的多少、强弱及分布规律来判断各种疾病。超声分子成像,则是基于有声感活性的充气的超声微泡(microbubble)。一方面,通过将超声微泡注射入血管后其可以更加清晰准确地反映出组织血流状态,对比观察到血管壁的一些病变情况;另一方面,通过对超声微泡表面进行化学修饰或添加靶向基团,让其在体内可以发生特异性结合,从而通过超声探测到其分布,实现其分子成像作用。

由于超声微泡的大小及导入方式的特殊性,超声微泡成像技术主要用于靶向诊断血管内病变。在疾病进程中,血管内皮会出现多种疾病相关分子蛋白,成为成像的潜在靶点;同时,该方法使用方便,成本低,因而超声分子成像有较大的发展空间。虽然目前超声分子成像技术在临床上还未见相应报道,但大量的临床前动物实验已经初步证实了该方法的安全性及可靠性。一项对肿瘤新生血管的超声分子成像研究中,研究者通过对微泡表面结合吡啶二硫代 - 丙酸盐,并再联合一种特异性 RGD 多肽,来实现与肿瘤新生血管内皮表达的整合素 αvβ3 发生特异性结合而成像。将 $1×10^8$ 的超声微泡通过尾静脉注射到荷瘤鼠体内后 30 秒,在超声显像下发现大约 80% 的带有 RGD 的超声微泡定向聚集到了肿瘤区域及其周边,并且该增强信号可持续到注射后 7 分钟,以明确显示肿瘤部位。目前其应用的主要方面包括探测血管生成、炎症过程、粥样硬化斑块及栓子的形成等,相信超声分子成像技术也会在临床转化方面有所突破,实现其应用价值。

第三节 分子影像临床转化实例

以北京协和医院研制的新型分子探针 ^{68}Ga-1,4,7,10- 四氮杂十二烷 -N,N,N,N- 四乙酸 -D- 苯丙氨酸 1- 酪氨酸 3- 苏氨酸 -8- 奥曲肽(^{68}Ga-1,4,7,10-tetraazacyclododecane-N,N,N,N-tetraacetic acid-D-Phe1-Tyr3-Thr-8-octreotide,^{68}Ga-DOTA-TATE)在神经内分泌肿瘤(neuroendocrine tumors,NETs)诊断及治疗监测的临床转化实例具体阐述。

1. **临床转化研究开展背景** 神经内分泌肿瘤(NET)是一组起源于肽能神经元和神经内分泌细胞的异质性肿瘤,可发生于全身许多器官和组织,包括胃肠道、胰腺、胆管和肝、支气管和肺、肾上腺髓质、副神经节、甲状腺、甲状旁腺以及其他部位的神经内分泌细胞,其中胃肠胰腺神经内分泌肿瘤(GEP-NET)占较大比例。近年来神经内分泌肿瘤的发病率和患病率均显著上升,然而由于该类肿瘤发病较隐秘、肿瘤相对小、定位难度大,并且早期常无特异性、易与功能性疾病相混淆,因此该类疾病是目前临床上诊断的难点。

研究发现,大部分神经内分泌肿瘤及其转移灶细胞表面均有一种具有多种生物学效应的 G 蛋白偶联受体—生长抑素受体(somatostatin receptors,SSTRs)的高表达,尤其是 SSTR-2 和 SSTR-5。文献报道约有 90% 的神经内分泌肿瘤 SSTR-2 呈高表达,是一个重要的 NET 早期诊断靶点。

Notes

2. 本项目临床转化中涉及的具体问题　在 NET 的影像诊断中,是否可以应用 SSTRs 作为诊断靶点进行核素显像? 可否应用正电子显像剂进行标记,以达到应用 PET 显像提高诊断灵敏度的目的? 如何进行核素标记分子探针的制备? 如何对分子探针进行鉴定以达到应用于人体的标准? 如何进行临床前研究? 如何在充分的基础和临床前研究的基础上进行临床应用?

3. 核素标记分子探针的研发和鉴定　正电子核素 ^{68}Ga 早在 20 世纪 50 年代已开始用于研究,但直到近几年,随着 PET 技术及放射性核素标记多肽在临床的应用,其价值才被重视,并主要用于多种新型多肽类显像剂(尤其是 SSTRs 显像剂)的标记合成。由于此种显像技术是基于受体与配体的效应关系,该新型分子探针可能具有其他影像学难以比拟的高特异性。因此,项目首先必须制备一种用于 NET 显像、可以与 SSTRs 特异结合的新型核素标记分子探针。北京协和医院在前期建立的一系列实验方法的基础上,采用新方法和新技术,研制了以生长抑素受体为靶向的新型放射性分子探针 ^{68}Ga-DOTA-TATE。

(1) 核素显像分子探针 ^{68}Ga-DOTA-TATE 的合成:以锗镓发生器,国产商用金属核素多功能模块和手工方法进行合成。实验结果显示,模块自动化合成 ^{68}Ga-DOTA-TATE 整个过程约 30min,放射化学产率(校正产率)为 51.8 ± 3.2%,产品的比活度为 0.664–1.826×10^{16}Bq/mol。手工方法合成需时约 20min,标记率大于 99%,无需纯化,经 0.22μm 无菌滤膜后直接使用,产品的比活度为 1.328–1.992×10^{16}Bq/mol。

(2) ^{68}Ga-DOTA-TATE 注射液的质量控制:^{68}Ga-DOTA-TATE 合成后测定注射液 pH 值,采用快速薄层色谱法(Instant Thin-Layer Chromatography,ITLC)和高效液相色谱法(High Performance Liquid Chromatography,HPLC)检测产品的放射化学纯度,并进行稳定性试验。结果显示产品为无色澄明的溶液,pH 值为 6.5 ± 0.1;产品放射化学纯度 >99%。在合成后室温放置 0.5、1、2、4h 后,^{68}Ga-DOTA-TATE 放射化学纯度仍 >99%,说明了其具有很好的稳定性。

将制得的注射液三批送至细菌室进行 14 天细菌培养。细菌内毒素实验参照《中华人民共和国药典》(2010 版)规定的细菌内毒素检查法,采用鲎试验法,依次完成鲎试剂灵敏度的复核、注射液的干扰实验等。结果显示,经 14 天细菌培养,三批样品结果均为未见细菌生长;样品细菌内毒素的检查结果为阴性,说明每毫升注射液的细菌内毒素 <0.5Eu/ml;以上均符合规定。

4. 核素标记分子探针的临床前研究

(1) ^{68}Ga-DOTA-TATE 在正常小鼠体内生物学分布实验:体内生物分布实验的目的是研究该分子探针在正常小鼠的体内药代动力学。取 30 只 ICR 小鼠分为 5 个组,每组 6 只(雌雄各 3 只)。经尾静脉注射生理盐水稀释的 ^{68}Ga-DOTA-TATE。5 组小鼠分别于注射后 10、30、60、120 和 240min 处死,取血、心、肝、脾、肺、肾、胃、肠道、骨、肌肉、肾上腺、胰腺及脑组织样品,计算每克组织计数占总注入计数的百分比(%ID/g)。生物分布的结果见图 9-2。

(2) ^{68}Ga-DOTA-TATE 异常毒性实验:根据《中华人民共和国药典》(2010 版)规定,选取 4-5 周龄 ICR 小鼠 5 只,试验前和试验的整个观察期均按正常饲养条件饲养。实验组每只尾静脉注射 ^{68}Ga-DOTA-TATE37MBq/0.5ml,相当于一名正常体重(60Kg)人注射量的 1000 倍。注射前后称小鼠体重,观察 48 小时内小鼠生存情况,120 小时后小鼠生存、饮食、活动及体重变化,1 周后生存情况并处死、解剖,完成了新制剂所需异常毒性实验。结果显示,48 小时内试验组小鼠无死亡;120 小时后小鼠饮食、活动正常,体重增加。观察 1 周后处死、解剖小鼠,未见脏器损伤。表明异常毒性实验结果符合规定。

(3) ^{68}Ga-DOTA-TATE 在荷瘤鼠模型体内显像:建立荷 AR42J 瘤裸鼠模型,待肿瘤直径达到 1.0cm 时用于实验。经尾静脉注射 ^{68}Ga-DOTA-TATE 后不同时间行 Micro-PET 显像。如图 9-3 显示,注射显像剂后 10min,肿瘤部位即有显像剂摄取,随时间延长,肿瘤摄取逐渐增加,肿瘤与本底摄取比值(T/NT)在 30min 时高达 6.74 ± 2.90。

Notes

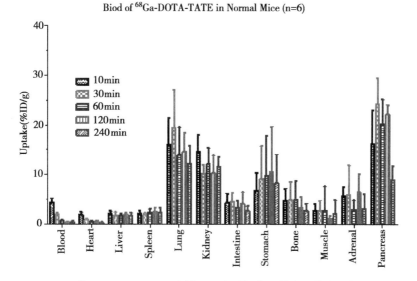

图 9-2 ⁶⁸Ga-DOTA-TATE 注射后不用时间在正常小鼠体内生物分布

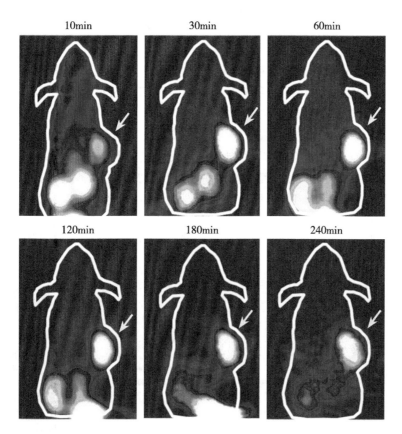

图 9-3 荷 AR42J 瘤鼠模型注射 ⁶⁸Ga-DOTA-TATE 后不同时间 Micro-PET 显像结果

5. 新型分子探针的临床转化研究

（1）新型分子探针的伦理认证：在完成上述系列临床前验证研究的基础上，本项目中制备的 ⁶⁸Ga-DOTA-TATE 新型分子探针如需进行人体临床试验，必须通过伦理委员会的批准，才能进入临床应用转化阶段。

（2）临床研究过程与方法：受试人群选取临床拟诊胰腺内分泌肿瘤、垂体腺瘤、嗜铬细胞瘤、副神经节瘤、类癌、甲状腺髓样癌、小细胞肺癌等神经内分泌肿瘤的患者。研究过程遵照严格的入组和排除标准，入组患者知情同意并能够接受随访。入组患者静脉注射显像剂 ⁶⁸Ga-DOTATATE

Notes

45min-1h 后行 PET/CT 全身扫描。图像常规处理重建。对于手术等治疗后患者 3 个月复查
^{68}Ga-DOTATATE PET/CT 显像。所有患者每 3 个月进行一次临床随访，了解病变进展和生存情况。
研究结果分析包括对图像的视觉分析、半定量分析（如感兴趣区法测定病灶部位摄取与肝脏摄
取的比值）、对比分析（如与临床 ^{18}F-FDG PET/CT 显像比较）、疗效评估分析等，并进行预后研究，
通过多因素分析，明确 ^{68}Ga-DOTA-TATE PET/CT 显像摄取高低与患者预后的关系。

（3）临床应用初步结果：北京协和医院已入组完成 300 余例 ^{68}Ga-DOTATATE PET/CT 显像
临床研究，包括胃肠胰腺神经内分泌肿瘤、垂体腺瘤、嗜铬细胞瘤、副神经节瘤、类癌、小细胞肺
癌等神经内分泌肿瘤，以及肿瘤所致骨软化症之磷酸盐尿性间叶组织肿瘤。初步临床研究显示，
新型分子探针 ^{68}Ga-DOTA-TATE 具备相比其他类型显像剂和其他既往生长抑素类似物更高的敏
感性、SSTR$_2$ 更高特异性及肿瘤亲和力；建立在正电子 PET/CT 显像的基础上，具备断层显像和
高度的空间分辨率等优势；这些特点使其在临床中对 NET 的诊断和评估具有更大的优势和价值
（图 9-4、9-5）。

6. 研究团队合作   在此项转化研究中，核医学科与肿瘤内科、内分泌科、普通外科、消化内
科、病理科、放射科等相关学科密切合作，深入评价该新型分子探针和分子显像模式在检测 NET
肿瘤致病灶的特点，并与其他探针和显像方法进行比较，与病理和免疫组化进行比对，并与患者
的临床转归进行对照，这些都是对该探针进行成功的临床转化必不可少的步骤，团队合作也是
临床转化中最为关键的因素之一。

北京协和医院的这项分子影像探针转化临床应用的实例，体现了分子影像临床转化的必要
性、可行性和广阔的临床应用前景。如何有效地将本项目研究成果和更多的分子影像成果更有
效深入地应用于临床，仍有许多工作要做。

7. 分子影像与转化医学前景展望   转化医学与分子影像学都有着广阔的发展空间，两者的
结合有非常重大的意义，必定会带来更多新的机遇，但机遇往往伴随着挑战。在基础与临床间
的转化医学问题需要在双向转化过程中具体解决，涉及复杂的过程，涉及多学科、多领域的合作
与交流。在我国，受整个医疗环境的影响，转化医学的观念还没有得到深入发展，医学各学科之

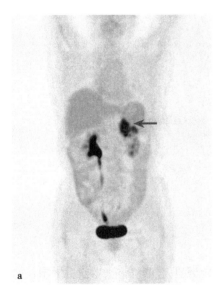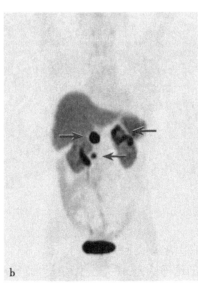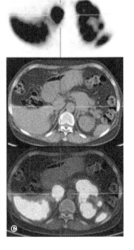

图 9-4   神经内分泌肿瘤（NET）的 ^{18}F-FDG 与 ^{68}Ga-DOTA-TATE PET/CT 显像
女，56 岁，体检时 B 超发现胰尾异常回声，CT 检查示胰尾占位。^{18}F-FDG PET/CT（a）显像胰尾部占位代谢
异常增高；^{68}Ga-DOTA-TATE PET/CT 显像（b、c）示胰头、胰尾部及下方淋巴结多发生长抑素受体异常高表
达病灶，该结果对临床手术方案的选择和确定给予了重要指导作用，术后病理证实为"神经内分泌肿瘤
（NET）"

Notes

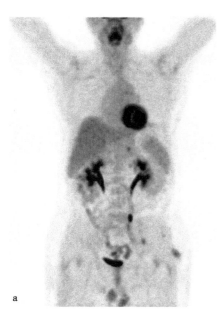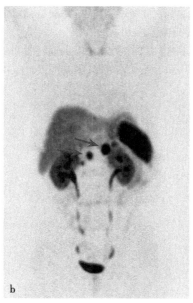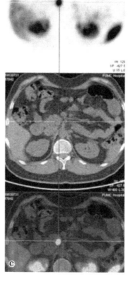

图 9-5　神经内分泌肿瘤转移瘤的 ^{18}F-FDG 与 ^{68}Ga-DOTA-TATE PET/CT 显像

胰腺神经内分泌肿瘤（PNET,G2）术后患者,术后腹泻、腹痛等不适症状持续存在并进行性加重。MRI 等检查未提示明显异常。^{18}F-FDG PET/CT（a）显像亦未见明显异常,行 ^{68}Ga-DOTA-TATE PET/CT 显像（b、c）示胰周见多发显像剂浓聚灶,提示肿瘤残余或复发,再次手术后病理证实为神经内分泌肿瘤转移瘤

间及医学与其他学科之间的隔阂依然存在,相关复合型人才匮乏,需要继续增加对转化型研究领域的投入,加强转化型研究团队和人才队伍建设,促进多学科交叉融合,推动转化医学的迅速发展,使更多的分子影像技术成为疾病诊断、治疗和研究的重要手段。

小　结

转化医学（translational medicine）是当前医学领域的前沿和热点,旨在解决基础医学、前沿技术的快速发展与实际应用脱节的问题,建立基础研究与临床应用之间的直接通路、实验室研究与临床医学之间的桥梁。转化医学研究通过多学科交叉合作,针对临床提出的问题,深入开展基础研究,使研究成果得到快速应用,又从临床应用中提出新的问题回到实验室,为实验室研究提出新的研究思路,倡导从实验室与临床研究的双向转化。

分子影像学是当今医学影像学发展的方向,也是生物医学研究强有力的工具,在临床医学史上具有里程碑的意义,将直接影响与变革现代和未来的医学模式,直接联系基础研究与临床应用,是当今转化医学实现的关键载体。

（李　方）

参考文献

1. Woolf SH.The meaning of translational research and why it matters.JAMA.2008,299:211-213.

2. Marincola FM.Translational medicine:a two-way road.Transl Med.2003,1:1-2.

3. Kaiser J.Speeding up delivery:NIH aims to push for clinical results.Science.2003,302:28-29.

4. Perrone A.Molecular imaging technologies and translational medicine.J Nucl Med,2008,49:25N.

5. Herschman HR.Molecular imaging looking at problems,seeing solutions.Science,2003,302:605-608.

6. de Vries IJ,Lesterhuis WJ,Barentsz JO,et al.Magnetic resonance tracking of dendritic cells in melanoma patients for monitoring of cellular therapy.Nat Biotechnol,2005,23:1407-1413.

Notes

7. Chen Z Y,Wang Y X,Yang F,et al.New researches and application progress of commonly used optical molecular imaging technology.Biomed Res Int. 2014:429198.

8. Breeman WA,VerbruggenAM.The 68Ge/ 68Ga generator has high potential,but when can we use 68Ga-labelled tracers in clinical routine? Eur J Nucl Med Mol Imaging,2007,34:978-981.

Notes

第十章 神 经 系 统

20 世纪 80 年代以来,随着核医学仪器更新换代和新的脑显像剂的推广应用,神经核医学 (nuclear neurology)发展迅速,其在神经精神疾病临床诊治中的地位已得到肯定,并取得了令人瞩目的成就。但近年来,神经核医学面临着其他医学影像技术,如 CT、MRI 等的挑战,这些技术在显示微细的解剖结构的基础上也在朝向探索显示脏器功能方向发展。随着现代核医学影像的迅速发展和新型显像剂的研制成功,如 SPECT/CT、PET/CT 和 PET/MRI 等具有同时反映解剖结构和功能代谢的最先进核医学仪器的问世及多模态显像和 / 或显像剂的成功应用,神经核医学有望在 CT、MRI 发展的促进下进一步提高其在临床的地位和应用价值,以其反映组织脏器的血流、功能代谢和受体密度为独特优势,并能更精确地定位和准确地定量,从分子水平上展示脑内生理、病理变化状态并为中枢神经系统疾病诊治提供更有价值的信息和建立脑科学神经分子影像学技术平台。

第一节 脑血流灌注显像

一、原理与方法

1. SPECT 脑血流灌注断层显像　静脉注射分子量小、不带电荷且脂溶性高的脑显像剂,诸如 ^{99m}Tc- 双半胱乙酯(^{99m}Tc-ethyl-cysteinate dimer,^{99m}Tc-ECD)和 ^{99m}Tc- 六甲基丙烯胺肟(^{99m}Tc-hexamethyl-propyleneamine oxime,^{99m}Tc-HMPAO),用量 740~1110MBq(20~30mCi);^{123}I- 苯丙胺(安菲他明)(^{123}I-N-isopropyl-P-iodoamphetamine,^{123}I-IMP),用量 111~222MBq(3~6mCi)。它们能通过血脑屏障进入脑细胞,随后在水解酶或脂解酶作用下转变为水溶性物质或经还原型谷胱甘肽作用分解成带电荷的次级产物,不能反扩散出脑细胞,从而滞留在脑组织内。显像剂进入脑细胞的量与局部脑血流量(regional cerebral blood flow,rCBF)成正比,通过观察脑内各部位放射性摄取分布的状态,就可以判断 rCBF 的情况。rCBF 一般与局部脑功能代谢平行,故本检查在一定程度上亦能反映局部脑功能状态。

注射显像剂后 15min 用 SPECT 行脑断层显像,即为脑血流灌注断层显像。受检者头部摆位是否正确直接影响影像质量和分析,常规以眼外眦和外耳道的中点连线,即眦耳线(canthomeatal line,CML)或眶耳线(orbito meatal line,OML)与检查床平面垂直作为检查时头部摆放体位进行检查。影像经计算机重建获得横断面、冠状面和矢状面断层影像;利用计算机勾画感兴趣区(region of interest,ROI)技术,并借助一定的生理数学模型,还可计算出全脑血流量(cerebral blood flow,CBF)和局部脑血流量(rCBF)。

2. ^{133}Xe 脑血流测定及断层显像　氙[^{133}Xe](^{133}Xenon,^{133}Xe)为脂溶性惰性气体,进入血液循环后能自由穿越血脑屏障,通过弥散方式被脑细胞摄取,继而迅速从脑组织清除,最后经肺排出。其在脑组织的清除率与 rCBF 成正比,测定各区域脑组织 ^{133}Xe 的清除率,可以计算 rCBF 和 CBF。常用的是 ^{133}Xe 吸入法。但是,由于脂溶性惰性气体 ^{133}Xe 在脑内滞留时间较短,难以获得高质量的图像,其临床推广受到了限制。

3. PET 脑血流灌注显像　PET 脑血流灌注显像显像剂主要使用 ^{15}O-H$_2$O。图像处理采用滤波反投影(filtered backprojection,FBP),滤波方式为 Hanning,截止频率 0.40。采集前将受检者头部固定在带头托的检查床上,头部摆放体位见上述 SPECT 脑断层显像。重建横断、冠状及矢状断层图像,层厚 2.4mm。

4. 负荷试验脑血流灌注显像　由于脑部供血系统具备一定的储备能力,仅脑储备血流下降时,常规的脑血流灌注断层显像往往不能发现异常。SPECT 或 PET 脑血流灌注显像时通过增加脑负荷量了解脑血流和代谢的反应性变化,可以提高缺血性病变特别是潜在的缺血性病变的阳性检出率。常用的负荷试验主要有五大类:①药物介入试验:乙酰唑胺试验、美解眠药物诱发试验、抗胆碱药物介入试验、二氧化碳(CO$_2$)吸入试验等;②人为干预介入试验:过度换气诱发试验、剥夺睡眠诱发试验、直立负荷试验、睡眠诱发试验、Wadas 试验(大脑半球不对称试验)、Matas 试验(颈动脉阻塞试验);③生理刺激介入试验:包括肢体运动、听觉、视觉、躯体感觉刺激试验等;④认知作业介入试验:记忆试验、计算试验、思索试验、听觉语言学习试验等;⑤物理性干预试验:磁场干预试验、低能激光照射试验、中医针刺等。下面以乙酰唑胺试验为例阐述其显像原理。

乙酰唑胺(acetazolamide,商品名 diamox)是碳酸酐酶抑制剂,使脑组织中二氧化碳与水分子结合生成碳酸的过程受阻,导致脑内二氧化碳浓度增高,pH 值急剧下降。正常情况下,pH 值下降会反射性地引起脑血管扩张,rCBF 增加 20%~30%,但是病变部位血管的这种扩张反应很弱,应用乙酰唑胺后潜在缺血区和缺血区的 rCBF 增高不明显,在影像上出现相对放射性减低或缺损区。本检查主要用于评价脑循环的储备功能,对缺血性脑血管病的早期诊断很有价值。检查需行两次显像,首先行常规 SPECT 和/或 PET rCBF 灌注断层显像,随后进行乙酰唑胺负荷试验,方法是静脉推注乙酰唑胺 1g,10min 后行第二次显像。将两次显像所得的影像进行对比分析。

二、脑断层影像的采集、处理及定量分析

(一) 受检者准备

注药前封闭甲状腺、脉络丛和鼻黏膜,减少 ^{99m}TcO$_4^-$ 的吸收和分泌。视听封闭 5min 后,静脉注射 740~1110MBq(20~30mCi) 显像剂,之后继续视听封闭 5min。嘱咐患者平卧检查床上,头部枕于头托中,调节头托使 OM 线与地面垂直,固定体位至全检查完毕。注药 10~15min 后进行断层显像。

(二) 图像采集及处理

正确选择采集条件对保证断层图像的质量有很大帮助。采集条件或参数包括准直器选择、矩阵大小、角度间隔数、总角度数、采集时间、旋转半径等。脑血流灌注显像的断层显像影像重建过程中,常用的滤波函数为 Butterworth,它有两个参数:截止频率(cutoff 值)及陡度(order 值)因子,这两个参数控制高频噪声的排除量,特别是截止频率的影响较大,截止频率越低,边缘越模糊,影像越平滑,相反截止频率越高,边缘越锐利,有时呈很大的花斑样改变,都会影响空间分辨,直接影响断层影像的质量,选择时可考虑以下几个方面。①参考仪器说明书的推荐参数;②兼顾消除噪声和尽量保持空间分辨率;③显像剂用量较大时,信噪比高时,截止频率可适当选高,反之亦然;④小病变属高频范围,截止频率选高,可以提高病变检出率。

(三) 脑血流量定量测定

1. 定量测定原理及关键技术　定量测定方法多达十几种,但都是根据 40 年前 Kety 和 Schmidt 等应用 Fick 物质守恒定律率先定量测定人脑 CBF,尔后建立生理数学模型逐渐演变而来的,每个单位根据使用的仪器设备和显像剂特性而定。

定量测定属绝对测量,其结果可靠、可信,一般主要用于基础临床研究,但方法和技术复杂,尤其耗时,常规临床实际工作中受到限制。

2. rCBF 半定量测定　半定量测定是直接取横断层影像某区域镜像部位的 ROI 平均计数,

计算比值;也可在横断层面的中心定点,向四周辐射画线形成 10~20 个等角度的扇形区,取镜像扇形面均数,计算比值。

(1) 两侧比值:以横断影像上的两侧镜像部位的 ROI 平均计数之比最为常用,一般为右 / 左相比;

(2) 两侧差指数(LI)% $= \dfrac{|右-左|}{右+左} \times 100\%$

(3) 血流功能变化率:适用于双次显像对照研究的半定量测定方法。

三、适应证与禁忌证

1. 适应证

(1) 缺血性脑血管病的诊断、血流灌注和功能受损程度的评估。

(2) 脑梗死的诊断。

(3) 癫痫灶的定位。

(4) 痴呆的诊断与鉴别诊断。

(5) 评价颅脑损伤后其手术前后脑血流灌注及功能情况 SPM。

(6) 评价脑肿瘤灌注情况。

(7) 诊断脑死亡。

(8) 脑动静脉畸形的辅助诊断。

(9) 诊断帕金森病。

(10) 情绪障碍(包括焦虑症、恐惧症、强迫症和癔症、精神分裂症、睡眠障碍的功能损伤)定位及辅助诊断。

(11) 其他,如儿童孤独症、学习障碍、抽动障碍、注意缺陷多动障碍、偏头痛、精神发育迟缓的功能损伤定位,治疗方法的筛选和疗效评价。

2. 禁忌证　无明确禁忌证。

四、正常影像分析与结果判断

1. 影像分析要点

(1) 放射性分布:脑皮质和灰质核团神经元功能活跃,放射性分布较浓,白质和脑室区神经元少功能低,放射性分布较低。

(2) 解剖标志:分析断层影像时,首先要了解和注意观察几个重要的解剖标志,包括大脑纵裂、外侧裂、顶枕裂和中央沟。

(3) 对称性:分析断层影像的第三个要点是观察两侧半球各结构的对称性,注意两侧半球功能状态不尽一致的差异。

(4) 脑回和脑沟:脑皮质厚度约 2~4mm,向脑内折皱形成脑回和脑沟。脑回是单层皮质,而脑沟间隙很小,实际上脑沟皮质合拢成双层或三层。断层影像上可见脑回放射性分布薄而略淡,而脑沟的部位则是一个个的放射性浓团。

2. 正常影像　正常脑断层影像中,大小脑皮质、基底节神经核团、丘脑、脑干显影清晰,白质及脑室部位为淡影,左右两侧基本对称(图 10-1)。三种断层影像中,横断层面显示脑内结构较为清楚。大脑额、顶、颞、枕叶皮质(影像上所见宽度约 5~8mm)放射性分布高于白质和脑室部位,即形成周边放射性浓影。丘脑、基底节、脑干等灰质核团的放射性分布与脑皮质相近且高于白质,呈"岛状"团块浓影。小脑皮质放射性分布亦较高。影像上所见的放射性分布高低,反映不同局部脑血流灌注、脑神经细胞功能活跃程度。用化学微栓类显像剂获得影像的灰质:白质计数比值为 1.7~2.0:1,惰性气体类测定的比值约为 4:1。

Notes

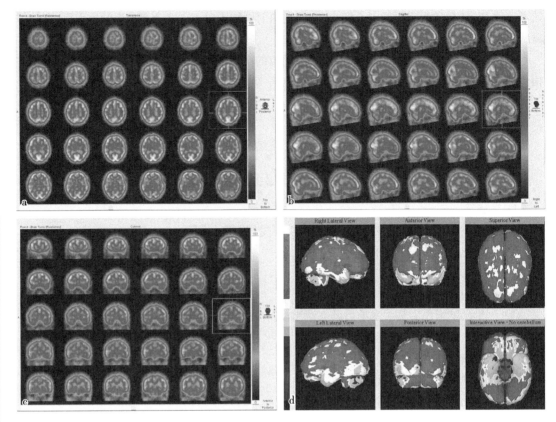

图 10-1　正常 SPECT 脑血流灌注图像(复旦大学华山医院提供)

a:横断层面(颅底到颅顶);b:矢状断层面(从左到右);c:冠状断层面(从前往后);d:3D 图

^{99m}Tc-HMPAO 测定的 CBF 参考值为 44.2 ± 4.5ml/(100g·min);^{133}Xe 测定的 CBF 参考值为 67.83 ± 8.95ml/(100g·min),左右脑的 rCBF 相近,男女性别间无显著性差异。正常情况下左右大脑半球相应部位放射性比值差异小于 10%,大于 10% 视为异常。

图像分析方法主要有下列几种:

(1) 目测法:至少连续两个断面以上有一处或多处放射性摄取减低区或异常浓聚区,脑室及白质区域扩大或尾状核间距增宽,两侧丘脑、基底节及小脑较明显不对称等均被视为异常。

(2) 半定量分析法

1) 在断层影像某区域和对侧的镜像部位提取计数,计算 ROI 比值。

2) 利用扇形区分割法提取某扇面区域和镜像扇面均数,计算比值。

(3) 定量分析法:局部脑血流量定量分析的理论基础是 Fick 的物质守恒原理。由于定量测定需要抽取动脉血样,在操作中有很多不便,因此在此基础上试用了众多非采血方法或静脉血动脉化方法,但因为这些方法影响因素较多,临床应用不能广泛推广,仅限于研究。

(4) 统计参数图分析:统计参数图(statistical parametric mapping,SPM)分析主要用于脑功能显像领域,目前国际上脑功能影像学研究的公认方法,是像素水平的图像统计分析方法。它以整个三维图像中所有像素作为分析对象,获得每个像素所包含的信息大小,然后对每个像素的数值大小进行统计检验,将统计意义上的像素提取出来后得到统计参数图。

SPM 作为一种对图像信息进行分析的软件,较之于传统的感兴趣区分析法,其主要优点是重复性好,客观性强,不受分析者主观影响。理论上 SPM 通过对每个像素进行分析形成统计参数图,其探测范围可延伸到体素水平。另外,ROI 法不能精确区分一组图像之间的局灶变化,而SPM 很容易区分。由于控制了各种混杂因素,可以对同一病人的不同状态及不同时间图像、不同病人的图像进行分析,并可以做出统计推断。SPM 在核医学上的应用主要集中在脑功能改变

Notes

方面,如癫痫、早老年痴呆、帕金森病等脑组织发生病理变化的疾病以及精神分裂症、抑郁症等精神疾病。

3. **异常影像判断标准** 断层影像上≥2个方向断面有一处或多处异常放射性减淡缺损或浓聚灶(图10-2),病变范围 >2cm×2cm;脑室及白质区域扩大,尾状核间距增宽,两侧丘脑、尾状核及小脑较明显不对称等均为异常。

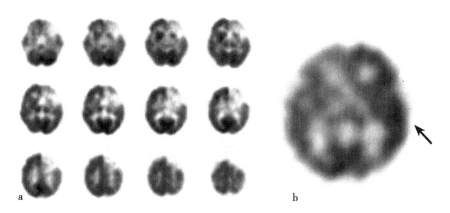

图 10-2 异常脑血流显像

a:脑梗死患者,左侧大脑皮质额、顶叶及左侧尾状核头呈放射性分布减低缺损区;

b:癫痫患者,左侧颞叶、额叶皮质呈异常放射性浓聚灶

五、临 床 应 用

1. **短暂性脑缺血发作和可逆性缺血性脑病的诊断** 短暂性脑缺血发作(transient ischemic attack,TIA)是颈动脉或椎 - 基底动脉系统的短暂性血液供应不足而引起的脑缺血发作,临床表现特点为发病突然,持续时间短,恢复快,常有反复发作的病史。相对于 TIA,可逆性缺血性脑病(prolonged reversible ischemic neurological defect,PRIND)则恢复较慢。一般认为皮质 rCBF 低于 23ml/(100g·min)时,才会出现临床症状。当 rCBF 逐渐恢复,数值超过此限后,症状消失,但 rCBF 可能仍未恢复到正常范围[50ml/(100g·min)左右],处于慢性低灌注状态。长期处于慢性低灌注状态的患者若不及时治疗可能导致不可逆脑缺血损害,最终发展为脑梗死。故及早发现慢性低灌注状态,对于患者的治疗和预后非常有意义。TIA 和 PRIND 患者神经系统检查及 CT 和 MRI 检查结果多为阴性,而 rCBF 断层显像可发现近 50% 患者脑内存在缺血性改变,特别是可发现慢性低灌注状态的存在,病变部位表现为不同程度的放射性减低或缺损区(图10-3),阳性检出率高于 CT 或 MRI。脑 SPECT 显像发现 TIA 于其发作 24h 内的灵敏度约为 60%,一周后下降至约 40%,如使用 CO_2、乙酰唑胺和双嘧达莫等反映脑血管储备能力的物质进行介入试验可显著提高敏感性,有助于慢性低灌注状态病灶的检出。乙酰唑胺刺激试验已被用于评价在 TIA 及脑卒中及其他疾病中脑血管储备能力。静脉注射 1g 乙酰唑胺可使血管扩张并在 20~30min 内使

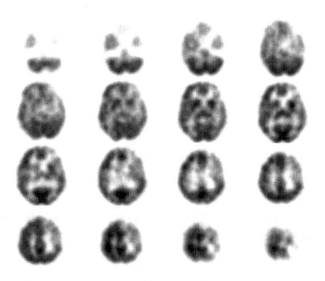

图 10-3 TIA 患者 ^{99m}Tc-ECD rCBF 断层显像

于左侧颞叶呈局限性放射性分布减低或缺损

Notes

rCBF 较基础灌注状态增加 30%~50%,2~3h 内 rCBF 恢复至正常,而有病变危险的区域或异常灌注区对这种刺激将表现为仅有轻微的甚至根本没有反应。与基础脑血流量的正确对比以及对此试验的结果分析判断可以对局限性脑缺血的机制提供重要的信息。利用 rCBF 断层显像观察治疗前后 rCBF 的变化,还可以评价疗效。因此,rCBF 断层显像在 TIA 和 PRIND 的早期诊断、治疗决策、疗效评价和预后判断方面具有重要的临床实用价值。

2. **脑梗死的诊断**　脑梗死发病早期 rCBF 断层显像即可检出,而此时组织结构改变尚不明显,CT 和 MRI 常不能显示异常,rCBF 断层显像诊断的灵敏度高于 CT 和 MRI。脑梗死一旦引起组织结构的变化,CT 和 MRI 即可作出明确诊断,且准确率较高。脑梗死区域在 rCBF 断层显像中表现为局限性放射性减低缺损区(图 10-4),且显示的病变范围要大于 CT 和 MRI 的改变。由于受空间分辨率的限制,rCBF 断层显像对腔隙性梗死检出率低于 CT 和 MRI。近年来,一些现代医学影像新技术在脑血管疾病早期和精确定位诊断有了很大的突破,如功能性 CT 和 MRI,它们对脑梗死诊断的灵敏度明显提高,可早期发现作出诊断,其灵敏度和特异性分别高达 94% 和 100%。rCBF 断层显像可检出难以被 CT 和 MRI 发现的交叉性小脑失联络(crossed cerebellar diaschisis)征象,该征象表现为病变对侧小脑放射性减低;发病数日后若侧支循环丰富,在 rCBF 断层显像中还可出现过度灌注(luxury perfusion)表现,即病变的放射性减低区周围出现异常的放射性增高区。

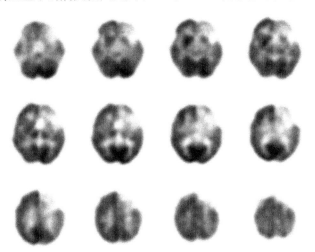

图 10-4　脑梗死 rCBF 断层显像示左侧顶叶、额叶及颞叶血流减低

由颅底向颅顶顺序排列

3. **阿尔茨海默病的诊断与鉴别诊断**　阿尔茨海默病(Alzheimer disease,AD)是一种弥漫性大脑萎缩性退行性疾病。发病多在 50 岁以后,病情缓慢进展,以智能衰退为主要临床表现。病理改变以大脑皮质弥漫性萎缩和神经细胞变性为主。AD 患者 rCBF 断层显像的典型表现是双侧顶叶和颞叶为主的大脑皮质放射性对称性明显减低,一般不累及基底节和小脑。其他类型的痴呆在 rCBF 断层显像中的影像表现各有特点。多发性脑梗死性痴呆表现为大脑皮质多发性散在分布的放射性减低区,基底节和小脑常常受累。帕金森病(Parkinson's disease,PD)痴呆主要是基底节部位放射性分布减低。斯 - 里 - 奥三氏综合征的主要表现是额叶放射性分布减低或缺损。

4. **致痫灶的定位诊断**　癫痫发作是脑部某一区域兴奋性过高的神经元突然过度高频放电而引起的脑功能短暂异常所致。根据发作特点、体征及脑电图表现,本病的临床诊断并不难。确诊后常规给予抗癫痫药物治疗,对于难治性或顽固性癫痫可行手术或 γ 刀去除癫痫病灶。术前的致痫灶定位非常重要,它决定着治疗的成败。脑电图检查对于本病的诊断阳性率可达 85%,但在定位诊断方面价值有限;CT 和 MRI 检查对致痫灶的阳性检出率仅为 30%~50% 和 50%~70%;而 rCBF 断层显像的检出率可达 70%~80%,借助诱发试验可进一步提高致痫灶的检出率。癫痫发作期病灶区的血流增加,rCBF 断层显像表现为病灶区放射性增浓(图 10-5);而发作间期致痫灶的血流低于正常,rCBF 断层显像中病灶呈放射性减低区,CT 检查常为阴性(图 10-6)。这种表现可定位致痫灶,为癫痫诊治决策和疗效判断提供科学依据。

5. **脑肿瘤手术及放疗后复发与坏死的鉴别诊断**　rCBF 断层显像对脑肿瘤的诊断不能提供有决定性意义的信息,但对诊断脑瘤术后或放疗后的复发有一定价值。肿瘤的血供丰富,复发

Notes

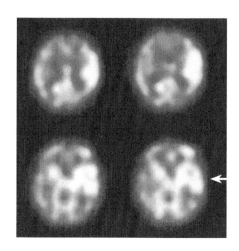

图 10-5 癫痫发作期
示左侧颞、顶叶脑皮质血流增加

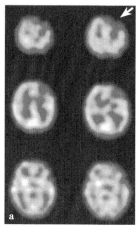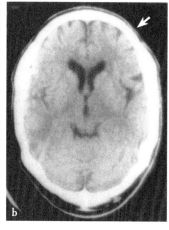

图 10-6 癫痫发作间歇期
a:rCBF 显像示左侧额顶叶皮质血流减低;b:同期 CT 未见异常

灶的 rCBF 常增高,影像表现为放射性分布异常浓聚灶;而坏死区基本上没有血供,影像上呈放射性稀疏或缺损区。必要时可进一步行亲肿瘤显像,若亲肿瘤显像显示局部异常放射性浓聚,更支持肿瘤复发。在这方面,核医学检查优于 CT 和 MRI。但值得注意的是,虽然恶性肿瘤的血供丰富,但肿瘤内有时存在着血管异常和动静脉短路,到达肿瘤组织的实际血流量并不增高甚至降低;另外一些恶性肿瘤由于生长迅速引起组织相对缺血导致坏死,这些因素会导致 rCBF 断层显像中肿瘤部位不表现放射性增高。无疑 CT 和 MRI 在显示脑瘤大小和解剖关系上起着主导作用,但 rCBF 断层显像在判断肿瘤复发方面具有独特优势。有报道,[201]Tl SPECT 显像在脑肿瘤治疗后复发与坏死鉴别具有重要价值,发现病灶区最高计数 / 镜像区计数比值符合病人治疗后病理变化状况,对鉴别活性肿瘤与瘢痕或坏死组织学的灵敏度和特异性分别为 92% 和 88%,同时联合 ^{99m}Tc-HMPAO 脑血流灌注显像,将两种显像结果进行综合分析,可以明显提高诊断与鉴别诊断的准确性。

6. 脑功能研究 脑血流量与脑的功能活动之间存在着密切关系,应用 rCBF 断层显像结合各种生理负荷试验有助于研究脑局部功能活动与各种生理刺激的应答关系。这是一项非常有意义的课题,并已取得很多成果。如通过视觉、听觉、语言等刺激,在 rCBF 断层显像中可分别观察到枕叶视觉中枢、颞叶听觉中枢以及额叶语言中枢或精神活动区放射性分布增浓。另一项研究发现,在右上肢和右下肢负重随意运动时,左侧中央前回和中央后回的运动感觉支配中枢放射性增浓,该部位 rCBF 值较对侧增加 5.8%~13.5%,比安静状态增加 9%~12.9%。

7. 颅脑外伤 颅脑外伤是常见的外伤,轻度和中度颅脑外伤的患者中,CT 和 MRI 可表现为正常,但 rCBF 断层显像可显示局部脑血流灌注减低,其诊断阳性率为 68%~77%。脑外伤患者血肿或挫伤部位 rCBF 减低;脑外伤后遗症患者通过 rCBF 断层显像常可发现脑内存在血供障碍。同时,还可用于颅脑损伤患者治疗后的随访和预后评估。

8. 其他 很多神经精神疾病通过 rCBF 断层显像可观察到 rCBF 的改变。如偏头痛发作时 rCBF 发生增高或减低的变化;精神分裂症患者 rCBF 的变化特点是从脑前部向后部呈阶梯性改变,以额叶损害最严重,rCBF 明显减低,基底节和颞叶亦常受损,左侧受损程度常较右侧重;抑郁症患者额叶和顶叶前部的 rCBF 减低;遗传性舞蹈病患者大脑皮层和基底节出现多处 rCBF 减低区;脑动静脉畸形处 rCBF 明显减低。另外,脑血流灌注显像在狼疮性脑病中也有所应用,系统性红斑狼疮(systemic lupus erythematosus,SLE)在神经系统的表现非常多见,症状轻重不一,有时容易被忽视,从而给患者带来诸多痛苦,因此不能轻视。出现 SLE 神经系统损害表现的病人中 8%~16% 的病人有血管病变,临床主要表现有血栓栓塞性血管病,最多见的症状为一过性脑

Notes

缺血发作或局灶性定位症状。SPECT 脑血流灌注显像可早期诊断多发硬化(multiple sclerosis,MS)患者认知功能障碍,MS 患者脑内多处放射性比值减低,其中以右丘脑和左顶叶更加明显。

第二节　脑代谢显像

人脑代谢非常活跃,其功能活动极其复杂。脑代谢显像在研究中枢神经系统功能代谢活动的变化规律以及探讨脑部疾患的有效诊治方法等方面具有重要意义。

一、原理与方法

1. 脑葡萄糖代谢显像　脑的代谢能量绝大部分(90% 以上)来自糖的有氧代谢。葡萄糖几乎是脑组织的唯一能源物质,脑内葡萄糖代谢率的变化能够反映脑功能活动情况。^{18}F-FDG 为葡萄糖类似物,具有与葡萄糖相同的细胞转运及己糖激酶磷酸化过程,但转化为 ^{18}F-FDG-6-P 后就不再参与葡萄糖的进一步代谢而滞留于脑细胞内。观察和测定 ^{18}F-FDG 在脑内的分布情况,就可以了解脑局部葡萄糖代谢状态。受检者禁食 4h 以上,静脉注射 ^{18}F-FDG185~370MBq(5~10mCi),45~60min 后用 PET、PET/CT 或符合线路 SPECT 进行脑葡萄糖代谢显像(cerebral glucose metabolic imaging)。影像经计算机重建获得 ^{18}F-FDG 在脑内分布的横断面、冠状面、矢状断层面和三维立体影像。

2. 脑氧代谢显像　正常人脑的重量仅占体重的 2%,但其耗氧量占全身耗氧量的 20%,因此脑耗氧量是反映脑功能代谢的一个不可忽视的指标。^{15}O-H$_2$O 被受检者吸入后,参与氧代谢全过程,用 PET 进行动态显像,可得到脑氧代谢率(cerebral metabolic rate of oxygen,CMRO$_2$)。结合 CBF 测定结果,还可计算出人脑的氧提取分数(oxygen extraction fraction,OEF),计算公式为 OEF=CMRO$_2$/CBF。CMRO$_2$ 和 OEF 是反映氧代谢活动的较好指标。

3. 脑蛋白质代谢显像　蛋白质在生命进程中起着重要作用,它是由多种氨基酸连接而成的肽链。蛋白质代谢中两个主要步骤是氨基酸摄取和蛋白质合成,细胞恶变后,氨基酸转运率的增加可能比蛋白质合成增加更多,因为不少过程是作用于氨基酸转运而不是蛋白质合成过程,包括转氨基(利用谷氨酰胺作为能量或作为其他非蛋白物质的前体)和甲基化(蛋氨酸在蛋白质合成起始阶段的特殊作用)作用。脑蛋白质代谢显像主要显像剂有:^{11}C-MET(^{11}C- 甲基 -L- 蛋氨酸)、^{11}C-TYR(^{11}C- 酪氨酸)、^{18}F-FET(^{18}F- 氟代乙基酪氨酸)和 ^{123}I-IMT(^{123}I- 碘代甲基酪氨酸)等。其中 ^{11}C-MET 较为常用,该显像剂易穿透血脑脊液屏障而进入脑组织。通过 PET 显像可获得显像剂在脑内分布的断层影像,利用生理数学模型得到脑内氨基酸摄取和蛋白质合成的功能及代谢参数。

二、葡萄糖脑断层显像采集、处理及定量分析

(一)受检者准备

受检者空腹 4~6 小时,视听封闭 5 分钟,静脉注射 ^{18}F-FDG1.85~3.7MBq(0.05~0.10mCi)/kg 后保持安静,注药后 40~60 分钟后进行断层显像。

(二)影像采集和处理

1. PET/CT 采集　先以 CT Scout 扫描图对扫描部位定位后行 CT 透射扫描,再行 PET 3D 模式发射扫描采集,扫描范围 1 个床位,采集 8~10 分钟。CT 扫描除了进行解剖定位外,还可对 PET 图像进行衰减校正。扫描结束后选择适当的重建参数进行图像重建,获得脑横断面、冠状面和矢状面以及三维重建的立体图像用于视觉判断和半定量分析。没有 CT 的 PET 仪器,需要应用 ^{68}Ge 进行透射扫描和衰减校正。

如果需要进行定量测定脑局部葡萄糖代谢率时,还需按照一定程序进行动态采集信息。一

Notes

侧肘静脉弹丸式注射 ^{18}F-FDG 185~370MBq 后即刻开始 PET 采集,并同时进行对侧肘静脉连续采集动脉化静脉血,1 次 /15s×4,1 次 /1min×10,1 次 /5min×6,1 次 /15min 直到检查结束。血样品经处理和测量放射性,数据经归一化后获得 ^{18}F-FDG 动脉输入功能参数,用于 ^{18}F-FDG 利用率定量分析。注药后 45min 再进行常规静态采集。利用计算机勾画 ROI 技术和一定生理数学模型便可得到 PET 绝对定量分析功能参数即大脑皮质各部位和神经核团局部葡萄糖代谢率(local cerebral metabolic rate of glucose,LCMRGlu)或全脑葡萄糖代谢率(cerebral metabolic rate of glucose,CMRGlu)。

2. 双头符合线路 SPECT/ 采集 总采集 32 帧,150 000 计数 / 帧,重建方法为滤波反投影法及迭代法,滤波函数为 Butterworth,进行图像重建。

(三)定量分析

1. PET 定量分析

(1)经典绝对定量测定法:利用计算机 ROI 技术和一定的生理数学模型可得到绝对定量分析的功能参数即大脑皮质各部位和神经核团的 LCMRGlu 及 CMRGlu。通过采血法测定 LCMRGlu,血样经处理、测量、数据归一化,最后计算获得 LCMRGlu。如上所述,经典的绝对定量方法结果准确,但费时,尤其在注药后短时间内多次采血不便于临床常规应用。

(2)广义人群为基础的血浆输入函数估计法:众所周知,动脉输入函数和输出函数是绝对定量分析的主要关键参数,探讨如何减少抽血次数并获取输入和输出函数的新方法是当前生物医学定量分析研究的热点。

2. 半定量分析 双探头或三探头符合线路 SPECT 由于仪器性能限制,只能进行半定量分析,且为临床常规常用的方法,主要有以下方法。

(1)两侧对称部位比值:以横断影像上的两侧镜像部位的 ROI 平均计数之比最为常用,一般为右 / 左相比。

(2)靶 / 本底(target/background,T/B)比值:以横断面影像上病灶部位的 ROI 平均计数,与相邻正常白质或其他部位脑灰质同等像素区域内平均计数之比。

三、适　应　证

1. 致痫灶的定位诊断、术前评价及疗效判断。

2. 脑胶质瘤分级判断,术前脑功能评价及预后评价;治疗后复发与坏死的诊断与鉴别诊断;指导细针穿刺;转移性脑肿瘤的诊断,全身显像有助于寻找肿瘤原发灶和颅外转移灶。

3. 痴呆的诊断(包括早期诊断和痴呆严重程度评价)和鉴别诊断、病程评价。

4. 脑外伤、精神疾病、脑血管性病变、脑感染性病变如获得性免疫缺陷综合征(acquired immune deficiency syndrome,AIDS)、弓形虫病等,药物成瘾及滥用、酗酒等有关脑功能评价。

5. 锥体外系疾病如 PD、HD 等诊断与病情评价。

6. 脑生理研究与认知功能的研究。

四、正常影像分析与参考值

生理状态下,葡萄糖为大脑皮质的唯一供能物质,故正常脑组织内 ^{18}F-FDG 的蓄积量很高。正常人 ^{18}F-FDG 影像示灰质放射性明显高于白质区,一般情况下,在各个断面放射性分布高低顺序与局部血流灌注影像相近,大脑皮质、基底节、丘脑、脑干、小脑影像清晰,左右两侧基本对称(图 10-7)。

CMRGlu 的正常参考值为(20~51)μmol/(100g·min)。左、右大脑半球的平均 LCMRGlu 分别为(37.67±8.67)和(37.11±8.72)mg/(100g·min)。脑部各区均有相应的 LCMRGlu 参考值,随年龄增大有所下降。

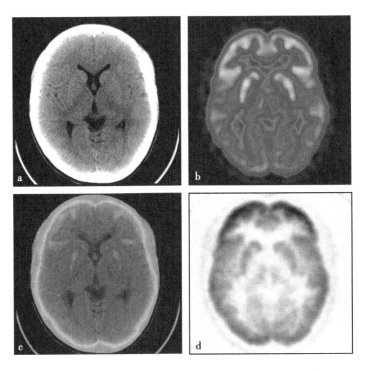

图 10-7   正常 ¹⁸F-FDG PET/CT 脑代谢断层影像（横断面）（华中科
技大学协和医院提供）

a:CT 图像;b:PET 图像;c:PET 与 CT 融合图像;d:非衰减校正图像

灰质的 $CMRO_2$ 参考值是:259μmol/(100g·min);白质的 $CMRO_2$ 参考值是:80μmol/(100g·min)。
灰质和白质的 OEF 参考值分别为 0.49 和 0.48。

五、临 床 应 用

1. **致痫灶的定位诊断**   1982 年 Engel 等发现,发作间期致痫灶表现为低葡萄糖代谢状态,
而发作期则表现为高代谢状态,其变化与 rCBF 一致。根据这一特点,可以用 ¹⁸F-FDG 显像对致
痫灶进行诊断和定位,即:若同一皮层区域在发作间期 ¹⁸F-FDG 显像表现为放射性减低区,而发
作期 ¹⁸F-FDG 显像表现为放射性增高区,则此区域为癫痫致痫灶。发作间期致痫灶定位诊断的
灵敏度为 70%~90%,发作期诊断灵敏度达 90% 以上。与 CT 和 MRI 相比,FDG PET 脑显像有着
明显优势。脑葡萄糖代谢显像对癫痫灶的定位诊断与皮质脑电图的一致性约为 95%,与病理结
果的符合率为 90%。由此可见脑葡萄糖代谢显像为致痫灶手术或 γ 刀治疗提供了相当可靠的
定位信息,还可用于致痫病灶切除后的疗效随访。

目前临床多利用癫痫发作间期 ¹⁸F-FDG 显像致痫灶呈低代谢这一特点进行病灶的定位(图
10-8)。关于发作间期致痫灶低代谢状态的产生机制尚不十分清楚,这种状态是否由于脑内致痫灶
反复发作或某种潜在的病理过程的作用结果现在还不能肯定,但目前多认为很可能是突触机制引发
了发作间期致痫灶代谢降低。虽然已知脑局部代谢的减低与血流灌注关系密切,但也有研究通过
将 ¹⁸F-FDG 显像和局部脑血流灌注显像的影像进行对比,发现发作间期致痫灶的低代谢状态有时与
血流灌注状态并不一致。¹⁸F-FDG 显像所见的病灶范围常较其他检查所见要大,如发作间期 ¹⁸F-FDG
显像所显示的病灶范围就往往大于 EEG 估测的范围。病理学研究也发现,致痫病灶区常可见神经
胶质细胞的增生和变性以及神经细胞发育不良,但范围多小于 ¹⁸F-FDG 显像所见的异常代谢区域。

典型的发作期 ¹⁸F-FDG 显像致痫灶呈高代谢表现(图 10-9)。由于 ¹⁸F-FDG 的摄取与代谢需
要一定的时间,其从被摄取到达到平衡所需的时间大概在 30~40 分钟,因此代谢显像不像血流
灌注显像那样能快速反映瞬时变化。而癫痫发作时间常较短,一般只有几十秒至数分钟,这段

Notes

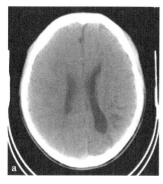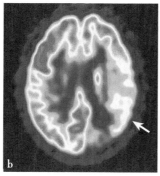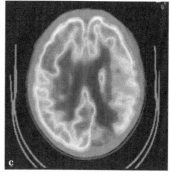

图 10-8 癫痫患者 ^{18}F-FDG 显像示左顶枕叶低代谢区,为致痫灶所在,CT 未见异常(华中科技大学协和医院提供)

a:CT 影像;b:PET 影像;c:PET/CT 融合影像

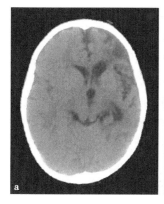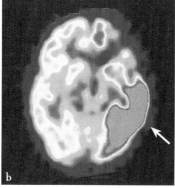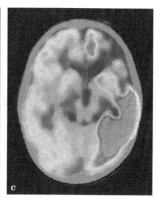

图 10-9 2 岁小儿癫痫发作期 ^{18}F-FDG PET/CT 显像(华中科技大学协和医院提供)

a:CT 影像;b:PET 影像;c:PET/CT 融合影像,左侧颞叶、枕叶可见异常高代谢(箭头示病灶)

时间与 ^{18}F-FDG 达到代谢平衡所需的时间相比过短。即使是在 ^{18}F-FDG 摄取和代谢的过程中患者出现癫痫发作,显像结果也多反映的是发作间期 - 发作期 - 发作后期的综合代谢过程,并常为发作间期的低代谢表现,因此发作期 ^{18}F-FDG 的高代谢图像不易获得。需要指出的是,虽然发作期 ^{18}F-FDG 显像应用相对较少,但对于频繁发作的局灶性癫痫仍有一定的应用价值。

局部脑血流灌注显像可反映局部脑血流的瞬时变化,临床上常用的脑血流灌注 SPECT 显像剂是 ^{99m}Tc-ECD 和 ^{99m}Tc-HMPAO,其在静脉注射后 2min 内即可进入脑组织,并能较长时间滞留其中。由于在发作期癫痫灶的血流灌注增高,发作期脑血流灌注显像可见病灶处显像剂摄取增多呈明显浓聚。将发作期局部脑血流灌注显像与发作间期 ^{18}F-FDG 显像结果结合分析,可以进一步提高癫痫灶的定位准确率。有研究报道,利用这种方法在颞叶癫痫患者中可准确定位 90% 以上的病灶。吴金陵等报道 54 例癫痫患者中有 46 例发作期局部脑血流灌注显像与发作间期 ^{18}F-FDG 显像结果一致,这 46 例患者经 γ 刀治疗后总有效率为 97.8%。

中央颞叶癫痫在局灶性癫痫中是最常见的一种类型,此型癫痫常伴有海马萎缩。^{18}F-FDG 显像对颞叶致痫灶的低代谢表现灵敏度较高,一般通过左右对比的方法比较容易观察到颞叶皮质摄取 ^{18}F-FDG 的情况。颞叶癫痫除了在颞叶局部出现低代谢外,在其他脑区有时也可发现低代谢区。经 Henry 等统计,颞叶癫痫出现的低代谢区包括侧颞叶(78%)、中央颞叶(70%)、丘脑(63%)、基底神经节(41%)、额叶(30%)、顶叶(26%)和枕叶(4%)。由于丘脑出现低代谢表现比较常见,由此推断丘脑在颞叶癫痫发作的起动和传播扩散中起着一定的作用。小脑低代谢区可以发生在病变同侧或对侧,也可以双侧同时发生,其中小脑出现双侧低代谢表现比较常见。颞叶致痫灶若为单侧,行颞叶切除术效果好,并且病灶低代谢越明显,预后越好。若颞叶病灶为双侧,

Notes

一般不宜行手术切除。Koutroumanidis 等的研究发现,对双侧颞叶病变的癫痫患者,手术切除相对更严重的一侧,部分患者可改善临床症状。

^{18}F-FDG 显像对于其他类型的局灶性癫痫(如额叶癫痫)也有较好的诊断价值,但不如颞叶癫痫,主要是受灵敏度的限制。在额叶癫痫,^{18}F-FDG 显像除额叶的低代谢区外,同侧颞叶也常出现低代谢表现。

另外,局灶性致痫灶脑皮质的低代谢区在形态结构上也可出现异常,例如额叶癫痫在 ^{18}F-FDG 显像中的低代谢区,MRI 检查就多有形态结构的异常改变。因此,应将 ^{18}F-FDG 功能影像与形态学检查(如 MRI)的结果密切结合进行分析,这样可以提高对致痫灶的定位诊断准确率。

2. AD 诊断和病情估计　　AD 的病变特点是以顶叶和后颞叶为主的双侧大脑皮质葡萄糖代谢对称性减低,而感觉运动皮层、基底神经节和小脑通常不受累,脑葡萄糖代谢显像对本病的诊断灵敏度和特异性均明显高于 rCBF 断层显像(图 10-10)。病理学研究显示这些区域均存在神经细胞的退行性变,很多研究也证实 AD 的低代谢伴随于突触的缺失或功能异常。颞顶叶低代谢是诊断 AD 的特征性影像,灵敏度可达 90% 以上。AD 患者颞顶叶代谢的减低比血流灌注减低要明显,因此 ^{18}F-FDG 显像比局部脑血流灌注显像的灵敏度要高。中央区颞叶的受累情况比较复杂,海马部位代谢减低的程度多比皮质区要轻。病情较轻或病程较早的患者,多表现为单侧、非对称性低代谢病变。双侧受累时,两侧受累的轻重程度与患者认知及行为异常的情况一致。在病变进展过程中,额叶低代谢表现明显。极少数 AD 患者表现为额叶低代谢为主,这类 AD 又称为额叶 AD。需要指出的是颞顶叶低代谢并非 AD 独有的影像表现,依据这种影像诊断 AD 的特异性约为 63%。与脑梗死等器质性病变比较,AD 是一种慢性进行性神经退变性疾病,颞顶叶低代谢部位行常规形态学影像检查往往仅有脑萎缩表现。故 AD 患者出现代谢减低主要与葡萄糖磷酸化、葡萄糖转运和氧利用均减少有关,而不是局部存在结构性损害病灶所致。

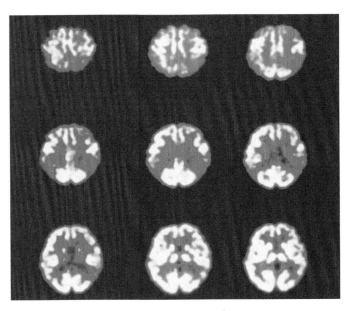

图 10-10　AD 患者 ^{18}F-FDG 影像
大脑皮质双侧额叶、顶叶、颞叶和枕叶对称性放射性分布减低

大多数 AD 患者(主要指轻中度患者)的低代谢区在原始神经皮层结构(如感觉运动区、初级视皮质区、丘脑、基底神经节、脑干以及小脑)出现较少且较轻,故临床上常将这些区域作为半定量分析的参照区。需要注意的是,重度 AD 患者上述区域的葡萄糖代谢也出现明显降低,若仍以这些区域为参照进行半定量分析会使结果产生偏差。

早期 AD 和晚期 AD 患者在 ^{18}F-FDG 显像中有一定差异,以此有助于对病程的估测。早期

Notes

患者葡萄糖代谢减低以顶叶和扣带回后部明显;晚期患者明显受损部位在颞叶和额叶中部。在疾病早期单侧病变多见,至晚期则多表现为双侧脑区对称性受累,病变常累及大脑各叶甚至小脑。另外,早期患者基底神经节区和丘脑极少受累;而晚期该区域葡萄糖代谢常有减低表现。

脑葡萄糖代谢显像还可用于痴呆严重程度的评价。随着病情发展,脑内低代谢区数目增加,范围扩大。利用 ^{18}F-FDG 显像可以对 AD 痴呆程度进行评价,包括目测法和半定量分析。目测法通过肉眼观察 ^{18}F-FDG 影像中代谢减低区的范围对病情进行估测,轻度痴呆有 1~2 个脑叶受累,中度痴呆有 3~4 个脑叶受累,重度痴呆受累的脑叶在 5 个以上。轻中度 AD 病变多为单侧或非对称性,颞叶和海马轻度萎缩或无明显萎缩。重度 AD 常表现双侧颞顶叶和额叶代谢减低,颞叶和海马明显萎缩,原始神经皮层结构也出现代谢减低。半定量分析采用比值法:①单侧病变采用病变区 / 对侧正常区比值:正常时比值 >0.90,0.90~0.80 为轻度痴呆,0.80~0.70 为中度痴呆,比值≤0.70 为重度痴呆。②双侧病变采用病变区 / 同侧小脑比值:正常时比值 >1.20,1.10~0.96 为轻度痴呆,0.95~0.80 为中度痴呆,比值≤0.80 为重度痴呆。

3. 脑胶质瘤诊断 ^{18}F-FDG PET 显像可用于脑肿瘤良恶性鉴别、恶性度分级、疗效和预后判断以及复发或残存病灶的诊断。肿瘤的葡萄糖代谢活跃程度与肿瘤的恶性度有关,良性和低度恶性脑肿瘤的病变部位葡萄糖摄取或 LCMRGlu 与正常白质处相似(图 10-11),而大多数高度恶性的脑肿瘤葡萄糖摄取或 LCMRGlu 则明显增高。基于脑肿瘤恶性程度与局部 ^{18}F-FDG 代谢活性和 LCMRGlu 关系密切,临床上 ^{18}F-FDG PET 显像已用于胶质瘤恶性度评价。研究发现 I ~ II 级星形胶质瘤患者 LCMRGlu 为 (3.8 ± 1.8) μmol/$(100g \cdot min^{-1})$;III级或间变性星形细胞瘤为 (5.4 ± 2.7) μmol/$(100g \cdot min^{-1})$;IV级或胶质母细胞瘤为 (7.3 ± 3.6) μmol/$(100g \cdot min^{-1})$,表明脑胶质瘤的恶性级别越高代谢活性亦越高。脑葡萄糖代谢显像对于各种抗肿瘤治疗后的疗效评价及预后判断也有较大的应用价值。脑瘤手术或放疗后坏死区呈放射性缺损,可与肿瘤复发部位呈异常葡萄糖浓聚灶相鉴别(图 10-12),在治疗后复发或残留病变与坏死灶的鉴别方面,脑葡萄糖

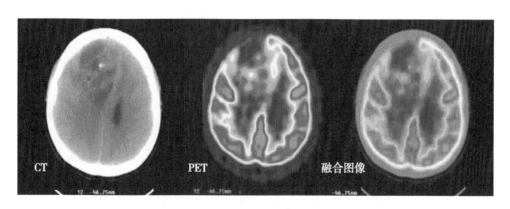

图 10-11 低级别脑胶质瘤患者 ^{18}F-FDG PET/CT 显像
CT 见右侧额叶低密度影,PET 见该处放射性稀疏

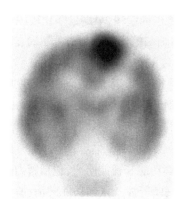

图 10-12 脑胶质瘤病人治疗后复发 ^{18}F-FDG PET 影像
冠状层面:顶叶呈明显异常放射性浓聚

Notes

代谢显像较 CT 和 MRI 更有优势。此外,^{18}F-FDG PET 检查有助于术前活检穿刺部位的定位选择,避免造成组织学级别的低估。虽然 ^{18}F-FDG 在 PET/CT 显像中一直占据主导地位,全世界 90% 的神经系统肿瘤显像剂为 ^{18}F-FDG,并且其在神经系统肿瘤显像中作用也得到了临床工作者的充分肯定,尤其是在脑胶质瘤分级、勾画手术范围、评估预后、鉴别复发和坏死的优势是其他显像剂无法比拟的。但是,由于它欠完美的特异性及灵敏度和较高的本底摄取,使得广大科研工作者寻找能弥补其不足的非 ^{18}F-FDG 显像剂。如胆碱示踪剂(^{11}C-CHO)由于正常脑皮质摄取低,对低级别脑胶质瘤或脑转移瘤的检出较 ^{18}F-FDG 有一定优势(图 10-13),另外,^{11}C 标记的蛋氨酸(^{11}C-Methionine,^{11}C-MET)能更好地定位脑胶质瘤放疗前后的肿瘤靶区(图 10-14)。目前用于临床的多模态显像如 SPECT/CT、PET/CT 和 PET/MRI 显像能够有效地将疾病的功能显像和解剖结构显像相结合,从而达到优势互补的作用。上述多模态技术在神经系统肿瘤的早期发现、肿瘤的发生发展及功能代谢追踪上都有着巨大的应用价值及前景,为疾病的诊断和治疗提供了更准确及时的信息。

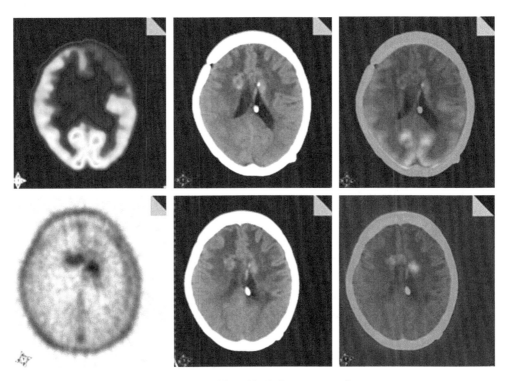

图 10-13 Ⅱ级星形细胞瘤 PET/CT 显像
^{18}F-FDG 呈低摄取(上排),^{11}C-Choline 呈高摄取(下排)

4. 锥体外系疾病的诊断 PD 是中枢神经系统的变性疾病,主要病因是黑质-纹状体神经元变性脱失,导致纹状体的多巴胺含量减少。由于 PD 起病隐匿而缓慢,早期诊断比较困难。CT 和 MRI 检查多无明显异常,脑葡萄糖代谢显像可发现纹状体葡萄糖代谢增高。单侧病变患者早期,患肢对侧豆状核氧代谢和葡萄糖代谢相对增加;双侧病变的患者全脑 CMRGlu 减低。若伴发痴呆,可见顶枕叶损害加重。值得提出的是通过多巴胺神经递质、多巴胺受体及多巴胺转运蛋白显像,更有助于 PD 的早期诊断,并可与 PD 综合征鉴别。亨廷顿病(Huntington's disease, HD)是基底核和大脑皮层变性的一种遗传性疾病,其特征为慢性进行性舞蹈样动作和痉挛。HD 患者的脑葡萄糖代谢显像可见双侧豆状核和尾状核放射性减低。

5. 脑生理功能和智能研究 脑代谢显像可用于人脑生理功能和智能研究,包括智力的神经学基础研究,如语言、数学、记忆、注意力、计划、比较、思维、判断等涉及认知功能的活动,同时还

Notes

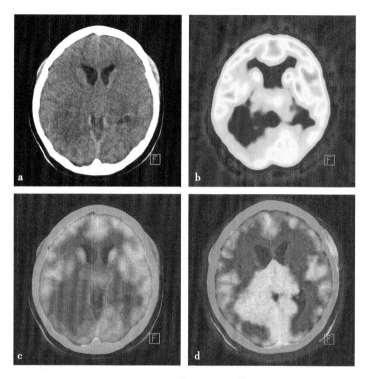

图 10-14 II-III 级脑胶质瘤 ^{18}F-FDG 和 ^{11}C-MET PET 显像

a:CT 图像可见右顶枕叶低密度灶;b:^{18}F-FDG PET 显像未见葡萄糖代谢增高;c:^{18}F-FDG PET 与 CT 的融合图像;d:^{11}C-MET PET 显像可见 CT 右顶枕叶低密度灶呈明显 ^{11}C-MET 摄取增高

能够研究大脑功能区的分布、数量、范围及特定刺激下上述各种活动与能量代谢之间的内在关系。患者临床上的各种不同表现往往与脑内低代谢区所在的部位有关,如语言功能障碍或失语者左侧额叶、颞叶、顶叶以及外侧裂区代谢明显减低;记忆缺失者双侧颞叶代谢减低,且以右侧为主。研究表明人脑活动与特定区域的 LCMRGlu 水平有直接关系。尽管近年来功能性 MRI 依靠血氧合水平成像的方法在脑功能研究方面成绩斐然,但脑代谢显像作为一种无创性的方法,能够在人体生理条件下进行人脑功能探索和智力开发研究,仍具有广阔的应用前景。

6. **精神疾病研究** ^{18}F-FDG PET 可用于精神疾病的诊断和治疗效果的评价。精神分裂症患者常见额叶葡萄糖代谢率减低,其次为颞叶的低代谢,也可以出现左颞叶葡萄糖代谢增加伴有左基底节代谢减低的情况。抑郁症等情感性精神障碍 ^{18}F-FDG PET 影像学表现呈多样性,双相精神病的抑郁期整个幕上结构的葡萄糖代谢降低可达 25%,治疗前后的对比有助于了解疗效和判断预后。^{18}F-FDG PET 发现强迫症患者扣带回、眶额叶、尾状核头部呈高代谢,药物治疗后 ^{18}F-FDG 代谢减低的程度与强迫理念的改善具有相关性。

7. **脑外伤** 急性脑外伤者,脑功能异常可以超出解剖病变的范围,出现创伤部位外的远隔影响,PET 结合 CT 或 MRI 影像对脑外伤的评价可提供更多的信息。脑挫伤、颅内血肿及伴发的脑软化等引起的代谢变化常局限于损伤部位,而硬膜下及硬膜外血肿可引起广泛性代谢减低,也可引起对侧半球的变化。脑外伤患者也可出现交叉性小脑失联络或同侧小脑的代谢减低。重度脑外伤患者与轻中度脑外伤患者比较,发生全脑葡萄糖代谢率减低的几率高,分别为 86%、67%。

8. **其他** ^{18}F-FDG PET 对脑中风的研究表明,PET 比 CT 更能够早期发现病灶,并且所显示的病灶范围超过 CT 所显示的范围。对于脑缺血或梗死区周围有活力的脑组织是否可以恢复,可以用 ^{18}F-FDG PET 进行评价。^{18}F-FDG PET 还可以用于酒精滥用、可卡因等药物成瘾或者新生儿缺血缺氧性脑病等的脑功能改变和机制研究,获得性免疫缺陷综合征脑代谢变化,脑功能重塑机制研究等。

(王荣福)

第三节　神经受体显像

21 世纪是生命科学的世纪,神经科学已成为当今生命科学蓬勃发展的重要领域。核医学神经递质和受体显像是神经科学研究的前沿和热点课题。

一、概　　述

100 多年前,Langley 最先提出药物受体概念,之后此方面的研究日趋增多,并取得了很大进展。目前神经递质(neurotransmitter)和神经受体(neuroreceptor)已广为人知。神经受体显像(neuroreceptor imaging)是神经核医学的研究前沿,能够观察到 CT 和 MRI 等其他影像学方法无法发现的脑内微量受体的存在及其变化,因而具有独特优势,其基本原理是利用发射正电子或单光子的放射性核素标记特定的配体,基于受体 - 配体特异性结合性能,通过核医学显像仪器对活体人脑特定受体结合位点进行精确定位并获得受体的分布、密度与亲和力等参数。神经递质显像(neurotransmitter imaging)是利用放射性核素标记的合成神经递质的前体物质观察特定中枢神经递质的合成、释放与突触后膜受体结合以及再摄取等信息。借助生理数学模型,可以获得中枢神经递质或受体的定量或半定量参数,从而对某些神经递质或受体相关性疾病作出诊断、治疗决策、疗效评价和预后判断(表 10-1)。神经递质和受体显像也为新的受体显像剂研发和神经生物学基础研究提供了一种新的手段。

表 10-1　常用的脑 PET 和 SPECT 受体显像剂及临床应用

显像剂类型	PET	SPECT	临床应用
Dopamine metabolism	^{18}F-FDOPA		PD
多巴胺转运蛋白(DAT)	^{18}F-FPCIT、^{11}C-β-CIT	^{99m}Tc-TRODAT1	PD、药物成瘾
单胺囊泡转运体(VMAT$_2$)	^{11}C-dihydrotetrabenazine(DTBZ)		PD
多巴胺受体			PD、精神分裂症、药物成瘾、HD、Tourette 病
D$_1$ 受体	^{11}C-SCH23390、^{11}C-SCH39166		
D$_2$ 受体	N-methyl-^{11}C-methylspiperone	^{123}I-IBZM	
	^{18}F-N-methylspiperone		
	N-methyl-^{11}C-thylbenperidol		
	^{11}C-eticlopride		
	^{11}C-raclopride		
D3 受体	^{18}F-7-OH-AFPAT		
阿片受体			癫痫、麻醉药成瘾、疼痛综合征
μ receptor	^{11}C-diprenorphine	^{123}I-Morphine	
δ,κ receptor	^{11}C-Carfentanil	^{123}I-IA-DNP	
苯二氮䓬类受体	^{11}C-flumazenil(Ro15-1788)		癫痫
	^{11}C(R)-PK11195(peripheral receptor ligand)		
5-HT 受体			抑郁症
H$_1$ 受体	^{11}C-mepyramine	^{123}I-Ketanserin	

Notes

续表

显像剂类型	PET	SPECT	临床应用
乙酰胆碱受体	2,4-^{18}F-Fluorodexetimide、^{11}C-TRB、^{18}F-ASEM、^{11}C-CHIBA-1001 [^{76}Br]SSR180711	^{123}I-IQNB	AD、重症肌无力
NMDA 受体	^{11}C-(s)-[N-methyl]ketamine		脑血管疾病、癫痫

二、临床应用与研究

目前研究和应用比较多的神经受体主要有多巴胺受体(dopamine receptor)、乙酰胆碱受体(acetylcholine receptor)、5- 羟色胺受体(5-serotonin receptor,5-HT receptor)、苯二氮䓬受体(benzodiazepine receptor,BZ receptor)和阿片受体(opioid receptor)等。

(一)多巴胺神经递质、受体及转运蛋白显像

多巴胺受体系统是脑功能活动最重要的系统,而且还可能是运动性疾病治疗药物或精神神经中枢抑制药物的主要作用部位。基于多巴胺受体对腺苷酸环化酶活力的不同影响和受体识别特征以及用放射性受体结合分析方法将不同的配体与多巴胺受体结合表现不同特征,将其分为 D_1、D_2、D_3、D_4 和 D_5 等多种受体亚型。又因 D_1 与 D_5 受体亚型结构同源性,统称为 D_1 样受体,而 D_2、D_3、D_4 统称为 D_2 样受体。用放射性碘标记的 D_1 受体配基(^{123}I-IBZP, ^{123}I-SCH23982, ^{123}I-FISCH, ^{123}I-TISCH)进行 SEPCT 受体显像均表现基底神经节有较高的放射性浓聚;^{11}C-SCH 23390 和 ^{11}C-SCH 39166 的 PET 多巴胺 D_1 受体显像临床应用也取得了一定的进展,但远不如多巴胺 D_2 受体研究应用广泛。

1. **多巴胺受体显像** 1983 年 Wagner 等用碳[^{11}C]标记的 N- 甲基螺旋哌啶酮(^{11}C-N-methylspiperone,^{11}C-NMSP)进行多巴胺 D_2 受体显像。^{11}C-NMSP 是 spiperone 类似物,一种对多巴胺 D_2 受体有很高亲和力的苯基酮趋神经药物。研究发现 ^{11}C-NMSP 与多巴胺 D_2 受体和 5- 羟色胺受体均可结合,后者亲和力仅为前者的 1/5。这种缺乏完全特异性是一种优点,因为 PET 技术可以识别 D_2 受体和 5- 羟色胺受体位点,故在静脉注射 ^{11}C-NMSP 前给予一定剂量的阻断 D_2 受体但并不阻断 5- 羟色胺受体的氟哌啶醇,就可获得完全性的 5- 羟色胺受体特异性结合。利用 ^{11}C- 二氧化碳制备的 ^{11}C- 甲基碘化物使酰胺氮甲烷化获得高比活度的 ^{11}C-NMSP(9990MBq/μmol)。体外受体结合分析表明,氚[^{3}H]-spiperone 和苯哌利多对多巴胺 D_2 受体有亲和力,而氯丙嗪和氟哌啶醇并无亲和力。体内受体结合分析亦表明,^{11}C-NMSP 在富含有多巴胺 D_2 受体的纹状体结合最高,在很少有多巴胺受体的小脑结合最少,因此常用小脑放射性作为非特异性结合对照区。正常人于注射 740MBq ^{11}C-NMSP 后即刻可见示踪剂积聚于最大血流量的大脑灰质,并迅速穿越血 - 脑屏障与特异性和非特异性受体位点结合。此后,随血放射性下降,示踪剂以最快速度离开小脑非特异性结合部位,以中等速度离开额、颞、顶和枕叶皮质的 5- 羟色胺受体结合部位,以低速率离开纹状体(包括尾状核和豆状核)的多巴胺 D_2 受体特异结合部位。静脉注射显像剂后 6 分钟,PET 多巴胺受体显像的图像与 rCBF 灌注影像相似,2 小时后纹状体与小脑放射性有明显的区别,即纹状体多巴胺 D_2 受体结合明显。静脉注射后连续 2 小时 PET 显像,借助尾状核和豆状核与小脑放射性比和用注射显像剂后时间函数表示豆状核与小脑放射性比估算多巴胺 D_2 受体的结合量,利用给予多次不同或相同质量的示踪剂和测定血浆示踪剂浓度估算绝对受体密度和亲和力,发现某些脑疾患的特异脑受体数目和活性有明显的改变。多巴胺 D_2 受体在尾状核和豆状核的数量随年龄增长而显著下降,男性比女性略为明显,而正常人的 CT 未显示尾状核和豆状核大小明显缩小。原因可能是随年龄增长,纹状体突触后神经元细胞、传入神经和受体合成减少所致,研究发现这些患者的 D_2 受体结合能力比 rCBF 减少更为突出。

^{11}C- 雷氯必利(^{11}C-raclopride)D_2 受体显像示纹状体与大脑皮质(特异性 / 非特异性)摄取比

Notes

值很高。正常人中该配体在基底神经节呈现特异的局部摄取,而皮质和小脑摄取较少,以静脉注射后 2~4 小时特异性最高,服用抗精神病药物者特异性结合较低。有人对 PD 患者药物治疗期间受体显像发现,症状改善患者的纹状体分布正常。因此,PET 多巴胺 D_2 受体显像是一种有望作为诊断和鉴别诊断锥体外系疾病的方法,且可用于监测疗效和预测预后。

目前临床上多巴胺 D_2 受体 PET 或 SPECT 显像主要用于各种运动性疾病、精神分裂症、认知功能研究和药物作用及其疗效评价等。PD 是一种多巴胺受体性疾病,基本病因是黑质纹状体的变性脱落,同时纹状体的多巴胺受体发生变化,临床上用 L- 多巴治疗 PD 取得了比较满意效果。但部分临床症状不典型或无症状的 PD 患者(亚临床型)诊断困难,CT 和 MRI 在早期发现 PD 病变有一定限制,而 PET 则可能在解剖结构发生改变之前从生理、生化、代谢及功能变化发现病变,从而达到早期诊断和及时治疗的目的。^{18}F 或 ^{11}C-NMSP、^{11}C-raclopride、碘[^{123}I]标记的[N-(1- 乙基 -2- 四氢吡咯基) 甲基 -5- 碘 -2- 甲氧基苯甲酰胺,^{123}I-IBZM]等多巴胺 D_2 受体显像可见 PD 患者黑质和纹状体(特别是豆状核)D_2 受体数目轻度甚至明显减少,效力明显减低,故利用此技术可早期诊断 PD(包括亚临床型),并可监测临床上用 L- 多巴治疗 PD 患者的疗效,同时对神经精神药物的药理学研究和指导用药及研究影响多巴胺受体的生理性因素都具有重要意义。有研究报道 ^{123}I-IBZM SPECT 多巴胺 D_2 受体显像观察到 PD 症状初期病损侧纹状体 D_2 受体活性无明显变化,PD 中、晚期,即 PD 症状明显时纹状体的多巴胺受体活力增强,分析认为 D_2 受体超敏与多巴胺神经元失神经支配严重程度有关。D_2 受体显像能鉴别原发性 PD(纹状体浓聚 IBZM)和 PD 综合征(摄取减少),前者经多巴胺治疗效果明显,后者无效,这对 PD 和 PD 综合征诊断和鉴别诊断以及制订合理化个体治疗方案具有重要临床意义。多巴胺 D_2 受体显像是一种有望作为诊断和鉴别诊断锥体外系疾病的新技术和新方法,且可用于监测疗效和判断预后。

^{18}F- 多巴(^{18}F-dopa)为多巴胺神经递质显像剂,它为 L- 多巴的类似物,是多巴胺能神经元的神经递质,能透过血 - 脑屏障,入脑后分布在纹状体,经摄取、储存、释放以及与多巴胺受体进行特异性结合而发挥生理效应。根据 6-^{18}F- 多巴在纹状体摄取和清除速率及其在中枢和外周血中代谢变化的规律,可直接或间接了解中枢神经系统多巴胺受体功能和活力,有助于对累及多巴胺系统脑功能活动疾患的诊断。研究观察到神经毒素(1-methyl-4-phenyl-1,2,3,6-tetrahydropyridine,MPTP,1- 甲基 -4- 苯基 -1,2,3,6- 四氢吡啶)模型猴在不同时间点测定的血浆未代谢 ^{18}F- 多巴放射性均较对照组高,PET 脑显像示 MPTP 猴纹状体呈放射性减淡缺损区。在多巴胺能神经递质显像的同时,测定血浆未代谢放射性配体的变化,可获取更多有关神经递质及受体特异性结合参数,并提供附加信息。

用 ^{18}F-dopa PET 对正常对照和 PD、HD、精神分裂症、Pick 病进行显像,发现注药后 90~120 分钟正常对照者的纹状体放射性浓聚,影像结构清晰;而各种神经精神病患者纹状体呈不同程度的放射性减低或缺损,给予积极治疗后临床症状改善或明显改善者的再次显像显示纹状体放射性呈不同程度的恢复。PET 研究活体人脑化学神经传递过程的能力,使把神经递质的化学过程与解剖结构以及精神和行为功能联系起来成为可能。

2. 多巴胺转运蛋白显像　多巴胺转运蛋白(dopamine transporter,DAT)是位于多巴胺能神经末梢细胞膜上的单胺特异转运蛋白,其功能是将突触间隙的多巴胺运回突触前膜,是控制脑内多巴胺水平的关键因素。因此,转运蛋白的重摄取功能将直接影响突触间隙单胺类递质多巴胺浓度的增高或降低,从而引起多巴胺能系统的功能活动的改变,这类转运蛋白的变化要比受体的变化更为敏感、直接。目前研制比较成功的 DAT 配体为可卡因系列衍生物,如 β-CIT(RIT-55)。静脉注射 70.3~114.7MBq(1.9~3.1mCi)^{123}I-β-CIT 进行猴脑 SPECT 显像,脑最大摄取量为注射量的 14%,^{123}I-β-CIT 在 DAT 丰富的基底节区域呈明显的放射性浓聚,与 DAT 的特异性结合为 0.916 ± 0.007,实验观察到 β-CIT 除了对 DAT 具有很高亲和力,对 5- 羟色胺转运蛋白(5-HTT)

Notes

也具有较高的亲和力(Kd为0.47nmol/L)。与额叶中部皮质5-HTT的特异性结合为0.377±0.0031，这为在活体同时检测与5-HTT和DAT有关的神经系统疾病提供了有价值的辅助手段。15例Hoehn-Yahr分级为Ⅰ~Ⅲ级PD和12例正常对照者[123]I-β-CIT SPECT显像，发现PD组与对照组纹状体/非纹状体摄取比值分别为3.01±1.14和6.71±1.89，PD组较对照组摄取比值下降55%；15例PD病人中有14例与对照或偏侧PD的正常一侧脑区对比，其壳核部位放射性明显降低，提示[123]I-β-CIT DAT显像可用于PD的诊断。1997年美籍华人孔繁源教授首次成功地用[99mTc]标记DAT([99mTc]-TRODAT-1)获得活体人脑DAT断层影像，放射自显影示其在大鼠脑纹状体特异性分布，注射后60min纹状体与小脑放射性的比值为1.8。目前国内外已开始广泛用于临床，对PD的早期诊断、治疗决策以及疗效判断有重要意义(图10-15)，可用于胚胎中脑移植治疗PD的移植物存活情况的无创性监测，为评价PD新疗法的疗效提供了一种更为直观和可靠的手段。

DAT PET显像剂有无托烷环类(如[11]C-诺米芬辛)、可卡因类(如[11]C-可卡因)、苯基托品烷类、苯托品类和哌嗪类(GBR类)，对DAT亲和力顺序为GBR类 < 无托烷环类 < 苯托品类 < 可卡因类 < 苯基托品烷类。由于后者具有较高的亲和力、特异性，纹状体/小脑放射性比值高，研究报道较多。苯基托品烷类显像剂有[11]C-β-CIT、[18]F-CFT(^{18}F-WIN35,428)、[18]F-FP-β-CIT、[18]F-FECNT,

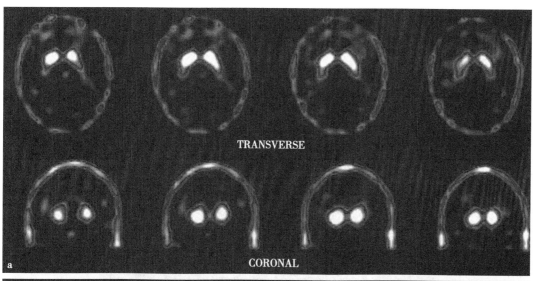

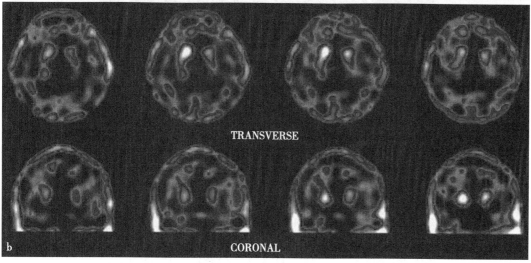

图10-15 正常人与PD患者[99mTc]-TRODAT-1显像

a:正常对照；b:PD患者左侧基底节放射性明显摄取减低

Notes

其均由可卡因的母体结构托烷作为基本结构加以改造而得,其中 ^{18}F-CFT 与 DAT 具有较高的结合动力学,选择性高,但其在纹状体的摄取随时间增加不能达到坪浓度,因此不能用于定量分析。[18]F-FP-β-CIT 人体 PET 显像结果示,纹状体 / 小脑比值高,在显像过程中出现短暂的平衡,因此可用于 DAT 的定量。Kazumata 等 ^{18}F-FP-CIT PET 帕金森病患者显像结果表明,药物注射后 90 分钟,纹状体 / 枕叶比值为 3.5,正常人纹状体 / 枕叶分布容积比(The volume of distribution ratio,DVR)与年龄有关,尾状核和豆状核每 10 年下降 7.7% 和 6.4%,经过年龄校正的 PD 患者 DVR 与临床症状评分(unified Parkinson's disease rating scale,UPDRS)呈负相关,表明其可用于 PD 的早期诊断和病情严重程度的评估(图 10-16)。Antonini 等应用 ^{11}C-FECIT PET 研究早发(<40 岁)和迟发(>50 岁)隐性帕金森机能障碍患者的 DAT 结合情况,早发病例 parkin 基因的突变与隐性帕金森机能障碍有关,两组病例可见纹状体 DAT 结合减少,而携带 Park2 突变基因的患者纹状体 DAT 结合的减少呈现广泛与双侧性。[11]C-raclopride PET 显像纹状体 / 小脑摄取比值高,对 D_2 受体具有高选择性和强的亲和力,给药 30min 后纹状体 / 小脑摄取比值为 10,其选择性优于 spiperone 类衍生物,国外已广泛用于 PD 病人 PET 显像。Antonini 等对 9 例多系统萎缩患者和 10 例 PD 患者分别进行 ^{18}F-FDG、[18]F-dopa、[11]C-raclopride PET 显像,结果发现 ^{18}F-dopa 可以鉴别正常人与 PD 综合征,但不能区分多系统萎缩与 PD;[18]F-FDG 与 ^{11}C-raclopride 可以鉴别多系统萎缩与正常人和 PD 患者,认为 ^{18}F-FDG 与 ^{11}C-raclopride 是确诊多系统萎缩敏感而有效的显像方法。

随着 PD 新的治疗手段的进展,如神经保护药物、基因或细胞为基础的治疗以及高频刺激,对内源性有效基因表达、细胞以及介导的基因表达显像是非常重要的。Thanos 等应用

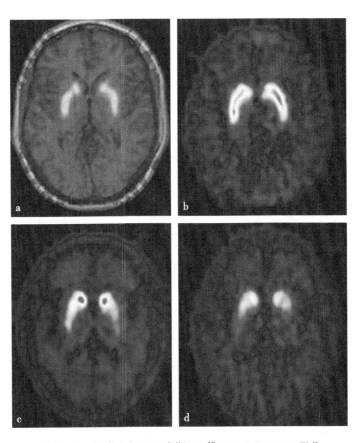

图 10-16 正常人与不同病期 PD ^{18}F-FP-β-CIT PET 显像

a:正常人 ^{18}F-FP-β-CIT PET 和 MRI 融合图像;b:正常人 ^{18}F-FP-β-CIT PET 图像;c:早期 PD ^{18}F-FP-β-CIT PET 图像:左侧豆状核 DAT 分布减低,以后部更明显;d:晚期 PD ^{18}F-FP-β-CIT PET 图像:双侧豆状核 DAT 分布显著减低

Notes

^{11}C-raclopride 和 micro PET 研究 ^{11}C-raclopride 在多巴胺 D_2 敲除(knockout KO)和野生型(wild type,WT)小鼠的结合情况,结果表明 D_2-/-KO 鼠 ^{11}C-raclopride 纹状体结合明显低于 WT 鼠,首次证实 micro PET 是一种有效的无创性研究 PD 工程鼠模型的手段。Kordower 等应用 ^{18}F-dopa PET 无创性评价病毒载体介导的细胞系来源的神经营养因子(Neurotrophic factor,GDNF)治疗灵长目 PD 模型的疗效,测定内源性氨基酸脱羧酶(AADC)活性的变化。PET 所测定的 lenti-GDNF 介导的黑质纹状体功能的改善与独立测试的运动功能的好转、GDNF 阳性表达以及黑质纹状体神经元表达的酪氨酸羟化酶数目的增加相关,提示内源性激动基因体内分子显像可有效评价基因治疗的成功与否。

（二）乙酰胆碱受体显像

乙酰胆碱受体包括 M(毒蕈碱)和 N(烟碱)两种。^{11}C- 或 ^{123}I- 奎丁环基苯甲酸(^{11}C- 或 ^{123}I-QNB)作为 M 受体显像剂和 ^{11}C- 尼古丁(^{11}C-N)作为 N 受体显像剂已用于人体 PET 和 SPECT 乙酰胆碱受体显像。胆碱能神经元丧失或破坏导致乙酰胆碱合成障碍是 AD 主要病理改变之一,^{11}C- 或 ^{123}I-QNB 显像可观察到 AD 患者的大脑皮质和海马 M 受体密度明显减低,^{11}C-N 显像示脑皮质摄取亦明显降低,并得到尸解结果印证。

乙酰胆碱受体 PET 显像主要应用于 AD 的早期诊断,评价脑功能损害程度,动态监测疾病进展,并研究各种治疗方法的作用机制与疗效。用 ^{11}C 和 ^{123}I-QNB 脑受体显像观察到纹状体乙酰胆碱与多巴胺神经功能相拮抗,AD 患者 ^{123}I-4-IQNB SPECT 脑显像,观察到配体 - 受体特异结合浓度明显变化,研究认为,用 ^{123}I-4-QNB 进行乙酰胆碱受体显像对检出和监测 AD 患者具有实用价值。正常年龄对照组、AD 和 PD 患者组分别进行了 ^{123}I-IBVM(囊泡乙酰胆碱转运体标志物)SPECT 显像和 ^{18}F-FDG 代谢显像,观察到对照组每增加 10 岁脑皮质 IBVM 结合降低 3.7%,AD 患者皮质的 IBVM 结合与痴呆严重程度呈负相关,无痴呆 PD 患者可见顶叶和枕叶皮质乙酰胆碱转运体结合减低,有痴呆症状的 PD 患者表现为广泛性皮质减低。临床上有时对 PD 和进行性核上瘫(progressive supranuclear paralysis,PSP)患者难以鉴别诊断,用 PET N-methyl-4- ［^{11}C］piperidyl acetate 测定两者乙酰胆碱酯酶活性,观察到 PD 患者皮质乙酰胆碱酯酶活性明显低于正常人,丘脑降低不明显;而 PSP 患者皮质乙酰胆碱酯酶活性无明显差异,丘脑乙酰胆碱酯酶活性明显低于正常人,研究结果提示 PET 乙酰胆碱受体显像有助于两者的鉴别诊断。

烟碱型乙酰胆碱受体(nAChR)与认知和记忆功能有关,α7-nAChR 是较为特殊的一种亚型,它由 5 个相同的亚基构成,对钙离子有相当高的通透性,能调节钙的活化及递质乙酰胆碱的释放,研究发现 α7-nAChR 与 AD 等神经退行性疾病中神经炎性机制密切相关,有望成为神经退行性疾病的新型治疗药物靶点。AD 脑内有 α7-nAChR 的异常沉积,其沉积部位与 Aβ1-42 形成的老年斑的沉积部位一致,主要分布于海马和颞叶皮层,正常脑中无 α7-nAChR 沉积。对 nAChR 蛋白含量及 mRNA 分析表明,α-3、α-4 亚型的改变主要发生于转译及转译后水平,α-7 亚型与基因表达改变有关。大约有 20 多种有关 α7-nAChR 的放射性配体用于 PET 和 SPECT 研究,但其特异性结合差,包括用于人体显像研究的 ^{11}C-CHIBA-1001,其对 α7-nAChR 的亲和力低及体内选择性差。^{18}F-ASEM 是近年研究认为较理想的 PET 放射性配体,对 α7-nAChR 具有高的结合特异性(80%~90%)和亲和力(BP_{ND}=8)。对 AD 患者脑内组胺 H_1 受体的研究表明,额叶、颞叶 H_1 受体显著减低,其减低程度与疾病严重程度呈正相关。提示 H_1 受体改变参与认知功能损害发生。BZ 受体显像可见 AD 患者脑内显像剂与 BZ 受体结合减低,可用于 AD 诊断以及疗效监测。

药物及各种干预治疗的作用机制与疗效评价是 PET 受体显像的另一主要应用领域。可直观评价胆碱能增强剂在脑内的分布、胆碱能细胞活力,M、N 胆碱受体变化与脑功能改善程度,并可客观评价早期干预措施的效果与作用机制,通过受体显像进行新药研发很有发展前景。

（三）苯二氮䓬类受体显像

苯二氮䓬类受体是脑内主要的抑制性受体。^{11}C-Ro-15-1788(苯二氮䓬类药物中毒的解毒

Notes

剂)和 ^{123}I-Ro-16-0154(Ro-15-1788 类似物)经大量实验证实为较理想的 BZ 受体显像剂,并已用于活体显像。研究结果表明 HD、AD、狂躁症和原发性癫痫等神经精神疾病均与它的活性减低有关。1979 年 Comar 等用 ^{11}C 标记 Flunitrapane 成功地进行了 PET 猴脑 BZ 受体显像,观察到放射性分布与 BZ 受体的脑内分布相一致。接着 ^{11}C-Ro-15-1788 也用于活体 PET 显像并取得了较大成功。随后许多碘标的苯二氮䓬类衍生物先后合成,并用于 SPECT BZ 受体显像。^{123}I-Ro-16-0154 对 BZ 受体具有高亲和力,脑内摄取比较稳定,且特异性 / 非特异性比率较高,影像清晰。Schubriger 研究小组用 ^{123}I-Ro-16-0154 对正常人、癫痫患者进行 SPECT 显像,利用计算机技术勾画出受体影像中左右感兴趣区,并计算摄取比值,可较直观地进行半定量测定。临床上 BZ 受体研究对致痫灶的定位和监测疗效有实用意义。癫痫发作间期 BZ 受体显像可见病灶部位受体密度减低,在显示病变上较脑血流断层显像为优,联合 MRI 等影像学检查可进一步提高病灶检出率。此外,^{11}C- 特培洛啡(^{11}C-DPN)PET 阿片受体显像示颞叶癫痫灶阿片受体密度增加,呈明显异常放射性浓聚灶。

(四) 5- 羟色胺受体显像

5- 羟色胺受体分为 5-HT1 A,B,C 和 5-HT2,3 亚型,5-HT 受体与躁狂 / 抑郁型精神病有关,用 ^{123}I-2-ketanserin、^{123}I-β-CIT 对正常对照和抑郁症患者进行脑 5- 羟色胺受体显像,观察到单纯或轻度抑郁症患者顶叶皮质放射性摄取增高,额叶下部右侧较左侧增高,而重度抑郁症或躁狂 / 抑郁型精神病患者脑 5-HT 受体密度和亲和力降低,同时还观察到 Citalopram 抗抑郁症治疗后脑内 5-HT 摄取增加。^{123}I-β-CIT 脑 SPECT 显像可同时观察到 DAT 和 5-HT 再摄取抑制剂类抗抑郁症 citalopram 对脑内 5- 羟色胺再摄取部位的阻断作用。对服用不同剂量 citalopram 的抑郁症患者、未经治疗的抑郁症患者和正常对照分别进行 ^{123}I-β-CIT 脑 SPECT 显像,其结果与正常对照相比,发现服用 citalopram 的抑郁症患者其内侧丘脑、下丘脑、中脑和延髓 ^{123}I-β-CIT 摄取显著减少,但未发现纹状体部位 ^{123}I-β-CIT 摄取的变化。这是首次在活体人脑中直接观察选择性5-HT 再摄取抑制剂效应的研究。

(五) 阿片受体显像

对阿片受体的认识是长期以来多学科相互渗透的研究结果。阿片受体生理作用极为广泛,与麻醉药物成瘾密切相关。国外已用 ^{11}C-DPN(^{11}C- 特培洛啡)、^{11}C-CFN(^{11}C-4- 碳 - 甲氧基 - 芬太尼)和 ^{123}I-DPN 或 ^{123}I-O-IA-DPN(^{123}I-O- 碘烷 - 特培洛啡)进行人脑阿片受体显像,发现颞叶癫痫灶阿片受体密度增加,呈现明显异常放射性浓聚灶。同时阿片受体显像还可用于吗啡类药物成瘾与依赖性以及药物戒断治疗的临床研究,^{11}C-CFN 阿片受体显像可直接观察美沙酮治疗阿片成瘾患者时美沙酮占据阿片受体位点的程度,从而提供一种监测美沙酮药效和合理用药的有效手段。近年来还发现阿片受体与其他中枢神经递质和受体(多巴胺受体、乙酰胆碱受体等)之间相互调节有密切的关系。

三、神经递质和受体显像存在的问题及对策

脑内受体含量仅 10^{-12}mol/g,即 pmol 水平。因此神经递质和受体显像首要解决的问题是得到具有高亲和力、高比活度的放射性配体。理想的放射性配体必须符合以下几个要求:半衰期适中,比活度大于 3.7TBq/mmol;易穿透血 - 脑屏障;在外周血中代谢和在活体脑内的作用机制清楚;与靶点结合的特异性高和亲和力好;选择性强;标记后的放射性配体仍具有合成前体的生物学性能和药理活性。要得到符合上述条件的配体只有通过化学、放射化学、药学、生物学家以及核医学和生物医学工程专家通力协作完成。用于标记配体的放射性核素要根据研究目的和仪器而定,如体外研究、动物放射自显影宜选用 ^{125}I 或 ^{3}H;活体 SPECT 显像选用 ^{99m}Tc、^{111}In 和^{123}I;PET 显像选用 ^{18}F、^{11}C、^{13}N、^{15}O 和 ^{76}Br 等发射正电子的核素。北京大学第一医院成功合成和标记一种新的碘烷阿片受体配基(7α-O-IA-DPN),其亲和力 Ki=(4×10^{-4})μmol/L,高于 Musachio

Notes

和 Lever 以及 Tafani 等报告的碘标阿片配体衍生物,可能成为一种阿片受体显像剂。

脑受体显像需要建立适当的生理数学模型。受体特异性结合分布取决于受体密度和配体与受体之间结合解离常数,且配体受外周血和中枢各种酶的作用而直接影响其入脑生物利用度。因此,脑受体显像是一个复杂的过程。利用从动态影像获取的随时间变化的数据,根据一定的生理数学模型,可以计算出很多特征参数,用于定量评价上述生物学过程。文献报告有五、四、三多种房室模型,其计算比较复杂,常规临床应用难以推广。北京大学在 ^{18}F- 多巴胺神经递质 PET 功能显像中对上述多房室模型进行了简化,采用二室二参数模型,即血浆和脑组织构成。评价特征参数是从血到脑内的放射性配体转运速率 K1 和示踪剂从脑组织返回血清除速率 K2,这两个参数比率提供了一个估算脑内放射性配体的分布容量(distribution volume,DV)的特征参数,其主要反映受体特异性结合情况。每个单位要根据自己研究目的建立适合的生理数学模型,并经周密设计、实验验证和优化等过程,最好有计算机软件工程人员参加。

第四节　脑科学研究中的应用

人脑功能活动,包括记忆、注意、理解、分析综合和运动操作等一系列综合信息的加工处理,是人们正确感知周围环境、判断及处理解决问题的基础。脑科学研究的目的,就是要发现人的大脑处理和利用信息的机制,而这些机制的发现,将为人类更充分地利用各种信息资源、提高生产效率和生活水平提供前所未有的更为广泛而有效的解决办法。

脑科学研究以前属于生物基础科学研究,但随着数理科学大量地渗透到这个领域,现在的脑科学研究已经不再是先前孤立的生物学基础研究。在脑的生物学研究的基础上,对生物学实验数据的分析大量使用数学和物理学的方法,是为了更精确和深入地了解大脑活动的原理。而对于大脑活动原理的了解,又促进了信息技术和自动化技术的进步,进而对人类社会的经济和生活产生重大的影响。

神经心理学是研究脑功能和行为关系的科学。传统的认知功能障碍的评定致力于确定特定部位脑病灶所引起的特定精神变化,了解治疗过程中的认知功能状况,研究特定部位脑病灶与认知功能缺陷类型间的关系。人类的记忆是相当复杂的认知功能,过去事件对当前经验的影响不仅能够通过外显记忆来表达,也能通过内隐记忆来表达。当前国内外研究人员对内隐和外显记忆的差别进行了大量研究,包括:正常被试的认知学习,记忆受损者的神经心理学研究,以及电生理学与脑成像研究。大多数证据支持了这样的假设,即记忆的内隐和外显形式依赖于不同的记忆系统,而这些记忆系统与大脑的不同区域相联系。

长期以来,人们对脑与精神间的关系知之甚少,然而脑成像技术如 PET、SPECT、MRI 和事件相关电位(event related potentials,ERP)等提高了观察工作脑的能力,发现了完成认知作业所涉及的脑区域。认知科学的进展使得人们对完成精神活动的脑功能结构有了更好的了解,通过脑影像研究可更好地理解认知和脑结构的关系。

一、不同影像的方法学比较

1. SPECT、PET 或 PET/CT　核医学显像包括 PET 和 SPECT,两者均能基本提供功能定位影像,可提供活体内生理、病理状况下的脑血流灌注、脑代谢和中枢神经递质与受体等功能信息,是沟通基础研究与临床诊断、治疗间的一座"桥梁"。

脑血流灌注与脑功能活动密切相关。正常人在基础状态时,脑显像图表现为放射性分布均匀、对称,无明显的放射性分布增高和减低区。在进行认知作业时,与作业相关的皮质被激活,局部血流增加,代谢活跃,脑显像图表现为相应区域的放射性分布增高。因此,可以定位特定认知作业所涉及的脑功能区。

PET 用于脑科学研究具有独特的优势:①用于 PET 研究的正电子核素多为组成人体的基本元素,符合生理示踪的要求,适宜对人体生理功能的研究;②所用正电子核素为超短半衰期,因此,PET 检查可在短时间内重复多次进行,适宜于基础和不同认知的激活显像;③在所有认知激活显像中,PET 是最早用于对认知功能研究的手段。迄今为止,PET 仍是认知激活显像的"金标准"。SPECT 血流灌注显像空间分辨率和灵敏度不及 PET,但是因其使用的脑灌注显像剂半衰期相对长,使用方便,价格低廉,因此也常被应用于认知科学的研究中。

2. PET/MR　为 MR 和 PET 所组成的一体化机,在图像采集上实现了全身 MR 和 PET 数据的同步采集。PET/MR 的优势主要有以下几个方面:①PET 灵敏度高达 pmol 级;②MRI 具有软组织分辨率高;③由于不存在使用 X 射线的问题,因此无放射线的损伤,对儿童和特殊患者可多次检查,对肿瘤患者可进行多次疗效监测;④一次显像可获得多种功能信息,交互验证:MRI 的 DWI、PWI、BOLD、MRS 等功能信息和 PET 的代谢信息进行联合比对,如 MRI 的血流灌注和 PET 的受体分布,或 fMRI 的血氧饱和度(BOLD)和 PET 脑代谢;⑤同步采集跟踪胃肠道、心脏和呼吸的移动。近年来由于 PET 受体、淀粉样斑块新型示踪剂的发展,PET/MR 在神经系统中的应用有不少新的研究进展,Jack 等将 ^{11}C-PIB 和核磁共振提供的解剖信息融合在一起,两者为 Alzheimer 的诊断和治疗提供了详尽的信息。其他功能性神经精神系统疾病如癫痫、抑郁症等的病理学和病情进展也可通过 PET/MR 得以较好的显示。由于 MR 有多种成像技术,能够分析复杂的神经网络功能,PET/MR 在分子和细胞成像方面开辟了新的领域,在基因治疗、细胞移植方面也有很大的潜在应用价值。在干细胞治疗的研究方面,PET/MR 能同时获得机体组织细胞的解剖、功能和生化信息,显示干细胞移动到损伤脑细胞的轨迹,观察干细胞是否存活,识别干细胞如何整合到机体的神经网络,可能会推进干细胞从实验室研究到临床应用的发展速度。值得提出 PET/MR 临床研究目前仍处于起步阶段,尤其是临床应用的经验尚需进一步积累和验证。

3. 功能磁共振(functional MRI,fMRI)　能以高的空间分辨率和时间分辨率提供人脑功能定位,主要采用血氧水平依赖法(BOLD)进行测量,利用内源性脱氧血红蛋白在高磁场体中的磁化敏感效应,显示视觉、躯体运动、听觉、语言、认知和情绪等的脑功能区及其功能活动情况。fMRI 脑功能成像取决于检测局部血流动力学变化(局部脱氧血红蛋白浓度和血流的变化)引起的相应部位的信号强度增加。BOLD 效应基于 rCMRO$_2$ 和 rCBF 间的差异,因此信号强度的增强率与 rCBF 的增加呈线性相关。目前,fMRI 虽然可以重现部分 PET 认知激活显像的结果,但因其成像原理不同于 PET,有其自身的局限性,尚不能取代 PET 认知激活显像的地位。

4. 其他　将 2 种或 2 种以上的影像学检查方法结合起来对神经功能和脑功能进行研究,可以提供更多有用的信息。PET 和 SPECT 能反映血流灌注及代谢变化,fMRI 定位准确,ERP 时间分辨率较高,在神经功能和脑功能研究中各有千秋。

(1) 功能定位 SPECT、PET 与时间分辨率高的 ERP 相结合。ERP 是以作业相关的某种事件出现的时间为准,对信号进行认知加工时,运用平均叠加技术在头皮记录脑生物电变化,其内源性成分 N2 和 P300 是判断认知功能的客观指标。

(2) PET、SPECT 与 MRI 结合了解认知过程涉及的脑机制。PET 和 SPECT 认知激活显像对认知科学的研究起到了很大作用,具有一定临床实用价值,但空间分辨率不佳,将 PET、SPECT 与 MRI 图像融合,可使定位更准确、更精细。

二、应 用 价 值

(一) 认知功能研究

rCBF 状况在一定程度上反映人脑功能活动,因此应用局部脑血流断层显像与各种生理刺激试验结合可直视活体人脑化学和生化改变,深入开展人的主观意识对各种不同生理刺激的反应

Notes

及其与解剖学基础的关系研究是一项非常有意义的重要课题。运用视觉、听觉、语言等刺激可分别在 rCBF 影像上可见枕叶视觉中枢、颞叶听觉中枢以及额叶语言中枢或精神活动区脑血流量增加。定量分析右上肢和右下肢负重随意运动时,可见对侧中央前回和中央后回的运动感觉支配中枢放射性浓聚,rCBF 较对侧增加 5.8%~13.5%,比安静状态增加 9%~12.9%,同时双侧颞叶皮质、视皮质、丘脑、基底节和小脑的 rCBF 也增高 5%~15%。

1992 年,Squirre 等在 PET 显像开始之前,被试者先学习一个词表,几分钟后进行词干补笔。有两种扫描条件:词干可以用学过的词补笔(启动的条件下);词干不能用学过的词补笔(基准条件下)。他们比较了基准条件和启动条件下的血流估计值,发现启动与外侧纹状体皮质区的血流降低有关(双边的,右侧降低的程度比左侧更大)。1998 年,在 Buckner 等的 fMRI 研究中,给被试者呈现一幅单色客体的图画,要求被试判断这个客体是否能运动(如 bike)还是保持静止(如 tree)。结果表明:对比由新项目和重复项目中得到的激活模式,发现重复项目在外纹状体皮质区的激活降低。这两项研究表明:内隐记忆启动与外纹状体皮质的活性降低有关。外显记忆提取是被试积极地、有意地努力获得学习过的信息。大量的 PET 研究已经发现,当要求被试者有意识地回忆所学过的信息时,前额叶皮质区,尤其是右背侧前额皮质"点亮"了。Buckner 等利用 fMRI 研究认为,被试者不成功提取和成功提取都引起显著的右前额激活,结果在两种实验类型间没有差异。这两项研究结果可解释为:前额叶皮质(右 > 左)由许多外显提取任务所激活,并在本质上与提取成功无关。

脑代谢显像可用于人脑生理功能和智能研究,包括智力的神经学基础,如语言、数学、记忆、注意力、计划、比较、思维、判断等认知功能影像学研究。研究表明,人脑活动与特定区域的 LCMRGlu 水平有直接关系。尽管 fMRI 依靠血氧合水平(BOLD)成像近年在脑功能研究和指导临床治疗方面成绩斐然,但核医学脑代谢显像以其无创和符合人体生理条件的优势成为人类活体脑功能探索和智力开发研究具有广阔应用前景的方法。

Pittsburgh 应用氧[^{15}O]标记水研究志愿者吸入 20%N$_2$O 和吸入 20%N$_2$O 的同时给予热伤害刺激时脑葡萄糖代谢率的变化。研究发现,神经元激活的变化方式和定位与 N$_2$O 的行为效应一致,吸入 20%N$_2$O 后大脑皮质活性降低与疼痛感觉区(丘脑、副运动区和前扣带回)密切相关,同时受试对象主观感觉疼痛程度减轻。研究发现,单独应用芬太尼和芬太尼复合热伤害性疼痛刺激时,与非伤害性刺激有关脑区 rCBF 增加,而其他脑区 rCBF 下降,芬太尼应用后不同脑区 rCBF 的变化不同,难以解释芬太尼的镇痛作用。

Veselis 等使用 ^{15}O-H$_2$O 作为显像剂,发现咪达唑仑减少多处皮质区的血流,选择性减少丘脑的血流,以剂量依赖性方式改变与觉醒、记忆和信息加工有关的角回、前扣带回、顶叶和颞叶皮质脑功能区的 rCBF。

(二)AD 与轻度脑认知功能障碍中的研究

β 淀粉样蛋白(amyloid β,Aβ)斑块已成为 AD 研究的热点课题。以 Aβ 为主要蛋白组分的老年斑或淀粉样斑块(senile plaques,SP)和脑细胞内高度磷酸化的微管相关蛋白(tau)构成的神经纤维缠结(neuro fibrillary tangles,NFT)是 AD 的两大组织病理特征。AD 的治疗研究主要集中在预防和阻止 Aβ 形成或逆转 Aβ。目前我们国内已有几家医院将 ^{11}C-PIB PET 显像应用于 AD 的分子影像学诊断,以下将作为重点介绍。近期 ^{18}F 标记的 ^{18}F-AV1(^{18}F-BAY94-9172),^{18}F-Florpiramine(^{18}F-AV45),^{18}F-Flutemetamol(^{18}F-3-F-6-OH-BAT-1)等多种 β 淀粉样斑块显像剂在国外已进入 II-III 期临床试验。AD 患者中脑皮质中有不同程度的淀粉样蛋白沉积,典型图像 PIB 分布特点为额前叶(包括眶回)、内侧顶叶(特别是楔前叶)、外侧顶叶、部分外侧颞叶皮层、纹状体呈高分布区域;岛叶、丘脑、枕叶相关皮层相对低摄取;初级视觉皮层及周围区域、内侧颞叶、初级感觉/运动区域呈更低区域分布;小脑基本无 PIB 分布。

Devanand 等表明 PIB PET 显像,以楔前叶 PIB 的结合力为诊断指标,对 AD 诊断的灵敏度和

Notes

特异性都为 94.4%,而以顶叶 FDG 代谢为诊断指标,对 AD 诊断的灵敏度和特异性分别为 87.5% 和 88.2%。与正常人比较,楔前叶 PIB 滞留量的受试者工作特征曲线(ROC)为 93.8%,顶叶葡萄糖代谢率为 91.5%,二者联合可达到 98.9%。早期 AD,楔前叶有明显的 PIB 结合增加,表明楔前叶对 AD 的病理生理改变可能有潜在的重要价值。华逢春等 ^{11}C-PIB PET 显像结果表明,AD 患者与正常对照组比较 PIB 增加的区域为双侧额叶(包括眶回)、双侧顶叶及楔前叶、后扣带回、外侧颞叶,双侧基底节区域亦可见 PIB 滞留(图 10-17)。MCI 部分患者可出现双侧额叶(包括眶回)、双侧顶叶及楔前叶、后扣带回、外侧颞叶滞留,右侧基底节区域亦可见 PIB 滞留。[11]C-PIB 对 AD 诊断(相对于正常人)的灵敏度、特异性、准确性均为 100%;而 FDG 分别为 84.6%、75%、89.4%,PIB 要优于 FDG。对 MCI 的诊断上有较大的差异,6 例 MCI 中有 4 例 PIB 呈类 AD 表现,PIB 对 MCI 诊断(相对于正常人)的灵敏度为 66.6%,特异性为 75%,准确性为 83.3%;而这 6 例 MCI 的 FDG 视觉分析无明显特异性的改变(图 10-18)。

　　轻度认知功能障碍(MCI)是介于正常老年人和痴呆间的过渡性时期,特别是健忘型被认为是 AD 的前驱期,每年有 10%~15% 的 MCI 转变为 AD,而正常老年人仅为 1%~2%。Forsberg 等对 21 例 MCI(63.3 岁)PIB 和 FDG PET 显像后进行随访后的回顾性分析,其中 7 例 MCI 转化为 AD(8.1±6.0 月),其 PIB 摄取明显高于未转化为 AD 的 MCI 和正常对照组(P<0.01),与未转化的

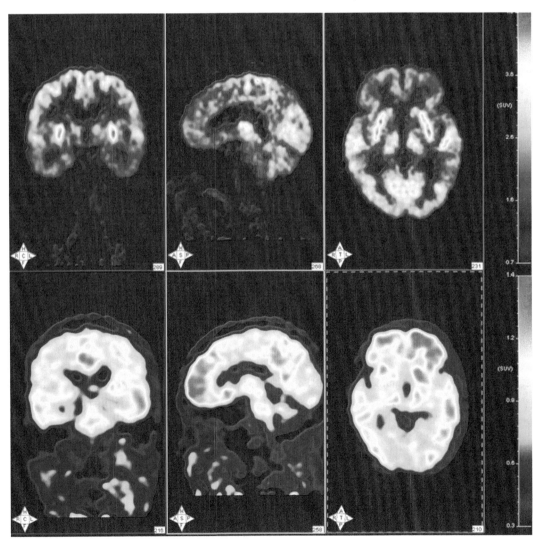

图 10-17　AD 患者 ^{18}F-FDG 与 ^{11}C-PIB PET 显像比较
上排:[18]F-FDG;下排:[11]C-PIB

Notes

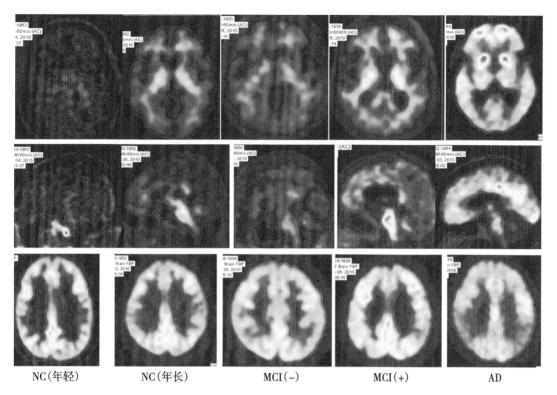

NC(年轻)　　NC(年长)　　MCI(−)　　MCI(+)　　AD

图 10-18　正常对照、MCI(−)、MCI(+)和 AD 病人的 ^{11}C-PIB 和 ^{18}F-FDG 图像

上排：^{11}C-PIB 横断面；中排：^{11}C-PIB 矢状面；下排：^{18}F-FDG 横断面

MCI 比较，MCI 转化组的 MMSE 低、脑积液的 Aβ1-42 低($P<0.05$)、携带 ApoEε4 基因的要高(85% 和 57%)；MCI 的后扣带回 PIB 的摄取介于正常人和 AD 组之间，7 例后转化为 AD 的 PIB 摄取值 均高于其平均值，但 1 例 PIB 摄取最明显的随访 25 月仍未转化为 AD。MCI 组的额叶、顶叶、颞 叶和后扣带回 PIB 摄取要低于 AD 组($P<0.01$)，与正常组比较无差异。MCI 转化组的脑皮质 PIB 摄取都明显增高，与正常组比较 MCI 转化组的额叶、顶叶和颞叶皮质的 PIB 明显增高($P<0.01$)， 与 AD 组比较无差异。与未转化的 MCI 比较，MCI 转化组的后扣带回增高有差异性($P<0.01$)。 MCI 的葡萄糖代谢率要高于 AD 组，与正常对照组无差异；但是 MCI 转化组的葡萄糖代谢率与 AD 组无差异，而未转化组 MCI 与 AD 比较有明显差异性。MCI 患者的后扣带回($P=0.043$)、额 叶($P=0.034$)和颞叶($P=0.0064$)的 PIB 摄取量与情景记忆分数呈负相关，同时额叶和后扣带回 的 PIB 摄取量与脑脊液的 Aβ1-42 和总 Tau 蛋白量有相关性($P<0.0042$)，PIB 探测 MCI 是否转化 为 AD 将是一个重要的研究方向。

第五节　脑脊液间隙显像

一、原理与方法

脑脊液间隙显像不仅显示脑脊液间隙状况，而且更重要的是反映脑脊液循环的动力学变 化，可分为脑池显像(cisternography)和脑室显像(ventriculography)。常规将显像剂如 ^{99m}Tc- DTPA 注入蛛网膜下腔或侧脑室，在体外用 γ 相机或 SPECT 示踪脑脊液的循环通路和吸收过 程或显示脑室影像和引流导管是否通畅。脑池显像通常在注药 1、3、6 和 24 小时后分别行前、 后和侧位头部显像；脑室显像于注药后即刻采集至 1 小时。若观察脊髓蛛网膜下腔脑脊液是 否通畅，应在注药后 10 分钟开始自注入部位由下而上行后位显像。怀疑脑脊液漏者需在注

Notes

药前在鼻道、耳道及可疑部位放置棉拭子,漏道一旦显示即可终止显像,取出拭子测量其放射性。

二、影 像 分 析

正常脑池影像:注药后 1 小时,显像剂达颈段蛛网膜下腔,小脑延髓池显影,3~6 小时颅底各基底池、四叠体池、胼胝体池和小脑凸面陆续显影。前、后位影像呈向上"三叉形",基底为基底池和四叠体池的重叠影像,中央为胼胝体池,两侧为外侧裂池,其间空白区为左右侧脑室。24 小时可见放射性主要集中在大脑凸面,呈"伞"状分布,上矢状窦内可有放射性浓聚。脑室始终不显影(图 10-19)。各时相显像两侧对称。

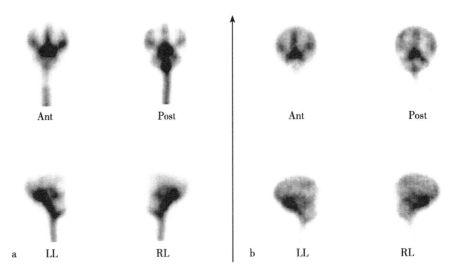

图 10-19　正常脑池影像

a:3 小时影像;b:24 小时影像

正常脑室影像:一侧侧脑室注入显像剂几分钟后,除对侧侧脑室不显影外,全脑室系统均显影,并迅速到达基底池。

三、临 床 应 用

1. 交通性脑积水的诊断　交通性脑积水又称为正常颅压性脑积水,主要是蛛网膜下腔因出血、炎症、损伤而粘连,或受外压导致脑脊液循环障碍或吸收不良,侧脑室积液扩大而失去泵功能。脑池影像的典型表现是显像剂可随脑脊液反流进入侧脑室,使侧脑室持续显影,3~6 小时前、后位影像为"豆芽状"(图 10-20)。同时脑脊液循环障碍或清除缓慢,24~48 小时大脑凸面及上矢状窦区放射性分布极少。非交通性脑积水脑室内无放射性浓聚。此检查在交通性脑积水的诊断与鉴别诊断具有较高的临床价值。

2. 脑脊液漏的定位诊断　脑脊液漏口及漏管部位出现异常放射性聚集影像或鼻道或耳道棉拭子可检测到放射性,有助于病变部位的定位诊断。

3. 梗阻性脑积水的诊断　脑室显像可见脑室系统一定部位脑脊液循环受阻,脑室扩大。中脑导水管阻塞表现为对侧侧脑室立即显影,而 3 脑室以下脑脊液间隙持续不显影。室间孔完全阻塞显像剂在该侧侧脑室持久滞留,3 脑室以下脑脊液间隙和对侧侧脑室完全不显影。4 脑室出口阻塞影像特点为全脑室明显扩大,基底池和小脑延髓池持续不显影。

4. 脑脊液分流术后评价　术后产生的分流通道阻塞,采用脑脊液显像能定性判断梗阻部位以及定量评价术后效果。

Notes

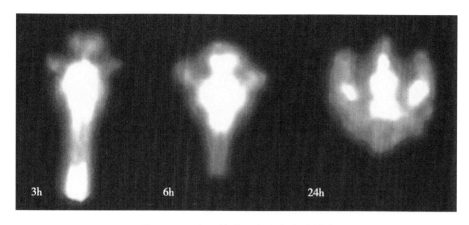

图 10-20　交通性脑积水患者脑池影像

（赵　军）

小　结

　　本章分别介绍了神经系统脑血流灌注、脑代谢显像、神经受体显像和脑脊液间隙显像的原理与方法、影像的采集、处理及定量分析、适应证和主要临床应用。在脑血流灌注和代谢显像的图像分析方法中侧重介绍了目前国际上脑功能影像学研究的公认的统计参数图（SPM）分析方法，即是像素水平的图像统计分析方法。在脑葡萄糖代谢显像定量分析简要介绍了广义人群为基础的血浆输入函数估计法，依据动脉输入函数和输出函数是绝对定量分析的主要关键参数，探讨当前生物医学定量分析研究的热点问题，如何减少抽血次数并获取输入和输出函数的新方法。神经受体显像注重介绍近年来新的神经受体显像剂应用，尤其在帕金森、早老性痴呆和癫痫诊断的临床应用研究。此外，在临床应用部分强调结合多种显像剂、多模态显像模式如 SPECT/CT、PET/CT 和 PET/MRI 显像能够有效地将疾病的功能显像和解剖结构成像相结合，从而达到优势互补的作用，为临床疾病诊治提供客观、科学依据。本章节同时介绍了脑科学应用研究，拓展神经核医学分子功能影像技术在神经精神疾病的临床应用和在脑科学领域的研究应用前景和意义。

参考文献

1. 张永学,黄钢.核医学(长学制).第 2 版.北京:人民卫生出版社,2010,137-166.
2. 王荣福.核医学.第 3 版.北京:北京大学医学出版社,2013,40-59.
3. 王荣福.PET/CT—分子影像学新技术应用.北京:北京大学医学出版社,2011,300-376.
4. 李少林,王荣福.核医学.第 8 版.北京:人民卫生出版社,2013,164-182.
5. 王荣福,李少林.核医学临床与教学.北京:人民卫生出版社,2014.
6. Ziessman HA,O'Malley JP,Thrall JH.Nuclear Medicine.4th Edition,Philadelphia:Mc.GrowHill,2014,350-377.
7. 中华医学会.临床诊疗指南·核医学分册.北京:人民卫生出版社,2006,183-221.
8. Li FM,Nie Q,Wang RM,et al.[11]C-CHO PET in optimization of target volume delineation and treatment regimens in postoperative radiotherapy for brain gliomas.Nucl Med Biol,2012,39(3):437-442.
9. Horti AG,Gao YJ,Kuwabara H,et al.[^{18}F]ASEM,a radiolabeled antagonist for imaging the α7-nicotinic acetylcholine receptor(α7-nAChR)with positron emission tomography(PET).J Nucl Med,2014,55(4):672-677.
10. Devanand DP,Mikhno A,Pelton GH,et al.Pittsburgh compound B(^{11}C-PIB) and Fluorodeoxyglucose(^{18}F-FDG) PET in patients with Alzheimer disease,mild cognitive impairment,and healthy controls.J Geriatr Psychiatry Neurol,2010,23(3):185-198.

Notes

第十一章　心血管系统

心血管核医学(cardiovascular nuclear medicine)通常也称为核心脏病学(nuclear cardiology)，是核医学的重要分支，也是心血管疾病现代诊断与研究中的简便而无创的重要手段。1926年，美国内科医师Blumgard将放射性物质溶于生理盐水并注射到人体内，测量动静脉血管床之间的"循环时间"，为心血管核医学的建立打下了基础。1973年，^{201}Tl平面心肌灌注显像在临床中应用，开创了心脏核医学的先河。1990年，^{99m}Tc标记心肌灌注显像剂通过美国FDA批准，大大促进了心血管核医学的发展。随着SPECT、PET以及SPECT/CT、PET/CT等仪器的发展，以及以^{99m}Tc和^{18}F为代表的各种单光子及正电子标记显像剂的应用，心血管核医学进入了一个崭新的发展阶段，成为核医学显像领域中重要组成部分，也在心血管疾病特别是冠心病的早期诊断、指导临床治疗、疾病危险度分层、疗效评价和预后判断中发挥重要作用。

核心脏病学所包含的内容十分广泛，临床应用较多的主要有两个方面：一是应用不同的心肌显像剂评价心肌血流灌注和心肌代谢。心肌血流灌注显像具有独特优势，尤其结合心肌负荷试验，对冠心病的诊断和危险度分层意义重大。PET葡萄糖代谢显像与心肌灌注显像联合应用，是评价心肌存活的"金标准"。二是应用心血池显像评价心室功能与循环通道。这种方法应用简便，检查结果可靠、准确、重复性好。

第一节　心肌灌注显像

心肌灌注显像(myocardial perfusion imaging，MPI)是心肌显像中最常用的一种，也是核心脏病学中最重要的检查方法，主要通过核医学影像提供心肌的血流灌注情况及心肌细胞功能状态。心肌灌注显像最有价值的临床应用是与负荷试验相结合评价缺血性心脏病。负荷心肌灌注显像诊断冠心病与冠状动脉造影的结果有较好的一致性，更重要的是负荷心肌显像能反映冠状动脉狭窄的血流动力学和功能意义，且为无创性检查。目前，在美国每年有近千万人次接受心肌灌注显像检查，占所有显像总量的50%以上。美国心脏学院/美国心脏协会/美国心脏核医学学会(ACC/AHA/ASNC)制定的相关指南中，已经将心肌灌注显像作为冠心病危险度分级及疗效评估的重要手段。

一、基本原理

心肌灌注显像是利用正常或有功能的心肌细胞选择性摄取某些碱性阳离子或核素标记化合物，心肌局部放射性药物的蓄积量与局部心肌血流量(myocardium blood flow)呈正比的原理，通过核医学显像设备(γ照相机、SPECT或PET)进行显像。心肌血流灌注正常区域心肌显影，而血流量减低的区域、缺血或坏死的心肌则影像变淡(稀疏)或不显影，从而达到了解心肌供血情况并诊断心血管疾病的目的。因此，心肌灌注显像准确反映心肌局部的血流情况，而且心肌对显像剂的摄取也是反映心肌细胞存活与活性(viability)的重要标志。

二、显　像　剂

理想的心肌灌注显像剂应具备条件：①心肌显像剂的摄取与局部心肌血流灌注呈正比，能真实反映心肌血流量的变化；②心肌对显像剂的摄取要足够高，达到探测局部血流差异的目的；③心肌对显像剂的摄取主要与心肌血流有关，不受其他药物影响、且与心肌代谢无关；④心肌显像剂所应用的放射性核素具有较好的物理性能。目前用于心肌灌注显像的药物较多，常用的有两类：一是单光子发射显像的药物，如 ^{201}Tl 和 ^{99m}Tc-甲氧基异丁基异腈（^{99m}Tc-sestamibi，简称 ^{99m}Tc-MIBI）等；另一类为正电子发射显像的心肌灌注显像药物，如 ^{13}N-NH$_3$、^{82}Rb 和 ^{15}O-H$_2$O 等。不同的显像剂其生物学特性、显像方法及临床价值有一定差别。

（一）^{201}Tl

^{201}Tl 由回旋加速器生产，在衰变过程中发射 69~83keV（88%）的 X 线和 135、165、167keV（12%）的 γ 射线，T$_{1/2}$ 为 74 小时。由于 ^{201}Tl 相对长的半衰期，其使用剂量也较小，通常给予 74~111MBq（2~3mCi）。^{201}Tl 首次通过心肌的提取分数（extraction efficiency）约为总摄取量的 85%，早期心肌摄取量与心肌的血流量呈正比。^{201}Tl 进入心肌细胞的过程与 Na$^+$-K$^+$-ATP 酶泵有关，为主动摄取，因而心肌对 ^{201}Tl 的摄取也是有活性的心肌细胞存在完整细胞膜的标志。^{201}Tl 在心肌细胞内的实际半衰期约为 85 分钟，但由于 ^{201}Tl 在细胞内有持续地再蓄积作用（reaccumulation），故其在心脏的有效半衰期为 7.5 小时。^{201}Tl 心肌灌注显像的一个独特优点是在一次静脉注射后能获得静息和延迟心肌血流灌注影像，这一特点的主要原因是 ^{201}Tl 有再分布（redistribution）现象。再分布是指正常心肌对 ^{201}Tl 的清除在 2 小时内可达 30%，但是缺血心肌在这段时间内清除明显减少，甚至不断摄取显像剂，导致 2 小时后的延迟显像缺血部位显像剂分布增多，使早期显像中缺血部位的放射性稀疏或缺损区消失或明显减轻，将早期显像与延迟显像对比分析就可以对冠状动脉内血流灌注情况和心肌活性进行评价。此现象对于鉴别局部心肌缺血和心肌存活有重要意义。由于 ^{201}Tl 具有"再分布"的特点，一次注射就可以得到静息心肌影像和再分布影像，具有方便、省时的优点。但是 ^{201}Tl 半衰期较长，注射剂量少，射线能量较低，图像质量可能受到影响。

（二）^{99m}Tc 标记化合物

^{99m}Tc 标记化合物心肌灌注显像剂包括 ^{99m}Tc-MIBI、^{99m}Tc-tetrofosmin、^{99m}Tc-furifosmin、^{99m}Tc-NOET 和 ^{99m}Tc-teboroxime 等，它们在心肌内的生物学分布有所不同。^{99m}Tc 标记化合物发射 140keV 的 γ 射线，物理半衰期为 6 小时。与 ^{201}Tl 相比，^{99m}Tc 标记心肌灌注显像剂具有合适的物理特性和较低的辐射吸收剂量，允许给予较大的剂量，采集时间更短，影像的质量优于 ^{201}Tl。

1. ^{99m}Tc-MIBI（^{99m}Tc-甲氧基异丁异腈）　是美国 FDA 批准的第一个心肌灌注显像剂，也是目前临床应用最为广泛的心肌灌注显像剂。^{99m}Tc-MIBI 是一种亲脂性的一价阳离子络合物，静脉注射后随血流到达心肌，其心肌分布与局部心肌血流呈正比关系。MIBI 通过被动弥散方式进入心肌细胞线粒体，并牢固地与细胞膜结合，首次心肌的提取分数约为总摄取量的 65%，虽然低于 ^{201}Tl 的提取率，但由于其注射的剂量相对较大，在细胞内较长时间的滞留和其后再循环过程中的心肌摄取，故在心肌的绝对净计数仍可以与 ^{201}Tl 相比。在注射显像剂后 1~2 小时的常规显像时间内，该显像剂的结合是相对牢固的，半清除时间大于 5 小时，没有明显的再分布现象。因此，注射显像剂后几小时内的显像仍然反映注射当时的心肌血流分布。为了评价患者在静息时和运动负荷时的心肌血流灌注，则需进行两次注射药物后分别显像。该显像剂主要从肝胆和肾脏排出，故肝脏、胆囊的放射性浓聚有时会干扰心肌图像质量。脂餐或含脂饮料可以加速肝胆系统对 ^{99m}Tc-MIBI 的排除，减少心肌下后壁伪影。

2. ^{99m}Tc-tetrofosmin（P53，替曲膦）　该显像剂是一种带正电荷的脂溶性二膦络合物，是继 ^{99m}Tc-MIBI 之后又一种重要的心肌灌注显像剂，已经通过美国 FDA 认证。P53 在心肌内的动力学分布与 ^{99m}Tc-MIBI 相似，在静脉注射后通过被动扩散机制迅速被心肌所摄取（注射剂量的 1.2%），且在 4 小时内保持稳定，血液本底清除快，无明显再分布。注射显像剂后 30 分钟左右即可显像，且标记后不需煮沸加热，尤其适合于进行一日法显像。该显像剂主要通过肾脏和肝胆系统排泄。

3. ^{99m}Tc-teboroxime　该化合物为一种中性阳离子和 ^{99m}Tc 肟硼酸化合物（BATO），与其他

Notes

的 ^{99m}Tc 标记化合物相比,具有完全不同的生物学特性。^{99m}Tc-teboroxime 有两个特点:一是迅速有效的心肌摄取,心肌提取分数高达 80%~90%;二是从心脏迅速地洗脱(washout)。由于其在心脏存留的时间相对较短、清除迅速(<10 分钟),该显像剂需要在注射后 1~2 分钟立即进行显像,在 10 分钟左右完成。^{99m}Tc-teboroxime 允许多次注射和同时进行首次通过心血管动态显像估计心室功能与心肌灌注,通过分析局部心肌洗脱的差异,还有利于获得有关冠状动脉病变的病理生理学资料。但是,该化合物早期肝脏放射性摄取较高,可能妨碍心肌影像的评价,特别是下壁心肌的评价。

几种心肌灌注显像剂的比较见表 11-1。

表 11-1   几种心肌灌注显像剂特性的比较

	^{201}Tl	^{99m}Tc-MIBI(tetrofosmin/furifosmin)	^{99m}Tc-teboroxime
主要能量(keV)	70,167	140	140
$T_{1/2}$(h)	74	6	6
生物半衰期(h)	58	6	6
心脏半衰期	3~4h	6~7h	<10min
使用剂量(MBq)	74~111	740~925	740~925
辐射剂量*	0.21	0.02	0.02
全身肠	0.54	0.18	0.11
心肌提取分数	85%	65%	80%~90%
显示血流	+	+	+
心肌活力	+(延迟显像)	+	-
再分布	+	很少	
LVEF(首次通过)	-	-	+
心肌门电路断层	-	+	-
显像时间	10min	60min(15min)**	1min

* 以 rad/37MBq 表示;**MIBI 静息显像在注射后 60min 进行,而 MIBI 运动显像及 tetrofosmin/furifosmin 显像则在注射后 15min 开始。

(三)正电子心肌灌注显像剂

常用的有 ^{13}N-NH$_3$、^{15}O-H$_2$O 和 ^{82}Rb,注射显像剂后需应用 PET 断层显像。

1. ^{13}N-NH$_3$ ^{13}N 由回旋加速器生产,$T_{1/2}$ 为 10 分钟,^{13}N-NH$_3$ 通过自由扩散的方式进入心肌细胞内,在心肌内首次通过的提取率接近总摄取量的 100%。^{13}N-NH$_3$ 参与细胞代谢,可在谷氨酰胺合成酶的作用下转变为谷氨酸或谷氨酰胺,但首次通过摄取率不受代谢的影响。静脉注射 ^{13}N-NH$_3$ 370~555MBq(10~15mCi)后 3 分钟开始进行 PET 心肌灌注显像。

2. ^{15}O-H$_2$O   回旋加速器生产的显像剂,$T_{1/2}$ 为 2 分钟。在血流量为每分钟 80~100ml/100g 的条件下,首次通过的摄取率为总摄取量的 96%,心肌对 ^{15}O-H$_2$O 的摄取与冠状动脉的血流量呈正相关。其缺点是半衰期非常短,技术要求高。

3. ^{82}Rb   是由 ^{82}Sr-^{82}Rb(^{82}锶 -^{82}铷)发生器生产,^{82}Sr 的 $T_{1/2}$ 为 25 天,经电子俘获衰变为 ^{82}Rb,一个 ^{82}Sr-^{82}Rb 发生器可使用 1 个月左右。由于 ^{82}Rb 的 $T_{1/2}$ 仅 78s,故允许在短时间内重复检查。^{82}Rb 被心肌摄取的机制与钾离子相似,通过 Na$^+$-K$^+$-ATP 酶主动转入细胞内。在正常情况下,心肌细胞对 ^{82}Rb 的首次提取率为 65%~70%。

三、心肌负荷试验

(一)负荷心肌灌注显像原理

正常冠状动脉有较强的储备能力。在静息状态下,即使存在冠状动脉狭窄,动脉狭窄区的

Notes

心肌仍可能维持其供血,因此,心肌显像时其显像剂分布与正常区可能无明显差异或仅轻度减低。但是在负荷状态下,冠状动脉血流量较静息状态有一定程度增加,如运动负荷时,其血流量较静息时增加 2~3 倍,应用冠状动脉扩张剂行药物负荷时冠状动脉血流量可增加 4~5 倍。在负荷状态下,供血正常的心肌血流量呈 3~5 倍的增加,放射性药物的摄取也随之增多;而冠脉狭窄区的心肌,则不能随负荷相应的增加血液灌注,使病变区与正常区的心肌血流量产生较大差异,导致显像剂分布的差异增大,从而有利于显示缺血病灶。因此,对可疑冠心病或心肌缺血患者,仅行静息心肌灌注显像不能判断有无心肌缺血,需要常规进行负荷心肌灌注显像(stress myocardial perfusion imaging)。负荷心肌灌注显像通过评价冠状动脉的储备功能反映有无心肌血流灌注异常,可以提高诊断心肌缺血的敏感性和特异性,是诊断心肌缺血不可缺少的环节。

（二）负荷试验分类

心脏负荷试验通常分为运动负荷试验(exercise stress test)和药物负荷试验(pharmarceutical stress test)两类。心肌灌注显像负荷方案的选择主要依据患者的具体情况而定,运动负荷是首选方案。因为运动负荷试验是最符合人体生理状态的试验,可以额外获得有关心脏功能、活动耐量、运动诱发的缺血性心电图改变或心律失常、心率储备、心率恢复等有价值的冠心病诊断和预后评价信息。对于不能运动或运动不达标、左束支传导阻滞、起搏器植入的患者可以选择进行药物负荷(如腺苷、双嘧达莫、多巴酚丁胺等)。运动和药物负荷效果基本相同,诊断冠心病的准确性和安全性相近。

1. 运动负荷试验　当躯体运动时,全身血容量增加,心脏负荷加重,心肌耗氧量增大,并通过神经体液调节,使冠状动脉扩张,血流量增加,心肌收缩功能增强。正常冠脉供血区心肌血氧供需平衡,而狭窄的冠脉出现心肌血氧供需失衡。与正常冠脉相比,狭窄的冠脉供血区心肌血流灌注量低,通过心肌灌注显像方法即可评价冠状动脉血流和心肌血供状态。

运动负荷试验最广泛使用的是由 Bruce 设计的方案。通常是采用分级式次极量踏车运动,一般从 25~30W 开始,每 3min 增加 20~30W 重量(根据病人体力而定),达到预计最大心率的 85%(190-年龄)时,或病人出现心绞痛、衰竭、呼吸困难、心律失常、共济失调、头昏、晕厥、组织灌注差、血压升高(血压 >250/115mmHg)、血压下降(或收缩压较基础血压降低 ≥10mmHg)、心电图 ST 段下移 >1mm 等情况时为止,立即给病人从预先建立的静脉输液通道中注射心肌显像剂,然后在最大负荷量情况下继续运动 1~2min。如果患者不能够耐受继续运动,必要时可降级与减速,或终止运动。

运动负荷试验禁忌证包括:①不稳定心绞痛;②急性心肌梗死进展期、或有严重并发症者,充血性心力衰竭失代偿期;③严重心律失常;④疑似或已知有夹层动脉瘤、急性心肌炎、心包炎或心内膜炎;⑤主动脉重度狭窄或关闭不全;⑥严重肺部疾病,急性全身疾患或感染、未控制的代谢性疾病(重度糖尿病、甲状腺毒症等);⑦年老体弱,骨关节病患者不能完成运动试验者,难以控制的高血压患者(血压 >200/110mmHg)。

运动试验本身导致并发症和死亡率较低,但是在不同年龄组及有无器质疾病史的人群中差别较大。运动试验严重并发症(死亡、心肌梗死、室颤)的发生率为 0.008%。尽管发生率较低,但仍需严格掌握适应证、禁忌证和终止运动指征,准备好抢救设备和药品,运动试验中,密切监测患者的心电图、血压变化。

2. 药物负荷试验　药物负荷试验的基本原理与运动负荷试验相同,不同的是利用扩张冠状动脉血管的药物来扩张冠状动脉,达到增加心肌血流的作用。病变动脉与正常动脉对药物反应有明显差异,其扩张后难以达到正常动脉扩张的程度,从而造成显像剂在局部浓聚的差异,应用心肌灌注显像就可以将这种差异明确的表现出来。药物负荷试验可采用冠状动脉扩张剂(如腺苷、双嘧达莫)、或正性肌力药物(多巴酚丁胺)。

双嘧达莫的作用是通过抑制细胞对腺苷的吸收,使得可激活特异性受体的内源性血管扩

Notes

张剂——腺苷在组织或血液中的浓度增高,利用腺苷强有力的扩张冠状动脉作用,增加冠脉血流量。因此,腺苷与双嘧达莫的作用很相似,可使冠脉血流增加达到 4 倍。腺苷或双嘧达莫药物负荷试验终止指标包括:①哮喘发作;②严重胸痛伴 ST 段压低≥2mm;③低血压(收缩压<80mmHg);④症状性、持续性二度或三度房室传导阻滞;⑤外周灌注不良(皮肤冷、苍白、发绀)。腺苷负荷试验过程中部分患者会出现胸前区压迫感或胸痛、头痛、面部潮红、气促、恶性和上腹部不适等症状,多为腺苷扩血管作用所致。由于其半衰期极短(20~30s),只要终止静脉注射腺苷,上述症状会消失,很少需要注射氨茶碱。双嘧达莫并发症与应用腺苷相同,但是部分患者需要应用氨茶碱缓解症状。

多巴酚丁胺是一种增强心肌收缩力的药物,通过作用于心肌 β_1 受体,使心率增快、收缩压升高、心肌收缩力增强、心肌耗氧量增加,达到与运动负荷试验相类似的作用,使冠脉血流增加达 3 倍。多巴酚丁胺药物负荷试验终止指标包括:①严重胸痛或副作用不能耐受;②外周灌注不良(皮肤冷、苍白、发绀);③ST 段压低≥2mm;④严重的室性或室上性心律失常;⑤血压≥240/120mmHg;⑥收缩压下降 >40mmHg;⑦达到目标心率(220- 年龄)。多巴酚丁胺副作用发生率较高,最常见的有心悸、心前区闷痛、头痛、焦虑、呼吸急促、恶心、面部潮红不适等。多巴酚丁胺半衰期较短,一般副作用不需要特殊治疗,终止用药后数分钟内副作用可以缓解。若出现严重心绞痛或室性心律失常等严重副作用时,可静脉注射 β 受体阻滞剂或硝酸甘油等处理。

四、检查方法

(一)显像方案

根据所使用的放射性药物不同而有差别,下面仅介绍几种最常用的两种显像剂 SPECT 心肌灌注显像方案(imaging protocol)供参考:

1. ^{201}Tl 负荷 - 再分布显像法　运动高峰或达到药物负荷要求时静脉注射 ^{201}Tl 92.5~111MBq(2.5~3mCi),5 分钟行早期显像,2~4 小时行再分布显像,如需判断心肌细胞活力,可于再分布显像后再次注射 74MBq,5 分钟行静息显像。

2. ^{99m}Tc-MIBI 负荷 - 静息(exercise-rest)隔日显像法　由于 ^{99m}Tc-MIBI 无明显的再分布,评价负荷及静息状态心肌血流时,需分别两次注射显像剂和显像。在负荷高峰注射 740~925MBq(20~25mCi),0.5~1.5 小时后显像;隔日再注射 740MBq,1~1.5 小时行静息显像。

3. ^{99m}Tc-MIBI 负荷 - 静息显像一日法　休息时注射 296~333MBq(8~9mCi),1~1.5 小时行静息显像,1~4 小时后行负荷试验再注射 814~925MBq(22~25mCi),0.5~1.5 小时显像。

4. 双核素显像法　静息时注射 ^{201}Tl 111MBq(3mCi),15 分钟显像,第 60 分钟行负荷试验,再次注射 ^{99m}Tc-MIBI 925MBq(25mCi),15 分钟后显像。该方案主要是为克服 ^{99m}Tc-MIBI 两次注射法花费时间较长的缺点而设计的,负荷及静息显像可以在 2 小时内完成。

(二)显像方法

1. 心肌断层显像(tomographic imaging)　静脉注射 ^{201}Tl 74~111MBq(2~3mCi)后 10min 或注射 ^{99m}Tc-MIBI 740MBq(20mCi)后 1h,选择 ^{99m}Tc 或 ^{201}Tl 能谱峰(energy peak),应用低能通用(或高分辨)平行孔准直器 SPECT 进行断层采集,通过自动轮廓或椭圆形轨道,使探头贴近胸壁,探头从右前斜 45°开始到左后斜 45°顺时针旋转 180°,每 5.6°~6°采集 1 帧图像,共 30~32 帧。采集结束后应用心脏专门断层处理软件进行滤波反投影三维重建,获得左心室心肌短轴(short axis)、水平长轴(horizontal long axis)和垂直长轴(vertical long axis)断层图像。

2. 门控心肌灌注显像(gated myocardial perfusion imaing,G-MPI)　以心电图 R 波作为门控信号,每个心动周期一般采集 8 帧图像,从右前斜 45°至左后斜 45°旋转采集 180°,每 5.6°~6°采集一个投影面,共采集 30~32 个投影面。采集结束后应用专用软件进行图像处理和断层重建。获得左心室在收缩期及舒张期的系列心肌断层影像,据此可同时获得心肌血流灌注和心室收缩

Notes

功能指标,如射血分数等。门控心肌断层显像的基本条件是受检者心律整齐,房颤、心律不齐的患者不能行门控心肌断层显像,只适宜行非门控心肌断层显像。

3. $^{13}NH_3$ PET/CT 心肌灌注显像　注射 $^{13}NH_3$ 前无需空腹,成人剂量 740~1110MBq(20~30mCi)。注射显像剂后立即应用 PET/CT 进行心肌显像,也可采用药物负荷后行心肌灌注显像。一般先以 CT Scout 扫描图对扫描部位定位后行 CT 扫描,再行 PET 2D 模式采集,扫描范围 1 个床位,采集时间 8~10 分钟。选择适当的重建参数(重建方式、滤波函数、矩阵大小、放大因子、截止频率等)进行图像重建。

五、图 像 分 析

(一)正常图像

正常情况下,无论是负荷后还是静息心肌灌注显像,心肌的显像剂分布较均匀,不同室壁的放射性计数分布变化不超过 20%,左心室心肌轮廓清晰,而右心室心肌影像较淡,甚至无明显显影。运动负荷后影像与静息时影像左心室的分布基本一致,只是静息影像右心室一般显示不清,但运动负荷后可以显影。

心脏的断层影像以心脏的短轴、水平长轴和垂直长轴三个方向的断层面显示。短轴断层影像是垂直于心脏长轴从心尖向心底的依次断层影像,第一帧图像为心尖,最后一帧为心底部,影像呈环状,该层面能较完整地显示左室各壁心肌的情况。心脏的长轴断层影像均类似于马蹄形,水平长轴断层是平行于心脏长轴由膈面向上的断层影像,能较好地显示间壁、侧壁和心尖;而垂直长轴断层是垂直于上述两个层面由室间隔向左侧壁的依次断层影像,可显示前壁、下壁、后壁和心尖(图 11-1、11-2)。在左心室心肌的各断面影像,除心尖区和左心室基底部显像剂分布稍稀疏外,其余各壁分布均匀,边缘整齐。

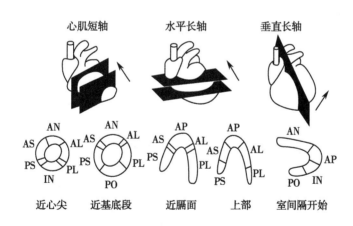

图 11-1　心肌断层影像节段模式图

AN:前壁;AL:前侧壁;PL:后侧壁;IN:下壁;AS:前间壁;PS:后间壁;
PO:后壁;AP:心尖

由于受检者身体软组织对 γ 光子的衰减而产生的伪影可干扰心肌断层影像的分析,女性的乳房组织、男性的膈肌和胸肌等可以产生室壁局灶性衰减伪影。此外,肝胆系统排泄放射性药物造成肝脏、肠道放射性聚集,胃或胃黏膜可因放射性药物经十二指肠反流或摄取游离锝而表现为放射性浓聚。这些腹腔脏器的放射性摄取可影响左心室下壁的影像。SPECT/CT 可以利用 CT 进行衰减校正,减少伪影的发生。

(二)异常图像及解析

与正常心肌细胞相比,缺血心肌细胞摄取显像剂的量减少、或摄取速度和洗脱较慢。这些

Notes

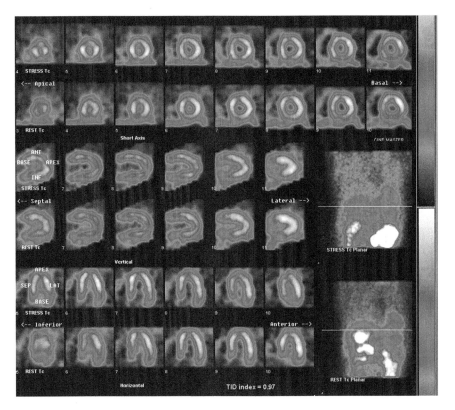

图 11-2　正常心肌断层影像

1、2 横排分别为运动负荷后和静息时短轴；3、4 横排为运动负荷后和静息时垂直长
轴；5、6 横排为运动负荷后和静息时水平长轴

特征导致典型的心肌缺血影像改变，即负荷显像缺血心肌呈显像剂分布缺损或稀疏，而静息或再分布显像出现明显改善或充填。诊断异常的标准是，至少在两种不同的断层层面上，在每个断面上具有连续不少于两帧的放射性分布异常。

　　临床上通常将静息时心肌显像图像与负荷试验后的显像对比分析，并根据放射性分布缺损的类型不同，分为可逆性缺损（reversible defects）、部分可逆性缺损（partial reversible defects）、固定性缺损（fixed defects）、反向再分布（reverse redistribution）和其他异常表现等几种类型：

　　1. 可逆性缺损　在负荷状态时，室壁局部存在放射性分布稀疏或缺损，而静息或延迟显像相应部位又出现显像剂分布或充填（恢复到正常），这种情况常提示心肌可逆性缺血（reversible ischemia）（图 11-3）。应用 ^{201}Tl 显像时，这种随时间的改善称为"再分布（redistribution）"。大多数情况下，这种影像表现提示冠状动脉狭窄所致的心肌缺血。

　　2. 部分可逆性缺损　负荷试验显像时室壁呈现放射性分布稀疏或缺损，而静息或延迟显像时相应心肌缺损区仅有部分填充，缺损面积缩小。这种影像提示心肌梗死伴有缺血。这类患者心脏事件发生率高，有可能再次发生心肌梗死甚至猝死，是高危人群。

　　3. 固定性缺损　指在负荷和静息（或延迟）状态下，室壁局部放射性缺损没有变化，通常提示心肌梗死或瘢痕组织（图 11-4）。但是，在某些用 ^{201}Tl 显像 2~4 小时延迟影像有固定缺损的病人，24 小时的再分布显像或休息时再次注射显像剂后，其病灶区心肌摄取有改善，提示心肌仍然存活。

　　4. 反向再分布　这种图像是指心肌负荷显像为正常分布，而静息或延迟显像显示出新的放射性减低；或者负荷心肌显像出现放射性分布减低，静息或再分布显像时更严重。对于反向再分布的成因和临床意义目前还不明确。有学者认为其与心肌缺血性损害并无直接关联，技术原因如显像剂质量差或用量过低、采集计数不足等可能是原因之一。有学者认为是在瘢痕组织和存活的心肌细胞的混合再灌注区初期过剩的显像剂摄取所致，而初期聚集的显像剂随后迅速从

Notes

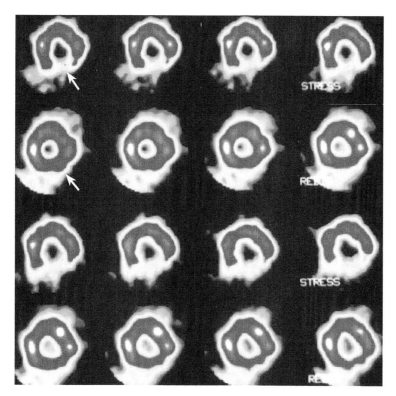

图 11-3　可逆性心肌缺血心肌短轴断层图像

第 1、3 横排为运动负荷影像,示下壁后壁心肌分布稀疏;第 2、4 横排为静息影像,其稀疏区充填,提示为可逆性缺血

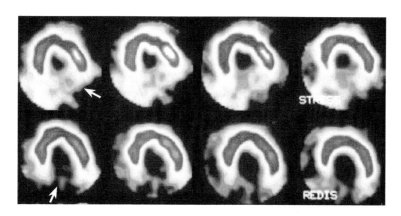

图 11-4　心肌梗死患者心肌灌注显像

短轴断面图,第 1 横排为负荷影像,第 2 横排为静息影像,示下壁及后壁呈固定缺损

瘢痕组织中清除。还有学者应用 ^{18}F-FDG PET 显像以及再次注射法 ^{201}Tl 心肌显像等证实,多数反向再分布的区域为存活心肌。反向再分布的原因和临床意义仍有待进一步研究。

5. 其他异常表现

① 负荷后肺摄取增加:在静息或负荷试验后心肌灌注显像时,一般肺部没有或很少有显像剂分布,但是在负荷后肺野有显像剂分布,称为肺摄取增高。正常肺与心肌摄取比值 <0.5(^{201}Tl)和 <0.45(^{99m}Tc-MIBI),摄取比值增高提示肺摄取增加。其机制是左心室充盈压增高及肺毛细血管楔压增高,显像剂在肺内运转减慢,增加了显像剂的肺摄取或显像剂从血管渗透至肺间质增加。肺摄取增加提示严重或多支病变冠心病或伴有左室功能不全,预后较差。

Notes

② 左心室暂时性缺血扩张(transient ischemic dilation,TID):左心室在运动负荷后较静息时明显增大提示运动诱发心室功能障碍,是心脏事件高危因素的标志之一。

③ 右心室扩大和右心室心肌显像剂摄取增加:正常情况下,由于左心室室壁厚度是右心室的3倍,心肌灌注显像时,右心室最大计数仅为左心室1/2,因此右心室显影不清。引起右心室显像剂摄取增加的因素包括,右心室肥厚、肺动脉高压或右心功能不全等。此外,左心室心肌整体放射性摄取减低也可造成右心室摄取增加。

(三) 心肌显像的定量分析

通过常规肉眼分析心肌影像时,阅片者自身以及阅片者之间对于解释图像的客观认识可能存在一定差异,同时也受阅片人经验的限制,不便于客观地评价病情的变化和疗效。因此,应用计算机软件进行自动定量分析(quantitative analysis)对于减少阅片者之间差异和误差,统一影像的评判标准具有重要作用。

1. 极坐标靶心图分析(polar bull's eye analysis)　临床应用最广的心肌断层图像定量分析法,它是一幅包含整个左室心肌显像剂相对分布的图像,但靶心图并非一幅真实的图像而是一模拟影像的简单彩色编码衍生物。其原理是根据圆周剖面分析法,将短轴断层影像以极坐标展开成二维图像,并以不同的颜色显示心肌各壁相对计数值的定量分析法。影像的中心为心尖,周边为基底,上部为前壁,下部为下壁和后壁,左侧为前、后间壁,右侧为前、后侧壁(图11-5)。通常将相对计数值与建立的正常参考值比较,将低于正常下限(均值 −2.5 标准差)的病变区域用黑色显示,又称为变黑图(black out),使阅片者更容易观察病变的程度与范围(图11-6);还可将负荷影像与静息或再分布影像同时显示在一个画面上进行比较,并进行影像相减处理,则对可逆性缺损进行量化显示;也可将治疗前后两次心肌显像的靶心图相减,获得相减靶心图,以定量估计心肌血流改善的情况。

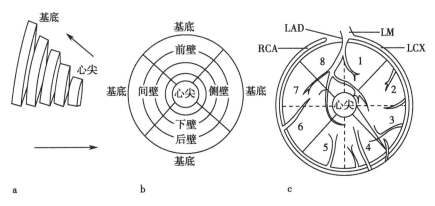

图 11-5　靶心图与冠状动脉供血区示意图
a:心肌短轴断层示意图;b:靶心图与各室壁的关系;c:靶心图节段与冠状动脉分布图

2. 灌注异常范围的半定量分析　灌注异常范围是指心肌及其血管支配的区域出现的异常面积。美国核心脏病学会推荐使用视觉半定量17节段或20节段法进行半定量分析,以三个短轴层面以及一个垂直长轴层面为基础,将心肌划分为17个节段或20个节段。目前,最新共识采用17个节段法(图11-7),以便不同检查方法之间的对比。这种方法缺损范围用小面积、中等面积及大面积缺损描述,具体判读标准见表11-2。

3. 门控心肌灌注显像的定量分析　G-MPI 较传统非门控 MPI 的优势在于能够测定左室心功能。近年来,应用 G-MPI 计算左室功能的定量分析技术越来越成熟,并可由 SPECT 工作站上的相关软件完成,结果与超声心动图、核素心血池显像、左心室造影、心脏磁共振成像的结果间有很好的相关性。G-MPI 测定左心室功能参数包括整体功能参数、局部功能参数和左室收缩同

Notes

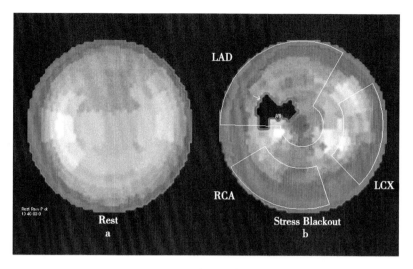

图 11-6 正常及异常靶心图

a:正常;b:前间壁变黑区示局限性心肌缺血

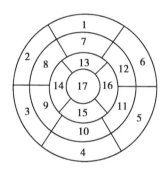

图 11-7 左心室心肌 17 节段命名法

1. 前壁基底段;2. 前间隔基底段;3. 下间隔基底段;4. 下壁基底段;5. 下侧壁基底段;6. 前侧壁基底段;7. 前壁中段;8. 前间隔中段;9. 下间隔中段;10. 下壁中段;11. 下侧壁中段;12. 前侧壁中段;13. 前壁近心尖段;14. 间隔近心尖段;15. 下壁近心尖段;16. 侧壁心尖段;17. 心尖段

表 11-2 心肌灌注缺损面积定量分析

		小面积缺损	中等面积缺损	大面积缺损
半定量分析	区域血管数量	≤1	1~2	2~3
	心肌节段数量	1~2	3~5	≥6
	负荷总积分	4~8	9~13	>13
定量分析	靶心图(占左心室 %)	5~10	11~20	>20

步性的评价。①左心室整体功能参数:包括左心室射血分数(ejection fraction,EF)、收缩末期容积(end-systolic volume,ESV)和舒张末期容积(end-diastolic volume,EDV)等。②左室局部功能参数:包括局部室壁运动(regional myocardial wall motion,RWM)和局部室壁增厚率(regional myocardial wall thickening,RWT),左室局部功能异常主要反映局部心肌功能的损伤。通常情况下,局部室壁运动和室壁增厚率的异常同时出现。③左室收缩同步性的评价:正常心脏的收缩是"全"或"无"的,也就是心肌的收缩要么不产生,一旦产生则全部心肌细胞都参与收缩,同步收缩有利于完成泵血功能。如果左室心肌收缩丧失了同步性,则会导致心功能恶化。近年来,G-MPI 在室壁增厚率分析的基础上发展了相位分析(phase analysis)技术,用于评价左室同步性。

六、临床应用

(一)冠心病的诊断价值

冠状动脉血管造影被认为是诊断冠心病的"金标准",主要依据大的冠状动脉(右冠状动脉、左前降支、左回旋支)或左主干的狭窄程度,但是其仅显示血管轮廓,显示血管管径的不规则及

Notes

阻塞,不能显示冠状动脉壁上真正的粥样硬化病变,因此,在评价冠脉病变方面存在不可避免的缺陷。心肌灌注显像是诊断冠心病无创、安全、有效的功能检查方法,它不仅可以诊断有无心肌缺血,而且还可帮助确定缺血是否可逆以及冠状动脉的储备功能,为冠心病的临床治疗决策提供重要依据。从卫生经济学角度讲,心肌灌注显像也是诊断冠心病效价比最高的一种检查方法。在美国心脏学会/美国心脏协会/欧洲心脏病学会发布的冠心病诊断指南中,心肌灌注显像在疑似冠心病的多种情况下(如慢性胸痛、急性胸痛等)被评估为首选诊断方法。

一项包括8964名患者的荟萃分析结果显示,心肌灌注显像诊断冠心病的平均敏感性和特异性分别为86%和74%。负荷心肌灌注显像可以明显提高诊断的准确性。国内刘秀杰等报道了运动负荷心肌灌注显像诊断冠心病价值,并与冠状动脉造影对比,发现前者诊断冠心病的灵敏度可达96%~98%,特异性在83%左右。有文献报告,应用腺苷或双嘧达莫药物负荷试验,诊断冠心病的敏感度约75%~80%,也有文献报告灵敏度高达95%~100%。

研究显示,心肌灌注显像诊断冠心病的灵敏度与冠状动脉狭窄程度和病变范围呈正相关。也就是说,当出现多支血管病变时,其检出的可能性要高于单支血管病变。Beller等研究结果显示,^{201}Tl心肌灌注断层显像诊断单支冠脉病变的灵敏度为83%,二支病变的灵敏度为93%,三支病变则达98%。值得注意的是,三支病变导致的均匀一致的“平衡性”缺血,单纯的目测分析方法,可能会导致诊断灵敏度的降低,借助定量分析有助于提高诊断的准确性。

尽管心肌灌注显像对冠状动脉疾病诊断的灵敏度和特异性要优于运动心电图,但假阴性和假阳性结果仍可出现,一般来讲,负荷心肌灌注显像的灵敏度和特异性可达90%~95%左右。但心肌灌注显像对冠心病概率(prevalence)的预测价值与患者个体的年龄、性别和胸痛的特征等许多因素有关。在冠心病概率较低(<3%)的人群(如年轻无症状者),一个阳性的心肌显像结果其预测价值仅为36%,与所期望的真阳性结果相比有较高的假阳性;但在冠心病概率较高(如90%)的人群(如有典型心绞痛症状,年龄为50~60岁的男性患者),则阳性结果的预测价值可达99%,与真阳性结果相比仅有很少的假阳性出现。另一方面,在疾病概率较高的群体,相对大量的假阴性结果同样也可见到。因此,在冠心病概率低的群体,一个阳性结果的预测价值是很低的,而在冠心病概率较高的群体,一个阴性试验结果的实用价值也是很低的。在检查冠状动脉疾病的概率约为40%~70%范围的群体,负荷心肌显像的鉴别价值最佳,这类群体包括非典型胸痛、有主要危险因素但无症状的患者或者有阳性运动心电图结果但无症状的患者。

(二)冠心病危险度分级

危险度评估是指基于核素心脏显像的结果,推测其未来发生心脏事件的几率。评估的意义在于指导临床医师采取及时、有效和适当的治疗方法,减少不必要的医疗支出。对于心肌灌注显像表现正常的低危者,不需要特殊处理,可以避免不必要的医疗行为,节省大量的医疗成本;对于心肌灌注显像异常者,可根据危险度等级,采取适当、有效的治疗措施,使患者最大程度受益。

当负荷心肌灌注显像正常时,预示在相当长的一段时间内患者发生心脏事件的几率很低,患者预后良好,年死亡率<1%。在一项大于10万例患者SPECT显像分析中发现,核素显像正常患者,发生年事件率(死亡或心肌梗死)为0.6%;而核素显像异常者,年事件率为5.9%,增加了近10倍。一项8000例患者荟萃分析表明,运动心肌灌注显像正常时,其阴性预测值为98.8%,年事件率0.45%。对于负荷心肌灌注提示为低危或中危的人群不需要有创的治疗,保守治疗可以使患者受益程度最大。

当心肌灌注显像异常时,提示随后发生心脏病事件的危险性明显高于显像正常者,其中心肌灌注缺损对预后有重要意义,心肌灌注异常的范围越大、死亡率越高。通常高危(high-risk)冠心病的心肌灌注影像具有如下特征:①在两支以上冠状动脉供血区出现多发可逆性缺损或出现较大范围的不可逆性灌注缺损;②定量或半定量分析有较大范围的可逆性灌注缺损;③运动负荷后心肌显像剂肺摄取增加;④运动后左心室立即呈暂时性扩大或右心室暂时性显影;⑤左主干冠状动脉分布区的可逆性灌注缺损;⑥休息时 LVEF 降低。

一些研究证实,心肌灌注缺损是否为可逆性是预测不同心脏事件的一个重要因素。固定性灌注缺损与心源性死亡有关,而可逆性灌注缺损与非致死性心肌梗死有关。研究发现,灌注轻度异常发生死亡率极低(0.8%),但非致命性心肌梗死的发生率(2.7%)比显像正常(0.5%)高;相反,对于严重的心肌灌注显像异常者,其最常见的事件为心源性死亡。几个新近的预防试验表明,对于心肌灌注显像轻度异常的患者,降脂药物或血管紧张素酶抑制剂对于降低死亡和心肌梗死事件非常有效,患者可以从这些二线的预防措施中获益,而不是直接采用血运重建术等方法。

Bateman 等人的研究表明,在高危和低危患者,心肌显像结果可以帮助合理选择冠状血管造影病人,避免不必要的心导管检查,因此,可作为冠状动脉造影检查的"筛选试验"。如果定量 SPECT 负荷心肌灌注显像为正常,即使冠状动脉造影证实为冠状动脉狭窄,也提示以后心脏事件(例如死亡和非致死性心肌梗死、再发性心绞痛等)的年发生率低于 1%,预后良好。

(三) 非心脏手术术前心脏事件的预测

非心脏疾病手术后并发心血管疾病是导致死亡的重要原因,在术前充分评估并及时治疗心血管系统存在的隐患十分重要。负荷心肌灌注显像一个很重要的应用就是评价接受非心脏外科手术病人的心肌血流状态,以预测和防止围术期心脏事件的发生。基于此,美国心脏学会和美国心脏协会在 2007 年联合制定了非心脏手术术前危险度评价指南。该指南指出,初步评价患者术前风险增加或者无法确认其风险时,应使用核素心肌灌注显像进行危险度评估。

一项对 3000 余名非心脏手术患者术前行负荷心肌灌注显像资料表明,心肌灌注显像为可逆性缺血时,预测在围术期发生心肌梗死或心脏死亡阳性预测值为 12%;在 38% 负荷灌注显像为正常者,阴性预测值为 99%。Hendel 等评价了 360 例非心脏手术患者,有可逆性灌注缺损的患者心脏事件的发生率为 14%,而显像正常者发生率仅为 1%。这些说明负荷心肌灌注显像表现为正常提示心脏事件发生几率很低。Shaw 等人的荟萃分析发现,较高的心脏事件发生率与大的灌注缺损区密切相关,有 1 个或 1 个以上可逆性灌注缺损区的患者,事件发生率为 14%;有 2 个或 2 个以上的可逆灌注缺损区患者,事件发生率为 30%。因此,心肌灌注缺损较大或有三支血管病变的患者,预后较差。

临床评价危险度为低危的人群,可以安全进行非心脏手术;高危人群需要在术前进行负荷心肌灌注显像评价危险度。当心肌灌注显像有明显负荷诱发的可逆性缺血患者,应该做冠状动脉造影进一步评价,以降低手术和麻醉风险。当心肌灌注显像提示多支冠脉病变所致心肌缺血或左心室功能不全时提示高危险度,患者需要重新评估手术的必要性或取消手术,转而进行针对心脏病的治疗。

(四) 冠心病治疗疗效评估

冠心病的有效治疗方法包括冠状动脉搭桥手术(coronary artery bypass graft,CABG)、经皮腔内冠状动脉成形术(percutaneous transluminal coronary angioplasty,PTCA)、常规药物和体外反搏等治疗。心肌灌注显像不仅能准确、灵敏、无创伤地反映心肌的供血情况,而且还可进行相对定量分析和负荷试验,因此,是评价冠心病疗效的首选方法。将治疗前与治疗后的心肌灌注显像结果进行对比分析,可以准确获得治疗后心肌血流改善程度等相关信息(图 11-8)。

PTCA 治疗后再狭窄是临床面临的难题,术后适当时间的负荷心肌显像可提供手术是否成功的证据,并可诊断再狭窄。Cottin 等对 152 名 PTCA 患者长期随访表明,冠脉支架术后 31% 患者存在无症状心肌缺血;而在支架植入术后 4~6 个月行心肌灌注显像是非常有价值的危险度评估手段,此时可逆性心肌缺血提示发生心脏事件的几率增加。心肌灌注显像可以灵敏地发现血管重建术后再狭窄所导致的心肌缺血,而且其缺血的程度与范围可以作为再次血管重建治疗的适应证评价指标。2009 年美国心脏病学会 / 美国心脏病协会(ACC/AHA)指南中,将心肌灌注显

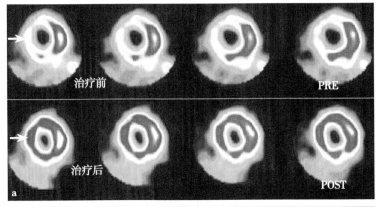

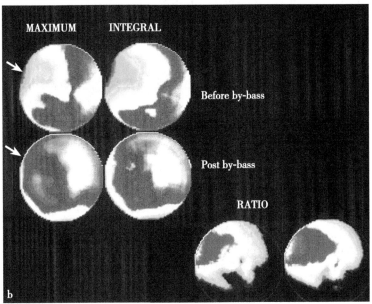

图 11-8　冠状动脉搭桥术前后心肌灌注变化

a:短轴断面,上排为治疗前,示前壁、间壁缺血;下排为治疗后,原缺血区消
失;b:同一患者相减靶心图,第一横排为治疗前,第二横排为治疗后,缺血区
消失;下排为治疗后减治疗前获得相减靶心图,显影部分代表血流改善程度

像列为 PCI 术后患者评价疗效的首选方法。

　　CABG 术后患者行心肌灌注显像的目的在于评价桥血管的供血功能、发现是否存在其他的缺血区域以及推测是否发生了桥血管的再狭窄。Zellweger 等分析了 1765 例 CABG 术后 7.1±5.0 年行心肌灌注显像患者,发现 CABG 术后 >5 年的患者(无论是否有症状)及 CABG≤5 年的有症状的患者均可以从核素显像中获益,因为对于心肌缺血的再评估可以指导接受适当的治疗。ACC/AHA 指南对于 CABG 术后患者的评价,强烈推荐使用负荷心肌灌注显像,而不是平板运动试验。因为前者不仅可以发现心肌缺血的部位,还可以评价严重程度。

　　(五) 急性胸痛中的应用价值

　　在急诊室里,急性胸痛的处理往往很困难。通过询问病史、心电图及心肌生化指标,可以筛选典型的急性冠脉综合征患者。但是对于表现不典型者,难以鉴别心源性或非心源性疼痛,而大约有 10% 的急性胸痛患者在出院后 48 小时内可能发展为急性心肌梗死。心肌灌注显像的优势在于对表现不典型者可以发现心肌灌注减低区,为这类患者诊断心肌缺血和心肌梗死提供了一种有效的手段。ACC/AHA 指南推荐,急性胸痛患者为急诊静息心肌灌注显像的 I 类适应证。

　　临床中常规应用 ^{99m}Tc-MIBI 370MBq,由于其没有明显的再分布而优于 ^{201}Tl。一项应用

Notes

^{99m}Tc-MIBI 在 2475 名急性胸痛中的评估研究显示,静息心肌灌注显像常规用于急性胸痛的诊断具有良好的价值,明显减少了可疑急性冠脉综合征患者的住院人数。在急性心肌梗死的患者,一般静息心肌显像时都会发现有灌注缺损,在胸痛发生后的前 24h 其可靠性极好。有资料表明,在症状发作间期或发作后不久即进行显像更加合适,因为胸痛发作后 6h 内行心肌显像,几乎所有心肌梗死患者都能证明有灌注缺损,此后随着梗死区急性可逆性缺血出现,其敏感性将有所下降。^{99m}Tc-MIBI 心肌灌注显像用于可疑急性心肌梗死患者的诊断,早于心肌酶的改变,且阴性预测值高达 99%。

静息心肌灌注显像还有助于鉴别不稳定心绞痛与急性心肌梗死,如果静息心肌显像是在胸痛的过程中进行,约有一半的不稳定性心绞痛患者在初期的显像都有灌注缺损,而胸痛消退后的延迟显像(^{201}Tl 的再分布显像或 ^{99m}Tc-MIBI 再注射显像剂后显像)可证明其缺损通常为可逆性的,与完全的梗死形成鲜明对比。如果在胸痛过程中显像结果为正常,则提示其胸痛与心肌缺血无关。

(六)在其他心脏病中的应用

1. 心肌病的诊断与鉴别诊断　应用心肌灌注显像可对心肌病进行诊断和鉴别诊断。扩张型心肌病的心肌影像表现为显像剂分布普遍性稀疏,伴有心腔扩大,形态失常,心肌壁厚度变薄;心肌显像剂分布呈不规则稀疏,或呈"花斑"样改变。肥厚型心肌病的心肌壁增厚,心腔变小,非对称性间壁肥厚者,心肌显像可见室间壁与左室后壁的厚度比值大于 1.3。由于冠状动脉粥样硬化引起的心肌缺血(缺血性心肌病),则心肌显像的变化与冠脉血管分布的节段呈一致,呈节段性放射性分布稀疏、缺损,有助于鉴别(图 11-9)。

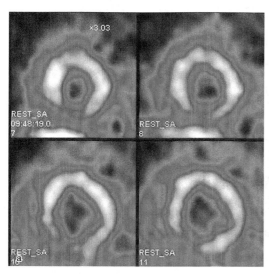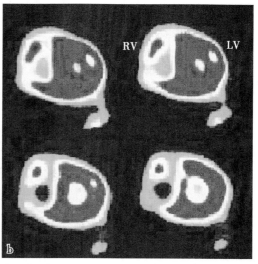

图 11-9　心肌病静息心肌灌注显像
a:为扩张型心肌病;b:为一例 12 岁儿童肥厚型心肌病

2. X 综合征　约有 20%~30% 的心绞痛患者冠脉造影为正常,即使在典型的劳累性心绞痛患者中,也有约 10% 的病人冠脉造影为正常。1973 年,Kemp 首先将一组劳累性心绞痛而冠脉造影正常者称之为 X 综合征(冠状动脉造影正常的心绞痛综合征),后来也将此称为"微血管性心绞痛"。Tweddel 等人报道几乎所有的 X 综合征病人有不同程度的 ^{201}Tl 显像异常,但其缺损的分布是不规则的,缺损范围与对运动的耐力和出现心电图运动试验阳性之间没有明显相关,有别于冠心病心肌缺血。由此可见,心肌灌注显像异常不仅见于由于大的冠状动脉狭窄所致的心肌缺血患者,也可见于冠状动脉造影正常的冠状微血管的病变,过去人们常把这类病例当成假阳性,事实上,心肌灌注显像是真实的反映了心肌微循环的异常,包括大的冠状动脉狭窄和微

Notes

小的冠状微循环的功能障碍所致的心肌缺血改变。

3. 心肌炎的辅助诊断　病毒性心肌炎患者,常导致心肌血流灌注异常,其阳性率约为80%,多表现为左心室心肌呈不规则的显像剂分布稀疏,严重者可出现分布缺损(图11-10)。

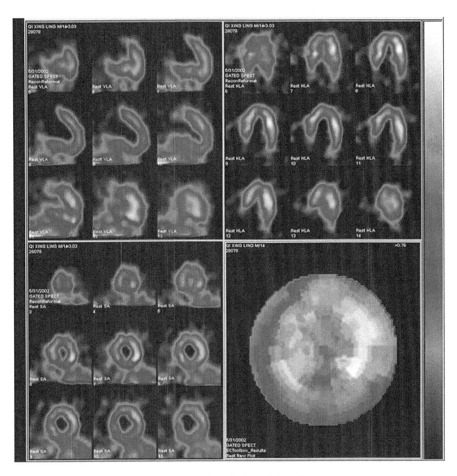

图 11-10　心肌炎心肌灌注显像

七、心肌灌注显像特点及与其他诊断方法的比较

1. 心肌灌注显像的独特价值及不足　①可为疾病的诊断提供生理学意义认识;②能够提供独立的预后信息,其价值优于其他临床资料和对比血管造影;③其影像是以计数值为基础,因此可方便地行定量分析,结果具有高度可重复性;④只要病人合作,几乎所有患者均可得到高质量图像,且安全无创伤。心肌灌注的不足主要是由于心肌血流灌注减低可以是冠心病原因,也可以是其他非冠心病因素所致,因此心肌灌注显像显示的心肌缺血并非冠心病所特有,但该法对于确定是否存在缺血或血流减低以及评价心肌血流的贮备功能是非常准确、特异的。

2. 心肌灌注显像与冠状动脉造影　冠状动脉造影与心肌灌注显像二者分别反映了解剖学和血流动力学两种不同参数。冠状动脉造影提供冠状动脉解剖影像,可以敏感地发现冠状动脉血管壁的变化及其所导致的管腔狭窄程度。冠脉造影的优势是能够准确地排除管腔直径大于1mm的冠脉狭窄,阴性预测值大于99%;但其不足之处在于无法评价直径小于1mm的冠脉狭窄,即微小血管病变所导致的冠心病,同时无法评估狭窄的冠脉是否已经导致了血流动力学改变。心肌灌注显像的优势在于有助于确定冠脉狭窄患者的血流动力学意义,且其表现的心肌缺血程度对于临床治疗决策的选择具有指导意义。例如,血管造影估计狭窄程度的准确性取决于操作技术和所应用方法,而且血管造影所确定的狭窄,可能随着血管痉挛加重或小血管病变出现而

Notes

增加,当然也可能随着较完善且有功能的侧支血管的建立而减低。这时应用心肌灌注显像就可以对局部血流动力学进行准确的估计。

3. 心肌灌注显像与负荷超声心动图 负荷超声心动图也能通过确定收缩期心肌厚度的减低探测缺血。一项对 1849 例患者的荟萃分析显示,运动负荷超声造影对冠心病诊断的汇总灵敏度和特异度分别为 84% 和 82%。多巴酚丁胺负荷超声心动图检查,主要用于不能达到最大运动的患者,可以诱发缺血局部的功能障碍,其探测冠心病的敏感性和特异性分别为 45%~97% 和 64%~100%。超声显像的缺点是准确性欠佳,稳定性不理想,不能很好确定其心内边界,易受观察者和操作者的影响,难以区别缺血与疤痕组织。多巴酚丁胺超声心动图结果对于确定低危或高危的冠心病患者还没有像心肌灌注显像那样得到认同。资料显示,一个正常的心肌灌注显像,预示心脏事件的发生率小于 1%,而一个正常的负荷超声显像结果预示心脏事件的发生率为 8%。

4. MRI 对冠心病的诊断价值 MRI 具有很高的空间分辨率,对于内膜下心肌缺血和透壁型心肌缺血的探测效率较好。一项包括 17 份纳入 502 名患者的综合分析显示,MRI 对冠心病诊断的汇总灵敏度和特异度分别为 84% 和 85%。MRI 具有较高的灵敏度和特异度,无放射性,具有较好的应用前景。但是该检查耗时长,部分具有金属植入者或具有幽闭恐惧症者无法接受。MRI 对冠心病诊断和危险度评估仍需大量临床前瞻性研究。

第二节　心肌代谢显像

心肌具有利用多种能量底物的能力,根据血浆各底物与激素水平以及局部血供状态等因素,可利用游离脂肪酸、葡萄糖、乳酸、丙酮酸、酮体、氨基酸等,其中葡萄糖和脂肪酸是心肌细胞代谢的重要能量底物。将放射性核素标记的代谢底物给病人静脉注射后,能够被心肌细胞迅速摄取,应用 SPECT 和 PET 即可行心肌代谢显像。目前用于心肌代谢显像最常用的放射性核素有两类,一是发射正电子的放射性核素,主要有 ^{18}F、^{11}C、^{15}O 和 ^{13}N 等,需使用 PET 或带符合线路的双探头 SPECT 进行显像;另一类为发射单光子的放射性核素,如 ^{123}I 等,可应用 SPECT 显像。

一、心肌葡萄糖代谢显像

(一) 基本原理

葡萄糖是心肌工作的重要能量来源物质,用 ^{18}F 标记的脱氧葡萄糖(^{18}F-deoxyglucose,^{18}F-FDG)是当前最常用和最重要的葡萄糖代谢显像剂。^{18}F-FDG 的结构类似于葡萄糖,与葡萄糖不同的是,在己糖激酶作用下经磷酸化后,不再参与进一步的代谢过程,而滞留在心肌细胞内,因此可以应用 PET 或符合线路 SPECT 获得心肌葡萄糖代谢显像(myocardial glucose metabolism imaging)。

心肌葡萄糖代谢显像在不同的生理及病理情况下,表现各异。①正常人禁食空腹状态下,血浆中胰岛素水平较低,脂肪酸是心脏的主要能量来源,心肌摄取 ^{18}F-FDG 减少,显影不清,而脂肪酸代谢显像则清晰。②正常人进餐后,血浆葡萄糖和胰岛素水平上升,血浆脂肪酸水平降低,心脏主要利用葡萄糖作为能源物质,因此,心肌葡萄糖代谢显像清晰。③在病理情况下,如发生急性心肌缺血,血流量减少导致心肌氧供不足,而细胞线粒体内的脂肪酸代谢对氧供不足非常敏感,因此心肌组织的脂肪酸有氧氧化明显受抑。为了使心肌细胞获得足够的能量以保证细胞存活,心肌的能量代谢由有氧代谢转化为无氧代谢 - 糖酵解为主,因而,缺血心肌对葡萄糖的摄取明显增加。④如果心肌血流量进一步减少,导致心肌细胞坏死,心肌能量代谢活动停止,此时不能摄取葡萄糖,因此梗死心肌不能摄取 ^{18}F-FDG,局部显像表现为缺损。综上,在不同条件下进行葡萄糖代谢显像,可了解心肌的代谢状态,用于心脏疾病的诊断和心肌细胞存活的判断。

Notes

（二）检查方法

用于 ^{18}F-FDG 葡萄糖代谢显像的仪器主要有经典的 PET 设备和具有符合线路的多探头 SPECT 装置,这里主要介绍 PET 心肌代谢显像。注射显像剂前禁食至少 12 小时,检查前避免服用咖啡类饮料,测定空腹血葡萄糖水平,若 <150mg/dl,病人口服葡萄糖 50~75g;如糖尿病患者血糖水平较高,可用胰岛素将血糖控制在 120~160mg/dl 之间。注射 ^{18}F-FDG 185~370MBq (5~10mCi),45 分钟后进行发射扫描 10~15 分钟,结束后进行透射扫描。激光定位系统定位于剑突上 10mm,应用 ^{68}Ge/^{68}Ga 固有放射源采集 1~2 分钟透射扫描图像,确保心脏位于探测器视野内;而先进的 PET/CT 则可通过 CT 进行透射扫描和衰减校正,时间更快。对原始数据进行衰减校正,选择 Hanning 滤波函数,重建短轴、水平长轴及垂直长轴各断层面图像。

（三）图像分析

不同生理及病理状态下,^{18}F-FDG 心肌葡萄糖代谢图像表现不一,如本节中葡萄糖代谢原理所示。

临床上,常常将 ^{18}F-FDG 心肌葡萄糖代谢显像与静息或负荷心肌灌注显像(应用常规 ^{99m}Tc-MIBI 显像或 ^{13}NH$_3$、H$_2$^{15}O 等 PET 显像)结合应用。缺血心肌由于氧供随血流减少而减少,耗氧量较大的游离脂肪酸 β 氧化受到限制,需氧较低的葡萄糖氧化和甚至不需氧也能进行的糖原酵解仍可进行,葡萄糖几乎成为缺血心肌的唯一能量来源,因此缺血但仍存活的心肌可摄取 ^{18}F-FDG。但是对于无心肌细胞活力、不可逆性损伤的心肌节段,组织中葡萄糖的利用与血流量呈平行性降低,梗死心肌细胞无 ^{18}F-FDG 摄取。在两种显像方法中,其基本的血流灌注 - 代谢显像模型有三种:一是血流灌注与代谢显像心肌的显像剂分布均匀,提示为正常;二是心肌血流灌注减低,而葡萄糖摄取正常或相对增加,这种血流 - 代谢不匹配模型在有心室功能障碍的患者,是心肌存活的有力证据(图 11-11);三是局部心肌血流与葡萄糖代谢呈一致性减低,呈匹配图像,为心肌疤痕和不可逆损伤的标志。因而,^{18}F-FDG 显像可有效的鉴别低血流灌注状态但仍存活的组织与不可逆性损害的心肌组织。

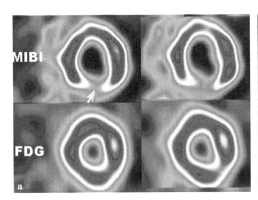
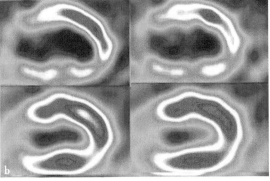

图 11-11　存活心肌的心肌灌注与葡萄糖代谢显像
a:短轴心肌灌注和代谢显像,示下壁灌注缺损区,代谢显像有充填;b:垂直长轴

二、心肌脂肪酸代谢显像

在生理状态下,棕榈酸占血液中循环脂肪酸的 25%~30%,是心肌能量代谢的主要底物,大约有 60%~80% 的 ATP 产生是通过脂肪酸的氧化作用而获得,其中约一半是来自棕榈酸的氧化。正常心脏禁食状态下和运动时,乳酸水平上升,乳酸作为心肌的主要能量来源。此时将放射性核素标记游离脂肪酸静脉注射后,能迅速被心肌细胞所摄取,参与心肌的脂肪酸代谢过程,应用 PET 或 SPECT 可以描绘出心肌脂肪酸代谢活性的图像,为心肌脂肪酸代谢显像(myocardial fatty acid metabolism imaging)。

Notes

目前常用的单光子显像药物为 ^{123}I 标记的游离脂肪酸（free fatty acid，FFA）类似物，如直链 ω 位苯基十五烷酸（IPPA）和支链 β 位甲基 ω 苯基十五烷酸（dimethyl-pentadecanoic acid，BMIPP）。正电子核素 ^{11}C 标记的棕榈酸（^{11}C-palmitic acid，^{11}C-PA）作为 FFA 的示踪物，静脉注射后被心肌细胞吸收，很快经过 β 氧化，再被清除出去并随血液离开心肌。用 PET 进行心肌动态显像不仅可以显示 ^{11}C-PA 在心肌内的分布，而且可以获得心肌清除曲线。

正常人 ^{11}C-PA 左心室心肌显影均匀。在心肌缺血情况下，脂肪酸代谢显像与葡萄糖代谢显像的影像特征有较大差异，缺血区脂肪酸代谢显像呈局灶性缺损，而 ^{18}F-FDG 显像同一部位则显像剂摄取增高，表明物质代谢已由脂肪酸转变为葡萄糖代谢。

三、心肌有氧代谢显像

^{11}C- 乙酸（^{11}C-acetate）已被用于心肌有氧代谢显像。在心肌中，乙酸首先通过合成酶被转化为乙酰辅酶 A，然后在线粒体内经三羧酸循环氧化为 ^{11}C-CO_2，因此，^{11}C-CO_2 的清除反映了心肌的血流和代谢状态，可用于直接估计心肌有氧代谢。在静息状态下，静脉注射 ^{11}C- 乙酸后血液清除曲线呈双单指数型，清除曲线的初始部分其衰减常数与心肌耗氧量呈线性关系，通过对曲线进行动力学分析，能准确反映心肌耗氧量和人体线粒体氧化通量。在心肌梗死患者，心脏对 ^{11}C- 乙酸的摄取和清除均减慢，表明局部心肌耗氧量减低。由于 ^{11}C- 乙酸不受底物活性（如葡萄糖、脂肪酸）的影响，故在伴有糖尿病的慢性冠状动脉疾病患者，可能比 ^{18}F-FDG 更有效。另外，^{11}C- 乙酸可以通过获取放射性清除曲线，测定心肌血流量。

第三节　心肌存活评估

一、存活心肌的认识

当冠状动脉狭窄供血减少或心肌对能量的需求增加而得不到满足时，即出现心肌缺血。心肌缺血性损伤是一个从可逆到不可逆的动态变化过程。心肌缺血后，随着缺血发生的速度、范围、程度及其侧支循环建立的不同，心肌细胞的损害可能出现三种不同的情况，即坏死心肌（necrosis myocardium）、冬眠心肌（hibernating myocardium）、顿抑心肌（stunning myocardium）。

坏死心肌是真正不可逆的心肌损害，即使冠脉血流得到恢复，心脏功能也不会得到有效改善。冬眠心肌是由于严重的冠状动脉狭窄或部分闭塞血管的再开放（reopened）所致的长期低灌注缺血状态下，局部心肌通过自身的调节反应减低细胞代谢和收缩功能，减少能量消耗，以保持心肌细胞的存活，即使在静息状态，临床上仍表现为节段性低灌注、无收缩或收缩功能低下，其过程可达数月乃至数年。由于该心肌为缺血但仍然存活，当血运重建治疗后，一般心肌灌注和室壁运动功能可以完全或部分恢复正常。顿抑心肌是指心肌在短暂的（2~20 分钟）急性缺血再灌注之后，心肌细胞虽未发生坏死，但已发生了结构、功能及代谢的变化，处于"晕厥"状态，即使心肌得到有效的血流再灌注后仍需数小时、数天甚至数周之后才能恢复，且缺血的时间越长，心脏功能恢复的时间也越长；此种情况多发生在冠状动脉完全闭塞行 PTCA 或溶栓治疗后。在某些情况下，心肌冬眠与心肌顿抑可以同时存在。顿抑心肌与冬眠心肌主要区别是前者的心肌血流灌注为正常或接近正常，但心肌收缩仍减低或无收缩功能；而冬眠心肌血流灌注减少，需要经过血运重建术，改善或恢复心肌血流灌注。

冬眠心肌和顿抑心肌均为存活心肌（viable myocardium），此时心肌细胞的损害是可逆的，需要尽早行血运重建术，恢复血供，改善心肌局部和左心室整体功能，逆转左心室重构，改善患者长期预后。Allman 等对 24 个研究小组共 3088 例患者随访（25±10）月的荟萃分析表明，心肌

Notes

存活而接受血运重建术患者的死亡率明显低于药物治疗组(3.2% *vs* 16%,*P*<0.001);而心肌梗死患者,接受手术和药物治疗的死亡率无明显差异(7.7% *vs* 6.2%,*P*>0.05)。因此,在有冠状动脉病变的患者,病变区心肌是否存活直接关系到血运重建治疗或再灌注后心室功能障碍能否改善及其治疗方法的有效性,准确地鉴别存活心肌和梗死心肌,对临床治疗方案的制订、再血管化适应证的选择,评估疗效及判断预后具有重要的临床意义。心肌活性检测(detection of myocardial viability)已经成为近年来心血管病研究的重要课题之一。

二、评估心肌存活的方法

常用的检测心肌存活的方法有:①心肌灌注显像对心肌血流状态和心肌细胞膜完整性的评估;②心肌代谢显像,包括葡萄糖、脂肪酸和有氧代谢显像;③多巴酚丁胺介入超声心动图对局部心肌收缩储备功能的检测;④磁共振成像对局部心肌收缩储备功能的检测;⑤增强磁共振成像延迟显像识别存活心肌与梗死心肌。评估心肌存活的指标包括:局部心肌灌注、心肌细胞膜的完整性、心肌细胞的代谢、局部室壁运动的收缩储备功能等。^{18}F-FDG PET 心肌葡萄糖代谢显像目前被认为是探测心肌存活的"金标准",而应用 SPECT 心肌血流灌注显像结合介入法判断心肌细胞活性,方法相对简便,易于推广。

三、心肌葡萄糖代谢显像检测存活心肌

心肌葡萄糖代谢显像是判断心肌细胞存活准确而灵敏的指标,是目前公认的诊断心肌存活的"金标准"。当心肌灌注缺损区 ^{18}F-FDG 摄取正常或增高时,提示心肌细胞存活;而血流灌注缺损区 ^{18}F-FDG 代谢显像无显像剂摄取,则提示心肌坏死。通常将心肌灌注显像与葡萄糖代谢显像结合起来分析,并根据血流与代谢显像匹配(match)与否判断心肌活性(表 11-3)。

表 11-3   不同心肌状态下显像特征的比较

心肌状态	代谢显像	血流显像	影像特征	血管重建后心功能改善
正常心肌	正常摄取	灌注正常		
心肌坏死	不摄取	不可逆性缺损	匹配	无改善
心肌缺血				
心肌冬眠	正常或摄取增加	缺损	不匹配	恢复正常
心肌顿抑	正常或减低	正常或接近正常	不定 *	有改善,但恢复较慢

* 取决于心肌受损程度和受损后显像的时间

葡萄糖代谢显像对于术前预测成功地血管再通术后室壁运动异常的改善情况是目前比较理想的手段,能够为冠心病的临床治疗决策提供有力的依据。以代谢/血流不匹配的特征对于冠脉血管再通术后收缩功能改善的阳性预测值为 78%~85%,阴性预测值达 78%~92%。尤其是表现为心绞痛和慢性左室功能障碍者,心肌灌注显像呈缺血改变,而 ^{18}F-FDG 显像有摄取的冬眠心肌节段冠脉再通治疗效果最佳,冠脉搭桥术后室壁运动可迅速得到恢复,左心室射血分数明显增加;而葡萄糖代谢显像摄取减低的心肌节段,再通术后心室功能改善不明显。在心肌梗死的患者,运动负荷后心肌 ^{18}F-FDG 的摄取还能预测血管再通后局部收缩功能以及运动耐受量的改善。有人比较了 ^{18}F-FDG 代谢显像判断的有活性与无活性心肌的患者,药物和手术治疗后随访中的死亡率差别,发现血流与 FDG 代谢显像呈不匹配的患者,接受了血管再通治疗后随访中死亡率明显低于药物治疗者(8% 比 41%),提示缺血区心肌存活者血管再通治疗仍是有效的治疗手段;而缺血区心肌无活性的患者,采用两种方法治疗的死亡率没有差别(表 11-4)。

Notes

表 11-4　冠心病患者心肌活性与治疗方法对预后的影响

研究者	病例数	有活性心肌		无活性心肌	
		药物治疗	血管再通治疗	药物治疗	血管再通治疗
Eitzman 等	83	6/18	1/26	2/24	0/14
Dicarli 等	93	7/17	3/26	3/33	1/17
Lee 等	137	10/21	4/49	2/40	2/19
总计	313	23/56	8/101	7/97	3/50
死亡率		41%	8%	7%	6%

引自 Braunwald E.Heart disease.5th ed.Philadelphia.W B Saunders Company,1997,273-308

四、心肌灌注显像检测存活心肌

代谢活动是反映心肌细胞存活最可靠的标志,而一定量的血流则是保证代谢活动的基础,由于存活的细胞有赖于细胞膜的完整性,只有保留完整膜的存活细胞才能蓄积和保留 MIBI 等心肌灌注显像剂。因此,心肌对某些血流显像剂的摄取也间接反映了心肌存活的信息。然而,应用常规的方法(如 99mTc-MIBI 运动 / 静息显像或 201Tl 运动 / 再分布显像)虽然能够很好地诊断心肌缺血,但明显低估了心肌细胞的活性。在常规的静息心肌显像表现为不可逆性缺损的心肌中,约有一半的患者,血运重建术后左室功能障碍有明显改善,表明心肌仍然存活。有人比较 18F-FDG 代谢与常规 99mTc-MIBI 心肌显像判断心肌存活的结果,发现心肌 99mTc-MIBI 活性低于 40% 的重度减低节段,仍有 50% 的节段有 18F-FDG 摄取的证据,而中度缺损(最大活性的 50%~59%)时通过 18F-FDG 估计均为存活心肌。因此,目前相继建立了许多改进后的心肌灌注显像方法估计心肌活性,尽管这些方法的准确性不如 PET 葡萄糖代谢显像,但较常规法有明显提高。

1. 硝酸甘油介入 99mTc-MIBI 心肌灌注显像　方法是先行常规 99mTc-MIBI 心肌静息显像,隔日后行介入显像,给患者舌下含服硝酸甘油片 0.5~1.0mg,监测血压、心率和心电图变化,5 分钟后静脉注射 99mTc-MIBI 740MBq,1h 后行心肌断层显像。如介入后显像,原缺损区有放射性充填,则表明心肌细胞存活。李胜亭等报道应用该方法在 27 例陈旧性心肌梗死患者显像,预测心肌存活的灵敏度和特异度分别为 83.3% 和 81.4%。还有报道表明,该法对心肌存活的检测率较静息显像增加 40%~54%,探测心肌存活的敏感性 82%~95%、特异性为 76%~89%。

2. 201Tl 再分布 / 延迟显像　在运动显像和 3~4h 的再分布显像后,再行 18~24 小时的延迟显像,如延迟像原缺损区有放射性充填,提示心肌存活。

3. 201Tl 再次注射法(reinjection method)　在负荷后显像和 2~4 小时的延迟显像后,再次立即静脉注射 201Tl 37MBq,15 分钟后作静息心肌显像;也可于不同日在静息状态再次注射 201Tl 74MBq,15 分钟后进行显像,观察有否充填,也是判断心肌存活有效的方法。也有人主张省去延迟显像,即在负荷显像完成后不久,就给病人再次注射 201Tl 37MBq,3 小时后进行静息心肌显像。

应用 201Tl 显像时,注射显像剂后初期的心肌分布图像主要反映心肌的血流灌注,而晚期(12~24h)的分布则主要反映心肌的活性。在 2~4 小时的 201Tl 延迟显像有固定缺损的病例中,大约有 30%~50% 的患者 24 小时再分布显像或静息状态再次注射 201Tl 后可以出现"晚期充填(late filling-in)"或"静息充填(rest filling-in)",提示心肌仍然存活,但因 24 小时再分布显像的图像质量欠佳,故静息时再次注射 201Tl 法较为理想。有研究表明,201Tl 再次注射法出现的"静息充填"与 18F-FDG 代谢显像确定的心肌活性有很好的一致性。在低于正常摄取 50% 的固定灌注缺损的患者,静息时 201Tl 再次注射后出现"充填"和"不充填"与 18F-FDG PET 代谢显像结果的符合率为 88%,而且再注射后缺损区残留 201Tl 活性水平与心肌活检测定提示的存活心肌细胞数量之间有明显相关。

Notes

第四节　放射性核素心脏功能显像

放射性核素心脏功能显像（radionuclide imaging of cardiac function）是核医学一项重要的检测技术，包括平衡法门控心血池显像（equilibrium radionuclide angiocardiography，ERNA）和首次通过法放射性核素心血管造影（first pass radionuclide cadioangiography，FPRC）。ERNA 是公认的测量左心室射血分数准确、重复性较好的影像诊断方法，具有操作简单、无创的优点。FPRC 在心室功能（特别是右心室）功能的评价、左向右分流（房间隔或室间隔缺损）定量分析中有一定的临床应用价值。但是，随着影像技术的发展，特别是无放射性、操作简便的超声多普勒技术的快速发展和成熟，ERNA 和 FPRC 的应用受到严峻挑战。尽管如此，ERNA 具有技术稳定性好、重复性佳的优点，并可获得整体与局部功能、收缩与舒张期功能、静息与负荷状态下的各种功能指标，联合心肌灌注断层显像，可以同时获得心肌血流灌注信息。

一、平衡法门控心血池显像

（一）显像原理

静脉注射在一定时间内能够稳定存在于血液循环内、且不逸出血管的显像剂，在血液中混合达到平衡后，心室内血液容量变化就与血液中显像剂放射性计数变化成正比。由于心室处于不断收缩和舒张过程中，为获得心室从收缩末期至舒张末期动态的系列血池影像，用受检患者自身的心电图信号（R 波）作为触发显像设备采集的信号，并将一个 R-R 间期（即一个心动周期）分为若干等份进行连续、自动采集，通常获得 16~32 帧图像（最常选用 24 帧图像）。这样以 R 波为起点，就可以获得一个心动周期内心室内放射性计数变化的系列影像。由于一个 R-R 间期时间很短，又被分为若干等份，所以每帧图像获得的信息量低、图像质量差，因此，需连续采集 300~500 个心动周期，并将每个心动周期相同时相的计数信息进行叠加，最后获得清晰的、反映心动周期中不同时间的系列影像（图 11-12）。将此系列影像进行重放即可以心动电影方式观察心脏局部室壁运动情况，通过左、右心室的容积曲线还可计算出心室收缩与舒张期功能的指标。

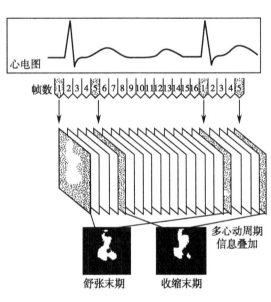

图 11-12　平衡门电路法心血池显像原理示意图

（二）检查方法

1. **显像剂**　最常用为 ^{99m}Tc 标记红细胞，也可用 ^{99m}Tc- 人血清白蛋白，成人剂量为 555~740MBq（15~20mCi）。应用 ^{99m}Tc- 标记红细胞时，采用体内标记法，先给病人静脉注射氯化亚锡冻干品 1 支（含氯化亚锡 1~2mg，用 2ml 生理盐水溶解），30 分钟后再静脉注射 ^{99m}Tc 过锝酸盐，注射后 10~15 分钟进行显像。通常一次注射显像剂后，可在 4~6 小时内进行多次连续显像，以动态观察心室功能的变化。但需注意的是，应用 ^{99m}Tc 体内标记红细胞血池显像前，应停用干扰红细胞标记的药物，如肝素、甲基多巴、肼屈嗪、地高辛、派唑嗪、普萘洛尔以及碘油造影剂。

2. **显像方法**　给病人连接心电图电极，应用 γ 照相机或 SPECT 分别进行前位、45°左前斜位（选择左、右心室分开最佳的位置）和左侧位平面采集。采集矩阵 64×64，放大 1.6~2.0 倍，每个心动周期采集 16~20 帧，或每帧采集 20~50 毫秒，每个体位投影采集 300 秒计数叠加。如进

Notes

行门控心血池断层显像时,则显像剂的剂量要适当增加(740~925MBq),通常每个心动周期分成8~10帧,采集时探头自右前斜45°~左后斜45°旋转180°采集,每5.6°采集一个投影,每个投影至少采集60秒,共32个投影(帧)。采集结束后,应用门电路心血池计算机软件进行图像处理,获得左、右心室的收缩期、舒张期功能指标以及振幅图、时相图、时相电影和室壁运动等资料,或应用门控心血池断层处理软件进行断层重建,获得不同断层面心血池的收缩期与舒张期系列影像。

3. 负荷试验 为了解心脏的储备功能,提高诊断缺血性心脏疾病的敏感性,必要时可进行心功能负荷试验,其方法与心肌灌注显像相同。

(三) 结果分析

1. 心室功能参数 根据在45°左前斜位获得的系列心血池影像,用ROI技术可生成心室的时间-放射性曲线。由于心室内的放射性计数与心室血容量呈正比,因此,此曲线也代表心室的容积曲线(图11-13),通过此曲线可以计算出不同类型的心功能指标,该法测量的心脏功能参数与X线心室造影的结果有很好的相关。

常用的指标有以下几类:①反映心室收缩功能的参数:左或右心室射血分数(ejection fraction,EF)、心输出量(cardiac output,CO)、每搏容量(stroke volume,SV)、高峰射血率(PER)、1/3射血分数(1/3EF)

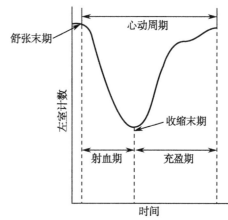

图 11-13 左心室容积曲线

等;②心室舒张功能参数:高峰充盈率(peak filling rate,PFR)、高峰充盈率时间(time of peak filling rate,TPFR)、1/3充盈率(1/3FR)和1/3充盈分数(first-third filling fraction,1/3FF)等;③反映心室容量负荷的参数:收缩末期容积(end-systolic volume,ESV)和舒张末期容积(end-diastolic volume,EDV),有助于评价心力衰竭和严重的收缩功能减低患者治疗后心室大小的变化。

正常情况下,静息状态与运动负荷时心脏功能指标有明显差别,且各实验室间的正常值亦有一定差异。通常在静息状态下,左心室的总体EF和局部EF均>50%,右心室EF>40%,否则为EF值减低;而负荷试验后射血分数的绝对值应比静息时增加5%以上,负荷后EF值无明显增加甚至下降均提示为心脏贮备功能异常;负荷后舒张末期容量也相应增加,收缩末期容量相对减少。EF的计算公式为:

$$EF(\%)=\frac{\text{心室舒张末期计数}-\text{收缩末期计数}}{\text{心室舒张末期计数}-\text{本底}}\times 100\%$$

舒张期功能的估计对于冠心病的早期诊断以及正确认识伴有收缩功能正常而舒张期功能异常的充血性心力衰竭的本质具有重要意义,是左心室肥厚、冠状动脉疾病以及限制型心肌病患者最常用的参数。左心室舒张期分为三个截然不同的时相,即早期快速舒张充盈相(rapid-filling phase)、慢速充盈相(diastasis)和房性收缩(atrial kick)。而大约80%的心室充盈是在早期快速充盈期完成的,仅有10%~15%的左心室充盈是在慢速充盈相和房性收缩。PFR是指早期舒张充盈相的最大斜率,是临床上最常用的舒张期功能指标,其正常值>2.1EDV/s,不同仪器可有一定差异。PFR值的变化与心脏负荷(主动脉压和左心房流入的容积)情况、心率、左心室射血分数(LVEF)和病人年龄有密切关系,通常每分钟心率增加10次,PFR增高0.4。

2. 局部室壁运动(regional wall motion)与功能分析 通过电影显示可以直观地了解心室各壁的运动情况。临床上,一般将心室壁的运动分为正常、运动减低(hypokinesis)、无运动(akinesis)和反向运动(dyskinesis)四种类型(图11-14)。平衡法适合于定量测定左心室局部功能,为了对心室局部的功能进行定量分析,通常可利用计算机软件将心室分为5~8个扇形区域,并分别计算出各个区域的局部射血分数(regional ejection fraction,REF)和室壁轴缩短率,其原理与测定

Notes

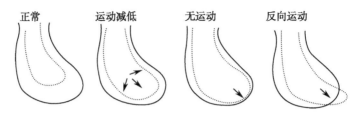

图 11-14　局部室壁运动常见类型

整体心室功能相同。正常情况下,各个节段的轴缩短率均 >20%、左室的 REF>50%,但相当于间壁的节段可以略低(图 11-15、11-16)。

3. 时相分析(phase analysis)心血池影像的每一个像素都可以生成一条时间 - 放射性曲线,由于心室的运动呈周期性变化,因而所得的时间 - 放射性曲线也呈周期性变化,通过对曲线进行正弦或余弦拟合(即傅里叶转换)可以获得心室局部(每个像素)开始收缩的时间(即时相)以及收缩幅度(振幅)两个参数。用这两个参数进行影像重建可以获得心室的时相图(phase image)、振幅图(amplitude image)和时相电影(phase cine)三种功能影像及时相直方图(phase histogram)。①时相图:是以不同的灰度或颜色反映心肌壁发生收缩的时间,灰度越高示时相度数越大,即开始收缩的时间越晚。心房与心室开始收缩的时间相差甚远,故表现为完全不同的灰度或颜色,而左、

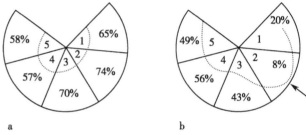

图 11-15　局部射血分数示意图
a:正常;b:异常

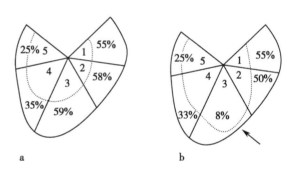

图 11-16　心室轴缩短率示意图
a:正常;b:异常

右心室各壁的收缩基本同步,故表现为相同的灰度或颜色,无明显地分界线。②振幅图:是以不同颜色反映心脏各部位收缩幅度的大小,灰度高提示幅度大,正常左心室收缩幅度明显大于右心室及心房、大血管,局部室壁运动障碍时则表现为病变处灰度减低。③时相直方图:为心室时相度数的频率分布图,纵坐标代表分布的频率,横坐标为时相度数(0°~360°);正常情况下,心室峰高而窄,心房及大血管峰低且较宽,两峰的时相度数相差近 180°,心室峰底的宽度称为相角程(phase shift),反映心室最早收缩与最晚收缩时间之差,其参数是反映心室协调性的重要指标,正常的心室相角程 <65°(图 11-17)。④时相电影:将心脏各部位开始收缩的时间以一种显著标志(如黑色或白色)依次进行动态显示,即可直观地观察心肌激动传导的过程;正常时,电影显示可见室壁收缩的兴奋点起源于室间壁基底右侧,然后沿间壁下行,迅速传导至整个心室,最后消失于左、右心室的后基底部,右室的收缩略早于左室,如果有传导异常或室壁运动障碍,则其收缩的顺序和颜色就会发生改变。

二、首次通过法放射性核素心血管造影

首次通过法放射性核素心血管造影(FPRC)又称为首次通过法心血池显像(first pass cardiac blood pool imaging),与平衡法一样,可以定量分析心脏的功能指标,但目前应用较少。该法是将

Notes

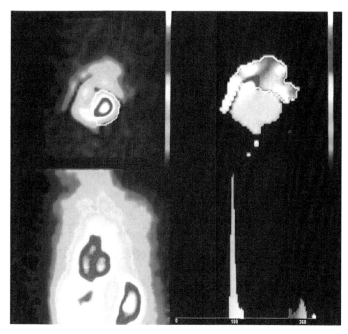

图 11-17 时相分析

上排为振幅图和时相图,下排为心血池影像和时相直方图,均为正常

显像剂作"弹丸(bolus)"式静脉注射后,立即启动具有高灵敏的γ照相机进行快速心血管动态照相,然后通过专用软件和感兴趣区勾画出左或右心室,获得显像剂首次通过左、右心室的系列影像及心室容积曲线,由此可以得到有关心功能的参数。

本法的优点是首次通过时从时间上可以将左、右心室短暂分开,不存在相互重叠因素的影像,其结果应更可靠,尤其是对于右心室功能的测定,优于X线心血管造影。缺点是"弹丸"注射技术及仪器的灵敏度要求较高,注射显像剂的剂量也较大,而且不能进行多体位的显像。因此,成功的首次通过心血池显像,需严格掌握操作技术,一是要求有高质量的示踪剂"弹丸",其体积小于1ml,活度不小于740MBq;二是选择合适的较大的静脉血管注射和注射方法,使显像剂进入心室时尽可能集中,频发心律不齐或期前收缩患者不适合做此法,因为其结果分析是根据至多8~10个心动周期的数据得来的。

三、临床应用

(一)冠心病的诊断及预后评估

1. **冠心病心肌缺血的诊断** 冠心病患者,静息状态时心脏功能指标多为正常,或可能仅表现为舒张期功能的异常;在负荷试验后,大多数有明显冠状动脉病变或心肌缺血的患者,由于心室的储备功能受损,心脏功能参数多有不同程度的改变,表现为负荷试验后EF绝对值不仅无明显升高(<5%)反而减低,节段性室壁运动异常、局部射血分数减低等,是诊断冠心病的重要征象。但是,单纯的EF减低并无诊断特异性,其他疾病如心肌病或心脏瓣膜病等都可出现负荷后心室功能的异常反应,因此ERNA诊断冠心病的特异性并不高(约60%);相比之下,负荷后局部室壁运动异常对于可疑的冠心病患者具有较高的特异性。多数冠心病患者,高峰充盈率为异常,其敏感性优于收缩期功能指标。

2. **心肌梗死的诊断** 心肌梗死时在ERNA上可表现明显异常,如局部室壁运动障碍(运动减低、无运动、或因形成室壁瘤出现反向运动)、局部和/或整体EF降低,在时相分析中显示相角程增宽、局部振幅色阶降低等。

3. **室壁瘤的诊断** 室壁瘤是急性或陈旧性心肌梗死常见的并发症,发病率较高,约为

Notes

5%~20%,好发于前壁及心尖部。室壁瘤在 ERAN 上可见心室影像形态失常,室壁瘤部位呈局限性向外膨出,心动电影显示有反向运动,局部射血分数减低,心室轴缩短率呈负值;时相分析见局部时相延迟,时相直方图上可见房、室峰之间出现附加的"室壁瘤"峰,相角程明显增宽。本法对心尖及前壁室壁瘤的诊断符合率达 95%,亦可用于判断手术后疗效和鉴别左心室真性与假性室壁瘤。

4. 冠心病的病情程度与预后估计　左心室收缩功能是影响冠心病患者预后的重要因素,心脏功能测定能准确反映病情的严重程度和预测心脏事件(如梗死或死亡等)的发生。运动负荷后 LVEF 下降与冠脉造影的严重程度成正比,当运动负荷门控心血池显像出现左心室功能受损和严重缺血的患者,其未来的心脏事件发生率较高。

对于心肌梗死患者,测定 LVEF 是反映病情程度和预后的重要指标。有资料表明,在梗死后最初 24 小时,以 LVEF 30% 作为预后象征的临界值(watershed),在 LVEF≤30% 的患者中,50%发生心衰或死亡,其死亡率为 >30%EF 患者的 9 倍。相反,较高 LVEF 值的患者,急性期死亡率仅为 2%。在心肌梗死的恢复早期,出院前静息 LVEF 为 40% 或更低者,将提示进一步心脏事件或死亡可能,其年死亡率随 LVEF 的下降呈指数上升。

(二) 化疗药物对心脏毒性作用的监测

许多化学药物尤其是抗肿瘤药物,对心脏具有严重的毒副作用,引起充血性心力衰竭和心室功能紊乱。最近的一项研究表明,肿瘤患者进行蒽环类和环磷酰胺治疗后,再联合性单抗等治疗,其 3 年内的心脏事件、充血性心力衰竭和心性死亡的累计发生率高达 4.1%。连续监测 LVEF 是目前最常用的抗肿瘤药物心脏毒性观察指标。应用 ERNA 监测 LVEF 已被列入 2009 年美国心脏放射性核素检查应用指南中,是受到普遍认可、合理的适应证,同时也是被认为费 / 效比较好的方法。

心脏超声检查具有方便、无放射性、可床旁检查等优点,但是其测量 EF 值受人为因素、心脏几何形状等因素影响较大,可重复性差。对于监测肿瘤化疗效果,更加关注 LVEF 测量的准确性、稳定性和可重复性。相比较而言,ERNA 在此方面有明显优势,结果有高度的可重复性、较低的组内和组间差异性,堪称肿瘤患者系列监测 LVEF 的"金标准"。

(三) 心力衰竭患者的评价

左心室功能测定对已经确诊或可疑的充血性心力衰竭患者的评价非常重要,它可以提供心室收缩与舒张功能的可靠资料。当临床上出现不可解释的心力衰竭时,左心室功能异常而右心室功能正常的证据有助于排除原发性心肌病,这种情况下,首先应考虑到缺血性心肌病、高血压性心脏病或主动脉瓣疾病。当然,左心室功能障碍的进一步发展,也可形成继发性肺动脉高压,并进一步导致右心室功能障碍。舒张期功能测定对于心力衰竭患者的心室功能估计也是一个重要手段,在充血性心力衰竭的住院患者中,近半数患者舒张期功能异常,并随着治疗后心力衰竭的好转而改善。

(四) 心脏传导异常的诊断

ERNA 时相分析可以显示心肌激动的起点和传导的途径,对判断其传导异常有重要价值。当束支传导阻滞时,表现为阻滞的心室时相延迟,时相图上色阶发生改变,相角程增宽,左、右心室峰分界清楚,甚至心室峰出现双峰。预激综合征时表现为预激的起点和旁路部位时相提前,时相图色阶改变,相角程有不同程度的增宽,其诊断符合率约为 90%。通过时相电影显示能更直观地显示传导异常的部位、范围及程度。

(五) 心肌病的辅助诊断

1. 扩张型心肌病　心血池显像表现为整个心腔明显扩大,形态失常,室壁运动呈广泛性减低,心室整体功能不同程度下降。由于心肌纤维呈不均匀性肥大,散在性肌纤维退行性变和间质纤维有灶性纤维化,心肌收缩的同步性受到破坏,故在时相图或振幅图上呈现"补丁(patchy)"

Notes

样或"花斑"样改变,对本病的诊断有一定价值。一般情况下,有整体功能障碍的双心室增大患者多为非缺血性心脏病,而节段性室壁运动异常且右心室功能相对完好者支持缺血性心肌病的诊断。

2. **肥厚型心肌病** 典型改变为左心室腔变小变形,肥厚的心肌壁影使左心室血池周围形成一圈显像剂分布空白区,尤其是左、右心室之间更明显,但 LVEF 正常或增高,呈高动力收缩功能,特别是 1/3EF 增高,射血期延长,约 80% 以上的患者舒张期快速充盈功能受损,顺应性降低,PFR 和 1/3FR 下降。门电路心血池断层显像还可见左心房扩大。

3. **缺血性心肌病** 心血池影像上可见左心室扩大,多不伴右心室扩大;室壁运动常表现为弥漫性运动减低、收缩和舒张功能受损;心室运动不同步,以左室较为明显;时相图上心室色阶分布不均匀。

(六)慢性阻塞性肺病与肺心病心肌病的辅助诊断

心血池显像通过区别左心室心衰与慢性肺病所致的呼吸困难,可以帮助鉴别心肺疾病。伴有左心室正常的右心室功能障碍和心腔扩大通常见于慢性阻塞性肺病,而与左心衰有关的肺血管充血通常都合并有左心室增大或功能异常。由于右心室射血分数(RVEF)高度依赖于后负荷,故在右心室本身无病变的慢性阻塞性肺病(chronic obstructive pulmonary disease,COPD)患者,静息时 RVEF 低于 35% 是指示肺动脉高压一个相对敏感的指标。在 COPD 患者,大多有 RVEF 减低,而肺心病患者几乎都有 RVEF 减低。右心室功能障碍与严重的肺通气功能损伤程度和低氧血症有关,有低氧血症者,多数病人有 RVEF 降低。

四、核素心功能显像与其他诊断方法的比较

1. **核素心功能显像与心电图比较** 心电图负荷试验其敏感性、特异性和预测疾病的能力都非常有限,不是一种理想的诊断工具,甚至在许多病例帮助不大,如患有左心室传导阻滞,以前有过心肌梗死、PTCA、CABG 历史,使用了地高辛、抗心律失常等药物以及不能运动或有瓣膜病变等情况时。

2. **核素心功能显像与超声心动图比较** 超声心动图也能像心电图一样在静息状态和运动后即刻进行左心室功能测定,其优点是经济、简便、无辐射,在评价瓣膜或心包疾病及心脏肿瘤,测定心腔容积、室壁厚度以及肺动脉压方面优于核素显像。药物负荷超声心动图也能通过确定收缩期心肌厚度的减低探测缺血。超声显像的缺点是准确性欠佳,且不能很好确定其心内边界,易受观察者和操作者的影响,重复性差。

3. **核素心功能显像与 X 线心室造影的比较** 核素心脏功能测定是一种无创性检查技术,能够准确获得心室收缩与舒张功能指标,适用于不同病情、不同年龄的患者,具有简便、经济、安全、易于定量,特别适合心血管疾病治疗后的疗效及预后评价。相比之下,X 线血管造影属于有创性检查,主要用于需要做心脏手术的患者,一般不作为疗效评价和疾病的初筛检查。

第五节 其他心肌显像及下肢深静脉血栓探测

一、亲急性心肌梗死显像

某些标记化合物静脉注射后能迅速被急性梗死的组织所摄取,使急性梗死的心肌以"热区"显示,而正常心肌及陈旧性梗死的心肌则不显影,故也称为亲心肌梗死显像(infarct-avid imaging)或心肌热区显像(myocardial hot spot imaging)。由于该显像主要显示急性梗死的心肌,故也称为急性心肌梗死显像。亲心肌梗死显像的优点是可以鉴别急性与陈旧性心肌梗死,一般来讲,探测热区比探测冷区更容易。但在多数患者,急性心肌梗死的诊断可以根据简便而低花费的检查

如心电图和心脏酶谱分析等获得,部分患者可以得益于心肌灌注显像,目前该检查的应用较少。

（一）显像原理与显像剂

亲心肌梗死显像是利用急性梗死的心肌组织具有选择性地浓聚某些放射性药物的特点,通过显像使梗死灶显影,而正常心肌不显影,从而达到诊断急性心肌梗死的目的。

目前这类显像剂主要有两类:一是骨显像剂,常用的有 ^{99m}Tc-PYP 等,其被急性梗死心肌摄取的机理可能是由于急性心肌梗死后,钙离子迅速进入病灶,并在坏死心肌细胞的线粒体内形成羟基磷灰石结晶沉积下来,而 ^{99m}Tc-PYP 通过与该结晶进行离子交换或化学吸附或者与钙离子相似的方式而聚集在不可逆性损害,但仍有残留血液灌注的心肌细胞内,从而使梗死病灶显影。另一类显像剂为放射性核素标记抗肌凝蛋白单克隆抗体,心肌肌凝蛋白是心肌结构蛋白的重要组分之一,具有两条重链和四条轻链,当急性心肌坏死时,受损心肌的细胞膜通透性增高,细胞膜的完整性受损,轻链可以释放到血液中,而分子量大的重链则留在坏死的心肌细胞内,此时若给病人静脉注射 ^{111}In 或 ^{99m}Tc 标记的抗肌凝蛋白单克隆抗体(antimyosin McAb),则其标记物可以透过受损的细胞膜而与肌凝蛋白重链(即抗原)特异性地结合,使梗死灶显影。

（二）图像分析

^{99m}Tc-PYP 为骨骼显像剂,胸骨、肋骨及脊柱等骨骼可显影,而正常人心肌不显影。急性心肌梗死时,病变心肌可出现不同程度的放射性异常浓聚,根据其放射性强度不同,常将 ^{99m}Tc-PYP 异常图像分为 5 级。0 级,心肌部位无显像剂浓聚;Ⅰ级,心肌区有可疑显像剂浓聚;Ⅱ级,心肌部位有明显显像剂浓聚,其强度低于胸骨;Ⅲ级,心肌病变部位的放射性浓度与胸骨相等;Ⅳ级,其浓度高于胸骨。一般Ⅱ级以上为阳性。

应用 ^{111}In- 抗肌凝蛋白单克隆抗体显像时,除梗死灶可以显影外,肝脏和脾脏也可见显像剂摄取。

（三）临床应用

1. 急性心肌梗死的诊断　^{99m}Tc-PYP 显像对于急性心肌梗死的探测的灵敏度取决于梗死后显像的时间,通常在发生胸痛后 4~8 小时即可出现阳性,5 天内可持续显影,48~72 小时阳性率最高,两周左右转为阴性(图 11-18),在发病后两周内的阳性率为 95% 左右,特异性大于 90%。但对于较小的和非穿透性(如心内膜下)梗死的阳性率较低。本法尤其适用于心电图和常规酶学检查诊断有困难的非典型急性心肌梗死患者。应用抗肌凝蛋白单克隆抗体显像的特异性要明显优于焦磷酸盐,其特异性达 100%,敏感性为 92%,但由于显像剂制备或来源困难还未广泛用于临床。

2. 急性心肌梗死灶大小及预后的估计　估计梗死面积大小对了解急性心肌梗死患者的病情及预后有重要价值。用 ^{99m}Tc-PYP 显像计算的梗死面积与组织学测量的梗死重量之间有良好相关(r=0.96)。此外,亲梗死显像出现下列两种情况者,提示预后较差:一是显像呈持续阳性,即

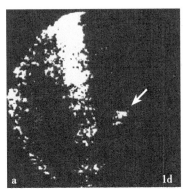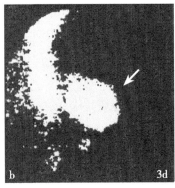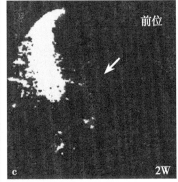

图 11-18　^{99m}Tc-PYP 急性心肌梗死显像

a:胸痛后第一天,见可疑浓聚灶;b:第三天再次发生胸痛后,呈强阳性;c:两周时为阴性

Notes

两周以上仍阳性,表明有连续性细胞坏死或再梗死可能;二是梗死区较大,特别是出现"炸面饼圈(doughnut)"形图像分布者,提示心脏功能较差,梗死中心区已无残留血液灌注。在急性心肌梗死和不稳定性心绞痛患者,[111]In-抗肌凝蛋白单克隆抗体显像也同样具有预后价值,有广泛性显像剂摄取(大于 50% 的心肌摄取)的患者,进一步心脏事件的危险度(包括心源性死亡、非致死性心肌梗死)比低摄取或无摄取者高 4~9 倍。

二、心脏神经受体显像

(一)显像原理与显像剂

心脏神经分布十分丰富,受交感神经和副交感神经的双重支配,两者均通过末梢释放神经递质作用于心肌细胞膜中的受体而发挥调节心肌功能的作用。交感神经末梢释放去甲肾上腺素(NE),作用于心肌细胞中的 β_1-肾上腺素能受体(β_1-受体);副交感神经末梢释放乙酰胆碱(Ach),作用于心肌中的毒蕈碱受体(M-受体);NE 和 Ach 均可为神经末梢所摄取。心脏神经受体显像(cardiac neuroreceptor imaging)能反映心脏神经功能的完整性、神经元的分泌功能及活性。

用 [123]I 或 [131]I- 标记的间位碘代苄胍(metaiodobenzylguanidine,MIBG)是 NE 类似物,可通过与 NE 摄取相类似的途径——钠依赖性摄取进入交感神经末梢并储存于囊泡中,但它不通过儿茶酚-0-甲基转换酶或单胺氧化酶途径进行代谢,因而 ^{123}I/^{131}I-MIBG 在细胞内几乎不被代谢,可以反映心肌内交感神经受体的分布和活性。常规平面或断层显像时,[123]I-MIBG 的应用剂量为148~370MBq,而 ^{131}I-MIBG 的使用剂量为 74~111MBq。显像结束后可以通过计算机对整个心肌或局部心肌进行定量分析。

此外,[11]C 标记的拟交感神经药物羟基麻黄碱(HED)、[18]F 标记的氟间羟胺(FMR)和 M-受体的配体均可用于心脏神经受体显像,应用 ^{123}I-PIN(吲哚洛尔)可用于 β_1-受体显像。

(二)临床应用

心脏神经受体显像可以无创伤性地评价心脏的交感神经支配状态、心脏的病理生理过程,对心脏疾病的诊断、治疗及药物作用机理研究提供极有价值的信息。充血性心力衰竭患者,MIBG 的摄取减低,通过测定心脏/纵隔的放射性比值,对于预测病人存活是一项具有独立价值的预后指标。特发性心肌病患者,心肌 ^{123}I-MIBG 的摄取活性与心内膜活检标本测定结果有较好的相关性,[123]I-MIBG 摄取减低与左心室 EF、心排血指数和心室内压力等密切相关。急性心肌梗死、缺血性心脏病患者的病变心肌部位均可表现出 ^{123}I/^{131}I-MIBG 摄取缺损或减低,其范围较[201]Tl 心肌血流灌注显像的缺损区更大,经治疗后其显像剂的充填也明显滞后于血流灌注的恢复,表明急性心梗和缺血性心脏病患者的病变心肌在急性发病期和恢复期的去神经区均较血流缺损区更大、恢复更慢,所以 ^{123}I/^{131}I-MIBG 心脏神经受体显像可以更敏感的反映心肌梗死或缺血的程度、疗效和预后。

三、下肢静脉显像与深静脉血栓探测

急性深静脉血栓(deep venous thrombosis,DVT)是最常见的血管疾病,约有 10% 的患者并发肺栓塞,而 90% 以上的肺栓塞病例栓子来源于下肢。DVT 的临床诊断常较困难,约有 40%~60%的下肢静脉造影为阳性的病人临床上无症状,而在有症状的患者中,有 46%~70% 的静脉造影患者为正常。因此,即使临床高度怀疑为 DVT 的病人,也需要作适当地诊断学检查。

核医学显像可以探测活动性的血栓,目前有几种方法可以用于静脉血栓显影,识别陈旧性的与有活性的新鲜斑块形成:①[99m]Tc-大颗粒聚合白蛋白(MAA)下肢深静脉显像;②[99m]Tc 标记红细胞静脉显像;③[111]In 标记自身血小板显像;④放射免疫显像与多肽显像,此类显像剂主要是放射性核素标记抗血小板抗体以及 [99m]Tc 标记 T2G1s 抗纤维蛋白抗体等。这里主要介绍应用最多的 ^{99m}Tc-MAA 下肢深静脉显像。

Notes

显像方法：双侧踝关节扎止血带阻断静脉回流，由双足背静脉同时等速注入等量 ^{99m}Tc-MAA 111~148MBq，体积 5ml，启动 γ 照相机和 SPECT 进行动态采集，或自下而上进行全身显像（速度为 40cm/min），获得从胫静脉到下腔静脉的连续影像，5 分钟后作延迟显像。下肢静脉采集结束后，最好再加做肺显像，同时获得常规肺灌注影像，以了解有否肺栓塞情况。

正常影像：两侧下肢静脉同步注射后，动态显像可见两侧下肢静脉放射性呈同步上行，呈现连续而清晰的血管影，分布对称而较均匀，入腹后向上汇合成下腔静脉，松开止血带后的延迟影像，局部无显像剂滞留，肺显像无显像剂分布稀疏或缺损。

异常图像及评价：根据病变静脉血管病变的程度不同，可表现为静脉血管完全性梗阻、不完全性梗阻和下肢静脉功能不全（下肢浅静脉曲张、增粗或扭曲等）。由于血栓的聚集黏附作用，有时在延迟影像上可见"热区"，但此种改变也可出现在放射性示踪剂被静脉瓣摄取的情况下，因此不是 DVT 显像诊断的可靠信号。如果同时伴有肺栓塞时，可见肺灌注缺损。本法对下肢 DVT 诊断准确性达 80%~90%，敏感性达 90% 以上，并可同时诊断肺栓塞（图 11-19）。

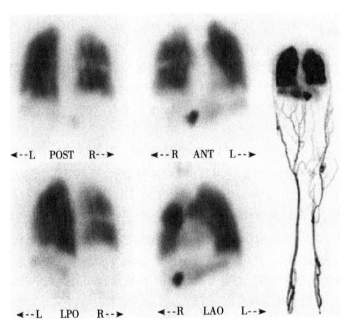

图 11-19 下肢深静脉阻塞伴右肺栓塞
双下肢静脉注射显像剂，分别行肺灌注和全身显像，可见右肺多发性缺损及下肢深静脉阻塞后侧支血管显影

在 DVT 的非核医学诊断方面，MRI 血管造影也可显示重要的静脉通道，甚至近端的上肢静脉，从血管的形态学改变诊断静脉血栓。CT 可探测腹部、盆腔以及肢体的 DVT，CT 对于近端病变以及较复杂的腹部或盆腔病变优于常规静脉血管造影。静脉血管造影是诊断该病的标准方法，其典型表现为静脉充填缺损或侧支循环血管信号突然中断。超声显像也是目前 DVT 筛查应用较广泛的方法，在有症状的患者，多普勒超声显像对于探测腘窝与腹股沟静脉的敏感性可达 92%~95%，特异性为 97%~100%。

小   结

心血管核医学（cardiovascular nuclear medicine）是核医学的重要分支，也是心血管疾病现代诊断与研究中的简便而无创的重要手段。心血管核医学主要包括两个方面内容：

Notes

一是应用不同的心肌显像剂评价心肌血流灌注、心肌代谢、神经受体功能、乏氧等;二是应用心血池显像评价心室功能与循环通道。

心肌灌注显像(myocardial perfusion imaging)是具有独特优势的心血管系统检查方法,尤其应用心脏负荷试验,可以经济、简便的获得心肌血流灌注及其贮备功能信息,用于冠心病心肌缺血的早期诊断、疾病危险度分层、评价疗效和预后。应用门控心肌灌注显像还可同时获得左心室收缩功能、室壁运动等定量指标。

心肌代谢显像(myocardial metabolism imaging)是了解心肌细胞重要能量代谢底物(如葡萄糖、脂肪酸等)在心肌中的代谢情况,以评价心肌细胞存活,为冠状动脉再通治疗的病例选择提供重要依据。值得注意的是,应用 PET 心肌葡萄糖代谢显像是目前检测心肌存活的"金标准(golden standard)"。

放射性核素心脏功能显像(radionuclide imaging of cardiac function)是测定心室功能准确而无创性的检查技术,具有简便、可重复、准确性好等优点。常用平衡法门控心血池显像(equilibrium radionuclide angiocardiography),用于冠心病心肌缺血、心衰等疾病的早期诊断及预后评估,并可对化疗药物对心脏毒性作用进行监测。

(兰晓莉 张永学)

参考文献

1. Sandler MP, Coleman RE, Patton JA, et al. Diagnostic Nuclear Medicine. 4th ed. Philadelphia: Lippincott Williams & Wilkins, 2003. 207-341.

2. 刘秀杰,周前,屈婉莹. 中华影像医学核医学卷. 第 2 版. 北京:人民卫生出版社,2010.

3. 潘中允. 实用核医学. 北京:人民卫生出版社,2014.

4. 张永学. 核医学. 北京:人民卫生出版社. 2014.

5. Gould KL. New concepts and paradigms in cardiovascular medicine: the noninvasive management of coronary artery disease. Am J Med, 1998, 104(6A): 2s-17s.

6. 何作祥. 心脏放射性核素显像:从诊断、危险度分层到治疗决策. 中华核医学杂志,2005,25:5-6.

7. 李思进,靳春荣,夏兆云主译. 核心脏病学临床应用. 北京:军事医学科学出版社,2012.

8. Hendel RC, Berman DS, Di Carli MF, et al. ACCF/ASNC/ACR/AHA/ASE/SCCT/SCMR/SNM 2009 Appropriate Use Criteria for Cardiac Radionuclide Imaging: A Report of the American College of Cardiology Foundation Appropriate Use Criteria Task Force, the American Society of Nuclear Cardiology, the American College of Radiology, the American Heart Association, the American Society of Echocardiography, the Society of Cardiovascular Computed Tomography, the Society for Cardiovascular Magnetic Resonance, and the Society of Nuclear Medicine. J Am Coll Cardiol. 2009;53:2201-2229.

9. Zhang X, Liu X, He ZX, et al. Long-term prognostic value of exercise 99mTc-MIBI SPET myocardial perfusion imaging in patients after percutaneous coronary intervention. Eur J Nucl Med Mol Imaging. 2004;31:655-662.

10. He ZX, Iskandrian AS, Gupta NC, et al. Assessing coronary artery disease with dipyridamole technetium-99mTc-tetrofosmin SPECT: a multicenter trial. J Nucl Med. 1997;38:44-48.

11. Zhang X, Liu XJ, Hu S, et al. Long-term survival of patients with viable and nonviable aneurysms assessed by 99mTc-MIBI SPECT and 18F-FDG PET: a comparative study of medical and surgical treatment. J Nucl Med. 2008;49:1288-1298.

12. Zhang X, Liu XJ, Wu QJ, et al. Clinical outcome of patients with previous myocardial infarction and left ventricular dysfunction assessed with myocardial (99m) Tc-MIBI SPECT and (18) F-FDG PET. J Nucl Med. 2001;42:1166-1173.

13. de Geus-Oei LF, Mavinkurve-Groothuis AM, Bellersen L, et al. Scintigraphic techniques for early detection of cancer treatment-induced cardiotoxicity. J Nucl Med. 2011;52:560-571.

Notes

第十二章 内分泌系统

甲状腺(thyroid)、甲状旁腺(parathyroid glands)、肾上腺(adrenal glands)等是人体内重要的内分泌腺体,它们分泌特殊的生物活性物质——激素,多以微量浓度存在于血液等体液中,调节机体多种重要的生理功能和活动,维持内环境的稳定。当内分泌腺体发生器质性或功能性病变导致激素分泌异常时,可引起多种临床疾患。因此,对内分泌腺体功能及其分泌的生物活性物质进行检测具有重要的临床价值。

第一节 甲 状 腺

一、甲状腺相关激素及其自身抗体

(一)甲状腺激素

甲状腺滤泡(thyroid follicles)是甲状腺结构和功能的基本单位,滤泡的上皮细胞合成和分泌甲状腺激素(thyroid hormone),以与甲状腺球蛋白(thyroglobulin,Tg)结合的形式储存在含胶质的滤泡内。

1. **甲状腺激素的分类** 甲状腺主要分泌两种碘化氨基酸,一为 3,5,3',5'- 四碘甲状腺原氨酸即甲状腺素(thyroxine,T_4),一为 3,5,3'- 三碘甲状腺原氨酸(triiodothyronine,T_3)。T_4 均为甲状腺合成,80% 的 T_3 由 T_4 在外周组织脱碘转化而来,20% 由甲状腺分泌。T_4 在血中的浓度是 T_3 的 50~80 倍,而 T_3 的生物活性是 T_4 的 3~5 倍。正常情况下,T_4 约 75% 与甲状腺结合球蛋白(TBG)结合,约 15% 与甲状腺素结合前蛋白(TBPA)结合,其余约 10% 与白蛋白结合,仅有 0.04% 的 T_4 呈游离状态,称游离 T_4(free T_4,FT_4),血清总 T_4 称 TT_4。T_3 约 85% 与 TBG 结合,5% 与 TBPA 结合,10% 与白蛋白结合,0.3%~0.5% 的 T_3 呈游离状态,称游离 T_3(free T_3,FT_3),血清总 T_3 称 TT_3。只有游离的甲状腺激素才能通过细胞膜在靶细胞中发挥相应的生物效应。与蛋白结合的甲状腺激素与 FT_3、FT_4 之间处于动态平衡状态,使血中 FT_3、FT_4 保持相对稳定,以维持正常的生理功能。由于 T_3、T_4 的绝大部分是以结合形式存在,因此血中 TT_3 和 TT_4 的水平除了受甲状腺功能的影响外,还受 TBG 含量变化或其对甲状腺激素结合力大小的影响。TBG 结合量减少时(如各种严重疾病、肝硬化、肾病综合征、活动性肢端肥大症、遗传性 TBG 减少或缺乏症、各种营养不良、服用雄性激素、糖皮质激素等),TT_3、TT_4 降低;TBG 结合量增高时(如妊娠、新生儿急性间歇性卟啉症、传染性肝炎、遗传性 TBG 增多症、胶原病及服用雌激素避孕药等),TT_3、TT_4 增高。而 FT_3、FT_4 浓度则不受 TBG 的影响,所以测定 FT_3、FT_4 更能准确地反映甲状腺的功能状态。

2. **正常值** 应用体外放射分析测定,正常成年人 TT_3 的测定值为 1.077~3.077nmol/L,TT_4 为 70~173nmol/L,FT_3 为 2.0~9.5pmol/L,FT_4 为 9.5~25.5pmol/L。受检测方法(例如,体外放射配体结合分析法,化学发光法,电发光法等)、试剂盒、实验条件等影响,FT_4、FT_3、TT_4、TT_3 测定值各实验室间有差异。此外,不同年龄组的正常人测定值也可不同。因此,各实验室可建立自己的正常参考值。

3. **临床应用**

(1) 甲亢诊断:血清甲状腺激素(包括 TT_3、TT_4、FT_3、FT_4 及 rT_3)升高主要见于甲状腺功能亢进症(hyperthyroidism),简称甲亢,是其诊断的重要依据之一。甲状腺激素升高也可见于有甲状腺功能亢进表现的其他甲状腺疾病,如亚急性甲状腺炎的甲亢期。甲亢时,TT_3、FT_3升高较早,幅度较高,因此,TT_3、FT_3在诊断甲亢时较TT_4、FT_4灵敏,而FT_3、FT_4诊断甲亢的准确性又较TT_3、TT_4高,尤其对轻度甲亢或可疑甲亢患者的诊断;在甲亢治疗期间监测TT_4、FT_4变化是评价疗效、调整药物剂量的主要依据。

(2) 甲减诊断:血清甲状腺激素降低主要见于甲状腺功能减退症(hypothyroidism),简称甲减,诊断中TT_4、FT_4较FT_3、TT_3更灵敏。甲减时FT_3、FT_4均降低,尤其是甲减初期,TT_4可正常,但FT_4已出现降低。

反式T_3(rT_3)是T_4代谢过程中内环脱碘所形成。rT_3虽几乎无生物活性,但对外周组织中T_3水平的调节起着重要的作用。应用放射免疫分析法,正常血清值为4~8nmol/L。甲亢时血清rT_3浓度增加,甲减时rT_3浓度降低,低T_3综合征时rT_3增高。

(3) 全身性疾病时甲状腺激素的变化:血清甲状腺激素水平可作为慢性充血性心力衰竭病情程度判断的指标,监测重症糖尿病患者的血清甲状腺激素水平可作为反映病情严重程度和估计预后的一项参考指标,还有研究认为甲状腺激素水平的监测对预测肝硬化的严重程度及预后有一定价值等,近年来这样的研究很多,这也是将来发展的趋势。

(二) 促甲状腺激素

T_3、T_4的分泌受下丘脑、垂体和血浆中T_3、T_4水平的调节,以维持血浆激素水平的动态平衡。促甲状腺激素(thyroid stimulating hormone,TSH)是腺垂体分泌的一种糖蛋白,它受下丘脑的促甲状腺激素释放激素(thyrotropin-releasing hormone,TRH)刺激而释放,对甲状腺激素的合成和分泌起着重要的调节作用。血清 TSH 测定是评价下丘脑 - 垂体 - 甲状腺轴功能的重要手段。

目前使用的第4代高灵敏 TSH 分析试剂盒多采用了化学发光免疫分析,其灵敏度可达0.001mIU/L,检测范围大,尤其在低含量时灵敏度较高,能准确分辨甲状腺功能正常与甲亢,很少有交叉现象。参考正常值为 0.27~4.2mIU/L,不同实验室和不同仪器之间有一定差异,需要建立实验室自己的正常值。

TSH升高主要见于原发性甲减尤其是亚临床甲减患者,TSH升高而甲状腺激素可以为正常;TSH 降低主要见于甲亢,继发性甲减者 TSH 也可降低,行促甲状腺激素释放激素兴奋试验有助于原因的鉴别;垂体、消化道、胰腺、滋养层细胞等部位肿瘤也可引起异常 TSH 分泌,多时可达正常人水平的 100 倍以上。

(三) 甲状腺自身抗体

自身免疫性甲状腺疾病的发病与机体的免疫功能缺陷有关,因此临床上常以自身抗体阳性为特征。检测相关抗体对于研究该类疾病的发病机制、辅助临床诊治具有重要意义。

1. TSH 受体抗体的检测和分析 TSH 受体抗体(TSH-receptor antibodies,TRAb)为体液免疫 B 淋巴细胞生产的一类针对 TSH 受体的甲状腺特异免疫球蛋白,主要包括:①甲状腺刺激抗体(thyroid-stimulating antibody,TSAb)或称甲状腺刺激免疫球蛋白(thyroid-stimulating immunoglobulin,TSI);②TSH 刺激阻断抗体(TSH-stimulation blocking antibody,TSBAb)或称 TSH 结合抑制免疫球蛋白(TSH-binding inhibitor immunoglobulin,TBII)。通过对甲状腺球蛋白抗体(TgAb)或 TSAb 的检测或动态追踪观察有助于临床对自身免疫性甲状腺疾病发病机制的研究、诊断与鉴别诊断、预后与疗效判断、高危人群监测。

在对一组 Graves 病患者抗甲亢药物治疗疗效判断研究中,有学者在治疗前、治疗中和治疗结束后动态检测 TSAb 和 TBII。结果发现,在治疗初期呈现 TSAb 和 TBII 平稳下降的患者,甲亢缓解率明显高于非平稳下降者,提示 TSAb 和 TBII 在早期预测抗甲亢药物治疗疗效方面能提供可靠的依据。TRAb 的变化与 GD [131]I 治疗后病情的转归和预后有关,治疗后 TRAb 的下降预示良好的结果,TRAb 升高预示复发危险增加。

2. **甲状腺球蛋白抗体和甲状腺过氧化物酶抗体的检测和分析**　正常情况下,Tg 以胶质形式贮存于甲状腺滤泡腔内。尽管可有极少量的 Tg 进入外周血液循环,但一般不会诱导产生其抗体。当甲状腺发生自身免疫性疾患致滤泡破坏时,大量 Tg 入血可使机体产生 TgAb,应用体外放射配体结合分析法测定,TgAb>30%。对于分化型甲状腺癌患者,测定 Tg 对临床判断复发非常重要。但 TgAb 可以干扰 Tg 的测定值,因此,临床上分化型甲状腺癌患者随访 Tg 时须与 TgAb 同时检测。甲状腺微粒体抗原存在于甲状腺上皮细胞质内,在自身免疫性甲状腺疾病时,甲状腺微粒体抗原可进入外周血,诱发机体产生自身抗体,即甲状腺微粒体抗体(TMAb)。实际上,TMAb 的免疫核心部分即为甲状腺过氧化物酶抗体(TPOAb),近年来研究认为,存在于患者体内的 TPOAb 就是 TMAb,桥本甲状腺炎血清浓度明显升高,TMAb>15%。

临床上,TgAb、TMAb、TPOAb 的检测可为桥本甲状腺炎、亚急性甲状腺炎、Graves 病等自身免疫性甲状腺疾病的诊断和鉴别诊断、预后和疗效判断提供重要依据。

值得指出的是,尽管临床上 TgAb、TMAb、TPOAb 可出现在大多数自身免疫性甲状腺疾病的患者中,但血清中出现上述抗体并不足以作出自身免疫性甲状腺疾病的诊断。

(四) 血清 Tg 的检测

血清 Tg 测定作为 DTC 的肿瘤标志物在 DTC 的随访过程中有着极其重要的作用,DTC 已行手术和 ^{131}I 清除残留甲状腺治疗后 Tg 水平升高被认为是疾病持续存在或复发转移的最有价值的指标。在临床中,约 20% 的患者因有高浓度 TgAb 存在,使得 Tg 水平被低估,因此,对于 DTC 患者,当血清 Tg 值被低估时,如果 TgAb 水平持续升高,常提示 DTC 的复发和转移。近年来单克隆抗体测定 Tg 的 ELISA 方法开始得到研究,它在纯化 Tg 的基础上,制备出高度特异性的 Tg 单克隆抗体并建立了一种简便、快速、灵敏、可靠的测定 Tg 的 ELISA 方法。

二、甲状腺功能测定

(一) 甲状腺摄 ^{131}I 试验(thyroid ^{131}I uptake test)

1. **原理**　碘是甲状腺合成甲状腺激素的重要原料之一,甲状腺具有选择性摄取和浓聚碘的功能。其摄取和释放碘的速度和数量与甲状腺功能状态相关。^{131}I 与稳定性碘具有相同的生化性质和生物学特性,口服 ^{131}I 后其可被甲状腺摄取、浓聚和释放。在体外,利用甲状腺功能仪探测甲状腺 ^{131}I 发射的 γ 射线,获得不同时间甲状腺部位的放射性计数率,根据甲状腺摄取 ^{131}I 的数量和速度、释放的速率来判定甲状腺功能状态。目前主要用于指导甲亢患者 ^{131}I 治疗前用药剂量的计算。

2. **方法**

(1) 患者准备:含碘食物及一些药物,如 X 线碘造影剂、含碘药物、抗甲状腺药物、甲状腺激素、肾上腺皮质激素、避孕药、抗结核药物等可对测定结果产生影响,测定前应根据食用和服用量须停用一定时间后(一般为 2~6 周)方可进行此项检查。

(2) 检查方法:空腹口服 Na^{131}I 74~370kBq,且继续禁食 1~2 小时。服药后 2、6、24 小时(或 2、4、24 小时)分别测定本底、标准源(制备与患者口服的 ^{131}I 活度相同的源)计数及甲状腺部位的放射性计数率,按下列公式计算出不同时间甲状腺摄 ^{131}I 率:

$$甲状腺摄\ ^{131}I\ 率(\%) = \frac{甲状腺部位计数率(cpm) - 本底(cpm)}{标准源计数率(cpm) - 本底(cpm)} \times 100\%$$

以摄 ^{131}I 率为纵坐标,时间为横坐标作图,绘制甲状腺摄 ^{131}I 率曲线(图 12-1)。

3. **适应证**

(1) 甲状腺疾病 ^{131}I 治疗的投药剂量计算和适应证的选择。

(2) 了解甲状腺的碘代谢或碘负荷状况。

Notes

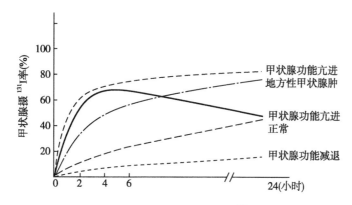

图 12-1　正常和甲状腺疾病的摄^{131}I率曲线

正常情况下，随时间延长，甲状腺摄^{131}I率逐渐增加，24小时达高峰；甲状腺功能亢进症患者摄^{131}I率增高，部分患者可出现高峰前移；单纯性甲状腺肿患者摄^{131}I率增高，但无高峰前移；甲状腺功能减低患者，摄^{131}I率低于正常，曲线低平

（3）辅助诊断甲状腺功能亢进症，甲状腺功能减退症。

（4）亚急性甲状腺炎或慢性淋巴细胞性甲状腺炎的辅助诊断。

（5）了解非甲状腺疾病的甲状腺功能状态。

4. 结果判定　正常情况下，甲状腺摄^{131}I率随时间的延长而逐渐升高，24小时达高峰。其正常值由于各地区饮食中含碘量不同以及测量设备和方法不同而有差异，所以各地区，乃至各单位应建立自己的正常值及其诊断标准。一般2小时的摄^{131}I率为10%~30%，4小时为15%~40%，24小时为25%~60%。儿童及青少年甲状腺摄^{131}I率较成人高，年龄越小越明显。女性高于男性，但无显著性差异。服用碘盐之后，各地区正常测定值一般降低11%~28%。

5. 临床应用

（1）辅助甲亢^{131}I治疗剂量的计算及疗效预测：在^{131}I治疗甲亢适应证的选择、剂量的计算中，测定甲状腺最高摄^{131}I率及^{131}I的有效半衰期具有重要意义。^{131}I在甲状腺内蓄积足够的剂量并停留足够的时间才能达到预期的照射剂量，获得满意的治疗效果。正常情况下，^{131}I在甲状腺内的有效半衰期为5.4~6.4天。如果^{131}I在甲状腺内的有效半衰期明显缩短，预示^{131}I治疗不理想。高峰前移患者应适当增加^{131}I用量。

（2）其他甲状腺疾病的辅助诊断：地方性甲状腺肿、呆小病代偿期患者，甲状腺处于"碘饥饿"状态，各时间点的摄^{131}I率均高于正常值，但无高峰前移，呈典型的"碘饥饿"曲线（图12-1）。急性或亚急性甲状腺炎时甲状腺摄^{131}I率多低于正常，而血清FT_3和FT_4常增高，两者呈现分离现象，慢性甲状腺炎，特别是慢性淋巴性甲状腺炎，摄^{131}I率可正常、偏低或略高。一些非甲状腺疾病，如垂体功能低下、肾上腺皮质功能低下、席汉综合征等疾病，大部分患者的摄^{131}I率降低。

（3）甲状腺功能亢进症的辅助诊断：本法对甲亢诊断符合率在90%以上。未经治疗的甲亢患者摄^{131}I率通常高于正常值。摄^{131}I率高低并不代表甲亢的病情轻重程度，故不能利用本试验结果作为治疗过程中判断病情是否好转的指标。甲亢经手术、^{131}I及抗甲状腺药物治疗过程中或治疗后，摄^{131}I功能常较临床症状和血清T_4等恢复慢。因此，亦不能在治疗后短期内作为甲状腺功能是否恢复正常的指标。大多数轻度甲亢患者摄^{131}I高峰出现时间与正常人一样，也在24小时，但典型甲亢患者由于合成甲状腺激素需要的碘增加、速度加快，导致摄^{131}I高峰提前出现，呈"高峰前移"曲线（图12-1），重症患者可在2小时出现。

（4）甲状腺功能减退症的辅助诊断：甲减时，其各时间点的摄^{131}I率均低于正常值下限，且高

Notes

峰延至 48 小时后出现。甲减时的摄 ^{131}I 率与正常范围交叉较大,故诊断准确率不如甲亢。用甲状腺摄 ^{131}I 率诊断甲低时需要参考血清 TSH 和 T_4 值等进行综合分析。

(5) 碘摄取与碘代谢相关研究:甲状腺摄碘率测定能反映甲状腺摄碘、合成和释放甲状腺激素的综合过程,在甲亢、甲状腺炎的鉴别诊断、抗甲状腺药物治疗的评价等方面有较高的临床价值。此外,NIS(钠-碘协同转运体)是最近有关摄碘率研究的另一个热点,在放射性核素靶向治疗领域,NIS 被推荐作为报告基因进行显像,还可以通过 NIS 基因介导放射性核素治疗,并能通过 NIS 转基因技术能优化细胞表面通信、提高摄碘率。现在已有研究以 NIS 为靶标,将放射性药物导入甲状腺以外的其他肿瘤内部进行放射性碘的靶向治疗,摄碘率测定可同时作为其监测和示踪手段,具有良好的发展前景。

6. 注意事项

(1) ^{131}I 可以通过胎盘屏障进入胎儿血液循环,故妊娠妇女禁用此检查。另外,^{131}I 也可以由乳汁分泌,如哺乳期妇女必须做此检查,服 ^{131}I 后应停止哺乳 48 小时以上。

(2) 摄 ^{131}I 试验所用放射性活度较低,所以近期内做过放射性核素检查者不能做此项检查。

(二) 过氯酸盐释放试验 (perchlorate discharge test)

1. 原理　　正常情况下,摄入甲状腺细胞内的无机碘离子在过氧化物酶、碘化酶的一系列作用下迅速转化为有机碘。当甲状腺内过氧化物酶缺乏或酪氨酸碘化障碍时,被摄取的碘离子不能被有机化。由于过氯酸盐与卤族元素类似,能阻止甲状腺自血中摄取无机碘离子和促使已进入甲状腺但还未有机化的无机碘离子从甲状腺中释出。此时,口服过氯酸盐,可将甲状腺内的无机碘离子置换出来。通过测量并比较口服过氯酸盐前后两次甲状腺摄 ^{131}I 率,计算释放率,可辅助临床诊断甲状腺碘有机化障碍。

2. 方法　　空腹口服 ^{131}I 74~370kBq 后 2 小时测定甲状腺摄 ^{131}I 率,然后口服过氯酸钾 400~800mg(小儿按 10mg/kg)。1 小时后再测甲状腺摄 ^{131}I 率,并按下式计算释放率:

$$释放率(\%) = \frac{服过氯酸盐前摄\,^{131}I\,率 - 服过氯酸盐后摄\,^{131}I\,率}{服过氯酸盐前摄\,^{131}I\,率} \times 100\%$$

3. 适应证

(1) 甲状腺过氧化酶系统缺陷或酪氨酸碘化障碍的诊断。

(2) 慢性淋巴细胞性甲状腺炎的辅助诊断。

4. 结果判定　　释放率 >10% 为有机化障碍,>50% 为有机化严重障碍。

5. 临床应用　　释放率异常增高常见于克汀病、先天性甲状腺过氧化物酶缺乏和结构缺陷、耳聋-甲状腺肿综合征、慢性淋巴性甲状腺炎、高碘性甲状腺肿患者。甲亢患者、单纯性甲状腺肿患者,本试验多为阴性。

三、甲状腺显像

(一) 甲状腺静态显像 (thyroid static imaging)

1. 原理　　正常甲状腺组织具有选择性摄取和浓聚碘的能力。将放射性 ^{131}I 或 ^{123}I 引入体内后,即可被有功能的甲状腺组织所摄取。在体外用显像仪(γ 照相机或 SPECT)探测 ^{131}I 或 ^{123}I 所发出的 γ 射线的分布情况,可观察甲状腺或有甲状腺功能组织的位置、形态、大小及功能状态。锝与碘属于同一族元素,也能被甲状腺组织摄取和浓聚,只是 $^{99m}TcO_4^-$ (pertechnetate)进入甲状腺细胞后不能进一步参加甲状腺激素合成。由于 $^{99m}TcO_4^-$ 具有物理半衰期短、射线能量适中、发射单一 γ 射线、甲状腺受辐射剂量小等良好的物理特性,目前临床上多使用 $^{99m}TcO_4^-$ 进行常规甲状腺显像。

2. 检查方法

(1) 显像剂:目前临床常用的甲状腺显像剂有 3 种,其特性见表 12-1。

Notes

表 12-1 常用甲状腺显像剂

显像剂	物理半衰期	显像时间	γ 射线能量(keV)	剂量(MBq)
^{123}I	13.2 小时	4 小时	159	7.4~14.8
^{131}I	8.04 天	24 小时	364	1.85~3.70
$^{99m}TcO_4^-$	6.02 小时	20 分钟	140	74~185

$^{99m}TcO_4^-$ 在唾液腺、口腔、鼻咽腔和胃黏膜上皮细胞也有明显的摄取和分泌,使这些部位也显影。所以,$^{99m}TcO_4^-$ 显像不适用于异位甲状腺探测及寻找甲状腺癌的转移灶。

(2)显像方法:显像前受检者应停用含碘食物或影响甲状腺功能的药物 1~2 周以上,检查当日空腹。

1)颈部甲状腺显像:平面显像时,静脉注射 $^{99m}TcO_4^-$ 74~185MBq,20~30 分钟后进行采集。采用低能通用型或针孔型准直器。常规取前位,必要时增加斜位和侧位。断层显像时,静脉注射 $^{99m}TcO_4^-$ 296~370MBq。用低能高分辨平行孔准直器,探头旋转 360°,共采集 64 帧,每帧采集 15~20 秒或每帧采集 100k。采集结束后进行图像重建,获得横断面、矢状面和冠状面影像。

2)异位甲状腺显像:患者检查前准备同甲状腺摄 ^{131}I 率测定。空腹口服 ^{131}I 1.85~3.70MBq,24 小时后采用高能通用型准直器或 ^{123}I 7.40~14.8MBq,4~8 小时后采用低能通用型平行孔准直器,分别在拟检查部位和正常甲状腺的部位显像。

3)甲状腺癌转移灶显像:显像前患者血清 TSH 测定值 >30mIU/L,术后 4~6 周以上,停服甲状腺素制剂 4 周或 T_3 制剂 2 周以上。空腹口服 ^{131}I 74~148MBq,24~48 小时后,采用高能通用型准直器,进行全身显像及颈部局部显像。

由于 ^{131}I 可以自由通过胎盘屏障进入胎儿血液循环,且可以由乳汁分泌,故妊娠和哺乳的妇女禁用本检查。使用 $^{99m}TcO_4^-$ 时,停止哺乳 48 小时以上。

3. 适应证

(1)了解甲状腺的位置、形态、大小及功能状态。

(2)甲状腺结节功能状态的判定。

(3)异位甲状腺的诊断。

(4)寻找甲状腺癌转移灶及疗效评价。

(5)^{131}I 治疗前推算甲状腺功能组织的重量。

(6)颈部包块与甲状腺关系的鉴别。

(7)了解甲状腺术后残余组织。

(8)甲状腺炎的辅助诊断。

4. 图像分析

(1)正常图像:正常甲状腺形态呈蝴蝶形。位于颈部正中,胸骨切迹上方,分左、右两叶,居气管两侧,两叶的下 1/3 处由峡部相连,有时峡部缺如。两叶甲状腺显像剂分布均匀,右叶常大于左叶,峡部及两叶周边因组织较薄而显像剂分布略稀疏(图 12-2)。正常甲状腺两叶发育可不一致,形成多种形态变异,少数患者可见甲状腺锥体叶(图 12-3)。甲状腺功能正常时,唾液腺均有不同程度的显影。

(2)异常图像:主要有甲状腺增大、失去正常形态、位置异常、甲状腺显像剂分布局灶性或弥漫性降低或升高,或甲状腺不显影等。

5. 临床应用

(1)观察甲状腺大小和形态:甲状腺疾病多表现为甲状腺大小和形态的异常。Graves 病患者甲状腺可弥漫性增大(图 12-4),腺体内显像剂分布增浓但均匀,而唾液腺常显影不清;单纯性甲状腺肿患者,腺体往往失去正常形态,腺体内显像剂分布可增高或正常(图 12-5);结节性甲状

Notes

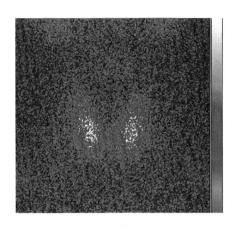

图 12-2　正常甲状腺 99mTcO₄⁻ 静态显像图

甲状腺影像位于颈部中央,分为左右两叶,类似蝴蝶状,两叶显像剂分布较均匀,峡部及两叶周边因组织较薄而显像剂分布略稀疏

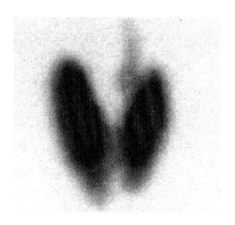

图 12-3　正常甲状腺锥体叶显影

99mTcO₄⁻ 静态显像示正常甲状腺影像,伴甲状腺左叶内侧锥形显像剂分布区,为锥体叶显影

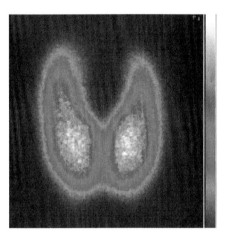

图 12-4　Graves 病患者 99mTcO₄⁻ 静态显像图

甲状腺双叶位置正常,外形增大,显像剂摄取功能增强

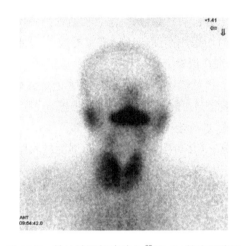

图 12-5　单纯性甲状腺肿大 99mTcO₄⁻ 静态显像图

甲状腺双叶位置正常,外形增大,显像剂摄取、分布未见异常

腺肿时,腺体外形可增大变形,腺内放射性分布不均匀;先天性无甲状腺或甲状腺一叶缺如者,在显像图上可表现为完全不显影或一侧叶不显影,左叶缺如者较多见。

(2) 异位甲状腺的诊断:先天性异位甲状腺(ectopic thyroid gland)常呈球形或卵圆形,不分叶。¹³¹I 和 ¹²³I 显像可用于舌根部(图 12-6)及颈部、纵隔、卵巢等部位的异位甲状腺的诊断。有时,肿大的甲状腺以向胸骨后延伸为主,常规 X 线检查常难以判断胸骨后肿物与甲状腺的关系,此时,甲状腺显像可显示肿大的甲状腺与周围脏器间的关系(图 12-7)。

(3) 甲状腺结节的功能判断:甲状腺结节(thyroid nodule)是甲状腺最常见的病变。甲状腺显像可以反映甲状腺结节的功能状态,根据

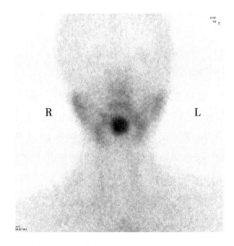

图 12-6　舌根部异位甲状腺显像图

正常甲状腺位置处显像剂分布同周围本底水平,舌根部见显像剂摄取增高区,为舌根部异位甲状腺

Notes

甲状腺结节摄取显像剂的能力通常将甲状腺结节分为高功能结节(hyperfunctioning nodule)、功能正常结节和低功能结节(hypofunctioning nodule)。高功能结节和功能正常结节统称为功能结节(functioning nodule)。通常称高功能结节为"热结节",功能正常结节为"温结节",低功能结节为"凉结节"或"冷结节"。约90%的甲状腺结节核素显像时表现为低功能结节。

1)"热结节"(hot nodule):结节摄取显像剂的功能高于周围正常甲状腺组织,图像上表现为结节处的显像剂分布高于周围正常甲状腺组织(图12-8),这种结节称为"热结节"。"热结节"绝大部分为良性病变,多见于甲状腺高功能腺瘤,恶性病变的几率很小,约为1%。

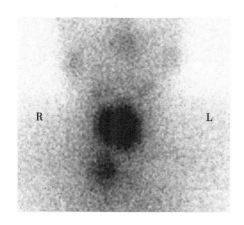

图 12-7 胸骨后甲状腺
胸骨后见显像剂摄取增高区,为胸骨后甲状腺

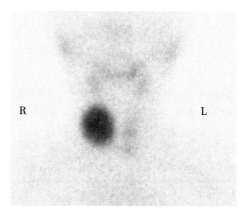

图 12-8 甲状腺"热结节"
甲状腺双叶位置正常,右叶外形增大,右叶结节处显像剂分布高于周围正常甲状腺组织,为甲状腺右叶"热结节"

"热结节"也可分为功能自主性结节和非功能自主性结节。功能自主性结节,又称"毒性结节",其结节的滤泡上皮细胞本身的功能亢进,具有高功能自主性分泌甲状腺激素的作用,且不受TSH调节。由于血液中的甲状腺激素水平增高,结节外甲状腺组织的功能往往不同程度地受到抑制,甚至完全受到抑制,在显像图上只显示单个显像剂分布增高的结节,而周围甲状腺组织可完全不显影。先天性甲状腺一叶缺如,其影像有时同毒性结节一样,仅表现为一侧孤立的"热结节"。两者可用TSH兴奋试验加以鉴别。

同一结节使用不同的显像剂显像也可有不同的表现。与^{131}I不同,$^{99m}TcO_4^-$进入甲状腺后不参与进一步的合成代谢。因此,$^{99m}TcO_4^-$显像表现为"热结节"的病变,^{131}I或^{123}I显像时可表现为"凉结节"或"冷结节",这种现象发生于约3%~8%的甲状腺结节。其原因目前认为是病变结节存在碘有机化障碍,但尚具有摄取$^{99m}TcO_4^-$、^{131}I的能力,摄入的^{131}I难以长时间停留于甲状腺内。由于$^{99m}TcO_4^-$显像多在注药后30分钟采集,而^{131}I显像在24小时采集,因此,显像上会出现上述改变。有学者建议,当$^{99m}TcO_4^-$显像结节表现为"热结节"时,应行^{131}I或^{123}I显像,以便为^{131}I治疗提供依据。

2)"温结节"(mild nodule):结节摄取显像剂的功能接近周围正常甲状腺组织,图像上表现为结节部位的显像剂分布与周围或对侧相应部位相似,即临床上可摸到结节,而显像并无异常可见。"温结节"多见于甲状腺腺瘤,结节性甲状腺肿、慢性淋巴性甲状腺炎、亚急性甲状腺炎恢复期、甲状腺癌也可表现为"温结节"。"温结节"的恶性病变几率约为4%。

3)"凉结节"(cool nodule)和"冷结节"(cold nodule):结节摄取显像剂的功能低于周围正常甲状腺但高于本底为"凉结节"(图12-9);结节无摄取显像剂的功能,显像图上表现为结节部位的显像剂分布接近本底水平为"冷结节"(图12-10)。

甲状腺"冷结节"和"凉结节"无本质区别,均可见于甲状腺囊肿、甲状腺腺瘤囊性变或出血、甲状腺癌、结节性甲状腺肿、亚急性甲状腺炎急性期、慢性淋巴性甲状腺炎、甲状腺结核等。一

Notes

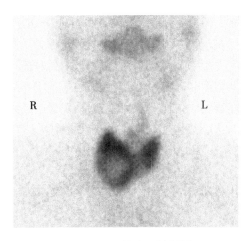

图 12-9　甲状腺"凉结节"

甲状腺双叶位置、形态正常,右叶中部结节处显像剂分布稀疏低于周围正常甲状腺,为甲状腺右叶"凉结节"

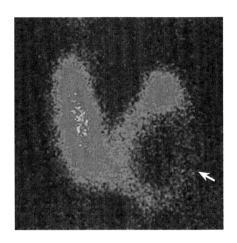

图 12-10　甲状腺"冷结节"

甲状腺双叶位置正常,左叶外形增大,失去常态,左叶结节处显像剂分布呈缺损(箭),接近甲状腺外本底水平,边界清晰,为甲状腺左叶"冷结节"

般单发"冷结节"、"凉结节"的恶性发生率为 7.2%~54.5%,多发"冷结节"、"凉结节"的癌发生率为 0~18.3%。

当结节 $^{99m}TcO_4^-$、^{131}I 或 ^{123}I 显像为"冷结节",在出现下列改变时应考虑该结节恶性病变的可能性较大:①"冷结节"所在的侧叶无肿大;②分布缺损区横贯一侧叶,呈断裂样改变;③一侧叶整体呈分布缺损区,且向对侧扩展;④ $^{99m}TcO_4^-$、^{131}I、^{123}I 显像均为"冷(凉)结节"。甲状腺良性病变多表现为:①伴有甲状腺肿大的多发的"冷(凉)结节";② $^{99m}TcO_4^-$ 显像为"热结节",^{131}I 或 ^{123}I 显像为"冷(凉)结节"。出现这些改变的结节绝大多数为良性病变。此外,应用甲状腺动脉灌注显像、亲肿瘤的放射性核素或标记化合物,如 ^{201}Tl、^{99m}T-MIBI 和 ^{99m}Tc-(V)DMSA 等进行甲状腺肿瘤阳性显像,有助于鉴别结节的良、恶性。

(4) 颈部肿块的鉴别诊断:当肿块位于甲状腺外,且不摄取 ^{131}I 或 $^{99m}TcO_4^-$,甲状腺形态完整时,则为甲状腺外肿块(图 12-11)。当甲状腺形态轮廓不完整、肿块在甲状腺轮廓以内,肿块与甲状腺的显像剂浓聚(或稀疏)部位重叠,则为甲状腺内肿块。但也常有不典型的表现,如甲状腺肿物从甲状腺边缘向外生长,虽然肿物很大,但未破坏甲状腺轮廓,肿物对 $^{131}I/^{99m}TcO_4^-$ 可以完全不摄取,则容易误诊为甲状腺外肿物。

(5) 寻找甲状腺癌的转移灶:当甲状腺癌行根治手术后,约 75%~80% 的分化型甲状腺癌的复发或转移病灶浓聚 ^{131}I(图 12-12、12-13),其中至少 50% ^{131}I 治疗有效。转移灶的好发部位为颈部淋巴结、两肺和全身骨骼,甚至甲状腺原发灶还很小,转移灶已很明显。^{131}I 局部和全身显像可为分化型甲状腺癌转移或复发病灶的诊断、治疗方案的制订提供主要依据,是目前临床不可缺少的手段。国内一项研究显示,治疗剂量的 ^{131}I 全身显像较常规显像更易发现病灶,两者结果间有显著差异。因此,服用治疗剂量 ^{131}I 2~10 日后常规行 ^{131}I 全身显像有利

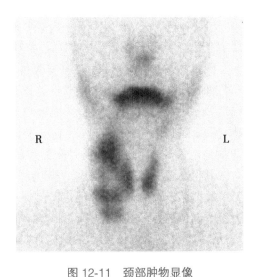

图 12-11　颈部肿物显像

患者于右侧颈部发现肿物,行甲状腺 $^{99m}TcO_4^-$ 静态显像提示肿物位置处见显像剂摄取增高,摄取程度同甲状腺组织水平,显像剂分布弥漫增高,与正常甲状腺分界不清,考虑肿物为甲状腺组织

Notes

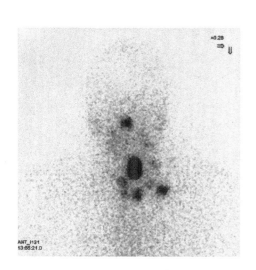

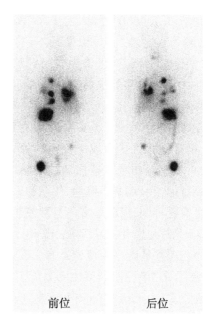

前位　后位

图 12-12　分化型甲状腺癌 ¹³¹I 头颈部显像

显像见颈部多个显像剂分布异常浓聚区,为分化型甲状腺癌淋巴结转移

图 12-13　分化型甲状腺癌 ¹³¹I 全身显像

显像见双侧肺野内、右下腹、左侧股骨上端显像剂分布异常浓聚区,提示分化型甲状腺癌全身多发转移

于患者的随访和进一步更全面制订诊疗计划。在甲状腺癌转移灶显像时还可注射 TSH 以兴奋病灶,提高其摄取 ¹³¹I 的能力。某些正常组织,如唾液腺、胃黏膜、乳腺、脉络丛也能聚集 ¹³¹I,诊断时应予以鉴别。

(6) 估计甲状腺质量:准确测算甲状腺质量是 ¹³¹I 治疗甲状腺功能亢进症的重要环节,也是评价疗效的有效指标之一。由于放射性核素甲状腺显像显示的是甲状腺功能组织的形态、大小,因此,与其他影像手段相比更利于临床对功能甲状腺组织体积的评估。目前,国内外应用放射性核素平面显像计算甲状腺质量的公式有:

$$V = 面积 \times 0.75 \times b \qquad\qquad 式(1)$$
$$V = 面积 \times c \qquad\qquad 式(2)$$
$$V = a \times b \times c \times 6/\pi \qquad\qquad 式(3)$$
$$甲状腺质量(g) = 0.316 \times 两叶平均高度 \times 面积 \qquad\qquad 式(4)$$

式(1)中 V 为甲状腺一侧叶体积,b 为该侧叶宽度,以 0.75×b 作为一侧叶厚度的估测值;式(2)中 c 为通过侧位像获得的甲状腺平均厚度;式(3)中 a 为甲状腺高度。

核素显像方法测定甲状腺重量的准确性受甲状腺大小、腺体厚度、腺体与周围本底核素摄取比值等多种因素的影响。有关学者采用多种方法,如 SPECT 断层显像替代平面显像、进行衰减和散射校正等改进核素显像在测定甲状腺重量中的准确性。有学者采用 SPECT 显像测量甲状腺体积,当甲状腺体积在 16~75ml 时,测量误差 <7%,而平面显像可达 24.8%。也有学者与超声检查进行对比研究后发现,当甲状腺重量在 70.1~90.0g 时,核素显像与超声测量结果相近;当甲状腺重量≤40.0g 或 ≥ 90.1g 时,核素显像测定值大于或小于超声测量结果。由此建议,在弥漫性甲状腺肿大、腺体较小、腺体较薄或大而厚时,B 超测量更为准确。

在评估 ¹³¹I 治疗甲亢疗效方面,通过甲状腺核素显像可有效鉴别一过性甲低与永久性甲低。在对一组患者的研究中显示,永久性甲低患者表现为 ⁹⁹ᵐTcO₄⁻ 显像模糊、甲状腺 / 唾液腺比值明显减低,而一过性甲低患者 ⁹⁹ᵐTcO₄⁻ 显像清晰、甲状腺 / 唾液腺比值 >1.8,其准确性和特异性分别为 90.0% 和 86.7%。

(7) 甲状腺炎的辅助诊断:①慢性淋巴细胞性甲状腺炎:甲状腺显像呈不规则性疏密相间

的显像剂分布,或虫蚀样分布;由于存在碘的有机化障碍,可出现 $^{99m}TcO_4^-$ 和 ^{131}I 显像结果不一致,即 $^{99m}TcO_4^-$ 显像为"热结节",而 ^{131}I 显像为"冷结节"。②亚急性甲状腺炎:在亚急性甲状腺炎病程的不同阶段,核素显像可有不同的表现。在病程的初期, $^{99m}TcO_4^-$、^{131}I、^{123}I 显像多表现为局限性的核素分布稀疏、缺损区,如病情继续发展,稀疏缺损区扩大或出现新的稀疏缺损区;如病情恢复,核素分布稀疏缺损区缩小或消失;当甲状腺破坏致血中 TSH 明显下降时,甲状腺非炎性组织的显像剂摄取受抑制,甲状腺多不显影或影像明显减淡(图 12-14),此时如患者临床其他表现不明显时,这种影像需与甲状腺功能低下相鉴别。有学者建议行 ^{99m}Tc-MIBI 显像可对二者作出较可靠的鉴别。方法为:常规 $^{99m}TcO_4^-$ 显像后 1~3 天行 ^{99m}Tc-MIBI 显像。应用 ROI 技术,分别在两次显像图像上测算单位像素的甲状腺平均计数与唾液腺平均计数的比值,以两次显像的比值之差 >0.6 作为诊断亚急性甲状腺炎参考指标,其灵敏性为 94%,特异性为 100%。③急性甲状腺炎:显像剂分布稀疏,而血流显像见血池影像增浓。

图 12-14　亚急性甲状腺炎 $^{99m}TcO_4^-$ 静态显像图

图像示甲状腺双叶轮廓不清,显像剂分布稀疏略高于周围本底水平

(8) 甲状腺显像还可对移植的甲状腺组织、手术或 ^{131}I 治疗后甲状腺残留组织进行观察。

(二) 甲状腺血流显像

1. 原理　甲状腺血流显像(thyroid angiography)是将显像剂经静脉"弹丸"式注射,随即用 γ 相机对流经甲状腺的显像剂进行动态显像,从而获得甲状腺及其病灶处的血流灌注及其功能状态情况,又称甲状腺动态显像(thyroid dynamic imaging)。通常与甲状腺静态显像或肿瘤阳性显像一次进行。

2. 检查方法

(1) 患者无需特殊准备。患者取仰卧位,颈部尽量伸展,充分暴露甲状腺。

(2) 采用低能通用或高灵敏准直器,以甲状腺为中心,探头尽量靠近颈部。

(3) 在触诊甲状腺结节的对侧肘静脉"弹丸"方式注射 $^{99m}TcO_4^-$ 370~740MBq,同时启动 γ 照相机进行动态采集,矩阵 64×64,放大 1.5~2.0 倍,2 秒/帧,连续采集 16 帧。

(4) 根据选用的不同显像剂,行静态显像。

(5) 采用 ROI 技术绘制出甲状腺血流和颈部血流的时间-放射性曲线,由曲线计算出甲状腺动脉和颈动脉血流的峰时和峰值。

3. 适应证

(1) 观察甲状腺结节的血运情况,辅助鉴别结节性质。

(2) 甲状腺功能状态的辅助诊断。

4. 图像分析

(1) 正常图像:注射显像剂后 8~12 秒双侧颈动脉对称显影,此时甲状腺区几无显像剂聚集;10~18 秒甲状腺开始显影,且随时间延长甲状腺摄取显像剂增多,影像逐渐清晰,至 22 秒左右甲状腺内显像剂浓度超过颈动、静脉,分布趋于均匀。当甲状腺功能正常时,颈动脉-甲状腺通过时间平均为 2.5~7.5 秒(图 12-15)。

(2) 异常图像:两侧血流灌注不一致,局部灌注出现异常浓聚或降低等均为异常。可采用 ROI 技术进行定量分析,如甲状腺或甲状腺结节的显像剂分布高于颈动、静脉,则为血流灌注增加。

5. 临床应用

(1) 甲状腺功能亢进患者,如 Graves 病患者,整个甲状腺提前清晰显影,颈动脉-甲状腺通

Notes

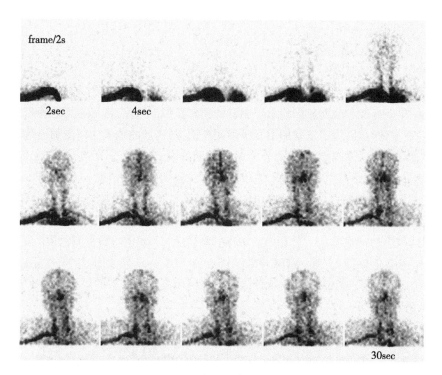

图 12-15 正常甲状腺血流灌注图像

注射显像剂后 8~12 秒双侧颈动脉对称显影,此时甲状腺区几无显像剂聚集;
10~18 秒甲状腺开始显影,且随时间延长甲状腺摄取显像剂增多,影像逐渐清晰,
至 22 秒左右甲状腺内显像剂浓度超过颈动、静脉,分布趋于均匀

过时间加快,提示甲状腺血流灌注量异常增加。甲状腺功能减退时,甲状腺血流灌注减少,颈动脉 - 甲状腺通过时间延长,甲状腺影像较淡,静态像不清晰。

(2) 自主功能亢进性甲状腺腺瘤患者,甲状腺结节在颈动脉显影后立即出现,其显像剂分布高于颈动脉,提示病灶部位血流灌注增强。

(3) 甲状腺结节部位显影较正常甲状腺组织明显减淡或不显影,提示甲状腺结节部位血流灌注减少,多见于甲状腺囊肿等良性结节,静态像多呈"冷结节"。

(4) 甲状腺结节血流灌注增加,静态显像时结节为"冷结节",甲状腺癌的可能性大,但有时局限性炎性病灶也可出现血流增加。

(三)甲状腺肿瘤阳性显像

1. 原理 甲状腺肿瘤阳性显像(thyroid positive imaging)是利用某些放射性核素或标记化合物与甲状腺癌组织具有一定的亲和力,静脉注射显像剂后可被甲状腺癌组织摄取和浓聚,应用显像仪器进行阳性显像,对甲状腺结节的性质进行辅助诊断。

2. 检查方法 对常规 $^{131}I(^{123}I)$ 或 $^{99m}TcO_4^-$ 静态显像确定为"冷(凉)结节"者,行甲状腺阳性显像。使用的显像剂的见表 12-2。

表 12-2 甲状腺肿瘤阳性显像剂

显像剂	剂量(MBq)	显像时间	临床应用
$^{201}TlCl$	55.5~74	5~15 分钟;3~5 小时	甲状腺未分化癌及转移灶
$^{99m}Tc-MIBI$	370~555	10~30 分钟;2~3 小时	甲状腺癌及转移灶
$^{99m}Tc(V)-DMSA$	370	2~3 小时	甲状腺髓样癌及转移灶
$^{131}I-MIBG$	37	24~48 小时	甲状腺髓样癌及转移灶
$^{123}I-MIBG$	111	24 小时	甲状腺髓样癌及转移灶

Notes

3. 适应证

(1) 甲状腺结节的良恶性鉴别。

(2) 寻找甲状腺癌转移灶。

4. 图像分析及临床应用　常规甲状腺静态显像"冷(凉)结节"处如表现为显像剂浓聚,可视为异常。如早期显像和晚期显像均出现明显的异常显像剂浓聚,则提示恶性肿瘤的可能性较大;通常在晚期显像时,因周围正常的甲状腺影逐渐消退,病灶的浓聚影将更加清楚。良性肿块多表现为早期显像和晚期显像中均无异常的显像剂浓聚,有时在早期显像时会出现显像剂填充,通常不会超过周围正常甲状腺组织,晚期显像时会逐渐减淡或消退。有学者研究显示,^{201}Tl显像诊断甲状腺癌的敏感性为87%,特异性为58%;^{99m}Tc-MIBI显像诊断甲状腺癌的敏感性为80%~91%。在不同病理类型甲状腺癌和判断转移灶方面,^{201}Tl被认为是诊断甲状腺未分化癌原发灶及转移灶较理想的显像剂。^{99m}Tc(V)-DMSA和^{131}I(^{123}I)-MIBG可用于检测甲状腺髓样癌原发灶和远处转移灶的诊断。^{99m}Tc-MIBI显像的优点为^{99m}Tc标记显像剂,与^{201}Tl相近,但图像分辨率较好(图12-16),国内外报道其诊断分化型甲状腺癌复发或转移的灵敏度为50.0%~86.4%,特异性为76.0%~96.0%。

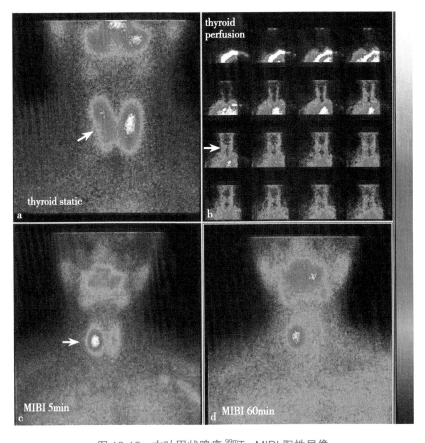

图 12-16　右叶甲状腺癌 ^{99m}Tc-MIBI 阳性显像

a:甲状腺静态显像示右叶外侧"凉结节"(箭);b:弹丸式注射 ^{99m}Tc-MIBI 后行血流灌注动态显像,示结节处灌注明显增加;c、d:分别为注射 ^{99m}Tc-MIBI 后 5 分钟和 60 分钟的图像上均可见"凉结节"有显像剂异常浓聚(箭)

^{99m}Tc(V)-DMSA肿瘤阳性显像被认为是诊断甲状腺髓样癌的首选方法,其灵敏度>80%,特异性为100%,癌灶探测率在65%以上,可以用来分期、鉴别病灶残留和复发,疗效及预后评价。近年来^{111}In-奥曲肽生长抑素受体显像诊断甲状腺髓样癌和不摄取碘的DTC取得良好效果,两者联合应用可明显提高诊断的灵敏度和特异性。^{131}I或^{123}I标记的MIBG也可用于甲状腺髓样

Notes

癌诊断及分期,其更大优势在于如果病灶明显摄取显像剂者,提示其适用于大剂量核素进行内照射治疗。^{18}F-FDG 可浓聚于未分化和不吸收碘的分化型甲状腺癌转移灶,对寻找转移灶有很高的价值,据报道 ^{18}F-FDG PET/CT 检测 ^{131}I 全身显像阴性的分化型甲状腺癌的灵敏度、阳性预测值、准确度分别为 63%、77%、53%,可与 ^{131}I 显像相互补充,有利于发现早期微小病灶。

第二节　甲状旁腺显像

甲状旁腺来源于胚胎发育时的第Ⅲ及第Ⅳ对咽囊。正常成人甲状旁腺一般有四个,上下各一对。上对位于甲状腺上极后方,下对位于甲状腺下极后外方,但甲状旁腺的位置及数目变异较大。一般长 5~6mm,宽 3~4mm,厚 1~2mm,质量 30~45mg。甲状旁腺的功能主要是分泌甲状旁腺素(parathyroid hormone,PTH),以维持体内钙的平衡。PTH 分泌过多,即发生甲状旁腺功能亢进症(hyperparathyroidism,HPT)。原发性甲状旁腺功能亢进症约 80% 由单发甲状旁腺腺瘤引起,约 20% 由甲状旁腺增生或多发甲状旁腺腺瘤引起,不到 1% 由甲状旁腺腺癌引起。手术是治疗甲状旁腺功能亢进症的有效方法,术前对病变的准确定位不仅可缩短术中寻找病灶的时间,而且也可避免因术中漏诊而进行再次手术。近年,多种核素显像方法为甲状旁腺功能亢进症患者的病变定位提供了有效的诊断手段。

一、显像原理

目前,用于甲状旁腺显像(parathyroid imaging)的显像剂主要有 ^{201}Tl 和 ^{99m}Tc-MIBI。^{201}Tl 是非特异肿瘤显像剂,其在功能亢进或增生的甲状旁腺组织聚集而使其显影的原因与病变甲状旁腺组织血流丰富、Na^+-K^+-ATP 酶活性增高有关。但由于正常甲状腺组织也能摄取少量 ^{201}Tl 而显影,影响病变的辨别。利用甲状腺能摄取 ^{99m}TcO$_4^-$,而甲状旁腺不能摄取的特点,将 ^{201}Tl 的图像减去 ^{99m}TcO$_4^-$ 的图像,能获得较清晰的功能亢进的甲状旁腺影像。作为非特异肿瘤显像剂,^{99m}Tc-MIBI 已广泛用于肿瘤显像。^{99m}Tc-MIBI 在病变组织中聚集的机制之一被认为与病变组织细胞内线粒体丰富有关。研究显示,功能亢进或增生的甲状旁腺组织细胞内线粒体非常丰富,因此,^{99m}Tc-MIBI 也已用于甲状旁腺显像,且 ^{99m}Tc-MIBI 具有显像剂容易获得、^{99m}Tc 的物理特性更适合进行 SPECT 显像的特点,有利于纵隔及甲状腺深部病灶的显示。根据 ^{99m}Tc-MIBI 在正常组织和甲状旁腺功能亢进组织中的代谢速率不同(多数情况下正常组织中清除较快,功能亢进组织中清除较慢),^{99m}Tc-MIBI 双时相(dual phase)延迟显像时,正常甲状腺组织影像消退,功能亢进的甲状旁腺显影清晰。

二、显像方法

1. ^{201}Tl/^{99m}TcO$_4^-$ 双核素减影法(dual radionuclide subtraction scintigraphy)　静脉注射 ^{201}Tl 74MBq 5~10 分钟后行甲状腺显像,视野包括颈部及上纵隔。之后,静脉注射 ^{99m}TcO$_4^-$ 185MBq,15 分钟后保持同一体位再次显像。由 ^{201}Tl 影像减去甲状腺影像得到甲状旁腺影像。也可以进行 ^{201}Tl/^{99m}TcO$_4^-$ 双核素采集,以避免因体位移动对图像判读的影响。

2. ^{99m}Tc-MIBI/^{99m}TcO$_4^-$ 减影法　按上述方法行 ^{99m}TcO$_4^-$ 甲状腺显像后,患者保持体位不动,静脉注射 ^{99m}Tc-MIBI 555~740MBq,30 分钟后显像。由 ^{99m}Tc-MIBI 图像减去 ^{99m}TcO$_4^-$ 甲状腺影像获得甲状旁腺影像。

3. ^{99m}Tc-MIBI/^{123}I 减影法　口服 ^{123}I 11~22MBq,4 小时后行甲状腺显像。之后行 ^{99m}Tc-MIBI 显像。由 ^{99m}Tc-MIBI 图像减去 ^{123}I 甲状腺影像获得甲状腺旁腺影像。

4. ^{99m}Tc-MIBI 双时相法　静脉注射 ^{99m}Tc-MIBI 222~296MBq 后 15~30 分钟时往往甲状腺影像较明显;2~3 小时后再次显像可见甲状腺影像明显减淡,而甲状旁腺腺瘤(图 12-17)或增生病

Notes

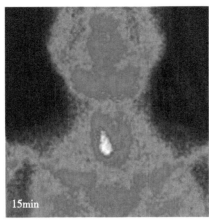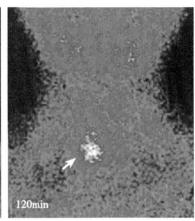

图 12-17　甲状旁腺功能亢进腺瘤

^{99m}Tc-MIBI 双时相显像(15 分钟和 120 分钟)。a:15 分钟显像见甲状腺右叶下极
见显像剂分布浓聚区且高于正常甲状腺组织;b:120 分钟正常甲状腺组织的影
像明显减淡,右叶下极显像剂分布仍较明显(箭头所示)

灶则清晰显示。但近来也有甲状旁腺内 MIBI 清除快于或同于甲状腺的报道,分析显像时需注意结合临床资料。

有多种影响因素可导致甲状旁腺显像出现假阳性或假阴性。导致假阳性的因素有甲状腺结节、甲状腺癌及转移的淋巴结等。假阴性多由于病灶较小或部位较深。对于甲状旁腺腺瘤,当瘤体质量大于 1.0g 时,^{201}Tl 和 ^{99m}Tc-MIBI 显像的阳性率可达 100%;质量为 0.5g 时,^{201}Tl 显像的阳性率为 50%,^{99m}Tc-MIBI 显像的阳性率为 70%;而对于增生,显像的阳性率相对低。行断层显像及术中 γ 探测有利于对小病灶的诊断和定位。另外,当甲状旁腺腺瘤位置低于胸骨切迹时,采用平行孔高分辨准直器可较针孔型准直器更灵敏发现病变和准确定位。应用 SPECT/CT 显像较单独 SPECT 具有较高的准确性和特异性,利用 CT 有利于甲状旁腺的准确定位和定性。

三、适 应 证

1. 甲状旁腺功能亢进或增生的辅助诊断。
2. 甲状旁腺瘤的定位诊断。

四、图 像 分 析

功能正常的甲状旁腺不显影。双时相法显像仅见甲状腺显影,颈部无异常浓聚灶;甲状旁腺功能亢进或组织增生时可见病变处显像剂分布异常浓聚。

五、临 床 应 用

1. 甲状旁腺腺瘤或增生的辅助诊断　原发性甲状旁腺功能亢进时,多为单发的甲状旁腺腺瘤(约 80%)或主细胞增生(约 1.5%)引起。腺瘤多位于甲状腺内,亦可在纵隔、气管和食管间、颌下等甲状腺以外部位。显像时如颈部未发现异常浓聚灶,而临床又高度怀疑 HPT 时,应扩大显像范围,以免漏诊。继发性甲状旁腺功能亢进时,通常四个腺体均增大而显影。

此外,^{11}C-MET 作为一种新型正电子显像剂,具有极高的临床应用价值,有研究比较 ^{11}C-MET PET 与双时相 ^{99m}Tc-MIBI 的敏感性,发现对原发性甲状旁腺功能亢进诊断的敏感性为 94%,继发性甲状旁腺功能亢进敏感性为 70%,而 ^{99m}Tc-MIBI 总体敏感性为 50%,表明 ^{11}C-MET PET 是一种非常有前途的新方法,可作为对 ^{99m}Tc-MIBI 显像的有力补充。

Notes

2. 甲状旁腺腺癌　约有 2% 的原发性甲状旁腺功能亢进症可由甲状旁腺癌引起,从核素显像上不易与腺瘤相鉴别,诊断时须与临床相结合。

第三节　肾上腺髓质显像

一、显像原理

间位碘代苄胍(metaiodobenzylguanidine,MIBG)是肾上腺素能神经元阻滞剂溴苄胺和胍乙啶的类似物,也是去甲肾上腺素(norepinephrine,NE)的功能类似物。经静脉注射的肾上腺髓质显像剂 ^{131}I-MIBG 或 ^{123}I-MIBG 可进入肾上腺髓质细胞的嗜铬储存囊泡(chromaffin storage vesicles)内而浓聚于肾上腺髓质;在肾上腺素能神经(adrenergic nerves)末梢,^{131}I-MIBG 或 ^{123}I-MIBG 可通过再摄取(reuptake)进入其儿茶酚胺储存囊泡(catecholamine storage vesicles)而浓聚于富含交感神经组织或病变中。应用 γ 照相机或 SPECT 可进行肾上腺髓质显像(adrenal medullary imaging),使富含交感神经组织或病变显像,为嗜铬细胞瘤、肾上腺髓质增生等病变的定性诊断和功能判断,特别是肾上腺髓质以外的嗜铬细胞瘤的定位诊断、恶性嗜铬细胞瘤转移范围的确定和疗效观察等提供了简便、有效的手段,尤其是全身显像更是核医学检查的独特优点。

此外,^{18}F-FDG PET 可用于肾上腺皮质肿瘤的良恶性鉴别,肾上腺皮质癌表现为明显的显像剂摄取,而良性病变则无明显摄取。

二、显像方法

1. 患者准备　检查前 3 天至检查结束,口服复方碘溶液,每次 5~10 滴,每日 3 次,封闭甲状腺。1~3 周前停用阻断或减少 MIBG 摄取的药物,如三环抑郁剂(tricyclic antidepressants)、可卡因(cocaine)、酚噻嗪(phenothiazine)、利舍平(reserpine)等;停用加速储存囊泡排空(depletion)MIBG 的药物,如伪麻黄碱(pseudoephedrine)、新福林(phenylephrine)等。

2. 显像方法　应用 ^{131}I-MIBG 显像剂时,静脉缓慢注射(>30 秒)^{131}I-MIBG 18.5~74.0MBq。注药过程中注意患者的不良反应。注射后 24、48 小时,必要时 72 小时行后位和前位显像,范围包括头部、胸部、腹部和骨盆,对疑有肾上腺外或恶性嗜铬细胞瘤时,应进行全身显像。配置高能平行孔准直器,能峰 364keV,窗宽 20%~30%,矩阵 64×64 或 128×128,计数至少采集 100k/帧。应用 ^{123}I-MIBG 显像剂时,静脉缓慢注射(>30 秒)^{123}I-MIBG 111~370MBq。注射后 3、18、48 小时,必要时进行 72 小时后位及前位显像;注药过程中注意患者的不良反应。平面显像范围同 ^{131}I-MIBG 显像。配置低能平行孔准直器,能峰 159keV,窗宽 20%~30%,矩阵 64×64 或 128×128,计数至少采集 500k/帧。对于平面显像有可疑病灶者,最好加做肾上腺断层显像,矩阵 64×64,探头旋转 360°,共采集 64 帧,20~30 秒/帧。

三、适应证

1. 嗜铬细胞瘤(pheochromocytoma)的定位诊断。

2. 嗜铬细胞瘤转移范围的确定和疗效观察。

3. 成神经节细胞瘤(neuroblastoma)及其他神经内分泌肿瘤(neuroendocrine tumor),如甲状腺髓样癌、Sipple 综合征(患者同时发生甲状腺髓样癌、肾上腺嗜铬细胞瘤、甲状旁腺肿瘤)的诊断。

4. 肾上腺病变的定性诊断和功能判断。

四、图像分析

正常情况下肾上腺髓质不显影或稀疏显示。^{123}I 或 ^{131}I-MIBG 静脉注射后部分由肾脏和肝胆

Notes

排泄(图 12-18),部分经唾液腺分泌进入肠道。因此,正常情况下,交感神经分布丰富的组织如唾液腺、心肌等显影,或显像剂代谢和排泄的途径如肝脏、肠道、膀胱可显影。尽管检查前和检查期间受检者服用碘剂封闭甲状腺,但甲状腺有时也可显影。^{123}I-MIBG 和 ^{131}I-MIBG 两种显像剂的显像结果基本一致,但 ^{123}I-MIBG 得图像质量优于 ^{131}I-MIBG。

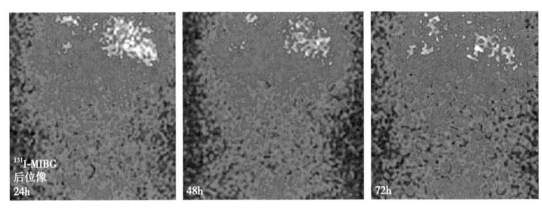

图 12-18　正常肾上腺髓质 ^{131}I-MIBG 显像图
注药后 24、48 及 72 小时后前位显像见双侧肾上腺未显影,肝脏及心脏显像剂生理性摄取

五、临 床 应 用

1. 嗜铬细胞瘤　^{123}I 或 ^{131}I-MIBG 可明显浓聚于嗜铬细胞瘤组织,一般注射 ^{131}I-MIBG 后 24 小时肿瘤即可显影(图 12-19),随着本底的降低,影像会更加清晰,其灵敏度为 85.5%~88.9%,特异性为 97.1%~100%,准确性为 89.5%。肾上腺髓质显像为肾上腺嗜铬细胞瘤,特别是肾上腺髓质以外的嗜铬细胞瘤定位诊断提供了简便、有效的手段,尤其是全身显像更是核医学检查的独特优点。

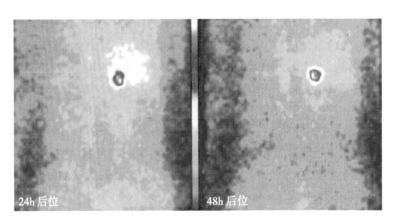

图 12-19　右侧肾上腺嗜铬细胞瘤 ^{131}I-MIBG 显像图
24 小时(左)、48 小时(右)显像见病变有明显的显像剂浓聚

　　成人嗜铬细胞瘤约 20%~25% 位于肾上腺外,儿童约 30% 位于肾上腺外。肾上腺外嗜铬细胞瘤几乎可见于身体的各个部位,较常见的部位为胸、腹部大动脉旁,其他如膀胱、颈动脉、心脏周边等。嗜铬细胞瘤的准确定性和定位对于有效的治疗至关重要。当病变组织摄取显像剂较强时,心肌可不显影,这一征象可作为诊断嗜铬细胞瘤的间接依据。嗜铬细胞瘤也能表达生长抑素受体,^{111}In-奥曲肽显像比 ^{131}I-MIBG 能更好地发现肾上腺外的嗜铬细胞瘤,但对肾上腺内的肿瘤 MIBG 显像更有优势。此外,^{18}F-FDG、^{11}C-羟基麻黄碱(HED)、^{11}C-肾上腺素、6-^{18}F-多巴胺等药物也可应用嗜铬细胞瘤诊断,其中 ^{18}F-FDG 应用最广。6-^{18}F-多巴胺 PET 显像可较特异的

Notes

诊断嗜铬细胞瘤,其敏感性、特异性都很高,且副作用小、分辨率高。

2. **恶性嗜铬细胞瘤** 约 10% 的嗜铬细胞瘤为恶性,通常在早期即可转移至肝、骨、肺、淋巴结等处。^{123}I-MIBG 和 ^{131}I-MIBG 局部和全身显像可确定恶性嗜铬细胞瘤转移范围(图 12-20)。在治疗中,利用 ^{131}I 发射的 β 射线可以达到有效的内照射治疗的目的。通过显像可判断其摄取 ^{131}I-MIBG 的能力,并观察其疗效。^{18}F-FDG 代谢显像能对肿物的良恶性鉴别提供帮助,对可疑恶性的肾上腺肿物,^{18}F-FDG PET 诊断的敏感性为 100%,特异性为 94%,准确性为 96%。

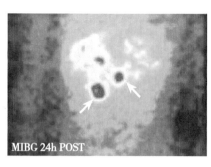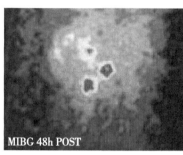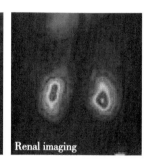

图 12-20　1 例恶性嗜铬细胞瘤术后复发患者 ^{131}I-MIBG 显像图

图像分别为注射 ^{131}I-MIBG 后 24 小时(左)、48 小时(中)和 ^{99m}Tc-DTPA 肾显像(右)。24 小时和 48 小时后位相均可见左侧肾上腺区及中腹部(箭头所示位置)显像剂分布浓聚灶,提示恶性嗜铬细胞瘤复发及转移

3. **肾上腺髓质增生** 一般注射 ^{131}I-MIBG 48 小时后出现双侧肾上腺髓质显影清晰,提示肾上腺髓质功能增强,有时也可呈单侧肾上腺显影(图 12-21)。

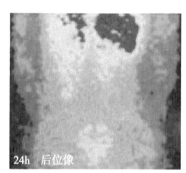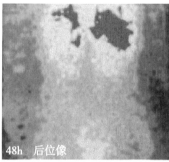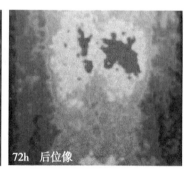

图 12-21　双侧肾上腺髓质增生 ^{131}I-MIBG 显像图

注药后 48 小时后显像见双侧肾上腺髓质显影,延迟显像至 72 小时,双侧肾上腺髓质显影更清晰,考虑为肾上腺髓质功能增强

4. **成神经细胞瘤** ^{131}I-MIBG 显像的敏感性为 81.3%(13/16),特异性为 100%(9/9),准确性为 89.5%(22/25)。另外,在副神经节细胞瘤、甲状腺髓样癌、Sipple 综合征等肿瘤的诊断中 ^{123}I 或 ^{131}I-MIBG 显像也有较高的价值。

小　结

　　本章重点介绍了核医学在甲状腺、甲状旁腺、肾上腺等器官的疾病诊断、治疗中应用的基本知识及研究进展。重点阐述甲状腺激素及其自身抗体的检测、甲状腺功能测定、甲状腺显像在甲亢以及甲减的诊断及疗效评价,TGAb、TMAb、TPOAb 检测对自身免疫性甲状腺疾病的诊断和鉴别诊断、预后判断。甲状腺摄 ^{131}I 试验可用于甲亢以及甲减的辅助诊断,还可用于亚急性甲状腺炎的鉴别诊断,目前最多用在甲亢 ^{131}I 治疗剂量的计算。甲状腺显像不仅反映甲状腺的解剖形态,更重要的是反映了其功能状况和在 ^{131}I 治疗前估计甲状腺重量,在判断甲状腺结节是“热结节”、“温结节”、“凉结节”、“冷结节”,提示结节的病变性质有帮助。另外,还可用 ^{201}T1、^{99m}Tc-MIBI 等亲肿瘤显像进行甲状腺肿瘤诊断。应用 ^{201}Tl、^{99m}Tc-MIBI 甲状旁腺显像用于甲状旁腺功能亢进诊断。^{123}I 或 ^{131}I-MIBG 肾上腺髓质显像对于嗜铬细胞瘤的定位诊断、转移范围的确定和疗效观察有着较高的临床价值。

(李亚明)

参考文献

1. Takasu N,Yamashiro K,Komiya I,et al. Remission of Graves' hyperthyroidism predicted by smooth decreases of thyroid-stimulating antibody and thyrotropin-binding inhibitor immunoglobulin during antithyroid drug treatment. Thyroid,2000,10(10):891-896.

2. Uchimura H. Thyroid function tests. Rinsho Byori,2001,49(4):319-324.

3. 田蓉,匡安仁,卫仕,等 . 分化型甲状腺癌患者 ^{131}I 治疗后全身显像的临床价值 . 中华核医学杂志,2000,20(4):162-164.

4. Bagis T,Gokcel A,Saygili ES. Autoimmune thyroid disease in pregnancy and the postpartum period relationship to spontaneous abortion. Thyroid,2001,11(11):1049-1053.

5. 蒋宁一 . 核素显像在甲状腺疾病诊断中的应用 . 中国临床医学影像杂志,2008,19(10):730-732.

6. Bozkurt MF,Uğur O,Banti E,et al. Functional nuclear medicine imaging of medullary thyroid cancer. Nucl Med Commun,2008,29(11):934-942.

7. Rutherford GC,Franc B,O'Connor A. Nuclear medicine in the assessment of differentiated thyroid cancer. Clin Radiol,2008,63(4):453-463.

8. Kettle AG,O'Doherty MJ. Parathyroid imaging:how good is it and how should it be done.Semin Nucl Med,2006,36(3):206-211.

9. Hindié E,Ugur O,Fuster D,et al. 2009 EANM parathyroid guidelines. Eur J Nucl Med Mol Imaging,2009,36(7):1201-1216.

10. Gross MD,Avram A,Fig LM,et al. Contemporary adrenal scintigraphy. Eur J Nucl Med Mol Imaging,2007,34(4):547-557.

Notes

第十三章 肿 瘤 显 像

恶性肿瘤是人类疾病最常见的致死原因之一。2010 年全国登记地区恶性肿瘤发病病例 315.7 万例,其中男性发病率为 274.69/10 万,女性发病率为 197.24/10 万。按寿命 74 岁计算,中国人一生中罹患肿瘤的累积风险为 26.15%(男性)和 16.82%(女性)。由于恶性肿瘤的发生机制极其复杂,至今尚无诊疗良策,严重威胁人类生存与健康。如 1990 年全国肿瘤死亡率抽样调查的结果,我国无论城乡恶性肿瘤均占常见死因的第二位。目前认为,恶性肿瘤的发生是由于机体细胞受到各种内、外界刺激因素(包括遗传、物理、化学及生物因素等)影响后,正常细胞基因组变得不稳定,其结构和功能发生改变,从而使细胞发生恶性转化。在细胞发生恶性转换的过程中,可能涉及机体各种正常生理、病理反应系统中各种调节因子、信号通路的调节和参与,包括炎症反应、免疫反应、神经调节等等。尽管恶性肿瘤发生各不相同,但均具有一些基本特征。包括:自我增殖(self-sufficiency in growth signals),抗增殖信号耐受(insensitivity to antigrowth signals),细胞死亡耐受(resisting cell death),无限复制能力(limitless replicative potential),持续的血管生成能力(sustained angiogenesis),组织侵袭和转移能力(tissue invasion and metastasis),免疫逃避能力(avoiding immune destruction),促进肿瘤的炎症(tumor promotion inflammation),细胞能量代谢异常(deregulating cellular energetics),基因组不稳定和突变(genome instability and mutation)等等。

核医学分子影像(nuclear medicine and molecular imaging),是通过示踪技术对疾病进行无创伤性诊断的一种显像方法,具有探测灵敏度高、无创伤、反映机体生理或病理功能等特点。作为现代医学影像的新技术,通过运用影像学手段显示组织、细胞和亚细胞水平的特定分子,反映活体状态下分子水平的动态变化,对其生物学行为在影像方面进行定性和定量研究。随着肿瘤分子生物学研究和计算机科学等技术的发展,特别是融合显像仪器的问世,如 PET/CT、PET/MRI、SPECT/CT 等融合显像设备的商品化与普及应用,使核医学分子显像对恶性肿瘤细胞某些基本特征的阐述成为临床核医学的一个重要内容。目前,以 ^{18}F-FDG PET/CT 为代表的分子影像学技术已在临床推广应用,并成为连接分子生物学等基础学科与现代临床医学的重要桥梁,对现代和未来医学模式产生了革命性影响。

第一节 PET/CT 显像

正电子核素在衰变过程中发射正电子,这种正电子在组织中运行很短距离后,即与周围物质中的电子相互作用,发生湮没辐射,发射出方向相反、能量相等(511keV)的两个光子。正电子发射型电子计算机断层(positron emission computed tomography,PET)是采用一系列成对的互成 180 度排列并与符合线路相连的探测器来探测湮没辐射光子,从而获得机体内正电子核素的断层分布图,显示病变的位置、形态、大小、代谢、功能及分子生物学表现等,评估疾病演变,早期诊断并指导治疗。常用的正电子核素如 ^{11}C、^{13}N、^{15}O、^{18}F 等多为机体组成的基本元素的同位素,临床应用较为广泛,这些核素标记的某些代谢底物、药物或生物活性物质不改变标记物本身的生物学性质,使其具有类似的生理与生化特性,可灵敏地揭示活体组织的代谢与生物功能。

PET/CT 是集 PET 和 CT 为一体的融合性显像设备,能同时显示靶器官细微的组织结构和生化与代谢变化、受体分布与基因表达等。同机 CT 不仅可以提供局部组织的解剖结构定位,弥补 PET 图像定位不清的缺陷,而且可以对 PET 图像进行衰减校正,获得显像剂分布精确的定量信息,并能提供更为丰富的辅助诊断支持。目前,PET/CT 已经逐渐取代 PET 显像设备,成为临床最重要的分子影像设备之一。

一、^{18}F-FDG 显像

1930 年,Wargburg 在实验室里发现,大部分肿瘤细胞即使在有氧情况下仍然以糖酵解为主的能量获取模式,并命名为"Wargburg 效应"。这也是 ^{18}F-FDG PET(PET/CT)显像在肿瘤学中应用的理论基础。而随着近年来对"Wargburg 效应"的分子机制研究进展,目前认为"Wargburg 效应"也是肿瘤细胞代谢重组的特征性标志物之一。

1. 显像原理　^{18}F-2- 氟 -2- 脱氧 -D- 葡萄糖(2-fluorine-18-fluoro-2-deoxy-D-glucose,^{18}F-FDG)是一种与天然葡萄糖结构相类似的放射性核素标记化合物,放射性的 ^{18}F 原子取代天然葡萄糖结构中与 2 号碳原子相连的羟基后形成,可示踪葡萄糖摄取和第一步磷酸化过程。^{18}F-FDG 与天然葡萄糖一样,进入细胞外液后能够被细胞膜的葡萄糖转运蛋白(Glu)识别跨膜转运到细胞液内,被己糖激酶(hexokinase)磷酸化生成 ^{18}F-FDG-6-PO$_4$。与天然葡萄糖磷酸化生成 6- 磷酸葡萄糖相类似,磷酸化的 ^{18}F-FDG 获得极性后不能自由出入细胞膜;但与 6- 磷酸葡萄糖不同的是 ^{18}F-FDG-6-PO$_4$ 并不能被磷酸果糖激酶所识别进入糖酵解途径的下一个反应过程,而只能滞留在细胞内。通过 PET/CT 成像后,可反映机体器官、组织和细胞利用葡萄糖的分布和摄取水平(图 13-1)。

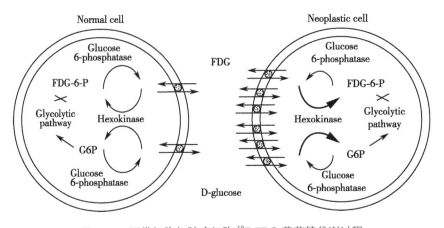

图 13-1　正常细胞与肿瘤细胞 ^{18}F-FDG 葡萄糖代谢过程

大部分肿瘤病理类型如非小细胞肺癌、结直肠癌、恶性淋巴瘤等在 ^{18}F-FDG PET/CT 影像中均显示为高摄取(阳性)占位灶。但部分低级别胶质瘤、黏液腺癌、支气管肺泡癌、原发性肝细胞癌、肾透明细胞癌及部分前列腺癌也可以表现为低摄取 ^{18}F-FDG 占位灶。其主要原因可能与葡萄糖转运蛋白表达水平较低、去磷酸化水平较高、肿瘤组织中肿瘤细胞数量较少等因素有关。

在正常生理和良性病理改变情况下,一些细胞也可以糖酵解为主要代谢模式满足其行使生物功能所需要能量,在 ^{18}F-FDG PET/CT 影像中显示为高摄取。如红细胞、神经元细胞在生理状态下,骨骼肌细胞在剧烈运动状态下,心肌细胞在缺血、缺氧状态下,脂肪细胞在受到寒冷、紧张等刺激等等。另外,由于淋巴细胞、单核细胞等炎症细胞在行使其吞噬功能时,其能量代谢也是以无氧糖酵解模式为主,因此感染、肉芽肿等炎症病变、增生性病变以及一些良性肿瘤等非恶性病理改变在 ^{18}F-FDG PET/CT 影像中也可以表现为高摄取灶。这些现象限制了 ^{18}F-FDG PET/CT

Notes

在恶性肿瘤鉴别诊断中的应用价值。因此,在临床实践中并不能仅通过 ^{18}F-FDG PET/CT 影像中 ^{18}F-FDG 摄取的高低来鉴别病灶的良恶性,还需要结合病灶的 CT 影像改变及临床,甚至直接获取病理才能进行恶性肿瘤的鉴别诊断。

2. 适应证

(1) 肿瘤的临床分期及治疗后再分期。

(2) 肿瘤治疗过程中的疗效监测和治疗后的疗效评价。

(3) 肿瘤的良、恶性鉴别诊断。

(4) 肿瘤患者随访过程中监测肿瘤复发及转移。

(5) 肿瘤治疗后残余与治疗后纤维化或坏死的鉴别。

(6) 已发现肿瘤转移而临床需要寻找原发灶。

(7) 不明原因发热、副癌综合征、肿瘤标志物异常升高患者的肿瘤探测。

(8) 指导放疗计划,提供有关肿瘤生物靶容积的信息。

(9) 指导临床选择有价值的活检部位或介入治疗定位。

(10) 肿瘤高危因素人群的肿瘤筛查。

(11) 恶性肿瘤的预后评估及生物学特征评价。

(12) 肿瘤治疗新药与新技术的客观评价。

3. 显像程序

(1) 显像前准备

1) 基础状态:患者应该能够具备仰卧 30 分钟以上能力,药物注射前后应保持安静、光线暗淡的房间,坐位或卧位保持肌肉松弛。疼痛不能耐受者应在显像前给予患者镇痛剂;具有帕金森病、躁狂症等神经精神疾病影响平卧能力患者,需要显像应在药物控制后方可进行;急性衰竭患者、怀疑急性心肌梗死患者需要显像时,必须在专科医师严格监护下进行。

2) 血糖控制:患者通过禁食(或根据前次就餐种类空腹至少 4~6 小时以上)和禁饮含糖饮料,控制血糖水平在显像药物注射前 <12.0mmol/L;血糖过高应重新安排,或通过注射短效胰岛素减少血糖水平,在胰岛素注射后 2 小时后重新测定,<12.0mmol/L 方可注射显像药物,否则建议专科医师对患者血糖进行控制后择日进行显像。

3) 应激情况:由于运动、紧张或寒冷等刺激可造成受检者机体处于应激状态,出现肌肉紧张、脂肪动员等生理性反应。患者候诊注射间温度应该控制在 24~26℃左右,避免患者在寒冷环境中长时间滞留;注射显像药物前后应禁止肌肉过度运动(如频繁说话、嚼口香糖等),必要时可给予 5~10mg 地西泮减少肌肉摄取。

4) 造影剂使用:对怀疑有胃部疾病患者,可于显像前 10~20 分钟服用低剂量(1%)口服照影剂 500ml;对怀疑下消化道疾病患者,显像前 1 小时可常规服用口服照影剂 1000~1500ml;对怀疑有头颈部肿瘤疾病患者,可使用静脉造影剂(碘造影剂过敏、肾脏疾病除外)。

5) 呼吸准备:应嘱咐患者保存平稳呼吸进行 CT 采集,尽量减少图像融合误差所引起的伪影。

6) 其他准备:在图像采集前,应该排空膀胱,限制对肾收集系统和膀胱的辐射剂量;尽可能清除患者的金属物体,以免产生硬化伪影。

7) 询问过去史,包括恶性肿瘤的类型和位置,诊断和处理的日期(活检结果、手术、辐射、化疗及骨髓刺激因子及类固醇等药物使用)和目前的治疗手段。

(2) 图像采集

1) 注射显像剂:显像药物应该在患侧的对侧进行注射,按体重计算,一般注射剂量为 3.7~5.55MBq(0.1~0.15mCi)/kg;图像采集应该在显像剂注射后 60~90 分钟内进行。

2) 确定采集体位:一般采取仰卧位。手臂最好抬高在头顶上,手臂放在两边可以产生 X 线硬化伪影;对于头颈部显像,手臂应该置于两边。

3)确定采集视野:常规体部采集视野必须至少包括从颅底到股骨上 1/3 段;怀疑全身骨转移或患者存在肢体远端病灶需要鉴别时,采集视野可延伸到足底;局部采集根据临床需要进行。

4)CT 定位和采集:常规使用 CT 定位扫描后,进行 CT 螺旋采集获得全身或局部断层图像。由于低剂量 CT 采集方法足以用于 PET 图像衰减及病灶定位,CT 采集应使用较低的毫安 / 秒设置,减少患者辐射剂量;如需要应用诊断 CT,可以在 PET 采集后再进行,建议使用标准的 CT 毫安 / 秒设置。

5)PET 采集:由于显像设备型号不同,探头采集计数的灵敏度不同,每个床位采集时间可以不同,一般在 2~5 分钟左右;PET 采集部位应该与 CT 扫描位置完全相同;采集模式可应用 2D 或 3D 采集模式;重建参数常规使用 OSEM。

6)图像融合:常规使用图像融合软件对采集 CT 图像和 PET 图像进行融合显示。典型的图像融合软件包应提供排列 CT 图像、^{18}F-FDG PET 图像和在横断面、冠状面和矢状面的融合图像以及最大密度投影图像(MIP),并可进行 3D 电影模式显示。需要时可同时显示具有或者没有衰减校正的 ^{18}F-FDG PET 图像。

7)延迟显像:由于大部分肿瘤细胞的摄取平台时间可延迟到药物注射后 2 小时以上,临床必要时可进行延迟显像。延迟显像时间可在药物注射后 2~4 小时内进行,图像采集模式参照局部采集方案。

8)动态采集:当需要对图像进行绝对定量分析时,需要采取动态采集模式。采集程序一般为采用床旁注射显像剂后立刻进行,图像分析需采用特殊处理软件。

(3)图像分析

1)定性分析:通过视觉对显示图像中 ^{18}F-FDG 的摄取程度进行分析的一种方法。可对采集图像的质量、异常 ^{18}F-FDG 摄取的位置、程度以及图像融合的精确性等进行初步判断。

2)定量分析:半定量分析方法可以使用肿瘤 / 非肿瘤组织的 ^{18}F-FDG 摄取比值(T/NT)和标准化摄取值(standardized uptake value,SUV)两种方式。临床常规采取 SUV 估计 ^{18}F-FDG 的摄取程度。

标准化摄取值:包括平均 SUV、最大 SUV。SUV 描述的是 ^{18}F-FDG 在肿瘤组织与正常组织中摄取的情况,SUV 越高,则恶性肿瘤的可能性越大。SUV 的计算公式如下:

$$SUV = \frac{局部感兴趣区平均放射性活度(MBq/ml)}{注入放射性活度(MBq)/体重(g)}$$

(4)图像判断

1)正常图像:静脉注射显像剂 ^{18}F-FDG 后 1 小时全身各脏器组织均可呈现一定的显像剂分布(图 13-2)。约 70% 的 ^{18}F-FDG 分布于全身各脏器,其余经泌尿系统等排泄。

头颈部:大脑灰质、基底节中的灰质核团、丘脑及小脑灰质部分均呈现较高的显像剂摄取;大脑白质和脑室部分呈现较低甚至无显像剂摄取分布。腭扁桃体、腺样增殖体及棕色脂肪也可呈现不同程度的显像剂摄取分布。正常的腮腺、颌下腺及甲状腺等有时也可呈现轻 - 中度弥漫性的显像剂摄取。由于运动或紧张,眼部肌肉,声带,咬肌,舌肌等面部肌肉,胸锁乳突肌、椎前肌等颈部肌肉经常可出现较高的显像剂摄取(图 13-3)。

胸部:心肌组织在不同的生理状态下,可呈现不同程度的显像剂摄取(图 13-4);纵隔内由于大血管内含大量血液可呈现轻度显像剂分布。正常肺组织含有大量气体,一般呈现低摄取分布图像;肺门淋巴结特别是老年人经常可以见到不同程度的摄取;未完全退化的胸腺组织、具有分泌功能的乳腺及正常食管也常见到轻度显像剂摄取分布。

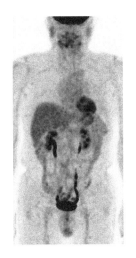

图 13-2　正常人体 ^{18}F-FDG 全身分布情况

Notes

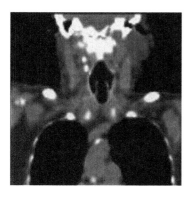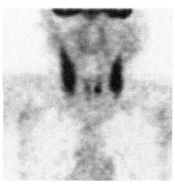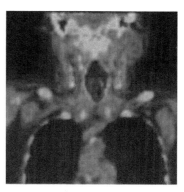

图 13-3　双侧胸锁乳突肌紧张性摄取

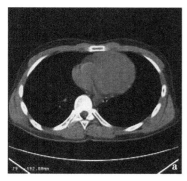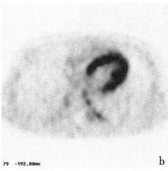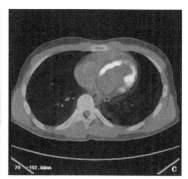

图 13-4　心肌组织生理性摄取

a:CT 影像;b:PET 影像;c:PET/CT 融合影像

腹部:胃及肠道可见不同程度的显像剂摄取,呈连续性,与消化道走行一致。肝脏通常呈弥漫性轻 - 中度摄取,边界较为清晰;脾脏也可呈现轻度弥漫性分布,但一般较肝脏的显像剂摄取要低(图 13-5)。

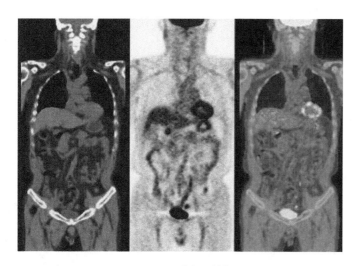

图 13-5　肠道生理性摄取

盆腔:由于 ^{18}F-FDG 经肾脏滤过后,不能经肾小管再回收。因此,肾脏、输尿管和膀胱均可呈现较高的显像剂分布(尿液滞留)。前列腺一般呈现较低的显像剂摄取;子宫及卵巢由于女性生理周期的影响,经常在图像中见到不同程度的显像剂摄取(图 13-6)。

2) 异常图像:在排除正常生理性摄取外,出现局灶性的异常葡萄糖高代谢病灶均可以视其为异常病灶。主要包括:

Notes

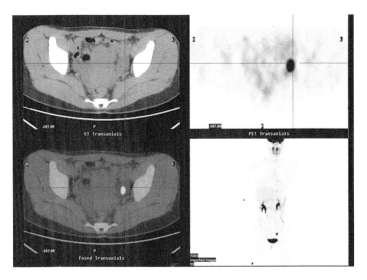

图 13-6　左侧卵巢生理性摄取

恶性肿瘤：大部分恶性肿瘤在图像中表现为局灶性、较高的显像剂摄取。少部分恶性肿瘤由于葡萄糖转运蛋白表达水平较低、去磷酸化水平较高、肿瘤组织中肿瘤细胞数量较少等因素，在图像中可表现较低甚至无显像剂摄取。如黏液腺癌、支气管肺泡癌、原发性高分化肝细胞癌、肾透明细胞癌及高级别前列腺癌等（图 13-7）。

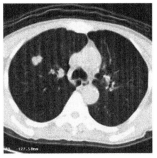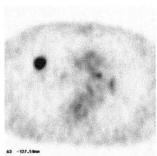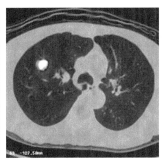

图 13-7　非小细胞肺癌（右肺）

肿瘤样病变：部分良性肿瘤在 ^{18}F-FDG PET/CT 图像中也可表现较高的显像剂摄取。如甲状腺乳头状瘤、腮腺肿瘤（Warthin 瘤、多晶体腺瘤）、结肠腺瘤样息肉和茸毛腺瘤以及平滑肌瘤等。这些肿瘤样病变有时与早期恶性肿瘤病灶很容易相混淆，在临床实践中必须加以注意（图 13-8）。

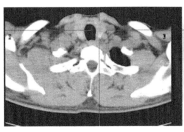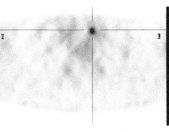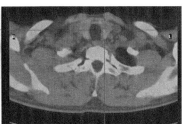

图 13-8　甲状腺乳头状瘤（左）

炎症：各种原因（如手术、放疗或感染）等引起的急性炎症、以肉芽组织增生为主的炎症如结节病，真菌性疾病或结核性疾病等；以及由于免疫异常等所致的慢性炎症疾病如溃疡性结肠炎、全身淋巴结病等在 ^{18}F-FDG PET/CT 图像中也可表现较高的显像剂摄取。这些炎症性疾病由于

Notes

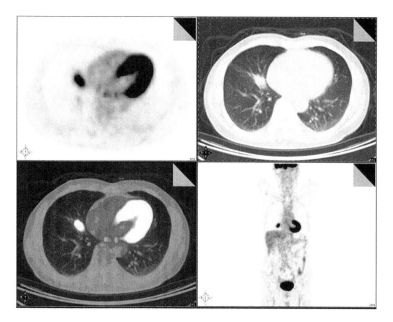

图 13-9 右肺中叶炎症

与恶性肿瘤具有相类似的结构性改变和代谢改变,有时很难通过 ^{18}F-FDG PET/CT 以鉴别,常需要结合患者的具体病史、实验室检查甚至是组织病理学表现联合诊断(图 13-9)。

二、其他正电子药物 PET 显像

(一) 核苷酸代谢显像

较常用的核酸类代谢显像剂包括 ^{11}C- 胸腺嘧啶(^{11}C-TdR)和 ^{18}F- 氟胸腺嘧啶(3′-deoxy-3′-F-fluorothymidine,^{18}F-FLT)。这类显像剂能参与核酸的合成,可反映细胞分裂繁殖速度。

^{18}F-FLT(3′- 脱氧 -3′-^{18}F- 氟代胸腺嘧啶)是一种胸腺嘧啶类似物,能够和胸腺嘧啶一样进入细胞内,并被细胞质内的人胸腺激酶 -1(thymidine kinase-1,TK-1)磷酸化,但由于 3′ 端氟原子的置换,其磷酸化后的代谢产物不能进一步参与 DNA 的合成,也不能通过细胞膜返回到组织液而滞留在细胞内,因而有利于肿瘤显像。^{18}F-FLT 是 TK-1 的底物,其摄取依赖于 TK-1 的活性,因此可进行细胞增殖显像,能较准确地评估肿瘤细胞 DNA 的合成和细胞增殖活性。一组恶性淋巴瘤显像发现,大部分患者的肿瘤 SUV 值与其增殖指数密切相关,说明 ^{18}F-FLT 不仅可以用于恶性淋巴瘤的诊断和分期,而且同时可以评价肿瘤的增殖性。

^{18}F-FLT 是具有应用前景的肿瘤 PET 显像剂,可用于对肿瘤进行良恶性鉴别、疗效评估和预后判断。有学者应用 ^{18}F-FDG、^{18}F-FLT 及 ^{11}C- 蛋氨酸三种 PET 显像剂研究在肿瘤放疗后残余病灶局部复发中的价值。结果发现胸腺嘧啶及蛋氨酸主要被存活癌细胞摄取,而 ^{18}F-FDG 同时还被梗死灶中的巨噬细胞摄取,说明肿瘤放疗后残余病灶中若存在大片梗死区时,^{18}F-FLT 和 ^{11}C- 蛋氨酸比 ^{18}F-FDG 可以更好地评价局部复发。^{18}F-FLT 较 ^{18}F-FDG 在炎性病灶中聚集更少,这有利于 ^{18}F-FLT 显像时肿瘤与炎症的鉴别诊断;许多临床经验报道 ^{18}F-FLT 在帮助鉴别 ^{18}F-FDG 的假阳性显像中有重要价值。

^{18}F-FLT 在脑胶质瘤的诊断和分级中有重要意义。研究表明:^{18}F-FLT 在无侵袭性的胶质瘤分级方面优于 ^{11}C-MET,但可能并不适用于复发的低级别胶质瘤的评估和诊断。^{18}F-FLT 可特异性的被增殖组织摄取,而成人的脑细胞或炎症组织分裂增殖活性低,摄取 ^{18}F-FLT 较低,所以可用于鉴别脑胶质瘤放疗后的炎症和肿瘤复发。在预测胶质瘤临床疗效的研究中发现,复发的高级别胶质瘤经治疗后的疗效及生存率可通过 ^{18}F-FLT PET 的标准化摄取值(SUV)的变化情况进行评价。Rueger 等研究发现,^{18}F-FLT 的摄取于肿瘤基因表达有关,且其在治疗后早期(3 天)即

Notes

可进行评估,有助于早期预测及评价治疗疗效。

^{18}F-FLT 对非小细胞肺癌的诊断很有价值。国内多中心研究发现,^{18}F-FLT 特异性较高、假阳性较低,提示在 NSCLC 的鉴别诊断及分期中具有相应的优势。但也发现 ^{18}F-FLT 仍有 6.5% 的患者淋巴结存在假阳性(分期过高)。^{18}F-FLT 产生假阳性的原因目前尚不清楚。病理检查显示在 ^{18}F-FLT PET/CT 产生假阳性的淋巴结内存在炎性反应和组织增生。有研究显示,^{18}F-FLT 的摄取与活跃的 DNA 合成有关。包括正在增殖的微生物,淋巴结内 B 淋巴细胞以及良性结节内的巨噬细胞也存在 FLT 的高摄取。因此,^{18}F-FLT 的敏感性较低、假阴性较高以及存在非肿瘤性摄取,故其在 NSCLC 的诊断与分期中不能取代 ^{18}F-FDG。

(二)乙酸盐代谢显像

^{11}C 标记的乙酸(^{11}C-acetate)最早被用于心脏有氧代谢研究和肾脏疾病的研究,目前则较多的应用于肿瘤显像。人们对肿瘤组织摄取 ^{11}C-acetate 的确切机制尚不十分清楚,目前认为乙酸盐可以进入肿瘤组织的脂质池中,进行低氧代谢以及脂质高合成,肿瘤组织中的浓聚可能与肿瘤组织中脂肪合成增加有关,细胞摄取乙酸盐的量与脂肪合成与磷脂酶形成呈正相关,当肿瘤细胞生长旺盛时,其细胞内的脂肪代谢活跃。还有研究者认为肿瘤摄取乙酸盐主要参与到三羧酸代谢循环中,反映细胞内有氧代谢情况(图 13-10)。

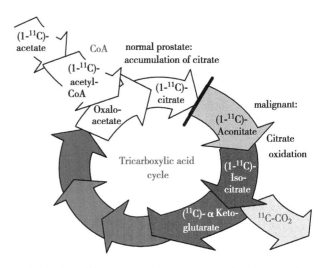

图 13-10 ^{11}C-acetate 在前列腺癌细胞中的代谢机制

有研究者对原发性前列腺癌患者进行了 ^{11}C-acetate 和 ^{18}F-FDG 双核素显像的对比研究(22 例接受 ^{11}C-acetate 显像,其中 18 例接受 ^{18}F-FDG 显像),结果发现 22 例原发性前列腺癌患者中所有人的原发肿瘤都出现 ^{11}C-acetate 的浓聚,而 ^{18}F-FDG 仅检出了 18 例患者中的 15 例。^{11}C-acetate 同时发现了盆腔内所有转移淋巴结以及绝大部分远处骨转移灶,而 ^{18}F-FDG 的检出率明显较低。此外,研究也同时发现,FDG 的摄取与肿瘤分期相关,但乙酸盐的摄取多少与肿瘤临床分期并无直接关系。但是,也有研究者认为 ^{11}C-acetate 在鉴别前列腺良性增生与恶性病变方面存在较大局限,因为良性增生的前列腺也可能明显浓聚 ^{11}C-acetate。此后,Oyama 等探讨了 ^{11}C-acetate PET 显像在检测前列腺癌治疗后复发方面的价值,所有 46 例研究对象均为接受治疗后怀疑有复发的前列腺癌患者,比较 ^{11}C-acetate 和 ^{18}F-FDG 的诊断价值。结果显示:46 例受检者中有 27 例(59%)的 ^{11}C-acetate 结果为阳性,而 ^{18}F-FDG 仅有 8 例为阳性(17%)。根据影像学检查或活检证实或高度怀疑复发的患者中,14 例(30%)^{11}C-acetate 显像结果为阳性,而 ^{18}F-FDG 为阳性的仅有 4 例(9%);在血清 PSA>3ng/ml 的 22 例患者中,^{11}C-acetate 有 13 例(59%)为阳性,而血清 PSA≤3ng/ml 的 24 例患者中,只有 1 例(4%)的 ^{11}C-acetate 为阳性。上述研究结果显示,在检测前列腺癌复发中,^{11}C-acetate 显像的敏感性要明显高于 ^{18}F-FDG。除了在前列腺癌外,^{11}C-acetate 也可用于其他肿瘤显像,包括脑膜瘤、脑胶质瘤、鼻咽癌、肝癌、淋巴瘤、肺癌、结肠癌、卵巢癌和肾细胞癌等,但其诊断的价值尚需进一步研究证实。

由于 ^{18}F 具有较好的物理特性、更易于临床使用,近年来,人们开始进行 ^{18}F 标记乙酸盐的研究。^{18}F-acetate 在动物(前列腺癌模型大鼠)体内的生物学分布研究显示在注射药物 30min 后靶本底比值要高于 ^{11}C-acetate,^{18}F-acetate 所获得的图像质量要优于 ^{11}C-acetate 图像,两种显像剂在肝细胞肝癌患者诊断的敏感性和特异性均明显高于 CT 检查。

Notes

(三) 乏氧代谢显像

肿瘤乏氧显像在实体瘤中普遍存在,被认为是肿瘤进展及对治疗不敏感的关键因素。乏氧可通过诱导肿瘤产生乏氧诱导因子激活肿瘤细胞一系列基因、蛋白的合成和表达,如红细胞生成素、血管内皮生长因子、糖酵解过程中的特异性酶如乳酸脱氢酶 A、葡萄糖转运蛋白 -1,p53 以及编码诱导一氧化氮氧化合成酶和黄素氧化酶等,调控肿瘤细胞的生长、代谢、增殖、肿瘤血管生成、侵袭和转移,使肿瘤细胞在适应乏氧微环境的同时也具有独特的生物学行为。肿瘤的氧合状况是预测肿瘤疗效及评估肿瘤生物学行为的关键因子。

1. 硝基咪唑类显像剂　^{18}F-fluoromisonidazole(^{18}F-FMISO)是硝基咪唑衍生的显像剂,在 PET 显像中研究最为广泛,也是最先用于人体肿瘤乏氧检测的显像剂。乏氧细胞还原能力强,当具有电子亲和力的硝基咪唑主动扩散透过细胞脂膜,在细胞内硝基还原酶作用下,硝基被还原,还原产物与大分子物质不可逆结合,从而滞留在组织内。在正常氧水平下,硝基咪唑还原后立即被氧化复原成初始状态。^{18}F-FMISO 具有较高的乏氧特异性,在乏氧细胞中的结合率为正常含氧细胞的 28 倍。^{18}F-FMISO 在动物体内的生物学分布,以小肠、肝脏、肾脏较高,%ID/g 值分别为 0.4%,0.35%,0.33%,而在血液、脾、心脏、肺、肌肉、骨和脑组织中较低。

Eschmann 等对 26 例头颈部肿瘤和 14 例非小细胞肺癌并接受放疗的患者注射 ^{18}F-FMISO 后进行 15 分钟的动态采集和静态 PET 扫描,并随访 1 年。结果提示药物积聚型曲线、4 小时最大 SUV 值及高肿瘤 / 肌肉(T/Mu)或肿瘤 / 纵隔(T/Me)比值预示局部肿瘤易复发,肿瘤组织的 FMISO 动力学行为可预估肿瘤的复发情况。

目前此类化合物还有 ^{18}F-fluoroazomycin arabinoside(FAZA),^{18}F-fluoroetanidazole(FETA),^{124}I-iodo-azomycin-galactoside(IAZG)等,有望成为新的乏氧显像剂。

2. ^{64}Cu-ATSM 显像剂　具有代表性的为 ^{64}Cu-ATSM。尽管 Cu-ATSM(diacety-bis-N4-methylthiosenicarbazone)在细胞中潴留的机制不像 FMISO 那样清楚,但因其有较长的半衰期而应用于临床。Cu-ATSM 有着较高的膜通透性,故其摄取和洗脱较快,在注射后 20 分钟即可显像。

小动物肿瘤模型体内实验证实,Cu-ATSM 的摄取与氧分压呈正相关,当氧分压从 (28.61 ± 8.74)mmHg 降到(20.81 ± 7.54)mmHg,Cu-ATSM 的摄取明显增加 35%,而当氧分压升至 (45.88 ± 15.9)mmHg,Cu-ATSM 的摄取下降至对照组的 48%。在放射性活度曲线中,显示其乏氧组织中的显像剂潴留明显高于正常氧合组织。

Dehdashti 等先后对 14 例宫颈癌和 19 例非小细胞肺癌患者在开始治疗前进行 ^{60}Cu-ATSM PET 显像,预估肿瘤的治疗反应。结果显示,^{60}Cu-ATSM 乏氧显像可提供关于肿瘤的氧合状况从而预估肿瘤的生物学行为,预测治疗效果及患者预后。

(四) 氨基酸代谢显像

氨基酸参与蛋白质的合成、转运和调控,体内蛋白质合成的异常与多种肿瘤及神经精神疾病有关。恶性肿瘤细胞的氨基酸转运增强,这可能与细胞表面发生某种特殊变化有关。细胞恶变需要获得并且有效利用营养成分以维持其能量、蛋白质合成和细胞分裂,因此,氨基酸需求增加很可能是导致氨基酸转运增加的一个非特异性原因。蛋白质代谢中的两个主要步骤是氨基酸摄取和蛋白质合成。细胞恶变后,氨基酸转运率的增加可能比蛋白质合成增加更多,因为不少过程是作用于氨基酸转运而不是蛋白质合成,包括转氨基和甲基化作用。目前,较常用的有 L-甲基 -^{11}C- 蛋氨酸(^{11}C-methionine,^{11}C-MET),此外,L-1-^{11}C- 亮氨酸、L-^{11}C- 酪氨酸、L-^{11}C- 苯丙氨酸、L-1-^{11}C- 蛋氨酸、L-2-^{18}F- 酪氨酸、O-(2-^{18}F- 氟代乙基)-L- 酪氨酸(FET)、L-6-^{18}F- 氟代多巴(^{18}F-FDOPA)、L-4-^{18}F- 苯丙氨酸、^{11}C- 氨基异丙氨酸及 ^{13}N- 谷氨酸等也有应用。

1. ^{11}C- 蛋氨酸(^{11}C-MET)　^{11}C-MET 是氨基酸类化合物作为示踪剂用于 PET 显像的典型代表,能够在活体反映氨基酸的转运、代谢和蛋白质的合成。肿瘤细胞合成蛋白质作用增强,所有转运和利用氨基酸的能量增强;肿瘤组织摄取 ^{11}C-MET 与恶性程度相关并明显高于正常组织,

Notes

而且肿瘤细胞对蛋氨酸的摄取具有分子立体结构特异性,摄取 L- 蛋氨酸明显高于 D- 蛋氨酸。而某些肿瘤细胞转甲基通道(transmethylation pathways)活性增强,这是使用 ^{11}C-L- 蛋氨酸作为亲肿瘤显像剂的另一重要理论基础。^{11}C-MET 进入体内后在体内转运,可能参与体内蛋白质的合成,或转化为 5- 腺苷蛋氨酸作为甲基的供体。正常生理分布主要见于胰腺、唾液腺、肝脏和肾脏。^{11}C-MET 的时间 - 放射性曲线表明,静脉注射后 5 分钟左右,正常脑组织和肿瘤组织就能迅速摄取 MET,并且脑肿瘤组织标准化摄取值(SUV)明显高于正常组织,注射后 10 分钟,肿瘤 SUV 达到峰值,且稳定保持在高水平上。由于 ^{11}C-MET 的摄取、达到平衡和清除较快,临床显像在静脉注射后 1 小时内完成效果较为理想。目前主要用于脑肿瘤、头颈部肿瘤、淋巴瘤和肺癌等肿瘤的诊断。特别在鉴别脑肿瘤的良恶性、肿瘤复发、勾画肿瘤的浸润范围、早期评价治疗效果等有其特定的临床价值。

2. ^{18}F- 酪氨酸(^{18}F-FET)　^{18}F-FET 是一种人工合成的酪氨酸类似物,不会被进一步代谢和掺入蛋白质,但恶性细胞中增加的氨基酸转运同样可以体现组织中增加的氨基酸需求,因此其可以进入代谢旺盛的肿瘤组织,作为有效的肿瘤显像剂。与 ^{18}F-FDG 相比,^{18}F-FET 的优点是:脑肿瘤组织与周围正常组织的放射性比值高,肿瘤边界清楚,图像清晰,更易辨认;肿瘤组织与炎症部位或其他糖代谢旺盛的病灶更易鉴别。

(五) 胆碱显像

细胞中普遍存在磷酸胆碱反应,血液中的胆碱被细胞摄取后可以有不同的代谢途径,如参与氧化反应、参与神经递质的合成,参与磷酸化反应等。在肿瘤细胞内胆碱参与磷脂代谢,由于肿瘤细胞具有短倍增时间、代谢旺盛的特点,因此肿瘤细胞膜的合成同样也是比正常细胞快。^{11}C- 胆碱(^{11}C-choline)在肿瘤细胞内的代谢最终产物磷脂胆碱是细胞膜的重要组成成分,故肿瘤细胞摄取 ^{11}C- 胆碱的速率可以直接反映肿瘤细胞膜的合成速率,成为评价肿瘤细胞增殖的指标。

^{11}C- 胆碱显像在脑皮质、纵隔、心肌及盆腔内本底干扰很小,因此对于这些部位的肿瘤病灶显示要比 ^{18}F-FDG 具有很大的优越性。在对脑肿瘤和前列腺癌的诊断中具有很高的特异性,明显克服了 ^{18}F-FDG 的不足,但是 ^{11}C 的短半衰期、无法进行远距离运输,只有具备回旋加速器及相应合成装置的 PET/CT 中心才能使用 ^{11}C- 胆碱。近年来,^{18}F- 胆碱(^{18}F-choline)正在临床试用,如 ^{18}F- 氟代甲基胆碱、^{18}F- 氟代乙基胆碱及 ^{18}F- 氟代丙基胆碱等。

三、PET/CT 在肿瘤诊疗中的应用

(一) ^{18}F-FDG PET/CT 在肿瘤诊断中的应用

基于大部分肿瘤细胞均具有糖酵解水平增加的特征性表现,^{18}F-FDG PET/CT 对于大部分恶性肿瘤均具有较高的鉴别诊断价值。但由于 ^{18}F-FDG PET/CT 在各种肿瘤病理类型中的灵敏度和特异性差异,在具体肿瘤的临床实践中如何有效地应用 ^{18}F-FDG PET/CT 技术,尚需要在实践的过程中不断总结。

1. 肺癌　肺癌是全世界目前发病率和死亡率最高的恶性肿瘤。我国第三次居民死亡原因调查结果显示,肺癌死亡率在过去 30 年间上升了 46.5%。肺癌的常见症状包括咳嗽、呼吸困难、体质量下降和胸痛。根据肺癌细胞在显微镜下组织学上的大小和外观,肺癌主要分为"小细胞肺癌"(16.8%)和"非小细胞肺癌(NSCLC)"(80.4%)。

NSCLC 治疗的常用手段主要包括手术、放疗、化疗及生物治疗等。单独或联合使用这些手段的依据主要是参考临床分期。准确分期有助于为患者制订正确的治疗方案和提供预后信息。目前国际上对 NSCLC 所采用的统一分期方法为 1997 年美国癌症联合会(American Joint Committee on Cancer,AJCC)和国际抗癌联盟(International Union Against Cancer,UICC)联合修订的 TNM 分期系统。统计资料显示,患者的 5 年生存率 I 期为 47%;II 期 26%;III 期 8.4%;IV 期 0.61%。

Notes

（1）肺孤立性节结的良、恶性鉴别：肺孤立性结节（solitary pulmonary nodule，SPN）是指不伴有肺门和纵隔淋巴结肿大、肺不张或肺炎的肺实质内圆形或椭圆形致密影，直径小于等于 3cm。直径 <1cm 者一般称为小结节，而直径 >3cm 的称为肿块（mass）。恶性肿瘤及其他肺内良性病变如结核瘤、炎性假瘤、球形肺炎、机化性肺炎、真菌感染、细支气管囊肿、动静脉畸形、血管瘤、圆形肺不张等均可表现为肺孤立性结节。早期明确鉴别肺孤立性结节的良、恶性质对于临床决策至关重要，一方面可以使肺癌患者赢得治疗时机，及时进行手术及其他有效治疗，延长患者的生存时间和提高生存质量；另一方面可以减少不必要的开胸手术，降低患者的治疗痛苦和不必要的医疗费用，这无疑对临床具有重要的实用意义。

侵入性检查获取病理学依据仍是肺内病变定性的"金标准"。这些侵入性检查主要包括纤支镜活检、CT 引导下肺穿刺吸取活检、胸腔镜和开胸切除术。资料报道，纤支镜活检灵敏度约为 79%，CT 引导下肺穿刺活检灵敏度和特异度分别为 98% 和 92%。其主要缺陷在于创伤性及组织活检取材困难等限制。

高分辨 CT 能清晰显示肺内病灶及周围组织的细微结构，是目前鉴别肺孤立结节病变良恶性的主要影像学依据。资料显示，小于 3mm 的 SPN 恶性肿瘤概率仅为 0.2%；4~7mm 的 SPN 恶性肿瘤概率 0.9%；8~20mm 的 SPN 恶性肿瘤概率约 18%；大于 20mm 的 SPN 恶性肿瘤概率约 50%。结节中央钙化、弥漫性钙化和爆米花样钙化一般被认为是良性表现；边缘毛糙、毛刺、细支气管充气征、血管聚集征、胸膜凹陷征等通常被认为是典型恶性征象。结节的倍增时间也被认为是鉴别孤立性结节良恶性的参考依据，恶性 SPN 的体积倍增时间通常为 30~400 天；随访超过 2 年结节仍无明显增大，诊断良性的概率可达 90%。另外，增强前后 CT 值的改变也有助于肺内结节的定性。通常，结节中央增强 CT 值 <15HU 认为良性，增强 CT 值 >25HU 认为恶性。肺结节中有部分病灶可呈现磨玻璃样改变，在形态学上的良、恶性征象很不典型故很难定性。根据一份筛查研究显示，有 20% 的肺结节可表现为磨玻璃样改变，且此类结节的恶性发生率远远高于实性结节。这类结节的恶性病理类型不同于实性结节，通常为单纯的细支气管肺泡癌或腺癌合并细支气管肺泡癌。

^{18}F-FDG PET 在非小细胞肺癌中的临床诊断价值已经毋庸置疑。Fischer 等通过荟萃分析总结的 55 个诊断研究显示，^{18}F-FDG PET 诊断非小细胞肺癌的平均灵敏度、特异度分别达到 96% 和 78%。Barger 等汇总报道双时相 ^{18}F-FDG PET 在非孤立性结节的诊断效率。总计 816 例患者，890 个肺结节。双时相延迟显像 ^{18}F-FDG PET 诊断非孤立性结节总的灵敏度 85%、特异度 77%。另外有研究认为，^{18}F-FDG PET/CT 应该选择性应用在具有 10%~60% 概率可能为恶性肿瘤或高度怀疑恶性拟进行手术的肺孤立性结节患者中（图 13-11）。

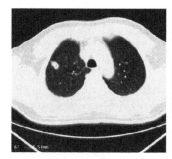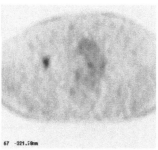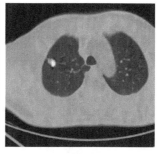

图 13-11 右肺孤立性结节，术后病理为肺泡癌

由于 PET 分辨率限制及部分容积效应，小结节（<1cm）可呈现假阴性诊断结果；原发性肺类癌和支气管肺泡细胞癌摄取 ^{18}F-FDG 常较低，呈现假阴性诊断结果（图 13-12）；结核性肺炎，隐球菌病，组织胞浆菌病和曲霉病等感染性疾病形成的孤立性节结可呈高摄取 ^{18}F-FDG，导致假阳性

诊断结果（图 13-13）。因此，在应用 ^{18}F-FDG PET/CT 鉴别肺孤立性结节时，应该有机结合高分辨 CT 的形态学表现，对难以诊断、具有高摄取 ^{18}F-FDG 的肺孤立性结节，必要时仍应通过创伤性检查获取病理明确诊断。

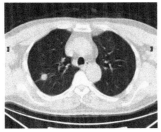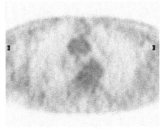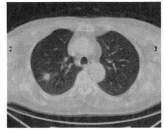

图 13-12　（右）肺孤立性结节为肺泡细胞癌

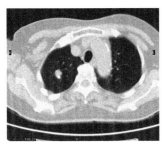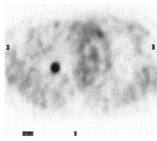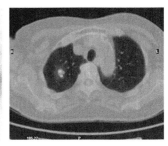

图 13-13　肺孤立性结节为肺结核

（2）临床分期：原发性肺癌的 TNM 分期结果是临床治疗决策和预后评估的直接依据。其中，Ⅰ、Ⅱ期患者无手术禁忌者应首选手术治疗；ⅢA 期 NSCLC 患者在可切除的 N2 期中应采用手术和放、化疗的综合治疗，而对不能手术切除的 N2 期及ⅢB 患者，放疗及化疗的综合治疗为首选方案，但对于 T4N0 的患者可采用包括手术的综合治疗；Ⅳ期 NSCLC 患者则在可耐受者中首选系统性的全身化疗及生物靶向治疗。^{18}F-FDG PET/CT 是肺小细胞肺癌临床分期最有效的影像诊断技术（图 13-14）。

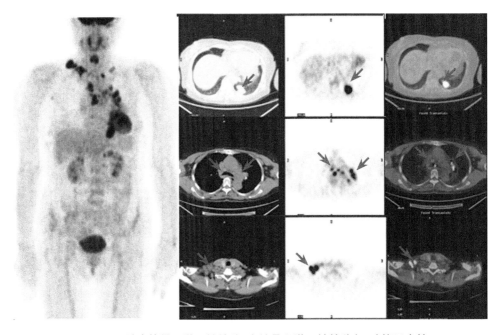

图 13-14　肺癌伴纵隔淋巴结转移、右锁骨上淋巴结转移（ⅢB）箭示病灶

1) T 分期:手术是治愈非小细胞肺癌最有效的手段。原发病灶侵犯胸膜、纵隔和大血管均可能导致手术失败。[18]F-FDG PET/CT 融合图像能更清楚显示病灶大小及周围组织侵犯情况,对术前准确判断 T 分期、评估手术切除范围及手术难度有很大帮助。伴有胸壁侵犯的非小细胞肺癌在 T 分期中定义为 T3,手术治疗可以完全切除原发灶及相邻被侵犯的胸壁;但对于心肺储备功能较差的患者,如果具有胸壁侵犯,一般不建议进行扩大根治手术。[18]F-FDG PET/CT 可以根据 CT 的精确定位及 ^{18}F-FDG 摄取的范围,精确地显示肿瘤是否侵犯胸壁,避免不必要的手术。[18]F-FDG PET/CT 也能准确地提供纵隔是否侵犯的信息。但需要注意的是,在 ^{18}F-FDG PET/CT 图像中,被侵犯的纵隔结构与相邻的肿瘤组织往往很难区分。另外,[18]F-FDG PET/CT 判断原发肿瘤伴阻塞性炎症和肺不张时也有明显优势,在放射治疗中显得尤为重要。资料显示,通过 ^{18}F-FDG PET/CT 可以改变近 30%~40% 肺癌患者的照射视野。

2) N 分期:纵隔淋巴结的定性对于非小细胞肺癌的临床决策是必需的。转移至同侧纵隔和(或)隆嵴下淋巴结(N2)的肺癌患者一般均可以选择手术治疗;而转移至对侧纵隔、对侧肺门淋巴结,同侧或对侧斜角肌或锁骨上淋巴结(N3)的患者则不是手术的适应证。

CT、MRI 等形态学影像对纵隔淋巴结的定性存在很大限制。这些显像技术往往基于淋巴结的大小来评价其性质,但淋巴结的良恶性与其大小缺乏良好相关性。正常大小的淋巴结中往往已有肿瘤转移,而临床发现 30%~40% 直径超过 1cm 的淋巴结却无转移。资料显示,CT 探测淋巴结转移的敏感性和特异性 60%~70%,也就是说有 30%~40% 的患者被 CT 误诊为转移淋巴结或漏掉转移性淋巴结。

^{18}F-FDG PET/CT 已经成为纵隔淋巴结分期的标准影像技术。[18]F-FDG PET/CT 甚至可以定性小于 1cm 的转移性淋巴结。Birim 等通过荟萃分析系统比较了 PET 和 CT 在探测纵隔淋巴结转移中的价值。总共 570 例肺癌患者,[18]F-FDG PET/CT 对分期的准确性为 88%,而 CT 的准确性仅为 67%;[18]F-FDG PET/CT 和 CT 的风险比(OR)为 3.91,意味着 ^{18}F-FDG PET/CT 对临床分期的准确性是 CT 的 3.91 倍;两者 NNT 为 5,意味着使用 5 次 ^{18}F-FDG PET/CT 可以增加 1 次临床分期准确性。基于 ^{18}F-FDG PET 在肺癌临床分期中的肯定价值,非小细胞肺癌临床实践指南(NCCN)已经将 ^{18}F-FDG PET/CT 显像作为肺癌临床分期检查非创伤性检查方法之一,认为 ^{18}F-FDG PET/CT 显像可以对非小细胞肺癌进行更准确地分期(包括Ia 期病例)。然而,由于炎性纵隔淋巴结可以高摄取 ^{18}F-FDG,引起假阳性;具有微转移的正常大小淋巴结可出现假阴性结果。在实践中,必要时仍然需要通过纵隔镜等创伤性检查获取具有高摄取 ^{18}F-FDG 的纵隔淋巴结行病理检查确诊。另外,术前诱导性化疗也可以影响 ^{18}F-FDG PET/CT 对纵隔淋巴结的定性结果;当需要进行手术前再分期时,最好能够间隔 4~8 周以上。

3) M 分期:非小细胞肺癌最容易远处转移至肝脏、肾脏、骨和脑。[18]F-FDG PET/CT 于探测除脑转移之外的其他转移灶具有 CT 和 MRI 不可比拟的优势。资料显示,[18]F-FDG PET/CT 探测远处转移的灵敏度、特异性和准确度分别可达 94%、97% 和 96%;改变了将近 20% 肺癌患者的治疗决策。

(3) 肺癌复发病灶的诊断:非小细胞肺癌经积极治疗后,5 年生存率仍然很低,其主要原因就在于手术或放疗后残留或复发。鉴别残留或复发在临床上十分重要,但也有相当的难度。肺癌患者经治疗后,有两种可能:①治疗有效,病灶局部纤维化;②效果不佳,肿瘤持续存在或复发。两种情况在 CT 上的表现难以区别,甚至需要进行有创活检;然而这不仅并发症高,而且有时由于采样时技术上的原因,并非总能找到理想的标本组织,出现假阴性的病理诊断。[18]F-FDG PET/CT 对于非小细胞肺癌治疗后残留或复发的鉴别具有较高的应用价值。而且,[18]F-FDG PET/CT 还可以引导活检找到有价值的组织标本,避免假阴性的病理诊断。资料显示,[18]F-FDG PET/CT 探测非小细胞肺癌复发的敏感性达 97.1%,特异性为 100%。由于手术治疗后愈合过程及放疗后炎症对 ^{18}F-FDG 摄取的影响,应用 ^{18}F-FDG PET/CT 进行残留或复发探测时,最好在治疗完成后间

Notes

隔 2 个月左右进行。

2. 乳腺癌　乳腺癌是女性最常见的恶性肿瘤。每年全球新发女性乳腺癌病例达 1 150 000 例,占全部女性恶性肿瘤发病的 23%;死亡 410 000 例,占所有女性恶性肿瘤死亡的 14%。中国每年女性乳腺癌新发病例 12.6 万,位居女性恶性肿瘤第一位;中国每年女性乳腺癌死亡 3.7 万,是仅次于肺癌的第二位癌症死亡原因。

乳腺癌的治疗手段主要包括对局部病灶行手术治疗、放疗或两者联合治疗。对全身性疾病进行细胞毒化疗、内分泌治疗或以上手段的联合应用。治疗方案选择和预后与肿瘤临床分期密切相关。目前临床分期主要参照 2003 年 AJCC 发布的新 TNM 分类与分期方案。统计资料显示,Ⅰ期乳腺癌的 20 年生存率达 75% 以上,Ⅲ期仅 8%。

(1) 乳腺肿块的鉴别:判断乳腺肿块的性质是早期发现乳腺癌的关键步骤,是提高乳腺癌患者治愈率,增加乳腺癌患者生存率的关键措施。乳腺肿物病理活检是诊断乳腺肿块性质的直接证据,最常用的是超声成像及 X 线立体定位两种影像引导下介入方法。其缺陷主要是存在创伤性和假阴性率高,并不适宜作为早期筛查手段。

乳腺 X 线摄影是筛查和诊断乳腺肿瘤最有效也是应用最广泛的影像技术。乳腺癌 X 线摄影常常表现为形态不规则,有毛刺,密度高且不均匀,簇状钙化,影像中所见大小明显小于触诊大小。乳腺导管造影中导管不规则及充盈缺损。90% 的原位癌以及 60% 的浸润癌均可以表现出微钙化。乳腺 X 线摄影探测乳腺癌的敏感性可达 60%~90%,但由于 80% 的钙化表现为良性改变,导致假阳性高,特异性低。超声成像经济、简便,鉴别囊、实性的诊断准确率达 98%~100%。但存在的最大局限性是微小钙化的检出率低,常难以检出导管内原位癌和以导管内原位癌为主的微小浸润癌,因此一般并不适合作为乳腺癌的筛查,而主要作为乳腺摄影术最重要的补充和排除性影像方法。乳腺 MRI 不受乳腺致密度的影响,目前应用越来越广泛。资料显示,乳腺MRI 探测乳腺癌的灵敏度可达 95%~100%,特别是对于具有致密密度的年轻乳腺癌患者,其价值超过乳腺 X 线造影术。大多数乳腺癌增强后明显强化,显示“速升速降”或“速升-平台-缓降”型。但由于部分良性肿瘤造成假阳性结果,特异性偏低,资料显示其特异性在 37%~97%。

^{18}F-FDG PET/CT 显像可以通过提供乳腺肿块葡萄糖摄取的信息,帮助诊断和鉴别诊断乳腺肿块。特别是对经 X 线检查或超声检查仍难以确诊的疑似乳腺癌病灶,[18]F-FDG PET/CT 可提供有价值的代谢信息,减少或避免无谓的创伤性组织活检。大部分乳腺癌均表现为局灶性[18]F-FDG 摄取增高。导管癌 ^{18}F-FDG 的摄取明显高于小叶癌;恶性程度较高的Ⅲ级乳腺癌[18]F-FDG 摄取明显高于恶性程度稍低的Ⅰ、Ⅱ级乳腺癌。原位癌、分化良好的癌以及浸润性小叶癌等可能会出现假阴性结果。部分乳腺纤维瘤及乳腺小叶增生也可以高摄取 ^{18}F-FDG,呈现假阳性结果。因此,对于临床鉴别困难、[18]F-FDG 摄取增高的孤立性乳腺肿块仍应进行组织活检。资料显示,[18]F-FDG PET/CT 在探测乳腺肿块的敏感性可达 89.5%~96%,特异性 75%~100%(图 13-15)。

由于 ^{18}F-FDG PET/CT 受分辨率限制,对小病灶的检出敏感性较低。乳腺专用 PET 可以改善对乳腺癌病灶的检出率。Caldarella 等荟萃分析了 8 项公开发表的研究,共含 873 例可疑乳腺

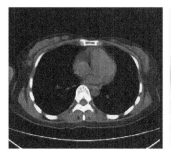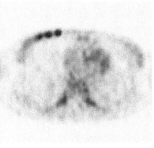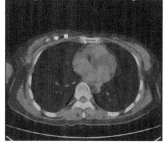

图 13-15　乳腺癌(右侧)

癌患者,乳腺专用 PET 的灵敏性、特异度分别为 85%、79%。但对于小于 10mm 的乳腺肿块,包括乳腺专用 PET 的灵敏性也只有 86%,阳性预测率 90%,特异性仅为 33%,阴性预测率为 25%。因此,^{18}F-FDG PET/CT 目前并不推荐作为乳腺癌早期筛查的手段。

(2) 临床分期

1) 腋窝淋巴结转移的探测:在乳腺癌患者中,对涉及的腋窝淋巴结的探测是很关键的。腋窝是乳腺淋巴引流最重要的途径,大约收纳乳腺淋巴的 75%。资料显示,有临床症状就诊而检出的乳腺癌患者,首诊时腋窝淋巴结的转移率高达 50%~60%。常规腋窝淋巴结清扫一直作为乳腺癌根治术的一个标准手术方式。但临床实践也发现腋窝淋巴结阴性的患者近 70% 的早期乳腺癌患者(特别是 pT1 的患者)不能从中获得效益,反而承受不必要的经济花费及上肢淋巴水肿(发生率约 12%)、上肢功能障碍等并发症。因此,准确探测腋窝淋巴结转移对于手术决策至关重要。

^{18}F-FDG PET/CT 并不宜作为早期乳腺癌腋窝淋巴结的常规探测技术。由于分辨率限制,^{18}F-FDG PET/CT 并不能探测到较小和较少的腋窝淋巴结转移;如果 PET 显像结果是阴性,通常并不能完全取代前哨淋巴结或腋窝淋巴结的清扫手术。资料报道,^{18}F-FDG PET/CT 探测 pT1 或 pT2 乳腺癌腋窝淋巴结转移的敏感性、特异性、阳性预测率、阴性预测率分别为 61%、80%、62% 和 79%。目前,通过应用 ^{99m}Tc- 硫胶体或染料显示前哨淋巴结进行手术切除探测仍然是判断乳腺癌腋窝淋巴结转移(特别是 pT1 的患者)的标准临床处理路径。

^{18}F-FDG PET/CT 对于原发灶直径大小为 21~50mm 的腋窝淋巴结转移灶具有较高的探测敏感性,而对于小于 10mm 的腋窝淋巴结转移灶则具有较高的特异性。资料显示,直径在 50mm 左右的乳腺癌,^{18}F-FDG PET 探测腋窝淋巴结转移的敏感性、特异性和准确性分别为 94.4%、86.3% 和 89.8%。另一资料也发现,^{18}F-FDG PET 诊断腋窝淋巴结转移的敏感性、特异性和准确性分别为 85%、91% 和 89%。其中 0 期患者中,其敏感性、特异性和准确性分别为 70%、92% 和 86%;N1a:85.5%、100% 和 95%;N1b-N2 中,敏感性、特异性和准确性分别为 100%、67% 和 87%(图 13-16)。

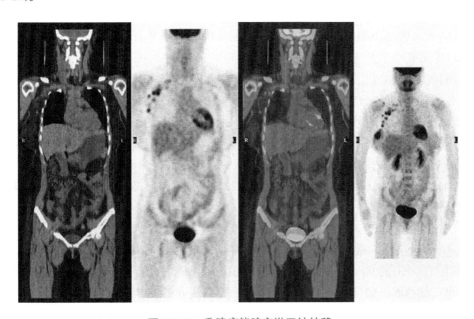

图 13-16 乳腺癌伴腋窝淋巴结转移

2) 其他淋巴结转移:^{18}F-FDG PET 可以克服常规方法通常不能检测出的一些区域淋巴结转移,改变乳腺癌患者的分期和临床决策。Eubank 对 73 例乳腺癌怀疑具有纵隔和乳腺内侧淋巴结复发和转移的患者进行常规 CT 和 ^{18}F-FDG PET 显像研究,并进行比较。结果发现

Notes

^{18}F-FDG PET 显像发现了 40% 患者具有异常纵隔和乳腺内侧淋巴结转移病灶,而 CT 仅发现了 23% 患者具有转移。而在 33 例经随访和活检确诊的患者中,发现 ^{18}F-FDG PET 探测的敏感性、特异性和准确性分别为 85%、90% 和 88%,而 CT 探测的敏感性、特异性和准确性分别为 54%、85% 和 73%。

(3) 乳腺癌疗效判断:临床实践发现,只有 13%~26% 的乳腺癌患者在新辅助化疗后能够获得完全病理反应。一项荟萃分析结果总结了 ^{18}F-FDG PET 评价乳腺癌原发灶的新辅助化疗疗效的 16 篇文献,含 786 例患者,PET 的灵敏度为 84%,特异性为 66%,特异性的异质性较大。综上可见 ^{18}F-FDG PET 在乳腺癌疗效预测中具有较高价值,但相对较低的特异性在临床实践中仍需警惕。

(4) 乳腺癌局部复发:乳腺癌术后局部复发率为 5%~30%,而Ⅲ期乳腺癌术后局部复发率较高,约为 20%,是乳腺癌治疗失败的重要因素。局部复发往往是发生远处转移的征兆,局部复发后的 5 年生存率仅为 42%~49%。复发肿瘤多位于原发灶附近,以胸壁复发最高,锁骨上次之,腋窝最低。乳腺造影术是早期筛查发现乳腺癌术后局部复发的常规手段;MRI 对于乳腺治疗后瘢痕及复发的鉴别也具有重要临床价值。然而,这些诊断常常因为乳房植入物影响判断。

^{18}F-FDG PET/CT 显像在鉴别乳腺癌患者手术或放疗后局部瘢痕形成与局部复发具有很高的临床应用价值。资料显示,通过全身 ^{18}F-FDG PET/CT 显像对 27 例乳腺癌术后怀疑复发和转移的患者共 61 个病灶进行探测研究。以患者为基础,^{18}F-FDG PET 准确发现了 17 例患者中 16 例具有复发和转移性病灶,探测敏感性、特异性和精确性分别为 94%、80% 和 89%;以探测病灶为基础,^{18}F-FDG PET 准确发现了 48 个病灶中 46 个确认为复发和转移的病灶,其敏感性、特异性和精确性分别为 96%、85% 和 93%。另一份与 MRI 相对照的资料也显示,^{18}F-FDG PET/CT 鉴别乳腺癌患者手术或放疗后局部瘢痕形成与复发的特异性(94% *vs* 72%)、准确性(88% *vs* 84%)均较 MRI 要高,而灵敏性(79% *vs* 100%)较 MRI 低。因此,鉴于 ^{18}F-FDG PET/CT 显像在局部瘢痕形成与复发的鉴别能力,^{18}F-FDG PET/CT 可以很好的作为乳腺造影术不能鉴别或仍存在怀疑局部复发的进一步鉴别手段。荟萃分析结果表明,US 和 MRI 特异性最高(0.962 和 0.929);MRI 和 PET(伴或不伴 CT)敏感性最高(0.9500 和 0.9530)。US、CT、MRI、SMM 和 PET 的 AUC 分别为 0.9251、0.8596、0.9718、0.9386 和 0.9604。而 MRI 和 PET(伴或不伴 CT)两者间的敏感性,特异性及 AUC 均无统计学差异。对各检查方法的 AUC 进行两两对比,结果显示 MRI 及 PET(伴或不伴 CT)的 AUC 均高于 US 和 CT($P<0.05$)。研究结果显示:对于可疑复发或转移的乳腺癌病人而言,MRI 和 PET/CT 均为有效的辅助检测手段,考虑经济原因,MRI 优于 PET/CT,但当 MRI 无法确诊或存在禁忌证的情况下(如:起搏器),则可以使用 PET/CT 做进一步检查。

3. 恶性淋巴瘤 恶性淋巴瘤是一组起源于淋巴结或其他淋巴组织的恶性肿瘤,可分为霍奇金病(Hodgkin's disease,HD)和非霍奇金淋巴瘤(non-Hodgkin's lymphoma,NHL)两大类。组织学可见淋巴细胞和(或)组织细胞的肿瘤性增生,临床以无痛性淋巴结肿大最为典型,肝脾常肿大,晚期有恶病质、发热及贫血。

恶性淋巴瘤的病理分类方法较复杂,包括国际工作分类法(IWF)、欧美淋巴瘤分类法(REAL 分类)及 WHO 分类法。目前,国际淋巴瘤分类计划确定了 13 种最常见的组织类型,这些类型约占美国所有 NHL 的 90%。主要包括弥漫大 B 细胞淋巴瘤(约占 31%),滤泡性淋巴瘤(约占 22%),小淋巴细胞淋巴瘤(约占 6%)、套细胞淋巴瘤(约占 6%)、外周 T 细胞淋巴瘤(约占 6%)、边缘 B 细胞淋巴瘤(约占 6%)及黏膜相关淋巴组织淋巴瘤(约占 5%)等其他少见亚型。这些分类均有助于针对特定类型淋巴瘤确定有效的治疗方案。

恶性淋巴瘤的治疗主要是以化疗、放疗及生物靶向治疗为主的综合治疗。治疗方案选择和预后与淋巴瘤病理类型及临床分期密切相关。临床分期是最重要的预后因素。目前,HD 患者的临床分期主要参照 Ann Arbor 分期标准。NHL 由于生物学差异很大,恶性程度不同,Ann

Notes

Arbor 分期不能满足临床需要,一般还需参考 NCI 制订的用于中 - 高度恶性 NHL 的分期标准。统计资料显示,Ⅰ、Ⅱ、Ⅲ、Ⅳ期 NHL 的 5 年生存率分别为 61.5%、40%、21.6% 和 14.7%。

(1) 鉴别诊断:恶性淋巴瘤的诊断主要依赖于淋巴结切除或淋巴结活检术获取病理诊断。凡无明显原因的无痛性淋巴结进行性肿大,且符合恶性淋巴瘤的临床特点时,均应及早切除淋巴结做病理检查。细针穿刺联合其他免疫学技术可以增加诊断的准确性,从而避免进行创伤性的活检。然而,对无体表淋巴结肿大,只有纵隔淋巴结、腹腔、腹膜后淋巴结肿大患者,以及以侵犯结外器官为主的疑似淋巴瘤患者,如何进行有效鉴别,减少手术探查进行病理诊断是十分重要的。

增强 CT 是鉴别和寻找隐匿性淋巴瘤病灶最常用的影像手段,其判断标准主要以淋巴结短径的大小为基础,特异性低。包括单发或多发的淋巴结肿大,各个孤立或融合成团,强化明显。MRI 图像中 T1 一般呈中 - 低信号,与邻近脂肪有明显对比;T2 呈中 - 高信号,与邻近脂肪对比较差。

由于 ^{18}F-FDG PET/CT 可提供附加代谢信息,可明显提高对受侵犯淋巴结的鉴别能力。大部分受侵犯的淋巴结均表现为高度摄取 ^{18}F-FDG(图 13-17)。其中绝大部分 HD、弥漫性大 B 细胞性 NHL、T 细胞淋巴瘤、滤泡性淋巴瘤摄取 ^{18}F-FDG 增高;部分边缘区淋巴瘤、小淋巴细胞性淋巴瘤及膜相关淋巴组织淋巴瘤可表现为低摄取甚至不摄取 ^{18}F-FDG。然而,由于淋巴结结核、结节病和巨大淋巴结增生(Castleman 综合征)等良性疾病及其他恶性肿瘤引起的转移性淋巴结均可引起淋巴结肿大和高 ^{18}F-FDG 摄取,因此,对于表现为高 ^{18}F-FDG 摄取的肿大淋巴结,必要时仍需手术探查进行病理诊断;而对于表现为低 ^{18}F-FDG 摄取的肿大淋巴结,可以采取定期随访的诊断策略。

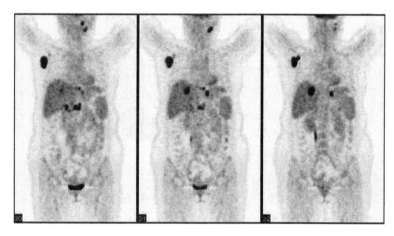

图 13-17　非霍奇金淋巴瘤

(2) 临床分期:临床分期是恶性淋巴瘤最重要的预后因素。准确的临床分期对合理制订治疗计划,判断恶性淋巴瘤患者预后具有重要指导意义。Ann Arbor 分期对 HD 患者具有较好的指导意义,能较好地反映患者的预后。NHL 具有明显的不同于 HD 的生物学行为,Ann Arbor 分期难以确切反映 NHL 患者的预后。目前主要根据年龄、血清乳酸脱氢酶,一般状况、Ann Arbor 分期及结外受侵部位数目制定的国际预后指数(IPI)分为低危组、低中危组、中高危组和高危组。四组的 5 年生存率分别为 73%、51%、43% 和 26%。

目前已经建议将 ^{18}F-FDG PET/CT 作为恶性淋巴瘤的初始分期、再分期及疗效随访的标准影像技术。^{18}F-FDG PET/CT 可以通过"一站式"显像发现全身几乎所有被侵犯的淋巴结和结外器官,包括小于 1cm 而具有高摄取 ^{18}F-FDG 的受侵犯淋巴结。临床资料显示,^{18}F-FDG PET/CT 对恶性淋巴瘤分期的准确性较 CT 可以增加 10%~20%,约有 10%~20% 的患者改变了治疗计划。^{18}F-FDG PET/CT 也可以通过"一站式"显像灵敏地探测到局灶性的骨髓侵犯。Adams HJ 等的一

Notes

项基于 955 例 HD 患者的荟萃分析发现，^{18}F-FDG PET/CT 对 HD 患者骨髓浸润判断的综合敏感度为 96.9%（95%）、特异度 99.7%（95%），结果显示 PET/CT 基本能替代骨髓活检的作用。

4. 食管癌　食管癌是全球第九大恶性疾病。食管癌是发病率差异较大的疾病之一，高发地区和低发地区的发病率相差达 60 倍。我国是食管癌高发国家，每年新增病例达 25 万，占全世界病例数的一半。发生食管癌的高危因素主要包括年龄，男性，高加索人种，特殊的上皮类型，体重指数，胃食管反流和 Barretts 食管病史。早期食管癌症状多数很轻微，容易被忽视。典型的临床症状表现为进行性吞咽困难。临床分期主要参照 AJCC/UICC 分期方法。

（1）诊断和鉴别诊断：食管癌的诊断主要依赖于上消化道内镜检查，同时必须有组织病理学确认；内镜下不能观察上消化道的患者应行上消化道的气钡双重造影检查。如果没有肿瘤转移的临床证据，建议做超声内镜检查（有指征也可以做内镜下细针抽吸活检）；如果肿瘤位于相当于气管隆嵴部位或其以上，应行支气管镜检查（包括异常组织的组织学检查和支气管刷检物的细胞学检查）。另外，如果肿瘤位于食管胃连接处，可选择行腹腔镜下肿瘤分期检查。怀疑有转移癌的应该经组织活检确认。

^{18}F-FDG PET/CT 对于食管癌具有较高的探测敏感性（图 13-18），其敏感性大约在 83%~96%之间，但 ^{18}F-FDG PET/CT 很少用于食管癌的鉴别诊断。SUV>7.0 可以很好地鉴别出具有较低存活率的患者，鳞癌和腺癌对 ^{18}F-FDG 的摄取没有明显差别。较小的食管癌（T1 或 T 原位）以及 10%~15% 的未分化腺癌可见到较低甚至是无摄取显像剂，导致假阴性结果。食管、胃交界处肿瘤一般含有印戒细胞或黏液细胞成分，也可表现为假阴性，不适合应用 ^{18}F-FDG PET/CT 进行诊断。食管的生理性摄取、严重的胃食管反流炎和 Barretts 食管常使食管出现轻度 ^{18}F-FDG 摄取，但一般表现为与食管走形一致的线样影像，此时，往往需要内镜检查进一步鉴别，以免漏诊。因此，^{18}F-FDG PET/CT 一般不作为常规食管癌筛查的手段。

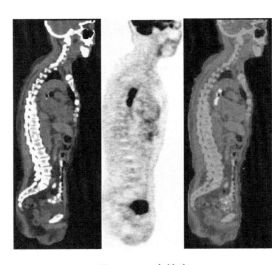

图 13-18　食管癌

（2）临床分期：食管癌的 TNM 分期主要包括食管壁的浸润深度（T 分期），区域淋巴结肿大（N 分期）和存在远处转移（M）。食管癌区域淋巴结转移是没有规律的，近端和远端食管病变有可能蔓延到腹部、腹膜后、纵隔和颈部淋巴结。淋巴结转移的程度与患者的预后和新辅助化疗反应明显相关。

CT 最常用于判断食管癌的淋巴结侵犯。一般认为，纵隔淋巴结短径大于 10mm 可作为判断淋巴结是否侵犯的标准，颈部和上腹部淋巴结 6~10mm 可作为判断淋巴结是否侵犯的标准。但在肺癌分期研究已经发现，高达 40% 肿大淋巴结并没有被肿瘤侵犯，另外，手术也证实，小于 10mm 的淋巴结也常常发现具有肿瘤细胞侵犯。手术是评价分期准确性的"金标准"。超声内镜（EUS）是评价纵隔淋巴结转移最准确的成像模式，其准确度可达 64%~80%，CT 的准确度为 45%~74%，两者联合准确率可达 70%~90%。

^{18}F-FDG PET/CT 在探测食管癌的淋巴结转移中具有较高的应用价值。早期资料显示，^{18}F-FDG PET 探测食管癌区域淋巴结转移的灵敏度、特异性和准确性分别为 52%、94% 和 84%，而同时 CT 探测的敏感性，特异性和准确性仅为 15%、97% 和 77%。Shi 等人有关食管癌术前淋巴结分期的荟萃分析显示，基于淋巴结每一站（共 2232 站）的分析，^{18}F-FDG PET/CT 总敏感度、特异度分别为 0.62 和 0.96。基于每一位患者（共 245 例患者）的分析，其总敏感度、特异度分别

为 0.55 和 0.76。目前，^{18}F-FDG PET/CT 已经被认为是确认可手术的食管癌患者最具价值的影像分期手段，可改善对远处转移病灶的探测效率和对纵隔淋巴结探测的特异性，比 EUS 和 CT 具有更高的阳性预测值。

多项研究显示：^{18}F-FDG PET/CT 在探测食管癌患者预后有重要意义。虽然各自定义的 PET 判断治疗有效的标准各不相同，但多项研究结果均显示，食管癌患者在新辅助放化疗前后行 FDG PET/CT 显像，PET 显示的完全代谢反应与无病生存及总体生存显著相关。PET/CT 的 SUV 对食管癌预后影响的回顾性研究表明：SUV 的 HR（风险比）为 1.86，SUV 较高者提示预后不佳；更高的 SUV 提示更高的复发风险。

5. 胃癌　胃癌是最常见的恶性肿瘤之一，在所有的恶性肿瘤中约占第 4 位。2007 年美国新发胃癌的病例数超过 21 260，因胃癌死亡的人数约 11 210 例。中国胃癌人口调整死亡率为男性 40.8/10 万，女性 18.6/10 万，分别是欧美发达国家的 4.2~7.9 倍和 3.8~8.0 倍，且有明显的地区差异和城乡差别。胃癌的主要危险因素包括幽门螺杆菌感染、吸烟、高盐饮食和其他饮食因素。胃癌的常见症状包括贫血、早饱、体质量减轻、恶心、呕吐和（或）出血。

临床分期主要参照 AJCC/UICC 分期方法。T_1~T_3 的胃癌主要以手术根治为主；影像学检查高度怀疑或经活检证实的 3 或 4 级淋巴结转移、肿瘤侵犯或包绕主要大血管或远处转移或腹膜种植等无法手术治愈的胃癌，主要采取以化疗和放疗为主的全身综合治疗。病理学分期与胃癌预后极其相关，早期胃癌预后极好，5 年生存率达 90%。

（1）鉴别诊断：纤维胃镜是诊断胃癌最直接准确有效的诊断方法，特别是对早期胃癌的诊断具有极大的意义。但对于一些黏膜完好的黏膜下肿瘤可呈现假阴性结果，此时往往需要结合 X 线检查。低张 X 线双重气钡检查是胃癌诊断首选的影像学技术，通过对胃黏膜的形态、胃充盈的形态、胃壁的柔软度和蠕动进行诊断，对较小的肿瘤也具有较大的诊断价值。

CT 检查对于胃癌的定位、范围的确定，浸润深度、周围器官侵犯、淋巴结转移有较高的临床价值。胃癌可以表现为胃内大小不等的固定性软组织肿块。最常见的表现是胃壁增厚。根据胃周围脂肪线完整或消失可判断胃癌是否已经突破胃壁。同时，胃扫描的同时还可以显示肝转移和淋巴结转移，对术前分期、判断肿瘤能否切除及手术方案有肯定价值。

^{18}F-FDG PET/CT 可以灵敏探测到具有高代谢的胃癌原发灶（图 13-19）。有资料显示，^{18}F-FDG PET/CT 探测胃癌原发灶的敏感性可达 94%，平均 SUV 为 7.0（0.9~27.7）。^{18}F-FDG PET/CT

探测胃癌的敏感性与病灶大小、病理类型和分级具有密切关系。管状腺癌在图像中可表现较高的显像剂摄取；黏液腺癌和印戒细胞癌由于实质成分较少，常常表现为低摄取甚至无摄取。另一资料显示，^{18}F-FDG PET/CT 对于肠型胃癌的敏感性可达 83%，对于非肠型胃癌的灵敏度仅为 41%。另外，正常胃代谢活动可以使胃壁呈现轻度弥漫性的显像剂摄取或局灶性的高摄取，导致假阳性，与早期胃癌难以鉴别，往往还需要使用胃镜检查做进一步的鉴别。因此，^{18}F-FDG PET/CT 并不宜作为常规的胃癌筛查。

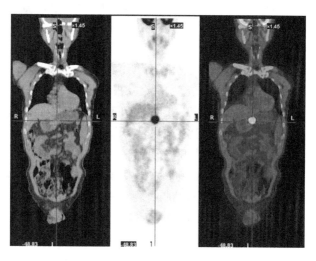

图 13-19　胃癌

（2）临床分期：胃癌患者的预后取决于肿瘤分期情况。CT 增强联合内镜超声可对原发肿瘤和局部淋巴结转移情况进行准确评价，判断胃癌患者临床分期。必要时还可以通过腹腔镜对腹腔和肝脏进行检查,对怀疑部位进行准确判断和临床分期。手术病理是最准确的分期方法。资料显示,近 70%~80% 的胃癌切除标本中可发现局部淋巴结转移。

^{18}F-FDG PET/CT 显像可用于术前分期、预测术前化疗的效果以及评价复发性胃癌,提高诊断和术前肿瘤分期的准确率。一份与单独 CT 的对照资料显示,对于区域淋巴结转移,单独使用 ^{18}F-FDG PET 较 CT 有更高的特异性(92% *vs* 62%),并改变了 15% 的患者分期。^{18}F-FDG PET/CT 较单独 PET 和单独 CT 具有更高的准确性(66% *vs* 51% 和 66% *vs* 47%)。而另一份资料也显示,^{18}F-FDG PET/CT 对于局部区域的淋巴结转移、腹膜或胸膜的粟粒样转移的探测灵敏度有限,^{18}F-FDG PET/CT 对于区域淋巴结分期为 N_1~N_3 的探测灵敏度仅 34%~50%。而对于肝脏转移灶的检测,Kinkel 等人荟萃分析比较了 US、CT、MR 和 PET 对判定胃癌肝转移的价值,结果显示 PET 的诊断敏感度为 90%,明显高于 US(55%),CT(72%)和 MR(76%)。因此,合理使用 ^{18}F-FDG PET/CT 进行胃癌患者的术前分期就显得尤为重要。

6. 结直肠癌　结直肠癌是人类常见的消化道肿瘤,居癌症死因第 3 位。在美国,2007 年估计有 112 340 例新发结肠癌。同年,估计有 52 180 例患者死于结肠癌和直肠癌。在我国,结直肠癌居恶性肿瘤发病率第 4 位,且呈明显上升趋势。结直肠癌发病与生活方式的改变及膳食结构不合理密切相关。

结肠癌的治疗手段包括手术、化疗及其他综合治疗。选择的依据主要参考 AJCC/UICC 临床分期。资料显示,结直肠癌各分期的 5 年生存率分别为:Ⅰ期为 93.2%,ⅡA 期为 84.7%,ⅡB 期为 72.2%,ⅢA 期为 83.4%,ⅢB 期为 64.1%,ⅢC 期为 44.3%,Ⅳ期为 8.1%。

(1) 诊断和鉴别诊断:大便隐血检查及癌胚抗原(CEA)普查是筛查结直肠癌最常用的方法,简便易行。内镜检查是目前诊断结直肠癌最有效、最可靠的检查方法,可直接观察到病变,同时采取活体组织做病理诊断。结肠双重对比造影能够提供结肠病变的部位、大小、形态和类型,是诊断结肠癌首选的影像学方法。术前 CT 对结直肠癌的分期及切除可能性有一定帮助,其局限性主要在于对原发灶的探测灵敏性较低和基于淋巴结大小诊断转移淋巴结的诊断标准。

^{18}F-FDG PET/CT 常规并不用于结肠癌的鉴别诊断。资料显示,^{18}F-FDG PET/CT 检测结肠癌的灵敏度可达 95%,但特异性仅 43%(图 13-20)。因此,目前在临床上并不建议将 ^{18}F-FDG PET/CT 作为筛查结直肠癌的影像学方法。假阳性主要包括炎症性肠病、肠道憩室、肠道黏膜、淋巴组织以及肠壁肌肉的生理性摄取等,其图像一般表现为弥漫性或节段性摄取。而对于在 ^{18}F-FDG PET/CT 图像中出现局限性的高摄取灶,一般仍建议使用内镜检查做进一步的鉴别。文献报道,27 例非结肠疾病进行 ^{18}F-FDG PET/CT 检查的患者中,18 例发现有节段性摄取或局限性高摄取灶患者中并进行内镜检查,结果发现 6 例发现有恶性肿瘤,7 例发现腺瘤或息肉,5 例发现有结肠炎。那些具有弥漫性摄取的患者并没有发现任何异常。

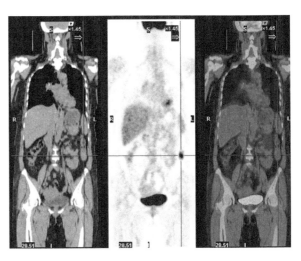

图 13-20　结肠癌

(2) 临床分期:结直肠癌的分期通常是在外科医师进行腹部探查和病理医师对手术标本进行检查之后才进行,内镜检查和 CT 一直是作为首选的临床分期手段。由于 ^{18}F-FDG PET/CT 无法灵敏探测到小于 1cm 的局部区域淋巴结转移灶,因此,大部分专家并不建议将 ^{18}F-FDG PET/CT 作为结直肠癌的分期选择。资料显示,^{18}F-FDG PET/CT 对淋巴结转移的敏感度为 29%。然而,对于具有高危险程度的结直肠癌患者,

Notes

^{18}F-FDG PET/CT 仍可以作为临床分期的有益选择,改善临床决策。文献报道,^{18}F-FDG PET/CT 检查可改变 15%~42% 的结肠癌患者的临床决策。相比 CT 和超声,^{18}F-FDG PET/CT 改变了 16% 的患者的治疗方案。

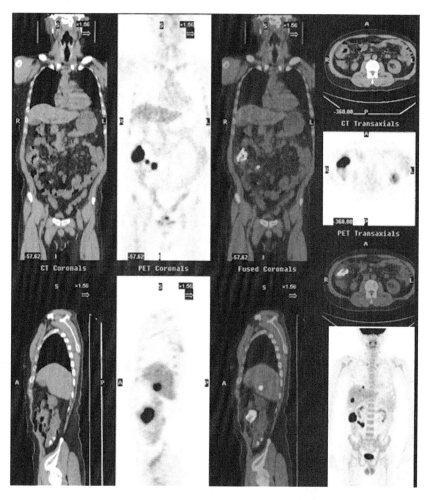

图 13-21　结肠癌伴肝转移

　　大约 50%~60% 的结直肠癌患者在确诊时已发生转移。Ⅳ期结肠癌(任何 T,任何 N,M1)或复发的患者可以同时发生肝脏或肺转移或腹膜转移。大约 15%~25% 的结直肠癌患者同时伴有肝脏转移(图 13-21)。最近的研究报告显示,结直肠癌肝转移患者手术之后的 5 年生存率超过 50%。因此,患者是否适宜手术,或是否有可能适宜手术,以及后继的转移性结直肠癌手术的选择,是处理结直肠癌肝转移的关键问题。而 CT 和超声由于结构分辨率限制,经常低估肝转移灶的发生。^{18}F-FDG PET/CT 可以很好地判断结肠癌的肝转移情况。其探测灵敏度和特异性分别可达 90% 和 85%。最近的一篇荟萃分析报道,也认为 ^{18}F-FDG PET/CT 较 CT 和增强 MR 在探测结直肠癌具有更高的灵敏度。而且 ^{18}F-FDG PET/CT 还可以通过一次成像发现更多的肝外其他转移灶(图 13-22),对于临床处理结直肠癌肝转移具有重要意义。

　　(3) 局部复发:结直肠癌术后绝大多数患者复发在术后两年内,资料显示复发率高达 30%~40%。复发通常多表现为局部复发(包括吻合口复发、盆腔内复发及会阴部复发)或转移(特别是肝转移),其中

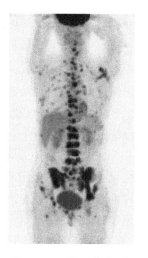

图 13-22　结肠癌术后,全身骨转移

Notes

仅 1/4 的患者有机会再行手术治疗,但及时诊断可使这一机会提高到大约 70%。因此早期发现和诊断结直肠癌复发特别重要。

^{18}F-FDG PET 最重要的应用在于早期发现结直肠癌的复发。由于 CT、MRI 等结构成像技术容易受到外科手术后结构改变的影响,基于代谢显像的 ^{18}F-FDG PET 在鉴别结直肠癌复发具有更大的优势。荟萃分析结果表明,PET/CT 评价结直肠癌全身复发及转移的灵敏度为 91%,特异度为 83%;评价肝转移的灵敏度为 97%,特异度为 98%;评价局部复发或盆腔内转移的灵敏度 94%,特异度 94%。

CEA 是结直肠癌术后可靠而价廉的监测指标,CEA 升高是肿瘤复发的重要标志之一,其特异性可达到 70%~84%。CEA 水平升高伴有阴性的传统影像检查结果常导致第 2 次探腹手术。尽管第 2 次探腹发现肿瘤复发的概率接近 90%,但由于时间原因这些患者中适合再行根治性手术的患者仅 12%~60%。资料显示,^{18}F-FDG PET 对 CEA 增高的结直肠癌复发具有更高的敏感性和特异性。其阳性预测值为 89%,阴性预测值为 100%。另一份研究也显示,PET 对 CEA 升高的结直肠癌患者复发的敏感度可达 94%。

7. 头颈部肿瘤　头颈部肿瘤是我国常见的恶性肿瘤,年发病率为 15.22/10 万,占全身肿瘤的 16.4%~39.5%,5 年生存率约为 35%~60%。其原发部位和病理类型之多,居全身肿瘤之首,主要有鼻咽癌、喉癌、上颌窦癌、口腔癌、涎腺癌、甲状腺癌及视网膜母细胞瘤等。其中耳鼻喉部以鼻咽癌最多见(图 13-23),颈部以甲状腺肿瘤居多,口腔颌面部肿瘤则以口腔黏膜上皮及涎腺上皮肿瘤来源多见。头颈部肿瘤病理类型非常复杂,以鳞状细胞癌居多,占 70%~80%;近年来头颈部恶性淋巴瘤的患者有增加趋势。

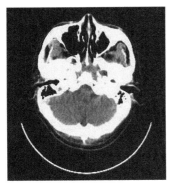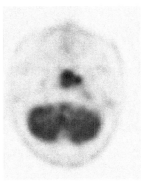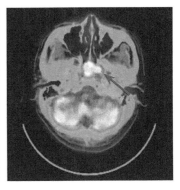

图 13-23　鼻咽癌

头颈部肿瘤由于位置表浅,诊断并不困难。淋巴结肿大常常是头颈部肿瘤的转移征兆。但常表现为查不到原发灶的隐匿性癌或所谓原发灶不明的转移癌。除病史、临床表现外,影像学作为辅助检查的工具已广泛使用,主要包括常规拍片、涎腺造影、血管造影、CT 或 MRI 等,活组织病理检查是肿瘤决定性诊断手段,多数病例可明确肿瘤性质,制订正确治疗方案。临床治疗主要根据病理类型、细胞分化程度、生长部位、TNM 分期等选择治疗方案,包括手术、放疗及化疗等综合性治疗。

(1) 鉴别诊断:头颈部肿瘤由于位置表浅,临床常规检查以及 CT、MRI 等影像检查对原发灶的大小及与周围组织的关系进行观察,一般均能够做到明确诊断,PET 对头颈部肿瘤原发灶的评价资料有限。就有限的资料表明,PET 对头颈部原发肿瘤探测的灵敏度(敏感度 89.3%、特异度 89.5%)明显高于常规影像学检查(敏感度 71.6%、特异度 78.0%)。

(2) 临床分期:淋巴结转移是判断头颈部肿瘤预后的独立因素。颈淋巴清扫术在头颈部肿瘤颈部淋巴结转移的控制中具有不可替代的重要作用,是目前公认的治疗颈淋巴结转移灶的首选方法。但由于切除了颈部大量的功能性结构,导致术后可能出现功能障碍,影响患者的生存

Notes

质量。20世纪90年代以来,选择性颈淋巴清扫已成为头颈部癌治疗的主要选择:仅切除有转移倾向的淋巴结,减少不必要的颈部正常组织结构损伤。因此,如何在术前对转移淋巴结进行准确探测将至关重要。临床研究证实,^{18}F-FDG PET显像在转移性淋巴结探测方面具有独到优势,对探测头颈部肿瘤淋巴结是否转移存在较高的临床价值,其敏感度、特异度分别为84%、96%。Adams等对1284个淋巴结分析结果表明,^{18}F-FDG PET的灵敏度可达90%,特异性94%,而MR的灵敏度和特异性为80%和79%,CT仅为82%和85%。而且,由于^{18}F-FDG PET是全身显像,在进行一次显像时还常常能够发现意想不到的其他远处转移或者第二原发癌。Stokkel等报道68例头颈部肿瘤PET显像,发现12例第二原发灶,其中仅5例被常规影像学检查所发现;其他报道也相继证实这一点。而随着PET/CT的应用,通过精确显示转移淋巴结的位置,对头颈部肿瘤淋巴结分期的诊断更为准确,为选择性颈淋巴清扫提供了一个强有力的诊断根据,目前的观点认为PET/CT已经成为头颈部肿瘤术前分期的必要手段。

(3) 肿瘤复发:头颈部肿瘤的治疗往往会对其局部周围组织结构造成损伤,以致黏膜增厚、软组织肿胀、纤维化或瘢痕组织形成等。以反映解剖结构和组织密度等形态改变为主要依据的影像技术鉴别局部纤维化、瘢痕组织与肿瘤复发有一定局限性。^{18}F-FDG PET通过显示组织的代谢活性,对肿瘤放化疗后形成瘢痕还是复发具有很高的鉴别能力。一项荟萃分析21篇关于PET/CT对鼻咽癌局部残余和复发评估的相关文献显示,PET/CT检测复发的综合灵敏度(95%)远远高于CT(76%)($P<0.001$)和MRI(78%)($P<0.001$);PET/CT的综合特异性(90%)远远高于CT(59%)($P<0.001$)和MRI(77%)($P<0.001$)。PET/CT的综合DOR(96.51)远远高于CT(7.01)($P<0.001$)和MRI(8.68)($P<0.001$)。而Isles MG等的荟萃分析(1871例患者)研究PET在探测头颈部原发鳞癌放、化疗后复发中的临床价值,其综合敏感度、特异度分别为94%、82%,阳性及阴性预测值分别为75%、95%;研究还发现^{18}F-FDG PET显像探测复发最佳的显像时间在治疗后10周以上。因此,目前的观点认为,在使用PET判断头颈部肿瘤复发方面,PET显像阴性通常可以提示瘢痕形成,而PET显示阳性一般需要进行进一步活检,如果活检为阴性,2~3个月后可以再次进行PET显像,如PET显像中提示摄取减少,一般不考虑复发,而如果提示摄取增加,一般考虑复发。

(4) 不明原发灶的寻找:颈部因其特殊的解剖位置往往成为不明原发灶肿瘤淋巴转移的首发部位。据统计,不明原发灶的肿瘤占全身肿瘤的3%~15%,其中1%~2%为头颈部肿瘤。5%~40%的患者在长期随访中不能发现原发灶。有研究报道,在超过300例不明颈部淋巴结转移癌患者的^{18}F-FDG PET显像结果表明,原发灶检出率为10%~60%,诊断价值明显优于CT和MRI。因此,在不明原发灶的寻找中,一般宜以PET作为首选手段,再根据PET显像结果选择CT、MR、内镜等检查。而且,^{18}F-FDG PET显像的另一优势是可在全身范围内探查可疑原发灶和转移灶,有助于临床分期并指导治疗。

8. 颅内肿瘤 颅内肿瘤可分为原发和继发两大类。原发性颅内肿瘤可来源于颅内各种组织结构;继发性肿瘤指身体其他部位的恶性肿瘤转移或直接侵入颅内形成。颅内肿瘤约占全身肿瘤的5%,占儿童肿瘤的70%,而其他恶性肿瘤最终会有20%~30%转移到颅内。

颅内肿瘤可发生于任何年龄,以20~50岁为最多见。成人以大脑半球胶质瘤为最多见,如星形细胞瘤、胶质母细胞瘤、室管膜瘤等,其次为脑膜瘤、垂体瘤及海绵状血管瘤、胆脂瘤等。少儿以颅后窝及中线肿瘤较多见,主要为髓母细胞瘤,颅咽管瘤及室管膜瘤。

颅内肿瘤的发生部位往往与肿瘤类型有明显关系,胶质瘤好发于大脑半球,垂体瘤发生于鞍区、听神经瘤发生于小脑桥脑角,血管网织细胞瘤发生于小脑半球较多,小脑蚓部好发髓母细胞瘤等。临床表现主要分为两大类:颅内压增高和局限性病灶症状。

(1) 脑胶质瘤:脑胶质瘤在颅内各类型肿瘤中占第一位,其发生率约为40%。其中发生率最高的是星形细胞瘤,其次是胶质母细胞瘤、髓母细胞瘤、室管膜瘤等。

Notes

星形细胞瘤主要位于脑白质内,多呈浸润性生长,无包膜,与正常脑组织分界不清。传统的柯氏(Kernohan)分类法将星形细胞瘤分为I~Ⅳ级,I级分化良好,呈良性;Ⅲ、Ⅳ级分化不良,呈恶性;Ⅱ级是一种良恶交界性肿瘤。I、Ⅱ级星形细胞瘤 CT 表现为低密度为主,坏死囊变少,占位征象轻,强化少;Ⅲ、Ⅳ级星形细胞瘤 CT 表现为以混杂密度为主,呈花环状,坏死囊边多,占位征象重,肿瘤均有强化。MRI 显示肿瘤 T1W1 为低信号,T2W1 为高信号。

^{18}F-FDG PET 显像在进行颅内肿瘤良、恶性的鉴别诊断时价值有限。I~Ⅱ级星形胶质细胞瘤常表现为 ^{18}F-FDG 无摄取或低摄取接近白质,在图像上呈现为假阴性;Ⅲ~Ⅳ级星形胶质细胞瘤可表现为高摄取,但由于大脑灰质本底较高,病灶往往难以和正常脑组织区分。另外,由于颅内 ^{18}F-FDG 高摄取灶也往往可以出现在肉芽肿(如脑结核)、脑脓肿、近期的梗死灶以及良性肿瘤(如脑膜瘤、良性垂体瘤等)颅内占位性病变,导致假阳性。因此,[18]F-FDG PET 一般用于 CT 或 MRI 等常规影像学检查完成后仍然难以定性时,提供病灶代谢信息进一步辅助确诊。

^{18}F-FDG PET 可用于评价已确诊胶质细胞瘤的分级和预后。脑胶质瘤中 ^{18}F-FDG 的摄取与其临床分级具有密切相关性。肿瘤 / 白质比为 1.6 和肿瘤 / 灰质比为 0.6 时可准确鉴别出低级别脑胶质瘤和高级别脑胶质瘤;在已确诊的低级别脑胶质瘤中,[18]F-FDG 摄取高于白质的肿瘤病灶较无 ^{18}F-FDG 摄取的肿瘤病灶具有更高的恶性转化概率。

^{18}F-FDG PET 显像常用于鉴别星形细胞瘤手术或放疗后复发或治疗后坏死。由于复发的肿瘤与放疗后坏死的病灶均可出现周围水肿和强化征象,CT、MRI 等结构性成像很难对星形细胞瘤放疗后复发或坏死进行鉴别。[18]F-FDG PET 可以通过病灶对 ^{18}F-FDG 的摄取程度很好地进行鉴别。治疗后坏死病灶一般表现为 ^{18}F-FDG 摄取低下甚至缺损,复发的肿瘤组织表现为 ^{18}F-FDG 高摄取。然而,需要注意的是高剂量放疗后所造成的炎症细胞往往也是高摄取 ^{18}F-FDG,引起假阳性表现,影响其诊断结果。

(2) 脑转移瘤:脑转移瘤在颅内肿瘤中占 3%~10%,中老年人多见。脑转移瘤可多发或单发。原发灶以肺癌多见,其次为乳腺癌、胃癌、结肠癌等。转移部位多位于皮质髓质交界区,病灶周围有明显水肿。CT 可表现为低、等或高密度。增强 MRI 是发现脑转移瘤最灵敏的影像手段,一般表现为 T1 与 T2 等信号或高信号,有均匀或环状强化。

^{18}F-FDG PET 显像探测脑转移瘤的灵敏度相对低,一般不宜作为早期发现脑转移的影像技术。其主要原因为脑皮质高摄取 ^{18}F-FDG 导致转移灶与正常脑组织难以区分。另外,脑寄生虫病、脑多发肉芽肿病变往往也可以造成 ^{18}F-FDG 的高摄取,表现为假阳性结果。因此,[18]F-FDG PET/CT 一般用于增强 MRI 检查已发现脑转移瘤,而原发病灶未明的肿瘤患者寻找肿瘤原发灶。

(二) PET 在肿瘤生物调强和适形放疗中的应用

放射治疗、手术治疗和化学药物治疗组成了肿瘤治疗的三大主要手段。根据国内外有关资料统计,60%~75% 的肿瘤患者在治疗过程中采用过放射治疗(单纯放疗或与手术、药物联合治疗)。据世界卫生组织估计,在全部恶性肿瘤中,45% 的患者可以被目前的治疗方法治愈,其中 22% 被手术治愈,18% 可被放射治疗治愈,余下 5% 被药物治愈。然而,肿瘤的立体形态是不规则的,而且往往和周围正常组织互相交错。因此,要使放射高剂量区的立体形状符合肿瘤的形态,才能使周围的正常组织受到最低剂量的照射,而创造高度适形性的放疗技术也成为放射肿瘤学家追求的目标。1959 年,日本学者 Takahashi 首次提出并阐明了适形放射治疗(conformal radiotherapy,CRT)的基本概念以及实施的方法,Ewski 等最初在 20 世纪 70 年代提出调强适形放射治疗(intensity modulated radiotherapy,IMRT)。90 年代,由于 MLC 和计算机控制技术的发展和成熟,初步的临床实践已证明三维适形放射治疗(three dimensional conformal radiotherapy,3DCRT),特别是 IMRT 基本可满足放疗的“四最”要求:即靶区的受照剂量最大,靶区周围正常组织受照剂量最小、靶区的定位和照射最准以及靶区内的剂量分布最均匀。由于肿瘤放射剂量的提高,正常组织剂量减少,因而肿瘤的局控率改善,急性和后期的放射并发症减轻。如常规放疗技术照射局部中晚期非小细胞肺癌,最大总剂量只能达到60Gy,放疗后2年生存率在15%~20%,而采用3D CRT,能使肿瘤剂量提高到>70Gy,2年生存率提高到40%左右,而放射急性和后期并发症未明显增加。因此,IMRT技术被公认是放疗100余年历史中的一次革命性进步,是21世纪前10~20年放射肿瘤学研究的一个重要发展方向。

然而,在目前3D CRT和IMRT技术的应用实践中,总体肿瘤体积(gross tumor volume,GTV)、临床靶体积(clinical target volume,CTV)和计划靶体积(planning target volume,PTV)的边界主要通过CT和MR成像提供。由于这些基于解剖学形态影像技术不能充分地显示癌组织与正常组织的密度差异,从而在靶区勾画中将正常组织纳入靶区进行照射,这与放射治疗的理论并不一致。更重要的是,大量研究表明,在靶体积内,癌细胞的分布是不均匀的,由于血运和细胞异质性的不同,不同的癌细胞核团其放射敏感性也存在较大差异,而如果给整个靶体积以均匀剂量照射,势必有部分癌细胞因剂量不足而存活下来,成为复发和转移的根源;如果整个靶区剂量过高,会导致周围敏感组织发生严重损伤。另外,靶区内与周围正常组织结构的剂量反应和耐受性不同,即使是同一结构,其亚结构的耐受性也可能不同,势必对放疗方案的制订产生影响。因此,3D CRT和IMRT技术仅仅做到了放射物理高剂量的立体分布和肿瘤的立体形态相适合,而没有考虑肿瘤异质性的生物活性因素,即一个肿瘤内存在生物学行为不同、放射敏感性不一的许多肿瘤亚群。

近年来随着医学影像学技术的飞速发展,如MRI、MR造影、MR波谱分析(magnetic resonance spectroscope image,MRSI)、功能MRI(fMRI)、SPECT和PET等技术的应用,不但能提供肿瘤及其周围正常组织结构的解剖影像,还能提供肿瘤和正常组织生理和功能的信息。包括照射肿瘤的生物学和放射生物学等方面的特性、影响放疗疗效的肿瘤放射敏感性,以及有关的基因特性和表型等。这些先进技术的应用,不但对肿瘤靶区的认定变得更准确,包括对原发灶及亚临床浸润的确认,而且还有可能区别出肿瘤靶区中哪一部分肿瘤亚群是放射抵抗的,哪一部分亚群是增殖很快的,哪一部分亚群是放射敏感的。从而将放射靶区的定义和概念得以扩展,在空间物理的靶区基础上加入有关肿瘤的生物学特性信息,即生物靶区体积(biological target volume,BTV)(图13-24)。根据这一理论,生物靶区可初步定义为由一系列肿瘤生物学因素决定的治疗靶区内放射敏感性不同的区域,这些因素包括:①乏氧及血供;②增殖、凋亡及细胞周期调控;③癌基因和抑癌基因改变;④浸润及转移特性等。这些因素既包括肿瘤区内的敏感性差异,也应考虑正常组织的敏感性差异,而且这些因素的作用均可通过先进的综合影像技术显示后,对一个肿瘤内不同放射敏感性的肿瘤细胞亚群给予不同的剂量,从生物学方面达到适形调强。2000年,美国MSKCC的Ling教授也因此在3D CRT和IMRT的基础上提出了多维适形放疗(multi dimensional conformal radiation therapy,MD-CRT)的概念,并认为由物理适形和生物适形紧密结合的多维适形治疗将成为新世纪肿瘤放射治疗的发展方向。

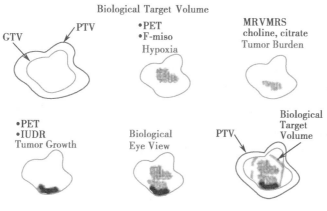

图13-24　生物靶区示意图

1. PET 与放射治疗计划　放射治疗计划的制订最重要和基础性的步骤是靶区的确定,对精确放射治疗更是如此,准确的靶区勾画之重要性仅次于治疗实施的准确性。而 PET 对于放疗靶区的精确定义可发挥重要的作用。如利用 ^{18}F-FDG、FLT 等显像剂行 PET 显像可以获得组织的增殖代谢情况;通过乏氧显像剂如氟硝基咪唑(^{18}F-FMISO)可以对肿瘤乏氧进行体外测定;通过 ^{11}C- 蛋氨酸可检测肿瘤蛋白质代谢;通过 ^{18}F- 胸腺嘧啶核苷酸可检测肿瘤核酸代谢等。放疗计划采用各种影像学信息可真实全面地反映肿瘤和正常组织的解剖和病理生理状态,并做到动态观测。然而迄今为止,^{18}F-FDG PET 是肿瘤显像中最为成熟、应用最为广泛的功能性影像技术。但由于 PET 分辨率的限制,单纯 PET 图像往往不能用于 3D CRT 计划的制订,而需要与 CT、MR 等融合,因此图像采集的后处理尤为重要。随着 PET 影像三维数据的重建和显示以及图像融合技术(同机和异机)的完善,以及新型显影剂的开发应用,PET 在肿瘤放疗中的应用将不只限于整体治疗方案的确定,而将融入上述三维计划的全过程,形成以 CT 模拟为基础、多种影像手段为辅助的技术。目前融合显像在放疗计划中的主要应用仅仅包括肺癌、脑肿瘤和头颈部肿瘤等,研究的例数与规模也相当有限,但根据这些资料,已经可以充分预见生物学显像在放疗中的前景和价值。相比较非功能性的解剖靶区,生物学显像可以区别出生物靶区体积,可以得到更好的治疗效益。虽然在临床应用中涉及与图像处理和融合技术的质量保证问题,但其在决定放疗计划靶区中的重要作用已不容忽视,这也要求我们在以后的研究中进行更进一步的探索和发展,真正实现物理适形和生物适形的结合。

大量资料证实,^{18}F-FDG PET 可以改变放疗计划中的靶体积。Yusuf 等使用 PET/CT 融合技术,对 11 个非小细胞肺癌患者进行研究,发现 64% 的患者 PTV 增加了 19%,有 36% 的患者 PTV 减少了 18%,全部患者改变了临床决策。最近综合 6 份 PET/CT 的研究报道,与以 CT 计划为基础放疗相比较,有包括 26%~100% 的 NSCLC 患者改变了放疗决策,大约 15%~64% 的 PTV 增加,21%~36% PTV 减少。而与单独 CT 勾画靶区相比较,基于 PET/CT 勾画靶区的变异也较小,Caldwel 等的研究发现,单独使用 CT 和 PET/CT 对 GTV 勾画的最大与最小的均值分别为 2.31 和 1.56,基于 PET/CT 的平均变异系数明显小于 CT。

通过 PET/CT 显像还可以减少正常肺组织接受较高的辐射吸收剂量,从而降低放射性肺炎的发生率。V20 是指肺组织至少接受 20Gy 的体积,与放射性肺炎的发生具有直接相关性。Graham 等曾报道相对 V20 分别为 <22%、22%~31%、32%~40% 和 >40% 时,发生 2 级肺炎的概率分别为 0、7%、13% 和 36%。Vanuytsel 等使用 PET/CT 研究了 72 例非小胞癌患者,相比较 CT 计划 V20 减少了 27%;Schmuecking 的研究结果 V20 减少了 17%。

PET/CT 显像在肿瘤伴有肺不张的临床决策中也具有重要价值,因为肺不张在 CT 中很难与肺癌相鉴别,因此很难在适形放疗中准确勾画合适的靶体积。Inestle 等的研究报道,通过 PET/CT 改变了 53% 的具有肺不张肿瘤患者的靶体积。但目前是否使用 PET 确定伴有肺不张的肿瘤患者的靶体积还是个值得争议的问题,因为显像融合的质量保证,包括调节 PET 图像中合适的窗水平还需要进一步研究。

MRI 由于在软组织中具有较好的对比度,较 CT 可更准确的勾画治疗靶区。Thornton 等报道,使用 MRI 肿瘤体积可增加 1.5 倍。最近,Gross 等研究 18 例恶性胶质瘤(8 例星形细胞瘤、1 例混合瘤,9 例纤维瘤),通过 Ga-DTPA MRI 融合 ^{18}F-FDG PET 制订放疗计划。在 44% 的患者中,^{18}F-FDG PET 可另外区别出 <1ml 肿瘤,在 22% 的患者可以另外区别出 1~5ml 的肿瘤;附加 PET 信息增加肿瘤大小的中位值为 7.3%,在超过一半的患者中变化不到 10%。作者认为,^{18}F-FDG PET 仅在小部分患者当中可以得到另外的信息,可能因为正常脑组织也是高摄取 ^{18}F-FDG。另一研究也得到同样的结论,在 8 例恶性胶质瘤患者中,^{18}F-FDG 显像仅有两例可以提供附加信息。还有研究,在 14 例具有低分化胶质瘤患者,使用 MET PET 显像,发现仅在 27% 的患者中对勾画 GTV 有帮助。因此,在脑肿瘤的放射治疗计划应用中,PET/CT 是否具有重要价值还值得进一步

Notes

商榷。

目前 PET/CT 融合在放疗计划中的应用资料还较少。研究报道,使用 PET/CT 对 21 例头颈部肿瘤患者(12 例口咽部肿瘤、9 例鼻咽癌)进行研究,3 例表面原发灶 PET、MRI 和 CT 均未发现;89% 的患者使用融合显像并没有改变 GTV 大小,只有 1 例 GTV 增加了 49%,而另外一例减少了 45%。PET 融合探测到 39 个阳性淋巴结,而通过物理检查和 CT/MRI 仅探测到 28 个。有71% 的患者由于腮腺附近颈上区域 ^{18}F-FDG PET 未发现肿瘤而得到保护,使用 PET 融合确定靶区时,在 18 个月的随访中仅有 1 例复发。作者认为,PET/CT 在头颈部肿瘤的靶区勾画中价值并不是很大,而在保护正常腮腺功能和改变临床决策中可能具有较高的应用价值。

PET/CT 融合在子宫颈癌、淋巴瘤、黑色素瘤等的探测中均具有重要价值。但融合显像在这些肿瘤的放疗计划中的作用也还未得到充分阐述。有文献报道,对子宫颈癌患者,通过 ^{18}F-FDG PET 勾画靶区与治疗结果存在相关性,较 CT 更敏感的探测到盆腔的淋巴结转移,从而提示调整辐射吸收剂量。

2. PET 与放射治疗疗效随访 ^{18}F-FDG PET 一直用于评价放射治疗的反应,根据放射治疗后葡萄糖代谢的变化,是评价肿瘤治疗反应的最好指标之一。但是,放疗可能引起早期急性炎症,需要与肿瘤高代谢相鉴别。

然而,在放疗结束后利用 PET 进行评价中,如何区别葡萄糖摄取减少和葡萄糖摄取缺乏在疗效评价过程中至为重要。一些研究者认为仅仅是 ^{18}F-FDG 减少并不能提示预后;而且认为葡萄糖代谢减少可能反映由于治疗损伤敏感细胞后的部分反应,而耐受细胞仍然维持着细胞活性,认为葡萄糖代谢变化部分反映肿瘤放疗后疗效。

PET 评价放疗的时机目前尚有争论。多数资料认为在放射治疗结束后 4~6 个月时进行 PET 评价。正常组织也可以对放疗具有反应。一些组织可能在几天内即可发生,包括骨髓、淋巴结、腮腺等。几周后发生反应的组织包括肾、脑等。因此,常可见到照射野内软组织葡萄糖代谢的增加。放疗后引起葡萄糖的早期代谢变化可能与照射野内正常组织的损坏有关,正常组织的损伤反应可达 6 个月甚至 1 年。

(三) PET 与肿瘤早期治疗反应监测

随着对肿瘤生物学行为及其分子机制的研究深入,新的抗肿瘤药物不断被发现,除传统的化疗药物外,新涌现出许多针对肿瘤靶向治疗的药物,如针对端粒酶、EGFR、CD20 分子核苷酸还原酶等抗肿瘤靶向药物也已经成功用于临床。但由于恶性肿瘤的异质性,临床上常发现患同种类型肿瘤的不同患者对同一化疗药物敏感度常不相同,甚至同一个体在不同的阶段,化疗效果差别都很大。因此,对于患者化疗药物的敏感性筛查,早期的疗效预测和评估以及是否存在化疗药物的耐药等问题就显得尤其重要。

肿瘤组织病理学的反应是评价治疗有效的"金标准"。组织病理学对肿瘤治疗反应的定义为有活力肿瘤与治疗导致的纤维化的百分比。这一百分比现在主要用回归评分来表示。组织病理学回归评分与患者生存率紧密相关,当患者没有或者只有少量(<10%)的肿瘤残余时,较那些病理上没有反应的患者预后明显要好。然而这要求必须完整切除肿瘤,因此,组织病理学的评价只能应用在患者术前化疗或放疗时,而不能在治疗过程中修改治疗措施。

测量治疗前后的体积大小是目前对治疗反应进行评估的常规方法。肿瘤体积缩小也一直被认为是评价治疗有效的一个标准。WHO 公布的治疗有反应的标准是:测量肿瘤的两个垂直的径线,在两个径线治疗前后都减少 50% 时认为有效。最近公布的实体瘤治疗反应评价标准(Response Evaluation Criteria for Solid Tumor,RECIST),认为肿瘤在最大长径上减少 30% 即为有反应。对于球状肿瘤病灶,相当于最后减少 50%。而根据 WHO 或者 RECIST 的标准在大量II期和III期肿瘤患者的荟萃分析研究也表明:肿瘤反应性与患者的生存率直接相关。但有些肿瘤在治疗时特别是生物靶向治疗时体积并不会明显缩小,而是在治疗几个疗程后甚至是几个月后

Notes

肿瘤体积才会出现明显的改变,因此单纯通过测量肿瘤大小的方法存在明显不足。

^{18}F-FDG PET/CT 能够无创而灵敏地反映出肿瘤组织葡萄糖代谢变化,往往在解剖结构出现变化之前就能准确反映肿瘤治疗效果,可作为肿瘤在体监测化疗敏感性与耐药性的影像标志物,预测肿瘤化疗反应,指导个体化用药方案的选择。目前在临床上已经成为早期评价治疗疗效、鉴别复发与残余组织以及预测预后的重要手段。对放化疗有反应的肿瘤组织对 ^{18}F-FDG 的摄取明显减少。大量的研究也表明:肿瘤治疗后 ^{18}F-FDG 摄取的变化与肿瘤的病理组织学变化、患者生存率紧密相关。

目前,应用 ^{18}F-FDG PET/CT 评价肿瘤治疗疗效的时间窗选择主要包括两种:一是在肿瘤治疗前和治疗方案完成后分别行 ^{18}F-FDG PET/CT 显像,判断残余肿瘤组织是否仍存在活性;二是在治疗前和治疗 1~4 个周期后评价疗效,如果有效则继续该方案治疗,无效则修改治疗方案。

1. ^{18}F-FDG PE 评价肿瘤治疗反应的分析方法　用于评价恶性肿瘤组织 ^{18}F-FDG 摄取变化的分析方法主要包括:①视觉评估法;②半定量分析法;③绝对定量分析法。

(1) 视觉分析法:视觉分析是最简单的方法,主要通过目测观察 PET/CT 图像中 ^{18}F-FDG 摄取与周围组织(肝脏)的对比情况。一般认为,当治疗后肿瘤病灶的 ^{18}F-FDG 摄取与周围正常组织相当或者更低,可被视为完全代谢反应;当治疗后肿瘤病灶的 ^{18}F-FDG 摄取相比治疗前显著减少,但仍较周围正常组织高可视为部分代谢反应;当治疗后肿瘤病灶的 ^{18}F-FDG 摄取没有变化可视为代谢稳定;当治疗后肿瘤病灶的 ^{18}F-FDG 摄取相比治疗前增加则被视为代谢进展。

(2) 半定量分析法:标准摄取值 SUV 是最常用的评价 ^{18}F-FDG 摄取程度的半定量方法,主要包括最大 SUV,平均 SUV 和峰值 SUV。其中病灶的最大 SUV 值重复性最好,多被用来评估疗效。一般认为肿瘤治疗前后 SUV 减低即代表有代谢反应。SUV 减低的程度越大,说明肿瘤组织对治疗方案越敏感。但目前尚还没有统一的应用 SUV 客观评价治疗疗效的标准。有观点认为肿瘤治疗前后 SUV 减低 30% 可视为部分代谢反应;SUV 增高 30% 可视为肿瘤代谢进展。另外,由于 SUV 与体质量、体表面积、血糖水平有关,在利用 SUV 评价肿瘤患者治疗前后的疗效时,均需要使用不同的归一化因子,减少对于结果评价的影响。

(3) 绝对定量分析法:PET 绝对动态定量分析是应用动态显像技术结合显像剂在体内的清除规律,对引入体内的显像剂进行放射性活度绝对测量的一种方法。^{18}F-FDG PET 动态定量分析能够测定组织葡萄糖的代谢率,而不受注射与扫描间隔时间的影响,灵敏度高,能够在很短的时间内对放射性分布的变化进行准确定量。与单纯的静态采集和 SUV 分析相比,^{18}F-FDG PET 动态定量分析可更灵敏地反映组织细胞糖代谢水平的各个环节,用于准确监测抗肿瘤药物的早期反应并预测肿瘤预后。其缺陷是在利用 ^{18}F-FDG PET 定量分析模型获得定量分析相关功能参数时,需要获得不同时间段动脉血 ^{18}F-FDG 的清除曲线作为输入函数,才能进行计算。而动脉内连续采血为有创伤性,操作繁杂限制其在临床上进一步应用。

2. ^{18}F-FDG PET 评价肿瘤治疗反应的临床应用

(1) 淋巴瘤:治疗反应对决定治疗方案的继续或改变具有重要作用。迄今为止,淋巴瘤的治疗反应仍根据 NHL 和 HD 国际研讨会标准及影像标准进行评估。这些标准主要基于形态学上的改变。但通过常规检查方法很难评估这些病灶代表活性淋巴瘤细胞还是纤维瘢痕组织。许多研究表明,治疗后进行 ^{18}F-FDG PET 检查能高度预测 HD 和侵袭性 NHL 的无进展生存期(progression-free survival,PFS)和总生存期(overall survival,OS)。如 Haioun 等前瞻性研究了 90 名侵袭性 NHL 患者,在化疗 2 周期后进行 ^{18}F-FDG PET 检查。发现早期 ^{18}F-FDG PET 阴性结果的患者 2 年 PFS 为 82%,2 年 OS 为 90%;而早期 ^{18}F-FDG PET 阳性结果的患者 2 年 PFS 为 43%,2 年 OS 为 60%。Hutchings 等对 2~3 周期化疗(ABVD 指多柔比星 - 博来霉素 - 长春碱 - 卡巴咪唑)后的 88 名 HD 患者行 PET 显像,并行回顾性分析发现,PET 阳性结果的患者 5 年 PFS 为 39%,而 PET 阴性的患者 5 年 PFS 为 92%。近来这些研究仅集中于侵袭性 HD 的患

Notes

者。两组均处于进展期 HD 患者在 2 周期 ABVD 化疗后,早期 ^{18}F-FDG PET 阳性结果的患者 2 年 PFS 为 0~6%,而早期 ^{18}F-FDG PET 阴性的患者 2 年 PFS 为 94%。

^{18}F-FDG PET 在一定程度上能区分治疗后残余病灶的活性淋巴瘤细胞和坏死或纤维组织。基于这些结果,国际统一协会在 2007 年对侵袭性恶性淋巴瘤制订了新的疗效反应标准,将 ^{18}F-FDG PET 纳入到评价标准中。近来的回顾性分析确定了 HD 和侵袭性 NHL 疗效反应新标准的优势。但是,由于 ^{18}F-FDG PET 对疗效评估的数据均是在接受常规治疗的患者中获得的,根据 ^{18}F-FDG PET 显像结果减少化疗或省略放疗目前仍是一种临床试验,必须谨慎。如意大利的一项研究中,160 名接受过原发病灶的放疗或者尚未进一步治疗的 HD 患者,在治疗后的残余病灶 PET 结果为阴性,14% 未进一步治疗的患者在 18 个月内复发,但放疗后的患者仅有 2.5% 的复发。另一研究显示,进展期 HD 或非放疗患者在化疗后的 ^{18}F-FDG PET 阴性预测值为 94%。

^{18}F-FDG PET 可用于淋巴瘤患者的随访,检测无症状复发病灶,从而使患者在复发早期而非复发严重时即可接受治疗。如 Jerusalem 等每 4~6 个月应用 PET 监测 36 名完成治疗后的 HD 患者,随访了 2~3 年,^{18}F-FDG PET 显示为阳性 11 例,1 例患者存在残余的肿瘤细胞,4 例患者 5~24 个月后复发。5 例复发的患者在临床症状出现,实验室检查结果及 CT 显示复发前 PET 已能够识别。6 例患者经证实确认为假阳性结果。Zinzani 等回顾性研究了 151 例纵隔淋巴瘤患者(HD 和侵袭性 NHL)。每例患者均进行标准化随访,前 2 年每 6 个月行 1 次 ^{18}F-FDG PET 检查,后 3 年每 12 个月检查 1 次。治疗后的 22 个月内,151 例患者中有 30 例 ^{18}F-FDG PET 显示阳性,表明纵隔淋巴瘤有复发。30 例患者中的 17 例经组织学证实有复发,仅有 3 例表现出复发症状。另 13 例为良性病变,包括 9 例纤维组织,3 例肉芽组织,1 例非相关性赘生物。因此,目前的研究认为,在应用 ^{18}F-FDG PET 进行淋巴瘤随访中,对于阳性病灶必须进行进一步的确认。

(2) 食管癌:食管腺癌的新辅助放化疗能改善总体的生存期。但是,仅有 40%~50% 的患者对治疗敏感。而对治疗不敏感的患者可能受制于毒性不良反应、无效化疗或放化疗导致的延迟及潜在的更具生物学侵袭性的肿瘤。因而,迫切需要一种无创性诊断试验早期预测疗效,对于无效患者实行个体化治疗。综合资料显示,FDG PET 评价食管癌新辅助治疗疗的敏感度 70.3%、特异度 70.1%。Brucher 等人报道了 27 例食管鳞癌患者,在放化疗前后行 ^{18}F-FDG PET 显像,发现病灶平均 SUV 降低 52%,不仅可作为预后因素,而且能鉴别组织病理学有无反应。平均 SUV 减少率低于 52% 的患者其中位生存期显著短于超过 52% 的患者(8.8 个月比 22.5 个月,$P<0.0001$)。Swissher 等报道了 103 例组织病理学诊断的食管癌患者新辅助放化疗结束后 ^{18}F-FDG 显像。最大 SUV 大于等于 4 是长期生存的最佳预测值,放化疗后 SUV 小于 4 的患者中 18 个月生存期达到 77%,大于等于 4 的患者仅 34%。对于组织病理学无反应的预测准确性是 76%,灵敏度及特异性分别为 62%、84%。但是 PET 难以判断残余微小病变,对于无残余活性肿瘤细胞的患者及有大约 10% 活性细胞患者 ^{18}F-FDG 的摄取难以分辨。

另外,也有许多研究报道应用 ^{18}F-FDG PET 在评价食管癌早期疗效中的价值。Weber 等最初报道了 40 例(37 例可评估疗效)局部晚期食管胃交界处腺癌患者,分别在应用 ^{18}F-FDG PET 在治疗早期指导疗效。作者发现在顺铂化疗开始后 2 周,^{18}F-FDG PET 就能通过代谢改变预测组织病理学改变,平均 SUV 减低率超过 35%,能预测疗效的灵敏度和特异性分别为 93%、95%。以平均 SUV 减低率超过 35% 为阈值,MUNICON 研究中心对 110 例食管癌患者代谢改变的评估结果也发现,代谢改变者(化疗开始后 2 周)在术前继续接受最长 12 周的化疗,而代谢无反应者 2 周后不再化疗直接手术。110 例患者中 104 例接受了切除,49% 代谢有改变,代谢改变者中 58% 有组织病理学改变。中位随访 2.3 年后,代谢改变组与无改变组中位总体生存期不一致。前者中位无病生存期 29.7 个月,后者 14.1 个月(危险比 2.18,$P=0.002$)。这些研究均显示了应用 ^{18}F-FDG PET 能在第一次化疗开始后 2 周评估肿瘤的反应。术前化疗后 2 周代谢无改变的患者可以在术前化疗开始后尽早改变治疗方案。

Notes

（3）肺癌：对于有局部晚期非小细胞肺癌尤其是有纵隔淋巴结侵犯的患者（ⅢB、Ⅳ期），一般不考虑手术治疗。新辅助化疗或放化疗被认为是这些患者的希望所在，如果成功清除了受累淋巴结的活性肿瘤细胞，这些治疗将有助于患者通过手术治愈。尽管目前可治愈的局部晚期非小细胞肺癌患者相对少，但可以预测生存期的诊断方法仍是重要的疗效评估措施。

^{18}F-FDG PET 评估的代谢反应与肿瘤组织病理反应密切相关。如一个包括 56 例患者的回顾性研究，在最大 SUV 的改变与切除组织中无活性细胞的百分比之间揭示了一个密切的线性关系（$r=0.75$，$P<0.001$）。最大 SUV 减少超过 80% 预测完全病理反应的准确性为 96%。^{18}F-FDG PET 最大 SUV 减少百分比的曲线下面积显著高于 CT 预测的完全病理反应的变化百分比（0.935 vs 0.53，$P<0.001$）。另一个类似研究也发现残余肿瘤细胞的 SUV 比病理证实无活性细胞肿瘤的 SUV 高。有残余细胞的亚组，在 CT 上有部分反应（基于 WHO 标准）及稳定疾病患者的中位 SUV 分别为 4.7、11.8。无活性细胞组，CT 显示不同的反应类型，但 SUV 并未表示出不同，中位 SUV 为 2.2。

^{18}F-FDG PET 评估肺癌放化疗后的代谢反应，与患者生存期密切相关。如研究者前瞻性应用 ^{18}F-FDG PET 视觉分析和诊断 CT 同时对 73 例肺癌患者进行疗效评估比较。发现：PET 与 CT 评估结果相一致的患者仅 40%。其中 PET 评价具有完全反应的患者有 34 人，而 CT 评价仅 10 人具有完全反应。应用一个包含了已知预后因素如 CT 反应，体力状态，体重减轻及分期等多元分析表明，只有代谢反应与生存期显著相关。另一个应用组织病理学评估对新辅助放化疗反应及生存期的研究中也提示，组织病理学与代谢反应都可提供了预后信息。当最大 SUV 减少 45%~55% 作为代谢反应界值，患者 16 个月的生存率为 83%；低于界值者的生存率仅为 43%。

^{18}F-FDG PET 也可用于对新辅助化疗的早期评价，指导选择患者进行手术。研究表明，代谢反应与组织病理反应、生存期均存在密切相关性。然而，各研究中代谢反应的标准并不相同。如一份应用 ^{18}F-FDG PET 和 SUV 分析 47 例术前进行诱导性化疗的肺癌患者的结果提示：治疗后最大 SUV 小于 4 者生存期长达 56 个月，而大于等于 4 的只有 19 个月。而另一份应用 ^{18}F-FDG PET 动态显像和绝对定量分析方法对 51 例进行诱导性化疗的肺癌患者研究结果：以葡萄糖代谢率 47% 及 SUV 减少 35% 为界值，可获得总体生存率和无病生存率的重要预后分层。

纵隔淋巴结的代谢反应与患者生存期也具有密切相关性。如 Doom 等研究了 30 例接受诱导化疗患者纵隔淋巴结反应与代谢反应预测生存期方面的关系。以最大 SUV 减少 60% 为阈值结合淋巴结主要的病理反应，原发肿瘤最大 SUV 减少超过 60% 的患者其 5 年总体生存率远高于小于 60% 者（62% 对 13%，$P=0.002$）。

（4）乳腺癌：初次化疗主要是检查肿瘤病灶对化疗的敏感性，为治疗方案的修订提供信息，并制订出更个体化的治疗方案。早期临床医师通过判断患者的临床症状和体征的改变来决定治疗方案的修订，但要明确哪些患者早期修改治疗方案后能获益是非常困难的。PET 作为一种基于代谢改变而显像的手段，能提供代谢信息代替临床症状和体征的改变作为观察截止点。有学者对 22 例患者在首次化疗的第 1 个疗程后行 PET 检查发现，凡是 SUV 值下降大于 55%，均经病理证实为有反应。在首次化疗的第 1、2 个疗程后行 PET 检查预测组织病理学反应的准确率分别为 88% 和 91%。另一研究报道了 64 例乳腺癌患者在首次化疗后的第 1、2、3 疗程后均行 PET 检查提示，肿瘤 ^{18}F-FDG 摄取的改变比肿瘤大小能更有效预测肿瘤治疗的疗效。在治疗的第 1 和第 2 疗程后将 SUV 值下降 40% 作为阈值提示病理学有反应，其准确率分别为 77% 和 87%。另外，有研究发现，治疗前 PET 显示肿瘤活性较低的肿瘤病灶对初次化疗无反应的可能性更大。故此，这部分患者要改变治疗方案，例如：如果病灶可以切除，需要立即行手术治疗或内分泌治疗。

新近诊断的原发乳腺癌行化疗与转移性乳腺癌行化疗的治疗目的大不相同。一般来说，一些化疗方案应用于初次全身治疗，而更多的姑息性治疗措施被应用于转移性病灶。评价初次化

Notes

疗疗效通常使用病理学组织切片结果,而转移性病灶的治疗疗效通常不用病理来评价。一项含19项临床研究共 920 例乳腺癌患者的荟萃分析显示,^{18}F-FDG PET 在预测乳腺癌原发灶新辅助治疗后反应的敏感度、特异度、阳性预测值、阴性预测值及诊断 Odd 率分别为 84%、66%、50%、91% 和 11.90。^{18}F-FDG PET 预测区域淋巴结治疗后反应的敏感度、阴性预测值分别为 92% 和88%。在化疗早期(即化疗 1 或 2 周期)时行 PET 检查的诊断准确率(76%)明显高于化疗晚期(65%),同时采用标准摄取值降低阈值为 55% 和 65%,其预测效率最高。^{18}F-FDG PET 在所有患者完成第 1 疗程化疗后能准确的预测患者的预后,并且其在化疗第 3 疗程以后的预测患者预后的能力明显的高于传统影像手段。如前所述,早期发现无效治疗能使患者获益,尤其是有转移病灶的乳腺癌患者如果有其他可供选择的治疗方式,使这部分患者免于无效治疗带来的不良反应。

值得注意的是,葡萄糖代谢的改变形式也与治疗药物有关。比如内分泌治疗的他莫昔芬可以导致看似对治疗有反应的 ^{18}F-FDG 摄取的短暂下降。Dehdashti 等研究了 11 例乳腺癌患者分别与行他莫昔芬治疗前及治疗一周后行 ^{18}F-FDG PET 检查。7 个患者在治疗后 1 周通过临床及影像学随访发现 ^{18}F-FDG 摄取值增高。对这种"代谢闪烁"可能是由于在抑制效应之前,他莫昔芬有短暂的兴奋效应。在临床上这种效应出现在治疗以后的第 1~2 周,表现为软组织的红斑和骨痛的增加。此后,学者通过扩大样本进一步证实了此结论,对他莫昔芬有反应的患者其 ^{18}F-FDG 摄取值上升了 28.4%,其中 5 例患者出现了这种代谢闪烁现象。而对治疗无反应的患者,其 ^{18}F-FDG 摄取值在治疗前后没有明显改变。迄今为止,这种代谢闪烁现象只在他莫昔芬治疗中有报道,没有化疗以及新型内分泌药物(如芳香酶抑制剂,应用于绝经后妇女)产生代谢闪烁的相关报道。

(5) 其他肿瘤:Schuetze 等研究了 46 例高分化的软组织肉瘤患者,对其在新辅助化疗前和手术前行 PET。^{18}F-FDG 摄取减少小于 40% 为预后不良的标志,90% 的患者在初诊后 4 年复发。17 例患者 ^{18}F-FDG 摄取减少大于 40%,其中 2 年生存率达 80%,但是只有 40% 的患者 ^{18}F-FDG 摄取减少大于 40%。在骨肉瘤和 Ewing 肉瘤的患者中,^{18}F-FDG 在新辅助化疗后摄取的改变与肿瘤的组织学退化有明显的相关性,故可作为预后的重要因素。

Grigsby 等回顾性评价了 ^{18}F-FDG PET 在 152 例宫颈癌患者中的应用。在治疗后 ^{18}F-FDG PET 显示正常,则预后极好,5 年存活率为 90%;而治疗后原发肿瘤部位持续存在 ^{18}F-FDG 摄取者,5 年存活率只有 45%;如果治疗后出现新病灶,则 5 年存活率仅为 15%。Avril 等研究了 33 例进展期卵巢癌患者,经过 3 个疗程化疗后行肿瘤细胞减灭术治疗,结果在治疗前和第 1、第 2 周期化疗后行 PET,化疗第 1、第 3 周期后,^{18}F-FDG 摄取减少与患者的生存率明显相关,代谢减少的阈值为第 1 疗程化疗后肿瘤 ^{18}F-FDG 摄取减少 20%。用这一标准评价,治疗有反应组的平均总体存活率为 38 个月,而无反应组的平均生存时间为 23 个月;如果以 SUV 在第 3 疗程化疗结束后减少 55% 为阈值,则治疗有反应组的平均存活率为 39 个月,无反应组为 20 个月。

(四) PET 与临床决策

作为临床医师每天都要面对临床症状体征各异的患者,针对具体情况应用不同的诊疗方法,提出适合其病情的治疗方案,采用相应的护理措施,对其预后进行分析判断,甚至对其所需费用也要作出必要的考虑,所有上述问题可称之为临床决策。为了提高临床决策的科学性,必须以各种概率数量为依据,以策略论和概率论的理论为指导,经过一定的分析、计算,使复杂的临床问题数量化,才有可能选择最佳的行动方案,这就是临床决策分析。临床决策分析通常用于改进疾病的诊断、帮助临床医师选择合理的治疗方案、对疾病的预后进行评价、对个人患病风险进行评估等。

现行的医学临床决策过程是基于如下假设:非系统的个人临床经验积累是构建医师个人知识的重要方式,基于这些个人经验所采取的关于预后、诊断、治疗等临床措施是合理的。研究并熟知疾病的基本机制及病理生理学原则足以作为临床推理依据。传统的临床训练与临床常识相结合足以使医师对新的临床诊断治疗方法作出准确评价。总之,临床专业知识和临床实践经验足以使医师在临床实践中作出正确的决策。然而,研究和明确疾病的机制并不足以作为指导临床实践的充分依据。基于基本的病理生理学原理所作出的诊断、治疗推理,事实上很难保证其正确性,有可能导致对诊断或治疗效果的不正确预测。充分了解评价所获证据的某些规则,对正确的解释医学文献关于因果关系、预后、诊断及治疗的结论是必要的。各种临床研究所得到的结论是否符合实际,其所采用的研究方法是否为决定性因素,这是评价其结论合乎实际与否的重要依据,直接关系到据其所作出的临床决策是否正确,也即是否为患者提供了最佳的诊断和治疗措施。

临床肿瘤学主要回答肿瘤患者的诊断、治疗和预后及康复等问题。根据世界卫生组织的报道,1996 年全世界新发肿瘤病例超过 1000 万,死亡 660 万。预计未来 25 年全世界将有 3 亿人患肿瘤,其中 1 亿人因本病而致死,因此,肿瘤性疾病已经成为 21 世纪的一个重要公共卫生问题。

20 世纪 80 年代中期世界卫生组织曾提出肿瘤控制的目标,认为 1/3 肿瘤是可以预防的,1/3 肿瘤是可以治愈的,1/3 肿瘤可以延长生命提高生活质量。如实现这一目标,肿瘤的发生可以减少 1/3,死亡可以减少 2/3,患者的痛苦极大减轻,肿瘤对人类的健康危害状况将明显改善。然而,要实现这一目标,首先就要求临床对肿瘤能够做到早期发现,早期治疗。因此,如何利用现代科技手段,提高肿瘤的诊疗水平将是临床肿瘤学家面临的重要问题。

PET 作为一种功能性显像设备,由于其可无创性的研究人体生理、生化、受体及基因改变,通过定量测定 ^{11}C、^{13}N、^{15}O、^{18}F 等正电子核素标记的人体代谢底物及生物活性分子,达到活体分子断层成像目的。在肿瘤的应用研究中,PET 不仅能鉴别良恶性肿瘤,而且能判定肿瘤的恶性程度和疗效,尤其在肿瘤治疗方案的确定与及时修正中显示出独特价值。研究证实,约 50% 的肿瘤患者在 PET 检查后修改了原有的治疗方案。而随着 PET/CT 的临床应用,将 PET 的分子功能代谢信息与 CT 的精确解剖定位结合起来,从根本上解决了 PET 定位不准的缺陷,从而成为目前肿瘤诊断最有发展前景的新技术之一。

1. PET 与临床分期　目前,肿瘤的治疗仍以手术、放疗及化疗为主,手术和化疗主要控制局部病变或局限性的转移,仅化疗可应用于控制广泛的转移。因此,治疗前如何准确的评价肿瘤分期是临床决策的重要根据。肿瘤分期实际上是对恶性肿瘤累及范围的缩写,其建立在肿瘤累及的范围不同,有不同的生存期的基础上。人体恶性肿瘤的 TNM 临床分期价值包括有助于临床医师制订治疗计划,了解患者的预后,帮助评价疗效。TNM 分期的规则仅限于有组织学证据及组织学分型的恶性肿瘤。分期系统描述的解剖范畴有以下 3 个基本评价指标:①T 指原发瘤的大小;②N 指有无区域淋巴结转移;③M 指有无远处转移。而 PET 由于其对区域性转移淋巴结及远处转移探测的优势,在肿瘤临床分期中的价值愈来愈显得重要。德国埃森大学医院 Antoch 等报告,前瞻性对比研究 98 例肿瘤患者(年龄 27~94 岁),先后采用全身 ^{18}F-FDG PET/CT 和全身 MRI 进行肿瘤分期。结果显示,77% 的患者 ^{18}F-FDG PET/CT 分期(TNM 分期)正确,11 例患者分期过高,12 例患者分期过低。相比之下,54% 的患者 MRI 分期正确,19 例患者分期过高,26 例患者分期过低,在有病理分期资料的 46 例患者中,^{18}F-FDG PET/CT 正确分期 37 例;MRI 正确分期 24 例。^{18}F-FDG PET/CT 诊断区域淋巴结转移的正确率为 93%,而 MRI 只有 79%。两种方法诊断远处转移率的正确率相似,分别为 94% 和 93%。

肺癌方面,PET 研究大多集中在由传统模式诊断的Ⅰ期和Ⅱ期肺癌未发生转移的 ^{18}F-FDG 探测显像的价值上。这些患者仍可避免不必要的手术治疗。Tuker 等报道,相对常规显像,附加 ^{18}F-FDG PET 信息,取消了 30% 患者的手术,19% 患者允许手术。12 份统一的研究分析,约 70% 的患者临床决策改变,17% 的患者附加化疗或放疗,8% 的化疗和放疗被取消。最近研究还显示

Notes

根据不同显像分期后进行放疗,其预后也具不同,使用 PET 分期的中位生存率为 31 个月,而非 PET 的中位生存率为 16 个月,反映 FDG PET 在发现那些具有远处转移患者,避免进行放疗的价值。而 Hicks 等报道肺癌Ⅲ、Ⅳ期的患者将被免于接受过分的放疗。在 167 例中 32 例(占 19%)通过 PET 证实有远处的转移。146 例直结肠癌患者的荟萃分析也表明,[18]F-FDG PET 发现多于 40% 的结直肠癌患者在临床发病期与主要治疗期差别的证据,使预期需要手术治疗的 41% 的患者免于手术。

2. PET 的成本效益分析 PET 在 SPN 方面进行了最早的成本效益分析。早在 1996 年,Valk 等在美国做了病例追踪后得出结论,即因为避免开胸手术或活检术,每例患者节省将近 2200 美元。随后其他学者也均得到同样的结论。而 PET 对 NSCLC 的术前分期的成本效益分析国际上仍有分歧。Gambhir 在早期用模型法进行的分析中认为,PET 相对于 CT 来讲生存率每增加 2.96 天节省 1154 美元。然而,随后 Scott 等通过模型法得出的结果却是只有对 CT 无明显纵隔淋巴结肿大的肺癌患者进行 PET 检查才显得更高效,而在所有的患者中行 PET 检查反而不如 CT,仅仅是 PET 检查后在预期生存率方面较 CT 延长。因为 PET 对其分辨率以上的病灶都能显示,而 CT 对诊断淋巴结肿大的标准是有一定的大小限度的,淋巴结大小在这个区间内的肿瘤患者的数量是很重要的影响因素,再加上其他影响因素如各国的成本因素和产生效益的差异性,导致了在这个问题上各国的学者产生了分歧。上海仁济医院分析了中国使用 FDG PET/CT 行肺癌术前分期的经济效益,相比较常规 CT,所有患者行 PET/CT 的增量成本 - 效益比(ICER)为每一生命年 23 800 元人民币,ICER 会由于 PET 特异度的减低而明显增加。因此 PET/CT 被推荐用于肺癌术前分期检查,CT 图像显示淋巴结肿大的患者也应加行 PET/CT 检查。

PET 可以早期发现较小的而其他检查手段不易发现的结直肠肿瘤,或者在明确原发肿瘤病灶的同时发现较小的转移灶或者多发的远处转移,多发远处转移是手术的禁忌证,而孤立的转移灶实施切除已证实有助于肿瘤预后。Valk 等对一组肿瘤标志物增高和准备切除孤立转移灶的患者行病例追踪后发现其中 25% 的人不能进行手术,这样 PET 平均为每名患者节省了 2618 美元。Miles 利用一组澳大利亚本国患者进行的研究得出的数据是 1723 澳元。因此,多数学者认为 PET 在结直肠癌方面有着较高的性价比,这主要是因为 PET 诊断准确率较高,从而能较好的把握手术指征,迅速寻找出可切除的原发灶和孤立转移灶,另一方面避免不必要的手术。

头颈部的解剖结构在许多影像学检查中较难区分,因此 PET 在头颈部肿瘤方面的诊断分期准确率较其他方法有明显优势。Valk 等通过病例追踪提示通过 PET 检查,每例患者节省了 500 美元。而 Hollenbeak 等通过模型分析法得出结论认为,PET 对 CT 诊断为 N_0 期的患者其效率更高,原因是 PET 能检出 CT 无法诊断的淋巴结转移,从而改变分期,影响后续的治疗方案及预后。

PET 在其他肿瘤方面的成本效益分析也有报道。Valk 等对黑色素瘤的病例追踪报道认为,PET 通过避免不必要的手术(包括确定诊断为手术禁忌和确定为良性病灶)以及较高的诊断效率,为每例患者节省了 2175 美元。而在乳腺癌腋窝淋巴结分期方面,美国和澳大利亚的研究人员分别得出 PET 为每例患者节省了 2300 美元和 550 澳元。

^{18}F-FDG PET 对于指导治疗方案有积极的影响,决定了其独特的卫生经济学意义。2005 年美国国家肿瘤 PET 显像登记计划(NOPR)的支付政策覆盖了所有肿瘤的各种应用范围,只要申请医师和患者就肿瘤 PET 显像在 NOPR 做了登记,都将由美国医疗服务中心支付费用,这一措施使几乎所有肿瘤患者都能够享受和得益于 PET 这一高精度检查方式。根据美国药物及食品管理局统计结果,PET 的临床使用可以节省 20% 以上社会医疗费用以及 10% 以上个人医疗费用;在美国和西欧,许多医疗保险公司都愿意为患者支付 PET 在肿瘤疾病方面的检查费用。通过 PET 检查使患者获得更加准确的诊断而得到及时合理而有效的治疗,可避免许多不恰当的检查、误诊和误治。研究结果显示,PET 不仅减少了肿瘤患者总体诊疗费用,而且有效提高了生活

Notes

质量。卫生经济学分析表明,虽然 PET 的检查费用昂贵,但只要掌握好适应证,正确使用,首选这种一步到位的方法,在很多肿瘤的诊断、分期、疗效判断和预后评价等方面,与传统检查方法比较,更为经济有效,并能够缩短确诊时间,在总体上也降低了社会医疗成本。

(刘建军　黄 钢)

第二节　肿瘤非特异性显像

肿瘤发生、发展是多因素综合的复杂病理过程,肿瘤异常表达分子作为靶点已成为肿瘤特异显像的重要方法。丰富的肿瘤新生血管及代谢旺盛的肿瘤细胞也是肿瘤显像的主要目标,针对肿瘤新生血管及细胞代谢开展的核素显像能有效显示肿瘤的生物学特性,成为肿瘤非特异显像的重要内容。肿瘤的发生、发展与转移均依赖于新生血管的形成,肿瘤新生血管形成是肿瘤早期发生的重要标志,以肿瘤新生血管为靶点开展靶向分子显像研究,是实现肿瘤早期诊断的有效途径。肿瘤新生血管常表达一些正常血管或其他组织不表达或表达量很低的分子,如血管内皮细胞生长因子、整合素家族及 CD13 受体等,利用核素标记肿瘤新生血管特异表达分子的靶向探针可实现肿瘤显像。针对肿瘤细胞代谢旺盛的特点,多种广谱的亲肿瘤显像剂可对肿瘤进行显像诊断,包括放射性核素及放射性核素标记化合物,其中放射性核素包括 ^{67}Ga、^{201}Tl、^{69}Yb 及 ^{111}In 等,核素标记化合物主要有 ^{99m}Tc-MIBI 及 ^{99m}Tc(V)-DMSA 等,这些核素或核素标记化合物能被血流旺盛、代谢活跃的肿瘤细胞所摄取,由于缺乏肿瘤特异性因而常称为肿瘤非特异性阳性显像。在这些核素及核素标记化合物中,^{99m}Tc 物理性能良好,且 ^{99m}Tc-MIBI 制备方便,显像效果较好,具有一定的临床应用价值;而 ^{67}Ga、^{201}Tl 等标记的亲肿瘤显像剂由于核素本身不易获取,显像质量欠佳等因素,其临床应用受到限制,目前已逐渐被 ^{18}F-FDG 等肿瘤代谢显像所取代。

一、肿瘤新生血管显像

(一) 整合素显像

整合素(integrin)为亲异性细胞黏附分子,是细胞表面受体的主要家族,依赖于 Ca^{2+} 介导细胞与细胞间的相互作用及细胞与细胞外基质间的相互作用。整合素在体内表达广泛,大多数细胞表面都可表达一种以上的整合素,在多种生命活动中发挥关键作用。整合素是由 α 和 β 两个亚单位形成的异二聚体,迄今已发现 18 种 α 亚单位和 9 种 β 亚单位,它们按不同的组合构成 20 余种整合素。

整合素在多种肿瘤表面和新生血管内皮细胞中有高表达,对肿瘤血管生成起着重要作用,其中 $α_vβ_3$ 的作用尤为重要。成熟血管内皮细胞和绝大多数正常器官系统中,整合素 $α_vβ_3$ 表达减少或缺乏,但在多种肿瘤细胞表面、炎症、创伤的新生血管内皮细胞中整合素 $α_vβ_3$ 的表达显著增高。除在多种肿瘤细胞和肿瘤新生血管内皮细胞表面有很高表达外,在肿瘤细胞转移时所穿越的基底膜内皮细胞中这种受体的表达也很高,而在正常组织和成熟血管内皮细胞中则不表达或低表达,表明整合素 $α_vβ_3$ 在肿瘤的新生血管生成、侵袭和转移过程中起重要作用。因此,整合素 $α_vβ_3$ 成为许多抗肿瘤血管生成药物的靶点。

精氨酸-甘氨酸-天冬氨酸(Arginine-Glycine-Aspartic,RGD)肽是整合素 $α_vβ_3$ 受体的特异性识别位点,RGD 能特异性与 $α_vβ_3$ 结合抑制肿瘤新生血管的形成,放射性核素标记的含 RGD 序列的多肽作为肿瘤血管生成的显像剂和治疗药物的研究成为核医学的研究热点之一。针对 $α_vβ_3$ 受体,已经设计了各种不同结构的 RGD 多肽分子,核素标记 RGD 注入体内后,RGD 特异性与肿瘤新生血管表达丰富的 $α_vβ_3$ 受体结合,从而实现肿瘤的核素显像。

在各种 RGD 多肽中,未经修饰的 RGD 肽相对分子质量较小,在体内很快被代谢而排出,核素标记 RGD 虽在肿瘤浓聚,但浓聚量较少,而其在肝、肾的摄取却很高,严重影响显像效果。

Notes

RGD 依据空间构象不同而分为线形和环形多肽两种类型,环形 RGD 肽含有两个二硫键,较线形 RGD 与整合素受体结合的特异性更高。而含有 2 个二硫键的环形 RGD 肽对肿瘤新生血管内皮细胞的结合力更强,是含单一二硫键环形 RGD 肽的 20 倍,是线形 RGD 肽的 100 倍。

目前,核素标记 RGD 肽的肿瘤显像研究已经成为肿瘤分子影像的重要内容,多种放射性核素(^{18}F、^{64}Cu、^{68}Ga、^{86}Y、^{99m}Tc 和 ^{111}In 等)成功对 RGD 进行标记,以实现肿瘤的 SPECT 或 PET 显像乃至肿瘤新生血管靶向的核素治疗。由于标记方法不同,核素在 RGD 多肽的标记位置不同,可导致标记 RGD 与整合素结合存在差异。^{125}I、^{18}F、^{64}Cu 标记同一环形肽的体内生物学分布显示,三种核素标记 RGD 的体内代谢及肿瘤摄取存在一定差异,可能与核素标记在 RGD 的位置不同,对其空间结构的改变而影响其与 $\alpha_v\beta_3$ 受体的结合。

PET 显像的灵敏度和分辨率明显高于 SPECT,在多种正电子核素中,由于 ^{18}F 半衰期较长且易于制备,因而成为理想的多肽标记和 PET 显像核素。^{18}F 标记 RGD 进行肿瘤 PET 显像有着广泛的研究,环形肽 ^{18}F-FB-E [c(RGDyK)]$_2$ 与线形肽 ^{18}F-FB-c(RGDyK)相比,前者有更高的肿瘤摄取,且环形肽在提高肿瘤摄取的同时还减少了肝脏的放射性摄取,表明 ^{18}F 标记 RGD 是一种良好的肿瘤显像剂。

由于单一 RGD 分子量较小,易于排出体外,在肿瘤滞留时间较短,难以获得理想显像。对 RGD 结构与分子量的改造成为 RGD 肿瘤显像的重要研究方向,对 RGD 肽进行人为修饰从而使 RGD 肽多聚化,提高与整合素的结合力;增加 RGD 分子量,提高其在肿瘤滞留时间。多聚化 RGD 环肽具有比单体更高的亲和力,可有效提高肿瘤对放射性药物的摄取,延长放射性药物在肿瘤中滞留,只要 RGD 肽多聚体的连接体有足够的长度,RGD 肽多聚体的每个单体都可以与整合素受体结合,且结合力比 RGD 单体的结合力要高很多。目前多聚化 RGD 肽的研究,已逐步由最初的二聚体发展到四聚体,并向超聚体的方向发展。

我国学者成功制备了 ^{99m}Tc 标记聚乙二醇修饰的 RDG 二聚体(3PRGD$_2$)显像剂,并在肺癌的诊断方面进行多中心临床应用研究,结果表明对肺部恶性病变诊断的灵敏度可达 88%,特异性约为 60%,同时还能显示转移病灶,提示 ^{99m}Tc-3PRGD2 可作为一种新的肿瘤显像剂,具有潜在的临床应用价值(图 13-25)。

(二)氨基肽酶显像

氨基酸金属蛋白酶(APN/CD13)在正常血管内皮细胞没有或很少表达,在新生血管中却表达明显增高,除肿瘤血管内皮细胞,部分肿瘤细胞也表达 CD13,因而 CD13 成为肿瘤靶向显像的潜在分子靶点。含天冬酰胺 - 甘氨酸 - 精氨酸(asparagine-glycine-arginine,NGR)核心序列的多肽能与 CD13 特异性结合,NGR 短肽分子量小,易于从组织洗脱,放射性核素标记 NGR 进行肿瘤显像具有优势。国内学者应用 ^{99m}Tc 标记多种 NGR 进行肿瘤显像,结果显示 ^{99m}Tc 标记的 NGR 单体(NGR$_1$)和二聚体(NGR$_2$)均能与 CD13 特异性结合,NGR 二聚体较单体的细胞摄取率高。^{99m}Tc-NGR$_1$ 和 ^{99m}Tc-NGR$_2$ 在 HepG$_2$ 人肝癌荷瘤裸鼠模型 SPECT 显像表明,二者主要经肾脏和肝脏代谢;肿瘤对 ^{99m}Tc-NGR$_2$ 摄取高于 ^{99m}Tc-NGR$_1$,二聚体由于分子量增大延长了在体循环和滞留时间,降低了肿瘤清除,从而提高了显像效果。国外以 DOTA 为螯合剂制备 ^{64}Cu-DOTA-NGR,同样证实二聚体 ^{64}Cu-DOTA-NGR$_2$ 较单体 ^{64}Cu-DOTA-NGR$_1$ 与 CD13 表达阳性的 HT1080 细胞有更强的结合力,小动物 PET 显像表明与单体 ^{64}Cu-DOTA-NGR$_1$ 相比,^{64}Cu-DOTA-NGR$_2$ 在肿瘤组织有更高的摄取和更低的本底,是一种良好的肿瘤显像剂(图 13-26)。

二、肿瘤非特异性显像

(一)^{99m}Tc-MIBI 肿瘤显像

1. **显像原理** ^{99m}Tc- 甲氧基异丁基异腈(^{99m}Tc-sestamibi,^{99m}Tc-MIBI)是临床常用的心肌灌注显像剂,为亲脂性的阳离子显像剂,所带的正电荷与带负电荷的线粒体内膜之间的电位差促

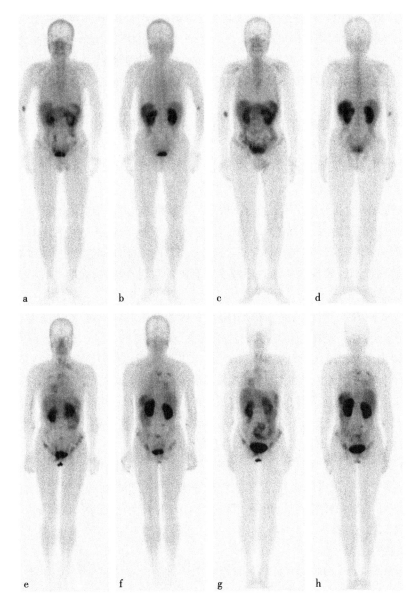

图 13-25 ^{99m}Tc-3PRGD$_2$全身显像

a/b 及 e/f 为注射 1h 全身前后位显像,c/d 及 g/h 为注射 4h 全身前后位显像。
上图 a-d 为 75 岁男性患者,慢性炎症(T/B 为 1.1)。下图 e-h 为 57 岁女性肺
腺癌患者,右肺中叶(T/B 为 2.4)病变,波及纵隔及左锁骨上淋巴结,并有广泛
骨转移

使 MIBI 进入细胞,其中 90% 进入线粒体。肿瘤细胞代谢异常活跃,线粒体非常丰富,因此
^{99m}Tc-MIBI 在肿瘤细胞内有明显的聚集,同时 ^{99m}Tc-MIBI 在肿瘤细胞摄取迅速而排泄相对缓慢,
可以利用 ^{99m}Tc-MIBI 进行肿瘤显像。

2. 检查方法及图像分析 受检者一般无需特殊准备,静脉注射 ^{99m}Tc-MIBI 555~740MBq
(15~20mCi),注射后 10~30 分钟及 2 小时分别进行早期及延迟显像。

早期显像见双侧甲状腺浓聚,而延迟显像时甲状腺影像消失。双上肢、腋窝和胸部轮廓影
清晰,中央部条状浓影为纵隔,左下方可见心肌影,双乳房影对称,放射性分布均匀,有时可见乳
头浓集,肝脏、脾脏、肠道、肾脏、膀胱显影,骨骼不显影。

3. 临床应用

(1) 乳腺癌:^{99m}Tc-MIBI 显像对乳腺癌的诊断有一定价值,肿瘤部位有明显的放射性浓集,

Notes

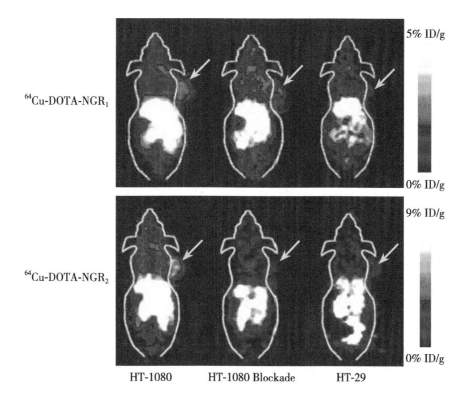

图 13-26 ^{64}Cu-DOTA-NGR$_1$ 与 ^{64}Cu-DOTA-NGR$_2$ 肿瘤显像

对 CD13 表达阳性(HT1080)及表达阴性(HT29)肿瘤模型分别注射 7.4MBq 的 ^{64}Cu-DOTA-NGR$_1$ 与 ^{64}Cu-DOTA-NGR$_2$ 注射后 4 小时进行小动物 PET 显像。结果显示，^{64}Cu-DOTA-NGR$_1$ 与 ^{64}Cu-DOTA-NGR$_2$ 均能清晰显示 HT1080 肿瘤，而 HT29 肿瘤未见显像摄取。在注射显像剂同时注射未标记 NGR(20mg/kg)进行阻断试验，结果显示 ^{64}Cu-DOTA-NGR$_1$ 与 ^{64}Cu-DOTA-NGR$_2$ 均不能显示 CD13 表达阳性的 HT1080 肿瘤

可单灶或多灶，单侧或双侧乳腺，早期及延迟显像可见放射性滞留，也可见乳腺外异常局灶性浓聚，包括腋下等，注射后 1 小时内的早期显像对乳腺癌的诊断有重要的临床意义。^{99m}Tc-MIBI 检查不受乳腺密度的影响，可以检测到 4mm 的肿块，纤维腺瘤、上皮组织增生和乳房纤维囊性变可出现假阳性，大部分的假阴性发生在肿块小于 1cm 或不能触诊的肿块。对于不能触摸到的病灶 ^{99m}Tc-MIBI 的灵敏度约为 65%。此外，^{99m}Tc-MIBI 对腋窝淋巴结转移的诊断不够精确，灵敏度仅为 50% 左右，结合断层显像或采用乳腺专用 γ 照相机可提高对深部病变或较小病灶的阳性检出率。

(2) 肺癌：原发性和转移性恶性肿瘤大量摄取 ^{99m}Tc-MIBI，若肺部病灶在早期或延迟像中均为阴性或早期像中有放射性浓聚，但在延迟像中变淡或消失，则考虑良性病变。肺部肿块 ^{99m}Tc-MIBI 断层显像对纵隔及肺门淋巴结转移的检测效果高于 ^{201}Tl；判断肺门和纵隔病变，平面影像灵敏度较低，主要是受胸骨摄取的影响，而断层影像不受影响。

(3) 脑肿瘤：在星形胶质瘤、恶性胶质瘤、室管膜癌中呈中度至高度的病灶摄取，能更好地确定肿瘤的边缘。脑高级别恶性胶质瘤肿瘤部位异常放射性浓集，肿瘤有效治疗后 ^{99m}Tc-MIBI 摄取减少。因此，^{99m}Tc-MIBI 显像可提供对化疗有效的早期信息，但部分良性脑膜瘤常出现假阳性。

(4) 甲状腺肿瘤：可用于判断甲状腺结节的性质。甲状腺结节摄取 ^{99m}Tc-MIBI 则表明该结节恶性可能性大，甲状腺恶性肿瘤组织早期就表现为 ^{99m}Tc-MIBI 异常浓聚，延迟显像则病灶显像更为明显。

(5) 甲状旁腺肿瘤：临床常用 ^{99m}Tc-MIBI 双时相显像可显示甲状旁腺病变。^{99m}Tc-MIBI 早期

显像时甲状腺影像明显,2小时后的延迟显像,甲状腺组织或良性病变放射性分布明显消退,而甲状旁腺病变在延迟相局部肿块区放射性浓聚,但是良性的甲状旁腺腺瘤也表现为异常浓聚。结合断层显像可提高阳性检出率并为外科手术提供更准确的影像依据。

(6) 骨和软组织肿瘤:^{99m}Tc-MIBI 可用于鉴别骨病变的良恶性,也可用于评价骨折和病理性骨折,病理性骨折的骨组织摄取 ^{99m}Tc-MIBI 水平明显增加,而非病理性骨折病灶则不摄取 ^{99m}Tc-MIBI。^{99m}Tc-MIBI 也可用于骨恶性肿瘤和软组织肿瘤的疗效监测,假阳性可见于骨化性肌炎、骨样骨瘤、非骨化性纤维瘤巨细胞瘤等。

(二)其他肿瘤非特异性显像

^{67}Ga、^{201}Tl 及 ^{99m}Tc(V)-DMSA 等均能被肿瘤组织摄取,在20世纪曾是肿瘤 SPECT 显像的重要方法,但这些亲肿瘤显像的机制目前尚不十分清楚,除与肿瘤生长快、局部血流丰富、代谢旺盛等有关外,还与肿瘤本身的某些其他特性有关。^{67}Ga、^{201}Tl 及 ^{99m}Tc(V)-DMSA 被肿瘤细胞摄取的原理不尽相同,^{67}Ga 通过转铁蛋白受体结合到肿瘤细胞表面,然后被转运到细胞内与胞浆蛋白结合而进入肿瘤细胞。^{201}Tl 主要由存活的肿瘤组织摄取,影响肿瘤对 ^{201}Tl 摄取的主要因素包括局部血流量、肿瘤活力、钠钾 ATP 酶系统、钙离子通道系统、胞膜的通透性等。^{99m}Tc(V)-DMSA 在血浆内可稳定存在,到达肿瘤组织后发生水解反应,参与细胞磷酸代谢,产生磷酸根(PO_4^{3-})样的锝酸根(TcO_4^{3-}),以类磷酸样作用进入细胞内。

^{67}Ga、^{201}Tl 及 ^{99m}Tc(V)-DMSA 作为肿瘤非特异性显像剂,能被多种肿瘤细胞所摄取,但不同肿瘤对其摄取具有一定的差异,根据肿瘤细胞对三种显像剂摄取的差异,^{67}Ga、^{201}Tl 及 ^{99m}Tc(V)-DMSA 在临床上可用于不同肿瘤的显像。^{67}Ga 显像可用于确定肿瘤的大小、范围、部位,肿瘤残余组织,监测治疗效果和判断预后,常用于淋巴瘤、肝癌、肺癌、黑色素瘤及软组织肉瘤等肿瘤(图13-27)。^{201}Tl 显像多用于脑肿瘤、甲状腺癌、乳腺癌及骨和软组织等肿瘤。^{99m}Tc(V)-DMSA 显像主要用于甲状腺髓样癌、软组织肿瘤、肺部及盆腔部分肿瘤。

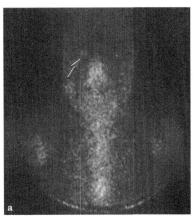
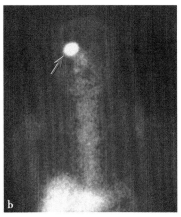

图 13-27 ^{67}Ga-枸橼酸显像评价非霍奇金淋巴瘤疗效
治疗前(a)右侧眼眶有轻微摄取(箭头所示),泼尼松治疗6周后(b)病变处(箭头所示)摄取明显增强

在进行肿瘤治疗的过程中,可用 ^{99m}Tc-MIBI、^{67}Ga、^{201}Tl 及 ^{99m}Tc(V)-DMSA 等肿瘤非特异性显像方法监测肿瘤的治疗效果,根据治疗前后显像剂在肿瘤部位摄取的变化,判断肿瘤细胞对治疗方法的敏感程度。肿瘤多药耐药性(multidrug resistance,MDR)是肿瘤治疗成败的关键,有效监测 MDR 对于疗效评估具有重要意义,研究表明肿瘤非特异性显像是评价肿瘤治疗效果的有效方法,尤其是 ^{99m}Tc-MIBI 能有效测定与 MDR 密切相关的 P-糖蛋白(P-glycoprotein,P-gp),因此,^{99m}Tc-MIBI 是肿瘤疗效评估的便捷、有效的方法(图13-28)。

Notes

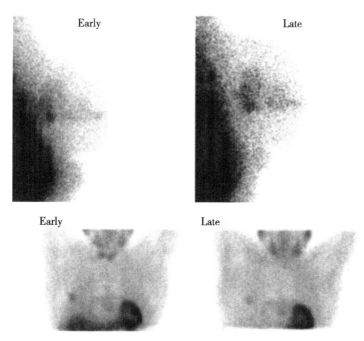

图 13-28　^{99m}Tc-MIBI 乳腺癌显像

注射 ^{99m}Tc-MIBI 后进行 20 分钟及 2 小时显像。上图为 P-gp 阴性表达患者，其 T/B 比值由早期相的 1.65 增加至延迟相的 1.99；下图为 P-gp 阳性表达患者，其 T/B 比值由早期相的 2.25 降低至延迟相的 1.52

（汪　静）

小　结

　　肿瘤核医学作为临床核医学最重要分支之一。通过应用 PET/CT 技术和相关显像剂对肿瘤组织葡萄糖代谢、氨基酸代谢、氧代谢、DNA 合成等各种特征性生物学过程进行显像，目前已经成为核医学技术在临床应用中最有价值的项目。尤其是显示肿瘤组织葡萄糖摄取和磷酸化过程的分子影像技术——^{18}F-FDG PET/CT，在恶性肿瘤的临床分期、疗效评价和良、恶性鉴别诊断中具有重要价值，目前已成为肿瘤核医学中应用最为广泛而明确的分子影像检查项目。熟悉和掌握 ^{18}F-FDG PET/CT 显像的基本原理、适应证和图像评价，对于我们正确开展 ^{18}F-FDG PET/CT 显像技术和深刻领会 ^{18}F-FDG PET/CT 显像在各种肿瘤中的临床应用价值具有重要意义。熟悉和了解 ^{18}F-FDG PET/CT 在肿瘤生物调强放射治疗、放化疗疗效的早期预测和评价和对于肿瘤临床决策的影响等方面显示的独特价值，对我们将如何合理应用 ^{18}F-FDG PET/CT 显像技术和发挥 ^{18}F-FDG PET/CT 显像在肿瘤应用中的优势具有重要指导意义。而随着分子探针研发的发展，放射性免疫显像、放射受体显像以及基因显像等特异性肿瘤显像技术目前也逐步从研究进入到临床，并获得良好临床效果。如生长抑素受体显像在神经内分泌肿瘤中的应用，间碘苄胍显像在嗜铬细胞瘤中的应用等。了解这些显像技术及其特点，将有助于我们从不同视角理解肿瘤组织的内在特征，了解肿瘤分子核医学的应用发展前景具有重要意义。

　　肿瘤核医学的另一个组成部分——肿瘤非特异性显像，主要包括 ^{99m}Tc-MIBI、^{67}Ga、^{201}Tl 及 ^{99m}Tc(V)-DMSA 等，这些显像技术主要采用 SPECT 显像技术，应用较为方便，价格也相对低廉。但这些显像剂不仅可被肿瘤细胞所摄取，也可被代谢活跃的炎性细胞所

Notes

摄取,显像缺乏特异性,同时这些肿瘤显像方法所得到的图像分辨率较差,影响诊断的准确性,因而目前这些肿瘤非特异性显像方法已不作为首选方法,但有些方法对肿瘤显像仍具有一定的临床价值,如 ^{99m}Tc-MIBI 判断甲状腺结节性质和乳腺癌的诊断等仍具有较重要的应用价值。此外,针对肿瘤新生血管高表达的整合素受体及氨基肽酶受体开展的核素显像显示了良好的效果,正逐步进入临床研究,有望成为肿瘤显像的新方法。

参考文献

1. Delbeke D,Coleman RE,Guiberteau MJ,et al. Procedure guideline for tumor imaging with ^{18}F-FDG PET/CT 1.0. J Nucl Med,2006,47(5):885-895.

2. 黄钢,赵军. 客观评价 ^{18}F-FDG PET/CT 肿瘤显像误诊现象. 中华核医学杂志,2007,27(3):1.

3. Christian PE and Waterstram-Rich KM. Nuclear Medicine and PET/CT,7th Edition. Elsevier,2011.

4. Jonas Francisco Santiago,Positron Emission Tomogtaphy with Computed Tomography(PET/CT). Springer,2014.

5. Barger,R.L.,Jr. and K.R.Nandalur. "Diagnostic performance of dual-time ^{18}F-FDG PET in the diagnosis of pulmonary nodules:a meta-analysis." Acad Radiol. 2012,19(2):153-158.

6. Berghmans,T.,M.Dusart,et al. "Primary tumor standardized uptake value(SUVmax)measured on fluorodeoxyglucose positron emission tomography(FDG-PET)is of prognostic value for survival in non-small cell lung cancer(NSCLC):a systematic review and meta-analysis(MA)by the European Lung Cancer Working Party for the IASLC Lung Cancer Staging Project." J Thorac Oncol. 2008,3(1):6-12.

7. Birim,O.,A.P.Kappetein,et al. "Meta-analysis of positron emission tomographic and computed tomographic imaging in detecting mediastinal lymph node metastases in nonsmall cell lung cancer." Ann Thorac Surg. 2005,79(1):375-382.

8. Pan LL,Han Y,Sun XG,Liu JJ,Huang G. FDG-PET and other imaging modalities for the evaluation of breast cancer recurrence and metastases:a meta analysis. J Cancer Res Clin Oncol. 2010,136:1007-1022.

9. Zhang,CP. Tong,JL . Sun,XG et al. ^{18}F-FDG-PET evaluation of treatment response to neo-adjuvant therapy in patients with locally advanced rectal cancer:A meta-analysis. Int. J Cancer. 2012,131(11):2604-2611.

10. Wang,Yu-ting;Huang,Gang Is FDG PET/CT cost-effective for pre-operation staging of potentially operative non-small cell lung cancer?-From Chinese healthcare system perspective. EUROPEAN JOURNAL OF RADIOLOGY. 2012,81(8):E903-E909.

11. Yuting Wang,Chengpeng Zhang,Jianjun Liu and Gang Huang. Is ^{18}F-FDG PET accurate to predict neoadjuvant therapy response in breast cancer? A meta-analysis. Breast Cancer Research and Treatment. 2012,131(2):357-369.

Notes

第十四章 骨骼系统

自 20 世纪 70 年代 ^{99m}Tc 标记的磷(膦)酸盐作为骨显像剂以来,骨显像在影像医学领域可谓独树一帜。由于核素骨显像不仅可显示骨骼形态,更能反映骨骼和病变的血流和代谢状况,常早于 X 线发现病变,并可进行全身扫描,所以在骨骼病变的诊断中具有早期诊断和探查范围广的优势,多年来一直成为核医学显像临床应用的主要项目。近年来骨 SPECT/CT 和 ^{18}F- 氟化钠骨显像在临床的应用进一步提高了诊断的准确性和灵敏度。此外 PET 代谢显像、肿瘤阳性显像、核素标记白细胞显像等在骨和关节疾病的诊断亦有许多应用,这些内容可参见其他有关章节。本章以介绍 ^{99m}Tc 标记膦酸盐骨显像内容为主。骨密度测定也是核医学常用骨骼系统检查技术之一,主要应用于骨质疏松的诊断、研究和评价,本章予以简要介绍。

第一节 骨 显 像

一、显 像 原 理

骨平面显像或 SPECT 骨显像最常用的显像剂有 ^{99m}Tc 标记膦酸盐类,^{99m}Tc- 膦酸盐主要有亚甲基二膦酸盐 (^{99m}Tc-MDP) 和亚甲基羟基二膦酸盐 (^{99m}Tc-HMDP)。

骨组织含有无机盐、有机物和水等化学成分。无机盐包括羟基磷灰石晶体及磷酸钙,有机物包含骨细胞、胶原、黏多糖等。其中羟基磷灰石晶体具有多微孔结构,能与体液中可交换的离子或化合物发生离子交换或化学吸附作用。骨显像剂经静脉注射随血流到达全身骨骼,与骨骼组织中的羟基磷灰石晶体通过离子交换或化学吸附作用而分布于骨骼组织,同时新生成的胶原对骨显像剂有较高的亲和力。局部骨骼对显像剂的摄取,与该局部血流量和骨盐代谢水平、新生成的胶原的含量相关。因而在成骨过程活跃的部位,如:小儿和青少年的骨骺、骨折修复、骨肿瘤以成骨性病变为主的病灶等,显像剂的摄取增多而形成放射性浓聚的"热区";而在血流量减少和 / 或成骨活性低的部位,如骨梗死、溶骨性病变为主的肿瘤病灶等,则显像剂摄取少而表现为放射性稀疏缺损的"冷区"。

^{99m}Tc-MDP 和 ^{99m}Tc-HMDP 具有骨摄取高且迅速、血液和软组织清除快的优点。静脉注射后 2~3 小时约 50%~60% 的放射性聚集在骨骼中,其余经肾脏排出,骨 / 软组织放射性比值较高,骨显像质量好。

关节显像一般也是使用上述骨显像剂。^{99m}TcO$_4^-$ 也可用来进行关节显像,^{99m}TcO$_4^-$ 不仅可以反映血流灌注,还可以通过关节滑膜血管进入滑膜腔内,与局部渗出液内的胶体结合而聚集。^{99m}Tc 或 ^{111}In 标记白细胞关节显像则属于炎症显像的内容。

近年 ^{18}F- 氟化钠 (^{18}F-sodium fluoride,^{18}F-NaF) 亦被应用于 PET/CT 骨显像。因 ^{18}F 与 OH- 化学性质类似而与骨骼中羟基磷灰石晶体中的 OH$^-$ 进行离子交换而具有很强的亲骨性。^{18}F- 氟化钠在骨的摄取更高(比 ^{99m}Tc- 磷酸盐高出 2 倍),血液清除更快,因此 ^{18}F-PET 骨显像具有更佳的骨 / 本底放射性比值,加之 PET 具有断层成像和 CT 成像融合的优点,故探测病灶更加灵敏、显示解剖结构更为清晰精确。但 ^{18}F- 氟化钠由加速器生产,显像设备为 PET 或 PET/CT,供药的不便和昂贵的费用限制了其作为骨显像手段在临床上的常规普及应用。

二、显 像 方 法

骨显像时应根据病人的临床情况选择以下一种或几种方法联合应用。

（一）全身骨显像

常用显像剂为 ^{99m}Tc-MDP,成人剂量为 740~925MBq(20~25mCi)。病人无需特殊准备。静脉注射显像剂 2~4 小时后排空小便,仰卧于 SPECT 或 γ 相机的扫描床上,采集矩阵 256×1024,扫描速度为 10~20cm/ 分钟左右。

如果 γ 相机无全身扫描功能,则可分段采集后进行拼接图像。常规采集前位和后位图像。根据全身图像所见结果,必要时加作局部静态显像、侧位或斜位采集,亦可加断层显像。

（二）局部骨、关节平面与断层显像

骨与关节局部平面(包括特殊体位)与断层显像可更加精确地显示解剖结构和病变形态,提高图像分辨率,有利于提高诊断的准确性和鉴别伪影。

采用的显像剂及其剂量与全身骨显像相同,但关节显像也可静脉注射 ^{99m}TcO$_4^-$,成年人剂量为 111~185MBq(3~5mCi)。

骨与关节平面显像时,根据患者情况或参考全身骨显像的图像所见选择采用前位、后位、侧位或其他特殊体位,采集矩阵为 128×128 或 256×256,采集足够计数以利图像清晰显示。在行全身或局部骨显像时,一些特殊体位有助于显示病变,例如,上臂外展和内收,有助于鉴别肩胛区的病变是位于肋骨还是肩胛骨;颅骨的顶位显像,有助于颅骨摄取增高的形态观察与鉴别;排尿后立即显像有助于耻骨和骶尾骨的显示;膀胱内放射性残留可影响邻近骨骼的显示,可采取将骶尾部置于探头上的坐姿显像。

骨断层显像可改善图像的对比度和分辨率,克服平面显像结构重叠的不足,对于深部病变的探测更为准确和敏感。所得断层图像还可以和 CT 图像进行同机或异机融合,对病变的定位和鉴别更有帮助。图像采集时一般可采用低能通用准直器或低能高分辨率准直器(后者腰椎显像推荐采用),矩阵 64×64 或 128×128,360° 采集,5.6°~6°/ 帧,每帧采集 25 秒。采集后重建横断面、矢状面和冠状面图像,Hanning 滤波(截止频率 0.8),层厚 1 像素(pixel)。

（三）局部骨、关节 SPECT/CT 显像

需采用 SPECT/CT 成像设备。注射显像剂及其他准备同局部骨断层显像。先进行 X 线定位扫描选择局部骨断层显像范围,再行 CT 扫描和 SPECT 采集,经过计算机图像重建处理,分别获得 CT、SPECT 和 SPECT/CT 融合图像。CT 图像的融合,不仅仅有助于定位的精确性,更能够提高骨显像诊断的定性能力;加之近年来 SPECT/CT 一体机的逐步普及,在全身骨扫描发现病变需要鉴别时,局部 SPECT/CT 显像已经成为常规补充。

（四）三相骨显像(three-phase bone scan)

又称骨动态显像。静脉注射显像剂后于不同时间进行连续动态采集,分别获得局部骨及周围组织的血流、血池及延迟静态骨显像的数据和图像,故称三相骨显像。本方法可同时了解骨骼和邻近软组织的血流情况和骨盐代谢情况,具体方法如下:

1. 血流相　探头置于病变局部上方,探测视野应包括对侧相应部位,以便于对比分析图像。显像剂与前述骨静态显像剂相同。采集矩阵 64×64 或 128×128,"弹丸"式静脉注射显像剂后立即以每帧 1~3 秒的速度动态采集 60 秒。血流相主要反映较大血管的通畅和局部动脉灌注情况。

2. 血池相　血流相采集结束后 1~5 分钟内静态采集一帧图像,矩阵 128×128 或 256×256,采集 60 秒,血池相主要反映骨骼与软组织血液分布情况。

3. 延迟相　2~4 小时后,按前述局部骨平面或断层显像相同方法进行,延迟相则主要反映局部骨骼的骨盐代谢活性(图 14-1)。

Notes

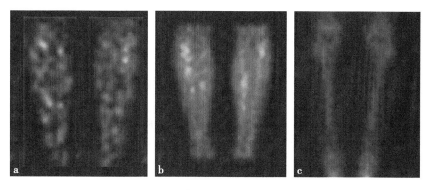

图 14-1 正常双下肢局部三相骨显像

a:血流相;b:5 分钟时的血池相;c:3 小时延迟相

(五) ^{18}F-氟化钠 PET 骨显像

^{18}F-NaF 注射剂量成人 185~370MBq(5~10mCi),370MBq 适用于肥胖者。小儿可按 2.22MBq/kg(0.06mCi/kg),最小剂量不低于 18.5MBq(0.5mCi)。注射后 30~45 分钟后即可进行显像。CT 扫描同 ^{18}F-FDG PET/CT,PET 扫描每床位采集 3 分钟。图像处理过程与 ^{18}F-FDG PET/CT 显像类似,可获得全身骨骼三维图像和各部位断层图像。利用配置符合线路的 SPECT/CT 亦可进行 ^{18}F-NaF 骨显像。

三、适 应 证

1. 恶性肿瘤患者探查有否骨转移及转移灶的治疗随访。
2. 骨痛的筛查。
3. 原发性骨肿瘤患者,评价病灶侵犯范围、转移及复发情况。
4. 早期诊断骨髓炎。
5. 股骨头缺血性坏死的早期诊断。
6. 移植骨的血供和存活情况评价。
7. 各种代谢性骨病的诊断。
8. X 线检查未能确定的隐匿性骨折。
9. 关节炎的诊断。
10. 人工关节置换后随访,鉴别假体松动与感染。
11. 骨折愈合评价。
12. 骨活检定位。

四、图 像 分 析

(一) 三相骨显像

1. 正常图像

(1) 血流相:静脉注射显像剂后 8~12 秒,可见局部较大动脉显影,随后软组织轮廓逐渐显示。骨骼部位放射性较软组织低,左右两侧动脉显影时间及局部放射性分布浓度基本一致。

(2) 血池相:由于体内血池中此期仍滞留大量显像剂,软组织轮廓清晰显示,放射性分布均匀,双侧对称,大血管可持续显示。此期骨骼放射性仍较低。

(3) 延迟相:骨骼显示清晰,软组织影消退,详见后述骨静态显像。

2. 异常图像

(1) 血流相:局部放射性增高提示该部位动脉血流灌注增强,常见于骨肿瘤和急性骨髓炎;局部放射性减低表明动脉血流灌注减少,可见于股骨头缺血性坏死、骨梗死和一些良性骨

Notes

骼病变。

(2) 血池相:放射性增高提示局部充血状态如急性骨髓炎、蜂窝组织炎等。放射性减低提示局部血供减少。

(3) 延迟相:详见后面骨静态局部/全身显像的图像分析。

(二) 骨静态局部/全身显像

1. 正常图像　在正常成人骨显像图上,全身各部位骨骼结构显示清晰,放射性分布左右对称。不同部位的骨骼因其结构、代谢活性和血供状态的差异,放射性分布浓度亦有差异。通常密质骨或长骨(如四肢)骨干放射性较低,而松质骨或扁骨如颅骨、肋骨、椎骨、盆骨及长骨的骨骺端等显影较浓。显像质量好的图像应能清晰分辨肋骨和椎骨,软组织不显影,但因显像剂从肾脏排泄,双肾和膀胱显影(图 14-2、图 14-3)。

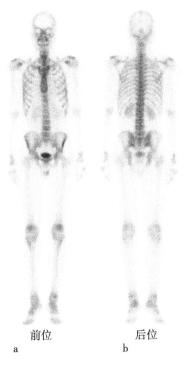

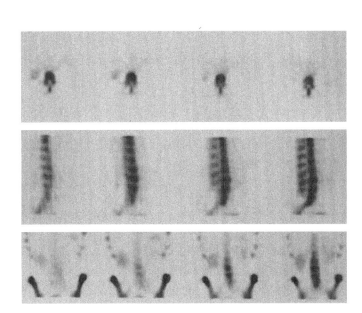

图 14-2　成人正常全身骨显像
a:前位;b:后位

图 14-3　正常腰椎 SPECT 图像
从上往下依次为横断面、矢状面、冠状面断层

正常儿童、青少年骨显像与成人有差异。由于正常骨骺生长中心部位及骨更新较快的骨骼摄取显像剂增加,故儿童及青少年骨骺普遍较浓,尤以骨骺部位显示为放射性浓聚。一般而言,此种表现在 10 岁以下儿童尤为明显,18~20 岁以后则应消失(图 14-4)。

在正常成人的骨显像图像上,还常可见一些正常的放射性摄取增高的表现,阅片分析时应注意鉴别。如鼻咽部、鼻旁窦区血流丰富,放射性摄取常较高;上、下颌骨的牙槽部位常可见点状放射性浓聚灶;颈椎下段常可见放射性增高,常因退行性改变所致,在老年人更为常见;老年患者还常见膝关节的退行性改变所致的膝关节显影较浓;肩胛下角与肋骨重叠处常形成放射性浓影(可通过抬高上臂局部显像来鉴别,图 14-5);胸锁关节、骶髂关节常显影较浓,肌腱附着部位亦可出现放射性摄取增高。

还有一些属于"伪像"的表现应予以注意,如分析图像时注射显像剂部位往往为一放射性"热点";病人体位不对称常会导致左右对应结构的显影不对称;病人身上的金属物品会屏蔽 γ 射线而造成局部放射性"冷区";尿液污染亦可造成假性放射性"热区"等。

Notes

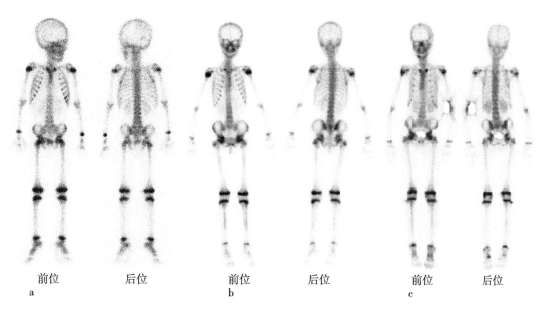

图 14-4　儿童正常全身骨显像

a: 4 岁;b: 9 岁;c: 14 岁

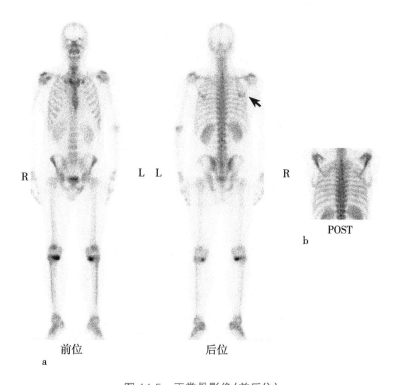

图 14-5　正常骨影像(前后位)

a:全身骨显像后位,可见肩胛下角与肋骨重叠处常形成放射性浓影(箭头所示);b:抬高上臂局部显像,原有放射性浓影消失

^{18}F-NaF PET 骨显像图像为三维图像和断层图像,正常图像与 ^{99m}Tc-MDP 骨显像类似,但图像的对比度和结构显示更好(图 14-6)。

2. 异常图像

(1) 放射性异常浓聚:局部骨质病变时,如肿瘤、炎症、损伤修复等,由于血流增加和代谢活跃,从而该部位骨显像剂摄取增加而形成异常放射性"热区"。常见原因有:①骨折;②炎症;③骨肿瘤,包括原发性良、恶性肿瘤和转移性骨肿瘤;④骨质代谢异常性病变;⑤血管性病变如

Notes

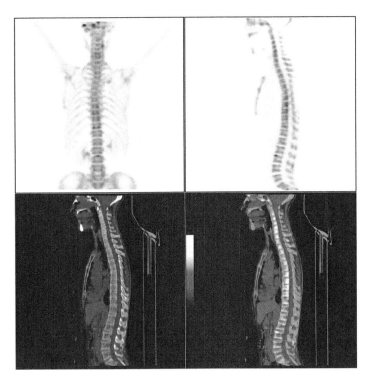

图 14-6　^{18}F-NaF PET 骨显像

缺血性股骨头坏死;⑥滑膜炎病变,关节炎;⑦其他非肿瘤性病变,如肉芽肿、纤维性发育不良、骨岛、退行性病变等。

(2) 放射性缺损:如果局部骨质病变以破骨过程为主(溶骨性病变)或在血供障碍的早期,则磷(膦)酸盐显像剂的局部摄取少而形成局部放射性缺损区(冷区)。导致骨显像放射性缺损改变的原因有:①以溶骨性病变为主的肿瘤病灶;②多发性骨髓瘤;③血管病变引起血流障碍的早期如缺血性坏死、骨梗死等;④放射治疗;⑤骨囊肿;⑥外科手术切除骨骼部位;⑦体内外致密物质阻挡,如钡剂、心脏起搏器、骨关节金属植入物等。

(3) 放射性浓聚 + 缺损:骨显像常见的另一异常征象为病灶中心区呈放射性冷区,在冷区周围环绕放射性增高影,形成所谓"炸面圈"征(doughnut sign)。其病理机制可由于不同原因,如在溶骨性病变(冷区)损伤的周围伴有成骨修复过程活跃而导致病灶周边摄取显像剂增加;血管病变或局部血肿、脓肿致局部血流障碍而周边部位代谢活性增高亦可形成上述征象,常见于股骨头缺血坏死(图 14-7)。

(4) "超级骨显像"(super scan):指全身骨骼对放射性显像剂呈普遍、均匀的摄取增加,表现为全身骨骼显影异常增强和清晰,双肾常不显影,软组织放射性很低,其产生机制可能与弥漫的反应性骨形成有关。超级骨显像可见于原发性或继发性甲状旁腺功能亢进;恶性肿瘤骨骼广泛转移;尚可见于其他一些良性病变。恶性肿瘤广泛转移引起的超级骨显像常以中轴骨和骨盆为主,可伴放射性不均匀分布或浓聚灶,而甲状旁腺功能亢进患者则常累及全身各部位骨骼,注意这些有助于阅片时判断病因(图 14-8)。

(5) 骨外异常放射性分布:一些骨骼以外的软组织病变有时亦可摄取骨显像剂,而形成放射性浓聚影,如伴有骨化或钙化成分的肿瘤和非肿瘤病变、局部组织坏死、放射治疗后改变、浆膜腔积液、骨化性肌炎、某些结缔组织病、急性心肌梗死病灶等。

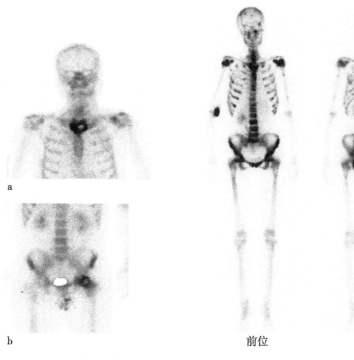

图 14-7 "炸面圈"征
a:胸骨肿瘤;b:左股骨头坏死

前位　　　后位

图 14-8 恶性肿瘤广泛骨转移"超级骨显像"

五、临床应用

(一) 转移性骨肿瘤

全身骨显像探测转移性骨肿瘤(metastatic tumor of bone)是最常用而灵敏的方法。由于骨骼是恶性肿瘤好发转移部位,故早期发现转移灶的存在与否对于病人的治疗决策具有重要影响。骨显像可较 X 线检查提早 3~6 个月发现骨转移灶,因此临床上全身骨显像被作为恶性肿瘤患者诊断骨转移灶时首选的筛选检查。如果对于异常征象部位不能明确判断,则进行局部 SPECT/CT 或进一步的局部其他有关检查(如 CT、MR、活检等)。在恶性肿瘤的患者,早期、动态连续地进行骨显像追踪监测,对于病人得到及时正确的诊断、治疗及疗效随访十分重要。

骨转移性肿瘤病灶在骨显像上的特征性表现是多发性放射性浓聚灶,其分布以中轴骨受累较多,以胸腰椎、肋骨、骨盆、四肢骨近端、胸骨、颅骨等常见,四肢骨远端较少受累(图 14-9、14-10)。少数病例表现为单发病灶,如为单个圆形病灶,往往需要结合其他临床和检查资料综合判断。因为骨显像图中浓聚灶并非恶性肿瘤的特异性表现,个别转移灶也可能以溶骨病变为主,呈放射性缺损区或"冷"、"热"混合型改变。弥漫性骨转移可呈超级骨显像。对于骨扫描发现的病灶性质不易确定者,CT 和 MR 局部检查有助于鉴别,后者对于发现一些小病灶更为敏感。

SPECT/CT 融合成像对于骨显像鉴别诊断肿瘤转移灶(尤其是对于单发病变)具有显著的增益。国内对一组脊柱骨病患者的研究显示,全身骨显像、局部断层骨显像、骨 CT 以及融合图像对骨转移的诊断符合率分别为 51.7%、93.1%、89.7% 和 100%;对良性骨病的诊断符合率分别为 32.7%、60.0%、92.7% 和 94.5%。另一组 358 例的病例研究显示,融合显像对近 50% 的患者有诊断增益,对单发病灶的患者的诊断增益为 67.8%。SPECT/CT 不仅弥补了骨显像精确解剖定位难的不足,同时大大提高了诊断的准确性和特异性,明显改善了对骨良性病变的诊断能力,降低了骨显像诊断骨转移的假阳性率(图 14-11、14-12)。

Notes

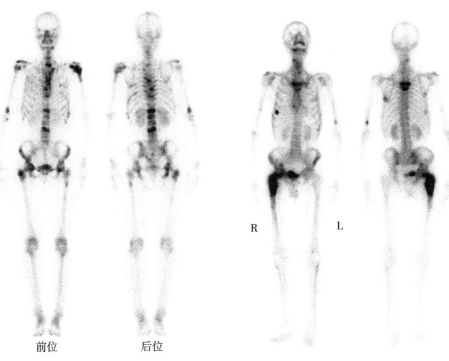

前位　　　　　　后位

图 14-9　乳腺癌广泛骨转移

图 14-10　肺癌多发骨转移

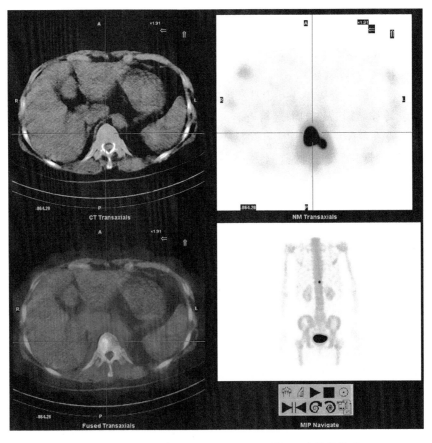

图 14-11　子宫颈癌术后骨 SPECT/CT,第 11 胸椎骨转移

Notes

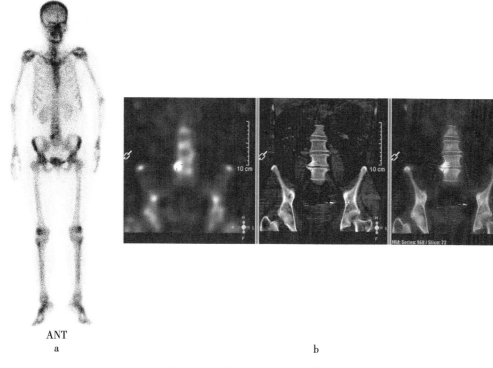

图 14-12 鼻咽癌患者全身骨显像

可见 L4、5 可疑浓聚(a),SPECT/CT 显示为退行性改变(b)

骨显像上肿瘤转移灶放射性浓聚的强度、累及范围、病灶数量分布等表现在治疗过程中的动态变化可反映治疗转归。一般而言,治疗过程中病灶范围缩小、显影变淡、病灶数量减少等提示转移病变改善。但需注意,在放疗后早期,受照射病灶可呈现放射性摄取增加,而在一些接受化疗的病人,骨转移灶也可在化疗后呈一过性放射性摄取增加现象,即所谓"闪烁现象"(flare sign),并不表示病变恶化,此时应在治疗后 6 个月进行复查评价(图 14-13)。

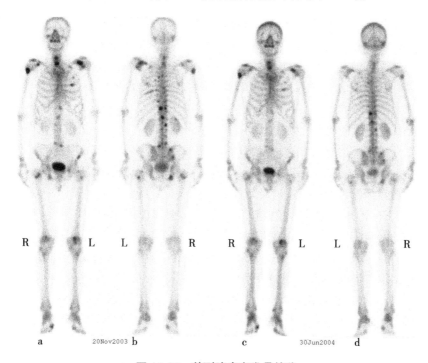

图 14-13 前列腺癌多发骨转移

a、b:治疗前;c、d:^{89}Sr 治疗两个疗程后复查,转移病灶改善

Notes

^{18}F-NaF PET 骨显像在探测骨转移病灶方面较之 ^{99m}Tc-MDP 骨显像更为灵敏,^{18}F-NaF PET/CT 则对于敏感性和特异性均有改善(图 14-14)。^{18}F-FDG PET/CT 显像同样可以诊断骨转移肿瘤病灶,并且具有很好的诊断价值,具体内容见肿瘤 PET 显像章节。

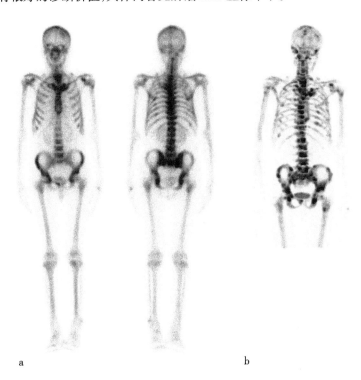

a b

图 14-14　前列腺癌患者的全身骨显像(a)和 ^{18}F-NaF PET 骨显像(b)
^{18}F-NaF PET 骨显像显示了更多的骨转移灶

(二) 原发性骨肿瘤

原发性骨肿瘤(primary bone tumor)不论是恶性还是良性在骨显像上均可表现为放射性浓聚,就鉴别病变良恶性而言,单纯骨显像意义有限,不及 X 线片、CT 或 MR。不过,结合 SPECT/CT,则可弥补单纯骨显像的不足。全身骨显像的意义在于:①可以及早检出病变;②可清楚显示原发肿瘤浸润的实际范围,骨显像显示的肿瘤浸润范围往往较 X 线检查的范围大,这有助于确定手术范围;③有助于检出远离原发肿瘤部位的转移灶,改善肿瘤分期;④有助于术后复发与转移的复查(图 14-15、14-16)。

常见的恶性骨肿瘤中,成骨肉瘤、Ewing 肉瘤及软骨肉瘤等均表现为放射性高度浓聚,利用三相骨显像对于鉴别良恶性病变有一定帮助,一般恶性肿瘤血供丰富,在三相骨显像放射性浓聚均明显增加。对于良恶性病变进行鉴别还可利用其他肿瘤阳性显像剂进行显像或 PET 显像。

骨显像还可对多发性骨髓瘤提供有效的辅助诊断。多发性骨髓瘤病灶的病变以多发溶骨性骨质破坏为特征,但是局部骨质修复常伴随进行,故骨显像表现依病灶大小、病程阶段而异,可表现为多发热区病灶,而溶骨性病变也可表现为"冷区",或"冷""热"相间的"炸面圈"征,结合临床资料,常可给出提示性诊断。在平面骨显像可疑部位或骨痛部位(无论有无骨显像剂高摄取)进行 SPECT/CT 显像,可以提高溶骨性病灶探查的灵敏性,有效探查和诊断多发性骨髓瘤病灶。骨显像结合 SPECT/CT,不仅可以全面了解病灶数目,还可以反映病变进程、病理性骨折情况,故对于多发性骨髓瘤不仅是辅助诊断的一线检查,还是病情评估、疗效和预后评价的良好方法。

骨显像对于一些良性骨肿瘤也很有诊断价值,例如骨样骨瘤,该症是良性成骨细胞的病变,常见于儿童和青少年,典型症状为剧烈的骨痛,夜间加重,服用阿司匹林可缓解。骨显像对于骨样骨瘤的诊断有很高的灵敏度,如果病变发生在脊柱、盆骨、股骨颈等常规 X 线不易发现的部

Notes

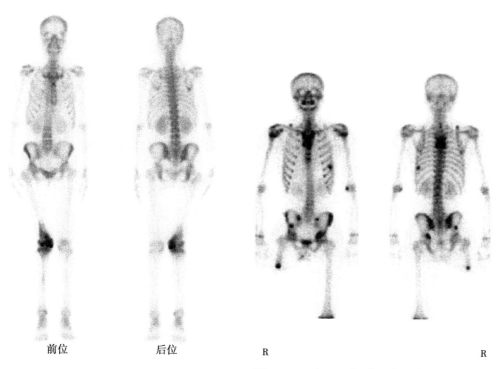

前位　　　　后位

图 14-15　右股骨下端骨肉瘤
R　　　　　　　　R

图 14-16　女,21 岁,右股骨下段骨肉瘤术后
9 个月复查骨显像,示复发和多处骨转移

位,骨断层显像往往能检出病变,结合典型病史则能提示诊断。

（三）骨髓炎

骨髓炎(osteomyelitis)是常见的骨科感染性疾病,X 线检查是常规诊断方法,但 X 线发现骨破坏、新骨形成等阳性征象往往要到病程 2 周乃至更长时间之后。而骨显像可对骨髓炎进行早期诊断,敏感性很高。通常急性骨髓炎在发病 12~48 小时病变部位即可出现放射性异常浓聚的表现,当临床出现骨髓炎症状时,骨显像几乎都能探测到病变部位放射性摄取增加。应用三相骨显像,可鉴别骨髓炎与软组织蜂窝织炎,因骨髓炎病变部位在骨骼,故三相骨显像时血流相、血池相和延迟相均可见病灶有放射性浓聚,而蜂窝织炎病变在软组织,血流相和血池相病灶呈放射性浓聚,而延迟相则病变部位放射性浓聚不明显(图 14-17)。

对于特殊情况下合并的骨髓炎,如手术、骨折、人工关节置入等合并的感染,尽管骨显像较灵敏但特异性差。在上述情况下,应用 ^{67}Ga 显像有一定帮助。病变部位 ^{67}Ga 摄取高于骨显像上膦酸盐显像剂的摄取,或两者分布形态不一致则支持骨髓炎诊断。近年应用核素标记白细胞(^{99m}Tc-HMPAO-WBC 或 ^{111}In-oxime-WBC)诊断骨髓炎可大

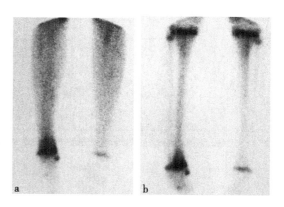

图 14-17　右胫骨下端骨髓炎,X 线摄片未发现异常
a:血池相;b:延迟相

大提高准确性。据报道对于上述复杂情况下(伴有其他基础骨质病变,人工植入假体或其他易干扰骨髓炎诊断的情况)的病例,核素标记白细胞确定或排除骨髓炎的准确性大于 90%。对于含红骨髓骨骼部位(如髋部和膝部)疑诊骨髓炎,核素标记白细胞显像与胶体骨髓显像联合检查可提高诊断准确性(95%)。受累骨髓在胶体骨髓显像上表现为放射性缺损区,而在核素标记白细胞显像上则呈放射性浓聚表现。

(四) 骨创伤

1. 创伤性骨折　尽管骨显像对骨折诊断的灵敏性很高,但一般的骨折以 X 线片更能快速准确观察骨折情况,无需骨显像。骨显像对于骨折而言,其价值在于以下两个方面:一是对于某些部位如胸骨、骶骨、肩胛骨、手、足等处的隐匿性骨折,X 线片常难以发现,骨显像则更为灵敏,有助诊断;二是监测和评价骨折的修复和愈合过程。通常骨折愈合早期骨显像表现为放射性浓聚,随着骨折的愈合而放射性浓聚逐渐减少,约 60%~80% 的患者一年内骨显像恢复正常,90% 两年内恢复正常,3 年内恢复正常达到 95%。延迟愈合可表现为骨折处持续放射性异常浓聚。

2. 应力性骨折　应力性骨折(stress fracture)又称疲劳性骨折(fatigue fracture),是一种由于骨骼承受超负荷引起的骨折,多见于运动、军事训练或体力劳动过程中的超负荷活动。应力性骨折部位并未出现骨质断裂,而是损伤部位发生骨的再吸收、骨小梁萎缩和微小骨折刺激骨的重塑,进而发展到骨皮质的损害。X 线检查阳性率较低,患者出现症状的 6 周内多为阴性。骨显像则可在早期灵敏的发现异常和作出诊断,其特征性变化是在三相骨显像的血池相显示局部血流增加,延迟相骨折部位出现卵圆形或梭形的放射性浓聚影。如果骨显像正常,则可排除应力性骨折,职业运动员则可避免中止运动。

(五) 缺血性骨坏死

缺血性骨坏死(ischemic osteonecrosis)又称无血管性骨坏死(avascular osteonecrosis)。骨显像对于该症的诊断优于 X 线,在症状早期甚至在出现症状之前骨显像即可发现一些特征性的异常改变,从而有助于早期进行治疗而避免远期并发症,而 X 线在早期不敏感。

缺血性骨坏死在骨显像上的表现与病程有关。疾病早期(无症状或 1 个月左右),股骨头部位因血供中断而在三相骨显像的血流、血池、延迟相上均表现为放射性摄取低,周围无浓聚反应,但此期改变一般在临床上较少检出。随病程进展,因股骨头与髋臼表面的损伤、骨膜炎症、血管再生与修复等因素,股骨头放射性缺损区周边出现放射性浓聚影,形成所谓"炸面圈"征象,此征为本病的特征表现,用断层显像更易显示此征象(图 14-18)。到中后期,股骨头周围的成骨反应更为活跃,股骨头和髋臼部均呈放射性浓聚影,但此时作断层显像仍可能显示"炸面圈"征。

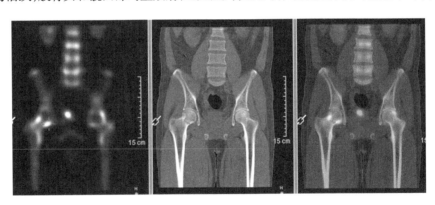

图 14-18　双侧股骨头缺血性坏死早期 SPECT/CT 显像

(六) 代谢性骨病

代谢性骨病(metabolic osteopathy)包括以骨代谢异常为特征的多种疾病,例如骨质疏松症(osteoporosis)、甲状旁腺功能亢进症(hyperparathyroidism)、肾性骨营养不良、骨软化症,维生素 D 过多症及畸形性骨炎(Paget 病)等。代谢性骨病在骨显像上具有一些特点,如骨显像上呈广泛弥漫性显像剂摄取增加,以颅骨、长骨干骺端、肋软骨连接处和胸骨等更明显(形成所谓肋骨连接处的"串珠征"和胸骨"领带征"),肾脏不显影或显影差。一般而言,骨显像对代谢性骨病不能直接提供病因诊断,需结合临床资料和其他检查结果综合分析。但有些代谢性骨病在骨显像上较具特征性改变,对病因诊断可有提示意义,如 Paget 病,常累及脊柱、颅骨、骨盆、股骨等部

Notes

位,骨显像特点是受损骨呈高度放射性浓聚,浓聚区均匀且边缘整齐,常波及整个长骨,骨外形变粗弯曲,亦可表现为整个颅骨和一侧骨盆受累(图 14-19)。在严重的骨质疏松症患者中,可出现弥漫性的显像剂摄取减少,表现为全身骨骼显影淡,结构显示模糊,图像清晰度较差。其生理基础是成骨细胞活动明显减退或停止。

骨显像不仅反映代谢性骨病总体骨代谢改变,还有助于检出代谢性骨疾患的局部并发症如椎体压缩性骨折、微小骨折、骨坏死等。

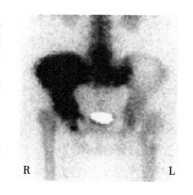

图 14-19　Paget 病

病变累及整个右侧骨盆、腰椎及左侧骶髂部

(七) 关节疾病

关节炎性疾病是最常见的关节病(articular diseases),在滑膜出现炎性病变、而关节软骨和邻近骨质尚未出现明显损害时即可引起骨显像剂摄取增加,故骨显像一般均可较 X 线更早发现异常,病变关节呈异常放射性浓聚。不同类型的关节病变在骨显像上有不同特点。例如,类风湿关节炎显像的特点为双侧腕关节、掌指及指间关节放射性浓聚;骨关节炎常见表现是在负重关节(如髋、膝、骶髂、下部胸椎和腰椎等)和经常处于肌肉负荷的部位(如第一指、趾关节、第一腕掌关节、颈椎的关节等)呈放射性浓聚改变;强直性脊柱炎的特点是骶髂关节放射性增高明显,脊柱放射性弥漫性增高,椎后两侧小关节相连形成线条样放射性浓聚带。应用断层骨显像,可非常灵敏的诊断颞颌关节综合征(temporomandibular joint syndrome),表现为颞颌关节放射性增高,而病变早期一般 X 线检查常无阳性发现。此外,在肺癌患者骨显像时常能见到肥大性肺性骨关节病(hypertrophic pulmonary osteoarthropathy,HPO)的表现,病人可因该症而伴有骨痛。骨显像见四肢骨干和干骺端的骨皮质呈对称性、弥漫性放射性增高,四肢长骨骨干皮质显影增强形成所谓"轨道征"或"双条征"较具特征性。关节周围由于继发性骨膜炎亦呈放射性增高,上述改变下肢比上肢明显。其他部位如肩胛骨、肋骨、颅骨和上下颌骨等都可有类似改变。在肺部癌灶切除之后,HPO 的症状可随之很快消失,大部分患者骨显像的 HPO 典型改变可在术后 1~3 个月消失;而在肺部肿瘤复发后 HPO 的表现又可随之复发。文献报道,鼻咽癌肺转移患者可合并 HPO,认为骨显像有 HPO 可作为诊断鼻咽癌肺转移的辅助指标(图 14-20)。HPO 发生的机理目前尚不太清楚,可能与炎症反应、周围细胞浸润、血管增生,组织发生骨样变而形成异形骨有关。

(八) 假体松动与感染

全髋关节置换术是严重髋关节疾病的一种有效的治疗手段,应用日益增加。假体松动与感染是人工关节置换术常见的术后并发症。两者临床表现不容易区分,均表现为关节活动障碍和疼痛,但治疗方案迥异,故鉴别具有重要临床意义。假体松动的 X 线表现为假体周围透明带和骨溶解,不过假体松动的早期尚未形成假体周围骨骼结构异常或假体周围较细小的透亮带被遮挡等,常影响 X 线平片或者 CT 诊断,所以诊断时常出现误诊、漏诊。另外关节假体多为金属材料,CT 或磁共振成像会出现伪影,也影响对假体松动和感染的判断。放射性核素骨显像可更准确地对人工关节置换后假体松动和感染的患者定

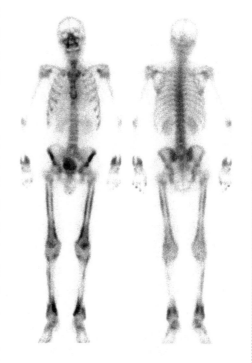

图 14-20　肺癌患者伴肥大性肺性骨关节病

位、定性诊断。

核素骨显像鉴别假体松动与感染可采用以下方法：①三相骨显像：假体感染表现为血流相、血池相在假体周围出现显像剂浓聚，延迟相假体周围骨质显像剂浓聚；而假体松动则血流相、血池相在假体周围不出现显像剂浓聚，延迟相出现显像剂浓聚部位往往与假体与股骨相互的生物力学作用特性有关，如股骨距内、外侧区及假体柄末端等部位。②^{99m}Tc-WBC 或 ^{111}In-WBC 显像：虽具有较高鉴别价值，但检查过程复杂，临床不常用。③骨 SPECT/CT 融合显像：可以更为灵敏、准确地显示显像剂浓聚和部位以及和周围软组织的关系，还可观察 CT 图像上骨质改变。假体松动时骨显像剂浓聚部位 CT 可呈高密度影，可见假体 - 骨隙缝；感染时假体周围骨的骨质密度不均匀，可见低密度影，甚至可见骨皮质不连续骨坏死的征象。骨 SPECT/CT 融合显像可显著提高假体松动与感染鉴别的准确性。④^{18}F-FDG PET/CT：感染表现为整体界面及周围软组织FDG 摄取增加，假体松动则表现为假体局部或整体与骨界面的 FDG 摄取增加。据报告，^{18}F-FDG PET/CT 鉴别假体松动与感染的灵敏度91%，特异性 92%、准确性91%，显著高于骨三相显像的鉴别作用。

（九）骨移植

骨移植（bone transplantation）术后利用三相骨显像监测能及时了解移植骨的血供和新骨形成情况，评价移植骨成活。一般骨移植后 2 周至 3 个月，在三相骨显像上移植骨处放射性不低于周围正常骨组织，与骨床连接处放射性浓聚，提示血供良好，移植骨存活。相反，如果呈放射性缺损区则移植骨无成骨活性。三相骨显像还可对不同移植方式的效果以及术后并发症分别评价，如不带血管的同种异体移植，移植骨与骨床连接处呈放射性浓聚，表明移植骨存活。如果发生了排斥反应或移植骨未存活，则局部的骨显像剂不出现摄取增加或延迟出现。带蒂骨移植或进行微血管吻合的骨移植，在血流、血池相即应出现放射性分布，提示血管通畅，血供良好。

第二节　骨矿物质含量测定

骨组织包括骨基质和骨细胞，骨基质主要由骨胶原和骨矿物质组成，后者主要化学成分为羟基磷灰石结晶 $Ca_{10}(PO_4)_6(OH)_2$，占成人骨干重量的 2/3。骨矿物质含量（bone mineral content，BMC）即骨密度（bone mineral density，BMD）测定被用来代替骨量测定。在不同的生理和病理状态下，骨质代谢和骨量的变化可被骨密度测定所反映。实际上，目前最为常用的双能 X 线骨密度仪不仅可以进行骨密度测定，还可对全身和局部身体成分如脂肪、瘦组织含量精确测定，在骨质疏松症、老年医学、运动医学、肥胖症等相关的医学研究与临床中具有重要的应用价值。本节仅介绍几种常用骨密度测定方法及应用。

一、常用方法与原理

（一）单光子吸收法

单光子吸收法（single photon absorptiometry，SPA）是最早应用于骨密度测定的方法，该方法使用发射单能 γ 光子的核素 ^{125}I（$T_{1/2}$60 天，27.5keV）或 ^{241}Am（^{241}镅，$T_{1/2}$432 年，59.6keV）为辐射源，经骨质和软组织吸收后用 NaI(Tl) 晶体探测放射性计数，通过对射入和射出光子通量的测量计算，即可得到骨矿物质含量（BMC）或骨密度（BMD），以每 cm 长的骨组织矿物质含量（g/cm）和骨面密度（g/cm^2）表示。SPA 的测量部位一般为前臂长骨，虽然具有设备价廉、操作简便的优点，但定位不易精确而影响结果的重复性，应用于随访评价有其不足，而且其主要是测量周围骨的皮质，对于骨转换率较快的躯干骨的海绵质不能测量，应用有一定的局限性。

（二）双光子吸收法

双光子吸收法（dual photon absorptiometry，DPA）的测量原理与 SPA 类似，但 DPA 采用的核

Notes

素 ^{153}Gd (^{153}钆, $T_{1/2}$242d) 可同时发射 100keV 和 44keV 两种能量的 γ 光子,利用两种能量不同的 γ 光子对软组织和骨质具有不同穿透能力的特性,可校正软组织吸收对骨密度测量结果的影响。DPA 检查时可全身或局部扫描,测量腰椎、髋骨和股骨上端等骨路。该方法准确性较高,可以测量躯干骨皮质及海绵质,消除软组织及骨髓对测量结果影响。缺点是空间辨率差,检查费时,辐射剂量较大,费用较高。DPA 目前已被性能更好的双能 X 线吸收法取代。

(三) 双能 X 线吸收法

双能 X 线吸收法 (dual energy X-ray absorptiometry,DEXA) 是以两种不同能量的 X 线源 (40keV 和 70~80keV) 代替放射性核素源,故从原理上讲与 DPA 相似。但与 SPA 相比,DEXA 由 X 线球管产生更多的光子流而使扫描时间缩短 (如测量腰椎时 DPA 需 20~30 分钟,DEXA 只需 5~10 分钟);辐射剂量小;空间分辨率更高,图像清晰;精确度和敏感性均明显提高,不仅可以测量腰椎、股骨近端、髋骨等处的骨密度,还可以测量周围骨骼和全身矿物质含量;省略了 DPA 需定期更换放射源的问题。DEXA 骨密度仪除了可以获得骨矿含量的定量参数外,还可对局部骨骼的低能 X 骨影像进行影像学定性评价。因此,DEXA 法目前被认为是骨密度测定的金标准,应用最为广泛 (图 14-21)。

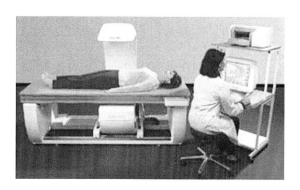

图 14-21　双能 X 线骨密度测定仪

(四) 定量 CT

定量 CT (quantitative CT,QCT) 是利用临床普通的 CT 机,再使用一个体模置于受检者下面与受检者同时扫描,以专用软件进行校正和计算,将 CT 值换算成 BMD 值。QCT 的优点是测定结果不受骨体积大小影响;可以分别测定骨皮质和松骨质。缺点是辐射量大,检查费用高,精密度不及 DEXA,应用不如 DEXA 普遍。

(五) 其他

测量骨密度的其他方法尚有定量核磁共振技术和定量超声技术。

二、适 应 证

1. 骨质疏松症的筛查。
2. 绝经期妇女。
3. 脊椎畸形或 X 线提示骨质减少。
4. 早期绝经、无月经、全子宫及附件切除妇女。
5. 轻度外伤即易致骨折。
6. 长期使用肾上腺皮质激素。
7. 甲状旁腺机能亢进。
8. 骨质疏松疗效随访评价。
9. 其他需要身体成分测定的临床情况。

三、正常骨矿含量

(一) 影响正常骨矿含量的因素

1. **检查方法与设备**　不同方法测得的 BMD 或 BMC 难以直接定量比较,相同方法但设备不同所得结果也可有差异。
2. **性别**　一般女性 BMD 低于男性,尤其是绝经期女性 BMD 可显著下降。

Notes

3. 年龄　骨松质密度在 25~30 岁的达高峰,骨皮质密度在 35~40 岁达高峰,以后随年龄增加而递减。50 岁以后,男性 BMC 每年降低 0.5%(0.25%~1%),女性为 2%~3%。

4. 体重　体重较重者 BMD 也较高。

5. 运动　体力运动多者 BMD 可增加,反之 BMD 减少。

6. 其他　种族、饮食、营养状况、哺乳等因素均对 BMD 产生影响。

(二)骨矿含量的表示方法及诊断标准

1. 表示方法　骨矿物质含量最常用 BMD 来定量表示,单位为 g/cm²,表示单位面积中骨灰质量,称为面密度。

2. 诊断标准　由于影响 BMD 的因素很多,各实验室最好建立自己的正常参考值。

世界卫生组织(WHO)的诊断标准如下(1994 年):以 T 值作为诊断指标,T 值含义:测得 BMD 与同性别健康年轻人均值比较的差别以 T 值表示,单位为标准差(SD)。计算公式如下:

$$T(SD) = \frac{被测者\ BMD - 正常对照\ BMD}{正常对照\ BMD}$$

诊断标准:①T 值在 −1.0SD 以内为正常;②T 值 −2.5~−1.0SD 为骨量减少;③T 值较同年龄段健康人均值减低 −2.5SD 及以上且有一次或多次脆性骨折为严重骨质疏松症。

1999 年我国老年学会提出中国人原发性骨松症诊断标准(试行),参考 WHO 标准并结合我国国情,以种族、性别、地区的峰值骨量(均值为 M)为依据,制定以下标准:①M−1SD:正常;②M−1~−2SD:骨量减少;③M−2SD:骨质疏松症;④M−2SD,伴有一处或多处骨折,为严重骨质疏松症。

如未作峰值骨密度调查,可用骨量丢失百分率(%)诊断法:①M−12%:正常;②M−13%~−24%:骨量减少;③M−25%:骨质疏松症;④M−25% 伴有一处或多处骨折,为严重骨质疏松症。

美国国立卫生研究院(NIH)在 2000 年发表的有关骨质疏松症的共识文件提出,双能 X 线骨密度仪测量脊柱前后位 L1~L4 和髋部股骨颈、大粗隆、全髋骨密度为骨质疏松症诊断的"金标准",T 值 <−2.5SD 诊断为骨质疏松症;常规拍摄腰椎、股骨上端和跟骨等 X 线照片,观察骨密度和结构改变,并参考骨转换标记物测定和有关临床症状综合判断。

四、临床应用

(一)骨质疏松的诊断

骨质疏松的定义为以骨强度受损、导致骨折危险性升高为特征的骨骼疾病。骨强度主要反映了骨密度和骨质量两个方面的综合特征。引起骨质疏松的原因很多,但基本的病理改变都是骨基质和骨矿物质含量减少,表现为骨皮质变薄,骨小梁体积变小,变细,数目减少,骨髓腔扩大,骨骼脆性增加而易于发生骨折。随着人口老龄化程度的增加,骨质疏松症发病率的升高成为严重影响老年人生活质量和生命安全的公共卫生问题而受到社会的关注。骨密度测量是目前公认诊断骨质疏松的主要方法,诊断标准已于上述。参照 WHO 的诊断标准,国人骨质疏松症的发病率为:40~59 岁组,男性 8.45%,女性 27.08%;60 岁以上组,男性 26.56%,女性 65%。早期发现骨质疏松,有助于早期进行干预,防止骨质疏松的发展和预防骨折。

(二)骨质疏松症的骨折危险度预测

BMD 与骨强度密切相关,BMD 减低,骨强度减弱,骨折危险性增加。一般认为,BMD 每降1SD,骨折的相对危险性即可增加 1.5~3 倍。如果低骨量伴有一个已存在的骨折部位,再次发生骨折的相对危险可增加 25 倍。

(三)内分泌及代谢疾病或药物对骨量影响的评价与监测

许多内分泌代谢疾病可影响骨质代谢,如 Cushing 综合征;甲状旁腺机能亢进症;肾性骨营养不良等,BMD 测定有助于评价病情和随访疗效。此外,有些药物如长期使用肾上腺皮质激素、甲状腺激素等亦可引起骨量减少,BMD 随访测定有助于诊疗方案的调整。

（四）骨质疏松的随访和疗效评价

BMD 的测定简便无创，在骨质疏松症患者的针对性治疗过程中，动态监测骨密度的变化可为选择适当的治疗对象、制订合适的治疗方案并及时进行调整、评价治疗效果提供客观科学的依据。例如绝经期妇女补充雌激素治疗，可减缓正常妇女的骨质疏松，并减少一半左右的骨折发生，由于长期使雌激素有一定副作用，有学者认为仅在骨量已经减少有较高骨折危险性的妇女使用雌激素才是最恰当的。同时在治疗过程中，BMD 的动态随访，可为雌激素的治疗剂量调整提供依据，从而达到既防止骨质疏松及其并发症的发生又尽可能减少不良反应的目的。

小 结

核素骨显像不仅可显示骨骼形态，更能反映骨骼和病变的血流和代谢状况，常早于 X 线发现病变，并可进行全身扫描，所以在骨骼病变的诊断中具有早期诊断和探查范围广的优势，多年以来一直成为核医学显像临床应用的主要项目。目前骨显像剂多使用 ^{99m}Tc- 二膦酸盐骨显像剂。^{99m}Tc-MDP 与骨骼组织中的羟基磷灰石晶体通过离子交换或化学吸附作用而分布于骨骼组织。局部骨骼对示踪剂的摄取，与该局部血流量骨盐代谢水平成正比。因而在成骨过程活跃的部位，显像剂的摄取增多而形成放射性浓聚的"热区"；而在血流量减少和 / 或成骨活性低的部位，则显像剂摄取少而表现为放射性稀疏缺损的"冷区"。骨显像的方法包括全身骨显像、局部骨 / 关节 SPECT 或 SPECT/CT 显像、三相骨显像、^{18}F-NaF PET 骨显像等。SPECT/CT 不仅弥补了骨显像精确解剖定位难的不足，同时大大提高了骨显像诊断的准确性和特异性。

骨显像可较 X 线检查提早 3~6 个月发现骨转移灶，因此临床上全身骨显像被作为恶性肿瘤患者诊断骨转移灶首选的筛选检查。在恶性肿瘤患者，骨显像对于肿瘤分期从而制订正确的治疗方案十分重要。进行骨显像动态追踪监测，则有助于病人随访评价。此外，在原发性恶性或良性骨肿瘤、隐匿性骨折或应力性骨折、骨髓炎、人工关节假体松动与感染、股骨头缺血性坏死、代谢性骨病、关节炎以及骨移植等的诊断、评价或疗效监测方面也具有很好的临床应用价值。

（吴 华）

参考文献

1. 孙达，主编．放射性核素骨显像．杭州：浙江大学出版社，2000：12-33，58-66，91-248.
2. 谭天秩，主编．临床核医学．第 2 版．北京：人民卫生出版社，2003：999-1068.
3. 潘中允．实用核医学．北京：人民卫生出版社，2014：539-608.
4. 马寄晓，刘秀杰，何作祥．实用临床核医学．第 3 版．北京：原子能出版社.2013：515-526.
5. 何涛．骨质疏松症诊断标准的探讨．中国骨质疏松杂志，2010，16（2）：151-156.
6. 于泽东，韩喜起，李亚明．PET/CT 骨骼显像方法学探讨．中国临床医学影像杂志，2011，22（4）：296-297.
7. 孟德刚，孙晓光，黄钢，等．SPECT/CT 骨显像在骨扫描诊断中的诊断价值．医学影像学杂志，2011，21（2）：274-278.
8. Biersack HJ，Freeman LM，editors. Clinical Nuclear Medicine. Berlin：Springer，2007：241-257.
9. Sarikaya，Sanikaya A，Holder LE.The role of single photon emission computed tomography in bone imaging. Semin Nucl Med，2001，31：3-16.
10. Utsunomiya D，Shiraishi S，Imuta M，et al.Added value of SPECT/CT fusion in assessing suspected bone metastasis：comparison with scintigraphy alone and nonfused scintigraphy and CT. Radiology，2006，238：264-271.

Notes

第十五章 呼吸系统

第一节 肺灌注显像

一、显 像 原 理

经静脉注射大于肺毛细血管直径（9~60μm）的显像剂与肺动脉血混合均匀，随血流随机一过性嵌顿在肺毛细血管或肺小动脉内。显像剂在肺内的分布与局部肺血流量成正比，通过体外探测肺内放射性分布并进行肺显像即可反映局部肺血流灌注情况，故称为肺灌注显像（pulmonary perfusion imaging）。由于一次常规显像注入的显像剂颗粒数在 20~70 万之间，一过性阻塞的肺毛细血管数量仅占全部肺毛细血管的 1/1500，显像剂在肺内的生物半衰期为 2~6 小时，降解后被肺泡内单核吞噬细胞系统吞噬清除，因此一般不会引起肺血流动力学改变。

二、显 像 方 法

1. **显像剂** 肺血流灌注显像剂为放射性核素 ^{99m}Tc 标记的大颗粒聚合人血清白蛋白（macroaggregated albumin，MAA）和人血清白蛋白微球（human albumin microspheres，HAM）。MAA颗粒直径约为 10~90μm，HAM 颗粒直径约为 10~30μm，由于 HAM 质量明显大于 MAA，故目前MAA 应用最为普遍。

2. **检查方法** 由于 MAA 入血后受重力的影响，其行为与红细胞相似，易向肺的低下部位沉降，故注射时应采用平卧位。对疑诊原发性肺动脉高压者，采用坐位注射。注射显像剂速度要缓慢，特别对肺血管床破坏严重的患者，如在慢性肺心病时，绝不可采用"弹丸"注射，以免引起急性肺动脉压增高造成意外。在临床有特殊需要时，可以行"弹丸"注射，但应格外慎重。^{99m}Tc-MAA 注射活度为 74~185MBq（2~5mCi）。

平面显像：将双肺同时包括在探头视野内，常规取 6 个体位即前位、后位、左侧位、右侧位、左后斜位和右后斜位，必要时加做左前斜位和右前斜位。采集条件：选用低能高分辨率或低能通用型准直器，采集矩阵为 256×256，窗宽 20%，ZOOM 1.5~2.0，每个体位采集计数为 500K。

断层显像：病人取仰卧位，双臂抱头，使探头尽量贴近胸部。探头配以低能高分辨率型准直器，旋转 360°，每 6° 采集一帧，每帧采集 20~30s，共采集 60 帧，矩阵 128×128，ZOOM 1.6。采集过程中嘱病人平稳呼吸，以减少呼吸运动对肺显像的干扰。原始数据经断层图像处理，得到肺水平切面、冠状切面及矢状切面断层图像，层厚 3~6mm。

三、适 应 证

1. 肺动脉血栓栓塞症（简称肺栓塞）的诊断与疗效判断，结合肺通气显像及下肢深静脉核素显像可明显提高诊断的准确性。

2. 肺叶切除手术适应证的选择和术后肺功能预测。

3. 慢性阻塞性肺部（chronic obstructive pulmonary diseases，COPD）患者肺减容手术适应证的选择、手术部位和范围的确定。

4. 先天性心脏病合并肺动脉高压以及先天性肺血管病变患者,了解肺血管床受损程度及定量分析,药物与手术疗效的判断,手术适应证的选择。

5. 判断成人呼吸窘迫综合征(acute respiratory distress syndrome,ARDS)和慢性阻塞性肺部疾病 COPD 患者,肺血管受损程度与疗效判断。

6. 观察肺部肿瘤、肺结核及支气管扩张等患者,观察其病变对肺血流影响的程度与范围,为选择治疗方法提供适应证以及对疗效的判断。

7. 先天性心脏病右向左分流及左向右分流合并肺动脉高压的定量分析。

8. 全身性疾病(胶原病、大动脉炎等)可疑累及肺血管者。

9. 原因不明的肺动脉高压或右心负荷增加。

四、影像分析与结果判断

(一) 正常影像

1. 平面影像

(1) 前位:可见双肺轮廓完整,右肺影较左肺影为大,两肺中间空白区为纵隔及心影,左肺下方几被心影所占据,肺门部纵隔略宽,肺底呈弧形,受呼吸运动的影响而稍欠整齐。双肺内显像剂分布,除肺尖、周边和肋膈角处略显稀疏,其余部分显像剂分布均匀。

(2) 后位:双肺轮廓完整清晰,两肺面积大小近似。中间空白区为脊柱及脊柱旁组织所构成,左肺下内方近脊柱旁可见一心脏压迹。双肺显像剂分布均匀,肺周边略稀疏。应用 ^{99m}Tc-MAA 做肺显像时,因受肩胛骨及其附近肌群的屏蔽,可以使肺上方呈现显像剂稀疏,应予以注意。

(3) 侧位:双肺影呈蛤蚌形,前缘较直略呈弧形,后缘约 120° 角。左侧位显示左肺与右侧位显示右肺影形态相似但方向相反,左肺前下缘受心脏影响略向内凹陷。由于常规取仰卧位静脉注射,受重力影响,双肺后部显像剂分布较浓,中部由于受肺门的影响,显像剂略显稀疏。分析左、右侧位显像时,还要考虑到对侧肺影中的放射性干扰。

(4) 斜位:为了获得肺切线影像,以便观察肺基底段改变而采用后斜位显像。在斜位图像上两侧肺影难免重叠,故使用本体位做诊断时,应以 X 射线胸片作对照,以便对病变局部做出合理的解释。

肺灌注多体位平面显像正常图像及肺解剖各叶段对照见图 15-1 和图 15-2。

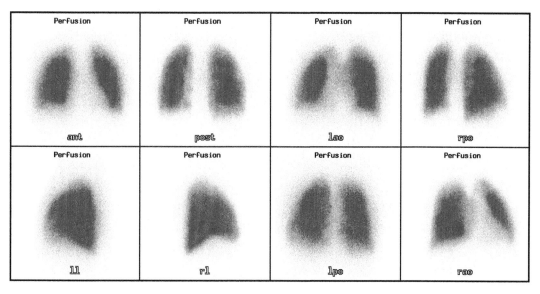

图 15-1　正常肺灌注多体位平面显像

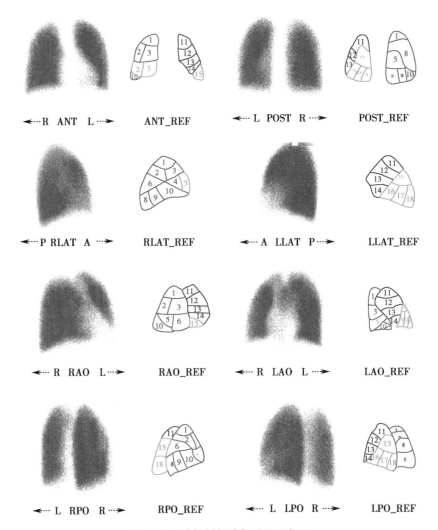

图 15-2 肺解剖各叶段对照示意图

右上叶:1. 尖段,2. 后段,3. 前段;右中叶:4. 外段,5. 内段;右下叶:6. 背段,7. 内基底段,8. 后基底断,9. 外基底段,10. 前基底段;左上叶:11. 尖段,12. 前段,13. 上舌段,14. 下舌段;左下叶:15. 背段,16. 前基底段,17. 外基底段,18. 后基底段

2. 断层影像

肺灌注断层图像是以脊柱为长轴,分为横断面断层、冠状断层和矢状断层三个断面。

(1) 横断面断层图像:断层方向由上到下,又称水平断层。为了避免遗漏肺尖,范围自颈根部至肺底。各层面解剖结构依次变化如下:自两肺尖沿纵隔脊柱下行,在肺尖显影后肺影逐渐增大的同时,肺门、心影空白区相继出现,在肺门以下心影增大,到基底部由于受横膈膜的影响,肺底只显露其外缘轮廓(图 15-3)。

(2) 冠状断层图像:断层方向由前向后,各断面解剖结构表现为:脊柱前区由两肺、纵隔、心影及肺门等各层次组成,肺影近似于前位平面像,先是肺影由窄变宽,而心影则由大变小,直到脊柱影出现。脊柱后区可见心影消失,两肺影增大且图像与后位像相似(图 15-4)。

(3) 矢状断层图像:断层方向从右到左,各层面解剖结构变化如下:首先肺右下角开始显影,肺影逐渐增大至与右侧位像相近似,继之肺门、纵隔、心影依次出现,使肺影中心出现空白区,且逐渐扩大,肺影只能见到淡薄的完整周边轮廓,其后肺影增大,心影明确,且由大变小,随之肺影增大至与左侧位影像相似,其后肺影再次逐渐变小至左肺下叶外侧段消失(图 15-5)。

Notes

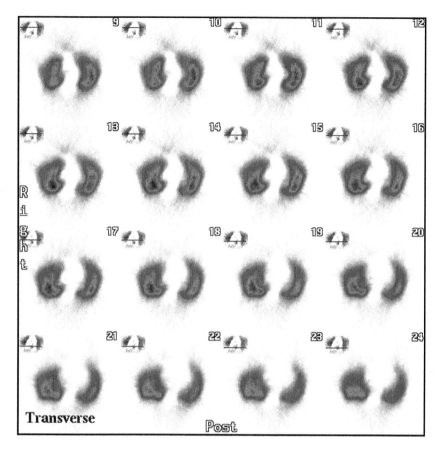

图 15-3　正常肺横断面图像

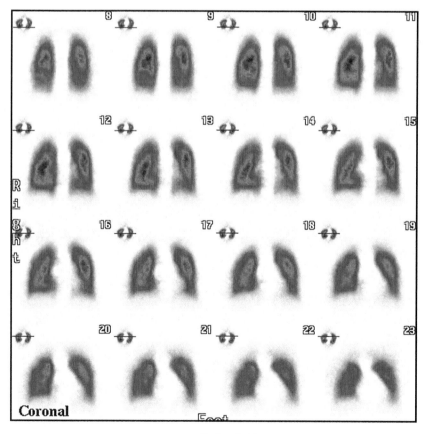

图 15-4　正常肺冠状断层图像

Notes

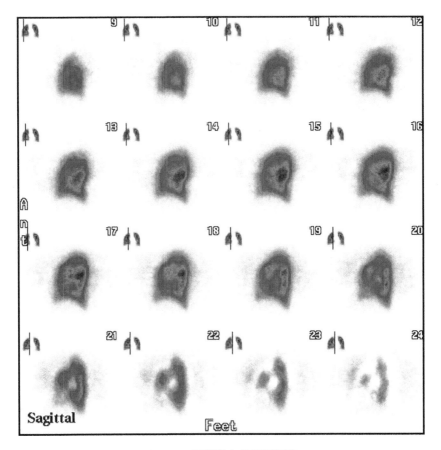

图 15-5　正常肺矢状断层图像

肺灌注断层显像的肺段划分:在 CT 图像上勾画肺轮廓,根据肺叶间裂走行划分肺叶,根据肺段间静脉及肺段支气管走行划分肺段;在肺灌注断层图像及 SPECT/CT 融合图像同步显示划分结果。总结横断面、矢状面、冠状面三个断面肺段分布特点,勾勒出三个断面肺段解剖定位示意图(图 15-6)。肺段划分解剖命名标准为右肺分为十段,分别为右肺上叶的尖段 S1、后段 S2、前段 S3,右肺中叶的外侧段 S4、内侧段 S5,右肺下叶的背段 S6、内基底段 S7、前基底段 S8、外基底段 S9、后基底段 S10。左肺分为八段(或十段),分别为左肺上叶的尖后段 S1+2、前段 S3、上舌段 S4、下舌段 S5、左肺下叶的背段 S6、前内基底段 S7+8、外基底段 S9、后基底段 S10。

(二) 异常影像

1. 肺灌注显像呈肺叶、肺段或亚段性缺损,是肺动脉栓塞的影像特征。

2. 肺组织受压或被推移时,例如心脏向左扩大可压迫左下肺动脉,引起局限性肺灌注缺损,肺门肿物压迫大的肺动脉,可引起一侧肺灌注不显影。

3. 双肺呈不均匀放射性分布,有多发散在的放射性减低或缺损区,常是慢性阻塞性肺部疾病所致广泛肺毛细血管床受损的表现。

4. 双肺上部放射性高于肺底部,常见于肺心病和二尖瓣狭窄引起的肺动脉高压,致使肺血流分布发生逆转。

5. 支气管动脉与肺动脉间有侧支循环形成时,肺动脉血倒流入支气管动脉,使原来应该被灌注的部位出现放射性稀疏或缺损区。

Notes

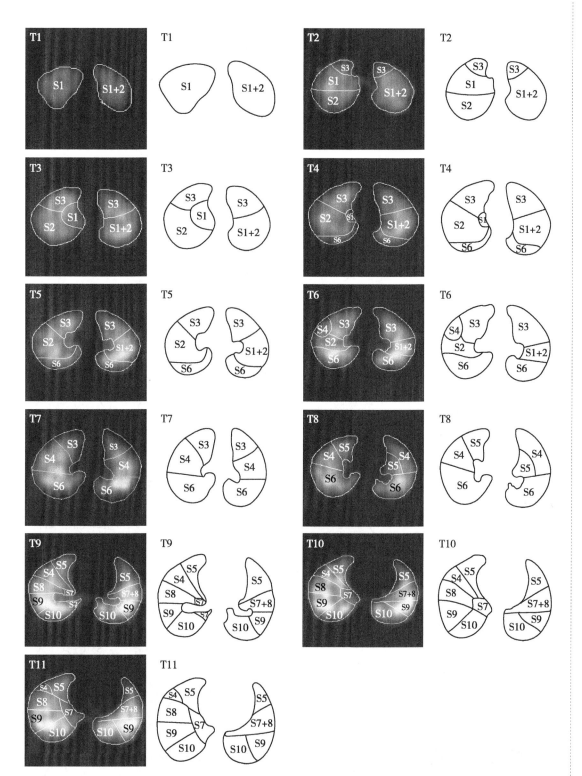

图 15-6 肺灌注断层图像横断面、矢状面、冠状面的肺段解剖定位示意图

T:横断面;SL:左肺矢状面;SR:右肺矢状面;C:冠状面;H:心脏;LPH:左肺门;RPH:右肺门。

右肺:S1- 尖段;S2- 后段;S3- 前段;S4- 外侧段;S5- 内侧段;S6- 背段;S7- 内基底段;S8- 前基底段;S9- 外基底段;S10- 后基底段。左肺:S1+2- 尖后段;S3- 前段;S4- 上舌段;S5- 下舌段;S6- 背段;S7+8- 前内基底段;S9- 外基底段;S10- 后基底段。

Notes

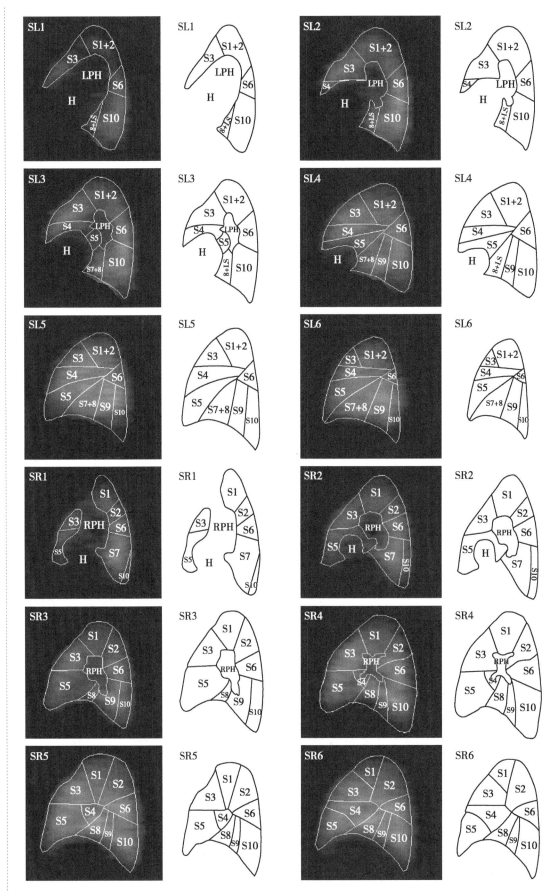

图 15-6（续）

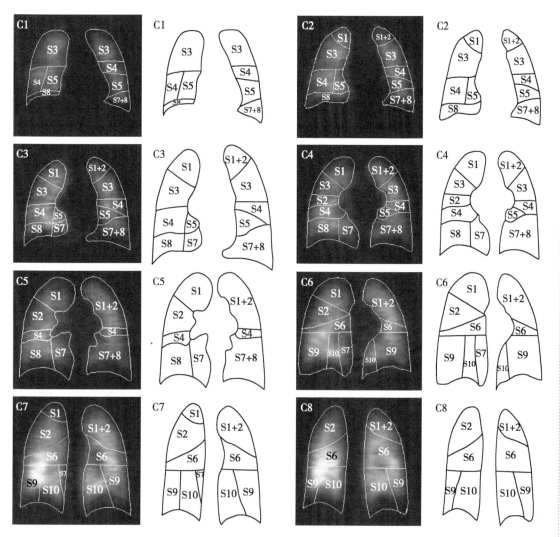

图 15-6(续)

第二节 肺通气显像

一、显像原理

经呼吸道吸入一定量的放射性微粒或者气体之后,由于微粒直径的不同,将分别沉降在喉头、气管、支气管、细支气管以及肺泡壁上,其在气道内的有效半减期为 1~8 小时,故采用 γ 照相机或 SPECT 显示气道及肺影像。当呼吸道某部位被阻塞,雾化颗粒不能通过阻塞部位,则阻塞部位以下呼吸道至肺泡出现放射性缺损区。采用此方法探测放射性气溶胶在呼吸道内的沉降情况,来判断气道通畅情况及病变状态,以达到诊断目的。

放射性气溶胶肺显像反映的是进入气道气溶胶的分布状态,它与放射性惰性气体吸入显像的根本不同之处,在于它无法呼出体外,不能用此法判断气道的洗出(清除)功能状态。

二、显像剂

1. 放射性气溶胶 微粒直径为 1~30μm,是由气溶胶雾化器将 ^{99m}Tc-DTPA(也可用 ^{99m}Tc-硫胶体或 ^{99m}Tc-HAS)溶液雾化而成,雾粒直径大小与气溶胶沉积部位有直接关系。当气溶胶微粒大于 10μm 时,主要沉积于细支气管以上部位,颗粒愈大愈靠近大气管;5~10μm 时沉积于细支气管;3~5μm的颗粒沉积于肺泡之中,更小者易经过气道呼出体外。由于一次吸入的气溶胶颗粒仅5%~10%沉积于肺内,因此需反复吸入气溶胶。

2. 锝气体(Technegas)　Technegas直径为2~20nm,约为常规气溶胶大小的十分之一。Technegas与^{133}Xe相似,正常人和COPD患者显像均未见中央气道放射性沉积。在吸入后60分钟内显像均可见Technegas稳定分布,这为获得多体位平面显像和断层显像提供了充分的时间。临床研究表明,Technegas与^{133}Xe评价疑肺栓塞病人的准确性相近。

三、检 查 方 法

1. 显像前准备　向受检者解释检查程序。接通雾化器各管口,使之处于工作状态。令病人用嘴咬住口管,用鼻夹夹住鼻子试吸氧气,使之适应此种呼吸。

2. 吸入放射性显像剂

(1) 气溶胶雾粒吸入：将^{99m}Tc-DTPA 1480MBq(40mCi)溶液,体积为2ml,注入雾化器,再注入2ml生理盐水,调整氧气流速为8~10L/min,使其充分雾化。经过分离过滤,产生雾粒大小合适的气溶胶,平均雾粒产生率6.7%。使受检者尽可能多地吸入气溶胶雾粒,吸入时间为5~8分钟。

(2) 锝气体吸入：将高放射性浓度(>370MBq/0.1ml)的^{99m}TcO$_4^-$注入锝气体发生器的石墨坩埚内,在充满氩气的密闭装置内通电加温,在2500℃条件下^{99m}TcO$_4^-$蒸发形成锝气体,患者通过连接管及口罩吸入3~5口锝气体即可。

3. 显像方法

(1) 多体位平面显像：探头配以低能高灵敏度或低能通用型准直器。能峰140keV,窗宽20%,矩阵128×128,ZOOM 1.5~2.0。常规采集前位、后位、左侧位、右侧位、左后斜位和右后斜位6个体位图像,必要时加做左前斜位和右前斜位,采集计数500K。

(2) 断层显像：病人取仰卧位,双臂抱头,使探头尽量贴近胸部。探头配以低能通用型准直器,旋转360°,每6°采集一帧,每帧采集20~30秒,共采集60帧,矩阵128×128,ZOOM1.6。采集过程中嘱病人平稳呼吸,以减少呼吸运动对肺显像的干扰。原始数据经断层图像处理,得到双肺水平切面、冠状切面及矢状切面断层图像,层厚3~6mm。

四、适 应 证

1. 与肺灌注显像配合鉴别诊断肺栓塞或COPD。
2. 肺实质性疾病的诊断,治疗效果的观察及预后评估。
3. 通过测定V/Q比值判定肺功能。
4. 阻塞性肺疾患的诊断及病变部位的确定。

五、影 像 分 析

(一) 正常影像

平面及断层像基本上与肺灌注像相似,所不同之处,可因吸入颗粒不够均匀及气溶胶受气道内气流影响较大,大气道内混积较多,使喉头、大气道显影,如有放射性通过食道进入胃,则在胃区可见放射性浓聚。由于放射性气溶胶经反复吸入沉积于有通气功能的气道和肺泡内,清除较慢。如采用锝气体显像,则不会出现喉头和大气道等显影,且图像质量要好于气溶胶显像(图15-7)。正常肺通气影像和肺灌注影像所见基本一致,无不匹配显像征。

(二) 异常影像

1. 气道狭窄不畅　因流体动力学改变使狭窄部位两侧形成涡流,流经该处的气溶胶雾粒部分沉积下来,影像呈现放射性浓聚的"热点",而狭窄部远端的气溶胶雾粒分布正常。

Notes

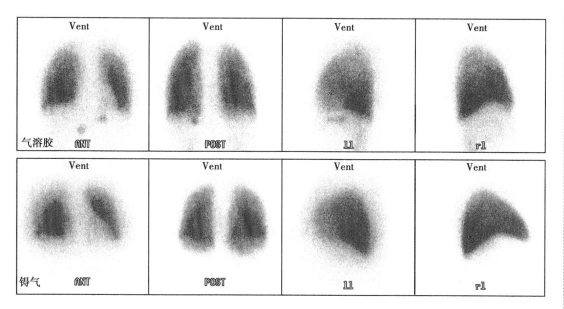

图 15-7　正常肺通气显像
上排:气溶胶显像;下排:锝气体显像

2. 气道完全性阻塞　气溶胶雾粒不能通过阻塞部位,因而呈放射性缺损区。

3. 气道和肺泡内如有炎性物或液体充盈,或肺泡萎陷,气流减低,致使气溶胶雾粒难以进入,呈现放射性减低区。

第三节　临 床 应 用

一、肺 栓 塞

急性肺栓塞(acute pulmonary embolism,APE)是由于内源性或外源性栓子堵塞肺动脉主干或分支引起肺循环障碍的临床和病理生理综合征,临床表现为呼吸困难、胸痛、咯血、发热等症状。其发病率约为 100/10 万,仅次于冠心病及高血压,死亡率居第三位,仅次于肿瘤及心肌梗死,但长期以来由于对该病的防治缺乏足够的重视,经常漏诊和误诊。绝大多数 APE 患者都有诱因,如下肢或盆腔静脉血栓形成、长期卧床或不活动、慢性心肺疾病、手术、创伤、恶性肿瘤、妊娠及口服避孕药等。其中静脉血栓是最主要的病因,约 70%~80% 肺血栓来源于下肢静脉。

急性肺栓塞是指发病在 14 天内的肺栓塞,其早期的病理生理学改变表现为肺动脉的血流动力学改变,而局部的气道通气功能尚未受到明显影响,因此采用肺通气/灌注显像(V/P)有助于急性肺栓塞的早期诊断,表现为肺通气/灌注显像不匹配的影像特征,即肺灌注显像时病灶部位为缺损区,而该部位的肺通气显像则为正常。

1. 诊断标准　肺通气/灌注显像结合下肢深静脉核素显像,有助于对肺栓塞的病因做出判断。

(1) 具备下列条件之一时可以排除肺栓塞的诊断:①双肺各肺段灌注均正常;②肺通气/灌注显像中病灶的大小、形态和数量均匹配或反向不匹配(肺通气显像为缺损区而灌注显像为正常称为反向不匹配);③没有肺叶、肺段或亚段水平的不匹配改变。

(2) 具备下列条件时可以诊断肺栓塞:至少 1 个的肺段,或至少 2 个亚段的肺通气/灌注显像不匹配(图 15-8)。

Notes

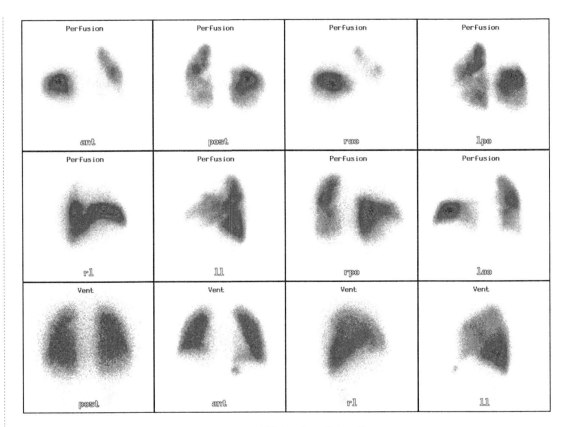

图 15-8　肺栓塞通气 / 灌注显像

多个肺段灌注稀疏、缺损区(第 1、2 排),同一部位的肺通气显像正常(第 3 排)

(3) 出现下列情况时对肺栓塞无诊断价值:非特定疾病典型表现的多发性通气 / 灌注异常。

采用 V/P 断层显像可明显提高诊断肺栓塞的灵敏度和准确性。Reinartz 等报道,断层显像的灵敏度和特异性分别为 97% 和 91%,而平面显像则分别为 76% 和 85%。Bajc 的研究也显示平面显像结果有 53% 与断层显像不一致。因此,在肺栓塞的诊断时,推荐采用 V/P 断层显像。研究表明,以血管造影结果作为对照,单用肺灌注显像的灵敏度为 86%,特异性为 93%。当怀疑患者为大面积肺栓塞,或为孕妇时可以单用肺灌注显像进行检查。

需要指出的是,上述诊断标准是以受检者在临床上疑诊肺栓塞为基础,肺叶分段是以血管解剖为依据进行划分的。当不具备肺通气显像检查时,可用肺 X 平片或肺 CT 检查替代。引起肺通气 / 灌注不匹配的原因除肺栓塞以外,还见于先天性肺血管异常、静脉闭塞性疾病、血管炎、肺癌或结核性纵隔淋巴结肿大。在分析结果是应充分考虑到这些影响因素。

按照肺栓塞诊断前瞻性研究(Prospective Investigation of Pulmonary Embolism Diagnosis,PIOPED)推荐的诊断标准,在应用肺 V/P 显像诊断肺栓塞时,采用概率语言即可能性的大小进行描述,将诊断结果分为高度、中度、低度及极低度可能性,这种表述方式在临床使用中极不方便、也难以把握,在其他疾病的诊断中也没有这种类似的表达方式。依据 Bayes 定理,一次检测结果是不能得出"可能性"的结论,同时该指南中引用的数据来源于 ^{133}Xe 的结果,而这种方法目前已经过时。因此本教材中我们采用了欧洲核医学会推荐的诊断标准。

长期以来,肺 V/Q 多体位平面显像作为诊断 APE 的常规筛查方法沿用至今。然而,多年来的临床实践表明,仍有 20%~50% 的病例被误诊或漏诊。分析其原因,主要是肺平面灌注显像受病灶周围射线散射的影响,深部病灶和小病灶被掩盖,使得无法正确判断。而 SPECT 肺灌注显像从冠状、矢状和水平三个断面显示病灶,避免了周围射线散射对深部病灶和小病灶的影响。欧洲心脏病学会(ESC)急性肺栓塞诊疗指南(2008 年)明确指出:肺灌注平面显像最大问题是非

Notes

诊断性结果(低或中度可能)的比例较高,而 SPECT 可以增加诊断的准确性同时降低非诊断性结果的比例。

2. **肺动脉血栓栓塞诊断的临床价值** 一直以来肺动脉造影(pulmonary arteriography,PAG)被认为是诊断 PE 的"金标准"。但由于其为有创性检查,有一定危险性,并发症 6%,死亡率 0.5%,技术要求高,在投照方式上往往难以保证多体位投照,部分血管如背段血管常难以显示,以致病变遗漏。Baile 等报道,肺动脉造影诊断肺栓塞的灵敏度为 87%,阳性预测值为 88%,以肺动脉造影作为诊断肺栓塞的金标准可能是一个误导,事实上目前临床上已很少将肺动脉造影作为诊断 PE 的常规检查方法了。近年来各种无创性诊断 PE 的方法和技术日臻完善和成熟,特别是 16 排和 64 排螺旋 CT 以及相关技术的应用,使得 CT 肺血管造影(computed tomographic pulmonary angiography,CTPA)做到更薄层更精细扫描,从而明显提高对小病变的检出能力。但 CTPA 对心缘旁肺动脉、亚段或以下肺动脉分支及新鲜血栓的检出能力明显不足。肺动脉造影和 CTPA 均是直接显示血管内血栓,两者没有互补性。放射性核素肺灌注显像反映的是肺毛细血管血流灌注情况,任何影响肺毛细血管血流灌注的因素,均可使病变区域出现放射性稀疏或缺损。这一显像特性决定了其对 PE 检出的高灵敏度和低特异性。肺灌注显像与肺通气显相联合应用可明显提高诊断的特异性。此外,常用诊断肺栓塞的方法还有 X 线胸片、D- 二聚体测定、超声心动图、MR 肺动脉造影。

关于 CTPA 与肺 V/P 显像对 PE 的诊断价值,有学者认为 CTPA 可以取代肺 V/P 显像,还有学者认为 CTPA 的诊断价值明显低于肺 V/P 显像。为什么不同作者之间的研究结果差异甚大?分析原因,不论持哪种观点的学者,均未把中央型 PE 与周围型 PE,大面积与非大面积 PE 分组进行研究。如果将中央型和周围型 PE 混在一起研究,其结果必将受各自所占比例的影响:中央型 PE 所占比例大,结果是 CTPA 优于肺 V/P 显像;周围型 PE 所占比例大,则是肺 V/P 显像优于 CTPA。

肺 V/P 显像为功能显像,不直接反映肺血管病变,而是反映肺血流灌注动力学改变,因此与临床症状密切相关。文献报告了一组 168 例急性大面积和次大面积肺栓塞,有 22 例肺 V/Q 显像正常者主要为附壁血栓。分析原因,主要是因为附壁血栓没有造成 APE 患者肺血管的完全阻塞,尚有部分血流可以通过,且肺灌注显像是血流平衡期显像,无法判断血流速度,因此,肺 V/P 显像正常,只能说明患者肺血流灌注正常。这部分患者往往临床症状不明显。

综上所述,肺 V/P 显像在 APE 的诊断中具有非常重要的作用和独特的价值,与 CTPA 联合应用,可以优势互补,起到决定性的诊断作用。肺 V/P 显像对周围型 PE 的诊断明显优于 CTPA,而 CTPA 对中央型 PE 的诊断明显优于肺 V/P 显像。

3. **疗效评价** 急性肺栓塞患者一旦诊断成立,在条件允许的情况下应根据危险度分层,尽早进行溶栓和抗凝治疗。在治疗前后进行多次肺灌注显像,可用于评价疗效(图 15-9)。除对受损肺段进行定性评估外,还可采用下列公式进行定量分析:

$$血运改善率 = \frac{治疗后血运改善的段数}{治疗前血运受损的段数} \times 100\%$$

①明显改善:改善率 ≥50%;②部分改善:改善率 <50%;③无效:改善率 =0。

二、肺切除术前后肺功能的评价与预测

近年来,对于肺癌患者肺切除术前后肺功能的评价与预测日益受到关注。常规肺功能 1 秒钟用力呼气容积(FEV_1)检测是判断手术前后肺功能指征的常用方法。然而随着肺手术范围的扩大,仅用常规肺功能检测已不能完全满足临床的需要,尤其对于手术高危险病例,如老年肺癌病人,或肺癌合并 COPD 患者及肺功能明显减退者,要求全面和准确地评估术后肺功能的变化情况,以利于提高手术安全和扩大肺切除指征。因此,术前预测术后残留的肺功能和正确评估

Notes

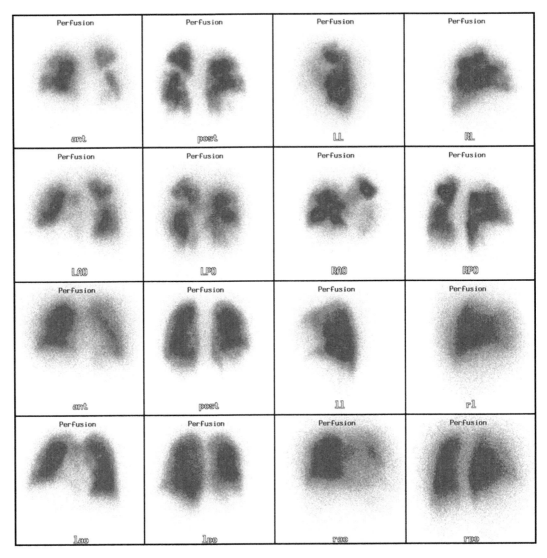

图 15-9   肺栓塞溶栓治疗前、后肺灌注显像
第 1、2 横排为治疗前,第 3、4 横排为治疗后,提示灌注明显改善

手术的可行性对判断疗效和预后具有重要意义。

(一) 原理及方法

1. 基本原理   肺通气和灌注显像分别代表了肺各区域的通气容量和毛细血管床的数量,因此能够反映肺总体、分侧以及局部的形态和功能变化。对肺手术患者,术前将两肺的放射性计数通过勾画感兴趣区(ROI)进行定量分析,可分别了解被切除肺和残留肺占全部肺通气分布的比例(V%)和灌注分布的比例(Q%)。如预测某一肺功能值(F),计算的基本公式为:预测术后 F= 术前 F× 术后余肺 V%(或 Q%);预测手术丧失 F= 术前 F× 被切除肺 V%(或 Q%)。

2. 基本方法

(1) 行放射性核素肺通气和灌注显像。

(2) 测定 Q% 和 V%:在正位和后位肺灌注图像上勾画 ROI,测得一侧肺的放射性计数,求其几何均数 LC(左肺)和 RC(右肺)。左肺 Q%=LC/(LC+RC);右肺 Q%=RC/(LC+RC);同理计算出左、右肺 V%。

(3) 计算术后 FEV_1 预测值($PFEV_1$):肺叶切除后 $PFEV_1$= 术前 $FEV_1 \times$ [1-(切除肺叶段数 / 患侧肺叶总段数)× 患侧肺 Q% 或 V%];全肺切除后 $PFEV_1$= 术前 $FEV_1 \times$ (1- 患侧肺 Q% 或 V%)。

Notes

（二）临床应用与评价

1. 各种预测方法与结果

（1）肺平面灌注显像预测肺功能

1）改良的 Neuhaus 法：Olsen 等首先将常规肺功能检查与肺灌注显像结合起来，根据改良的 Neuhaus 公式（预计术后肺功能 = 术前肺功能 × 保留肺占总肺灌注量的百分比）预测全肺切除术后肺功能。对 13 例有严重慢性肺疾病的肺癌患者进行肺灌注显像，计算出非肿瘤侧肺占总肺灌注量的百分比，然后按上述公式预测全肺切除术后肺功能，并于术后 3 个月用常规肺功能检查方法，取得存活病人的肺功能实测值。比较预测值与实测值相关系数为 0.747，相关呈高度显著性（$P<0.01$）。Olsen 等还研究了 56 例术前 $FEV_1<2L$ 的肺癌患者。用心导管法检测静息和运动负荷下短暂气囊阻断病侧肺动脉时，肺动脉平均压（PAP）和周围动脉氧分压（PaO_2），再行肺灌注显像，计算 $PFEV_1$。对在运动负荷下，预切除侧肺动脉气囊阻断后 $PAP<35mmHg$、或 / 和 $PaO_2>45mmHg$、或 / 和 $PFEV_1 \geqslant 800ml$，并愿意手术的 30 例患者施行了全肺切除术。围术期仅有 2 例死于心肺功能衰竭，其余病人生存良好，复查运动后 PaO_2 正常。根据上述研究结果，Olsen 将 $PAP<35mmHg$、$PaO_2>45mmHg$ 和 $PFEV_1 \geqslant 800ml$ 定为患者能否耐受肺切除手术的肺功能指标，认为符合其中一项者即可耐受包括全肺切除在内的各种肺手术。Boysen 等对 71 例按传统肺功能标准为禁忌手术的肺癌和可疑肺癌的患者，用与 Olsen 相同的方法预测术后肺功能。对 $PFEV_1 \geqslant 800ml$ 的患者做了全肺切除术，并随访 1~5 年。结果这组患者围术期死亡率 $<15\%$，术后肺功能不全发生率与同期内肺功能正常组的手术病人无显著差异。再次表明改良 Neuhaus 公式对全肺切除术后肺功能的预测是十分可靠的。

2）全肺切除 Ali 法：Ali 等在用肺灌注显像预测术后肺功能时，考虑到保留肺组织的代偿性过度膨胀和术后恢复长短等因素对预测值的影响，通过对 91 例肺切除患者术前、术后肺功能资料的统计学处理，总结出 Ali 公式的校正系数 K 值。以术后 3 个月为界限，将术后复查患者分为远期组和近期组。全肺切除患者行术后肺功能预测时，远期组 K 值为 0.94，近期组 K 值为 0.99；而肺叶切除患者，远期组 K 值为 0.56，近期组 K 值为 1.27。预测全肺切除术后肺功能的 Ali 公式为：预测术后肺功能 = 术前肺功能 ×（1–K× 患肺占总肺灌注量的百分比）。Ali 用次公式对 47 例全肺切除患者做了术后肺功能预测，并与术后实测值进行比较，相关系数为 0.990。可见 Ali 公式能较准确预测全肺切除术后肺功能。

3）肺叶切除 Ali 法：Ali 公式为：预测术后肺功能 = 术前肺功能 ×（1–A/B×f×K）。式中 A 为被切除的肺段数；B 为手术侧肺的总段数；f 为手术侧肺占总肺灌注量的百分比；K 为前述的校正系数。Ali 等应用该公式为 44 例肺叶切除患者预测术后肺功能，并进行近期和远期随访。结果显示预测值与实测值呈显著正相关（$r=0.77~0.80$，$P<0.01$）。

（2）肺灌注断层显像预测术后肺功能：以上介绍了采用放射性核素肺平面灌注显像预测肺切除术后肺功能的几种方法，但平面灌注显像在预测术后肺功能时存在一定的局限性，原因是：①测定病变肺叶和病变侧全肺的灌注计数时，正位叶与叶之间相互重叠，侧位和正位叶间裂也不清楚，并有对侧肺的干扰。因此，人为因素大且重复性差。②正位和后位进行全肺计数时，由于两个不同体位的灌注量属两个不同的二维平面，总计数相差极大，使 Q 值有较大差异。有报道平面显像预测肺功能显示术前预测值较术后实际预测值偏高，肺叶相互重叠干扰可能是重要因素。朱承谟等应用肺灌注断层显像来预测术后肺功能，克服了叶间相互重叠，而叶间裂显示清楚，使 ROI 的勾画和 Q 值的计算更为合理和准确，因而弥补了平面显像法的不足。结果表明：术前 $PFEV_1$ 和术后实测 FEV_1 之间以及术前术后 Q 值的对比明显相关，说明断层显像预测方法准确性高，值得推广应用。

其具体方法为：

1）行肺灌注断层显像。

2）预测术后肺功能计算公式：$PFEV_1=FEV_1 \times Q\%$。Q 值计算：设右或左肺灌注量为 R 或 L，

拟切除肺叶的灌注量为 Rn 或 Ln,则:

$$Q\%_{(R)} = [(R-Rn)+L]/(R+L) \qquad \text{式①}$$
$$= [(R-Rn)1/R+L/R]/(R+L)1/R \qquad \text{式②}$$
$$= (1-Rn/R+L/R)/(1+L/R) \qquad \text{式③}$$

同理:
$$Q\%_{(L)} = (1-Ln/L+R/L)/(1+R/L) \qquad \text{式④}$$

公式①,是求肺与肺叶灌注的绝对量,由于受多种因素的影响,这样的计算很难实现。经过推导后把 Q 值断层计算公式化为公式③或④,其实质是把绝对量转换成相对量,即求病侧肺与病变肺叶及两肺间的比值与常数 1 的简单数值运算。只需在断层图上画出病变肺叶和全肺的 ROI。

3) 画 ROI:①病变肺叶 ROI 画法:显示各矢状面;找出病变肺叶间裂最清晰的矢状面;沿叶间裂勾画病变肺叶的 ROI;剔除对侧正常肺各断层面;将病变肺的各矢状面叠加,并将沿叶间裂勾画的病变肺叶 ROI 套上,然后勾画病侧全肺的 ROI。②病侧肺与对侧健肺的 ROI 勾画法:显示各冠状面;叠加后分别勾画左右肺的 ROI。算出比值后即可代入推导公式求得 Q%。若由于一侧全肺切除使 R-Rn 或 L-Ln 为 0,则公式③和④分别为 $Q\%_{(R)}=L/(R+L)$ 与 $Q\%_{(L)}=R/(R+L)$,这时的 Q% 可在计算机上直接得出。

4) 手术后余肺的灌注量测定公式:设余肺的灌注量分别为 R' 和 L',则:

$$Q\%_{(R)} = (R'+L)/(R+L) = (R'/L+1)/(R/L+1) \qquad \text{式⑤}$$
$$Q\%_{(L)} = (L'+R)/(L+R) = (L'/R+1)/(L/R+1) \qquad \text{式⑥}$$

2. 预测的手术临界值　预测术后 $FEV_1<0.8L$,通常视为肺切除术的禁忌证,因为 $PFEV_1<0.8L$ 者,易发生 CO_2 潴留,运动耐量下降,死亡率明显增加。$PFEV_1$ 若 >0.8L,即使是手术高危病人,术后 30 天内死亡率仅有 15%。Corris 和 Mmarkos 认为术前预测肺功能的临界值 FEV_1 为 0.8~1.0L,或以 FEV_1 测定值的 30%~40% 为标准。为更安全起见,有作者将 $PFEV_1 \geq 1$,作为肺切除的临界值。

三、慢性阻塞性肺部疾病

COPD 主要由于支气管长期不完全性阻塞,导致的通气功能障碍,肺气肿和肺血管改变。COPD 肺灌注显像主要表现为斑片状显像剂分布减低区或缺损区,且不呈节段性分布。肺通气显像常因支气管的损伤程度不同和不完全阻塞,表现为放射性颗粒中央气道沉积和周边性气道的沉积,形成多处不规则的放射性"热点",常与显像剂分布减低区混杂分布(图 15-10)。COPD

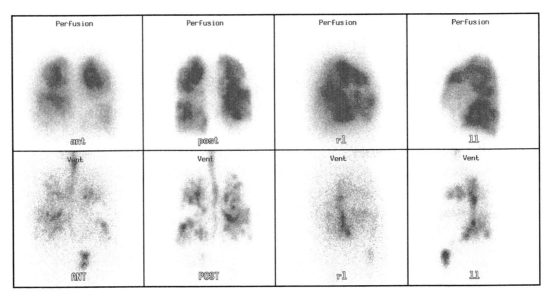

图 15-10　COPD 患者肺通气 - 灌注显像图
上排为灌注显像,下排为通气显像

Notes

初期 V/P 显像大致相匹配。随着病情进展至晚期,肺通气功能受损的范围与血流灌注的影响不完全相同,可出现部分病变部位 V/P 显像不一致现象,肺通气显像的减低程度较灌注显像更明显,称为反向不匹配。COPD 肺通气显像受损程度与患者的肺功能密切相关,肺灌注显像对肺血管床损害的部位、范围、程度及药物疗效的判断有一定价值。

COPD 患者常合并有 PE,采用肺 V/P 断层显像有助于鉴别诊断 COPD 合并 PE 的患者。

内科药物治疗 COPD 期间用 V/P 显像观察其疗效,简便易行。如果内科治疗不甚满意,可对部分有条件的病人采用肺减容术(lung volume reduction surgery,LVRS),切除病变部分,减少气道的阻塞,恢复小气道的弹性,改善病人的呼吸功能。在 COPD 手术前肺灌注/通气断层显像半定量法可为切除病变的范围提供依据,并且能够判断术后肺呼吸功能改善情况。

病情严重的 COPD 患者可形成肺大泡,其表现为肺通气及灌注显像表现为匹配的呈肺叶状分布的放射性缺损区(图 15-11),可对肺减容手术前患者肺功能的判断及手术预后的估测提供可靠的依据。

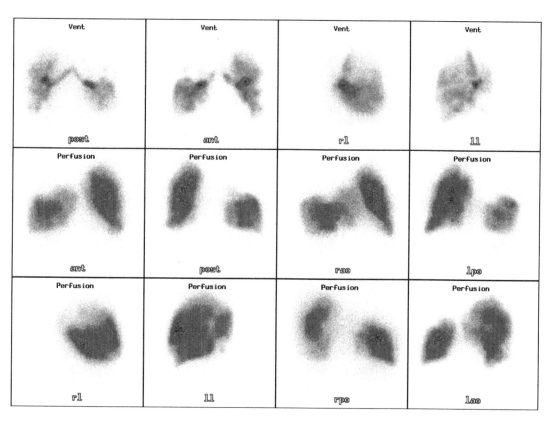

图 15-11　肺大泡患者肺通气 - 灌注显像图
第一排为通气显像,第二、三排为灌注显像

四、肺动脉高压的诊断

肺动脉高压是指原因不明或由于先天性和后天性心脏及肺部疾病等原因所致的肺动脉压力持久性增高。肺灌注显像有助于肺动脉高压的诊断,其典型的表现是双肺尖部显像剂分布明显高于肺底部,呈倒"八"字形,双肺内显像剂分布严重不均匀。如果肺灌注/通气显像联合应用,可以鉴别原发性和继发性肺动脉高压。原发性肺动脉高压在肺通气显像时受损部位呈现显像剂分布缺损区,而肺灌注显像则显示相应缺损区内有显像剂填充,呈"反向不匹配"现象,这种特点有助于肺动脉高压鉴别和治疗方法的选择。因为有些继发性肺动脉高压通过手术治疗解除致病因素,可以使有弹性舒缩能力的肺部小动脉恢复功能。

Notes

五、肺动脉畸形及肺动脉病变的诊断

1. 肺动脉闭锁　患侧肺因无血流灌注而不显影。
2. 肺动脉狭窄　由狭窄动脉供血的肺区无血流灌注或稀疏,呈肺段分布。
3. 肺动脉发育不全或缺如　患侧肺血流灌注缺损或稀疏,通气功能正常。结合临床及MDCT与肺栓塞相鉴别。

第四节　与相关影像学比较

在 APE 和 DVT 的诊断中,核素显像是筛查的首选方法之一,如果肺 V/P 显像和放射性核素下肢深静脉显像不能排除或确诊 APE 和 DVT 时,则下列影像学检查可协助诊断。

一、超 声 显 像

1. 经胸超声心动图检查　经胸超声心动图表现包括直接征象及间接征象,其中前者可以直接诊断肺栓塞,而后者虽然不能直接诊断,但是可以提示或者高度怀疑肺栓塞。经胸超声心动图诊断 APE 的主要指标有:右心室前后径与左心室前后径比值;右心室壁运动幅度;右室横径与左室横径比值。

2. 经食道超声心动图　由于肺廓、肺脏等组织器官的影响,经胸超声往往不能清晰地显示图像,经食道超声则可避免这些组织的干扰,对右心及肺动脉的血栓检出率提高。与螺旋 CT 相比,螺旋 CT 敏感性较高(97.5% vs 79%),而经食道超声心动图特异性较高(100% vs 90%),而且经食道超声心动图具有快速、可以进行床旁操作,不需要注射造影剂、无放射线等优点。但是由于左主支气管的遮盖,经食道超声心动图检查左肺动脉失去连续性,因此报道右肺动脉血栓的文献远远多于左肺动脉。经食道超声心动图虽然能够提高诊断率,但是对于肺栓塞患者,特别是病情严重的肺栓塞患者,经食道超声心动图难以耐受,因此限制了这项技术的应用。

3. 血管内超声　有报道用导管顶端的微小高频超声探头可以直接看到肺动脉内的栓子,而且可以对血管壁与血管腔的结构状态进行分析。此项技术对于确诊患者是否存在慢性血栓栓塞性肺动脉高压具有很高的诊断价值。但是血管内超声需要借助于新导管技术,属于有创性检查,费用昂贵,因此实施受制,目前,尚未被公开认为肺栓塞的常规手段。

4. 双下肢深静脉超声显像对于诊断 DVT 具有独特的价值,其操作简单,准确率高。在一项多中心研究中,共有 550 例次双下肢深静脉放射性核素显像与双下肢深静脉超声显像进行了对照分析,总符合率为 80.1%。

二、CT 肺血管造影

CT 在肺栓塞诊断中有着重要的作用。CTPA 可以直接显示肺段以上血管的管腔、腔内血栓的部位、形态与管壁的关系及内腔受损情况,可提供 APE 直接的确诊和鉴别诊断依据,并可通过改变窗宽、窗位得到肺灌注和肺血管走行分布的情况,并为治疗方法的选择和疗效评价提供可靠的影像依据。检测肺动脉主干、肺叶和肺段动脉内血栓栓塞的敏感性和特异性与 X 线肺动脉造影比较,分别可达 87% 和 95%。CTPA 只是从血管形态学层面上判断 PE,无法对患者因 PTE 引起的血流动力学变化进行判断。一项多中心研究显示,肺 V/Q 显像对周围型 PE 的诊断明显优于 CTPA,而 CTPA 对中央型 PE 的诊断明显优于肺 V/Q 显像,肺 V/Q 显像与 CTPA 联合应用,可以优势互补,起到决定性的诊断作用。

CTPA 也有其局限性,Henry 认为此方法对肺动脉及段以上的 PE 诊断的阳性率为 96%,但对段以下的肺血管容易出现假阳性;肾衰竭患者慎行;对造影剂过敏者禁用;诊断准确程度与放

Notes

射科医师的诊断水平密切相关。

三、磁共振肺血管造影

其影像类似于导管造影,但敏感性和特异性均较后者低,但磁共振肺血管造影(MR pulmonary angiography,MRPA)检查中没有电离辐射故相对安全。闭气超高速扫描序列应用首次通过造影增强法仅显示肺动脉期影像,可清楚显示肺动脉 7~8 级分支,是目前有发展前途的无创检查方法之一。随着磁共振成像系统软、硬件的不断发展,三维增强 MRPA(3D CE MRPA)得到了迅速发展。3D CE MRPA 较 CTPA 对比剂使用安全,屏气时间短,并且无碘剂过敏和射线损害,更适合于高危患者和呼吸困难患者。

从 MRA 的原理和设备环境角度出发,安装起搏器、幽闭症的患者不能进行 MRA 检查。影响诊断的因素有肺静脉等血管的重叠影和肺不张、胸腔积液的干扰。

四、导管肺血管造影

导管肺血管造影是诊断肺栓塞的"金标准",可以显示病变部位、范围、程度和肺循环的某些功能状态。虽然具有最终诊断价值,但随着越来越多的诊断方法的出现,其应用正在逐渐减少,主要应用于其他检查无法确诊或需行介入治疗时。X 线肺动脉造影(包括 DSA 肺动脉造影)的方法包括主肺动脉、左右肺动脉和分支的选择性造影,可以统称为 CPA。目前,本法仍是肺栓塞最可靠的诊断方法。

长期以来,CPA 一直被认为是诊断肺栓塞的"金标准",但就结合文献和临床经验来看,CPA对肺动脉亚段以上(包括亚段)分支栓塞的诊断是确切的,但对于直径≤2mm 的亚段以下分支由于解剖变异、互相重叠的原因,诊断仍有一定限度,需结合超选和斜位投照及放大技术则更有利于诊断。与 CPA 的造影及操作有关的病死率为 0.5%,重要并发症的发生率为 6%,特别是伴有中度以上肺动脉高压和处于紧急状态下的急性肺栓塞,此项检查的适应证必须从严掌握。此外,CPA 对医师操作技术和设备的要求较高,国内仅大型专科医院才能进行此项检查,这都使其临床应用受到一定的限制。

小 结

呼吸系统核医学包括肺通气功能的测定、肺通气/灌注显像、呼吸门控显像、肺上皮细胞通透性测定、呼吸道纤毛运动显像和肺部肿瘤显像等,但上述大多数的研究都是在肺灌注显像和肺通气显像的基础上进行的。由于在呼吸系统核医学中最重要的应用是肺血栓栓塞症的诊断和评价,加之受学时所限,本章主要介绍肺灌注显像(pulmonary perfusion imaging)和肺通气显像(pulmonary ventilation imaging)的原理、适应证、显像方法、图像分析和临床应用。在临床应用中,重点介绍了肺 V/P 显像对肺栓塞的诊断价值和疗效评价。简要介绍了肺切除术前后肺功能的评价与预测;慢性阻塞性肺部疾病(COPD)的诊断与鉴别诊断;肺动脉高压的诊断;肺动脉畸形及肺动脉病变的诊断。本章还比较了其他相关影像学在肺栓塞诊断中的应用。其中主要有超声心动图、CT 肺血管造影(CTPA)、磁共振肺血管造影(MRPA)和导管肺血管造影(CPA)。

(王 铁)

参考文献

1. 阚英,王铁.V/Q 显像与 CT 肺动脉造影在慢性血栓栓塞性肺动脉高压不同栓塞水平中的研究.首都医科大学学报,2013,34(1):23-28.

2. 孙朋涛,王铁,梁福兵.CT 肺动脉造影与肺灌注断层显像对肺栓塞诊断价值的 Meta 分析.首都医科大学学报,2013,34(1):29-35.

3. 于亚彬,王蒨,王铁,SPECT/CT 肺灌注显像中肺段精确单位方法的研究.中华核医学杂志.2010,30(3):189-194.

4. 宋振国,王铁,杨媛华,等.急性肺血栓栓塞症患者右心功能不全与栓塞范围的相关性研究.中华核医学杂志,2009,29(6):361-364.

5. 王铁,杨媛华,张镭,等.肺灌注断层显像与平面显像在肺栓塞诊断中的比较.首都医科大学学报,2008,29(1):3-7.

6. 王铁,杨媛华,张镭,等.肺通气/灌注显像对肺血栓栓塞症患者的诊断价值.中华核医学杂志,2006,26:330.

7. 李娟,刘保军,赵峰,等.肺通气/灌注显像与 HCTPA 诊断肺动脉栓塞的价值.中华核医学杂志,2005,25:105-107.

8. Kucher N,Goldhaber SZ. Risk stratification of acute pulmonary embolism. Semin Thromb Hemost JT-Seminars in thrombosis and hemostasis,2006,32(8):838-847.

9. Bajc M,Olsson CG,Olsson B,et al. Diagnostic evaluation of planar and tomographic ventilation/perfusion lung images in patients with suspected pulmonary emboli. Clin Physiol Funct Imaging,2004,24(5):249-256.

10. Van Strijen MJ,De Monye W,Kieft GJ,et al. Accuracy of single-detector spiral CT in the diagnosis of pulmonary embolism:a prospective multicenter cohort study of consecutive patients with abnormal perfusion scintigraphy. J Thromb haemost,2005,3(1):17-25.

11. 张少娟,郭佑民,李洪伦,等.CTPA 与 V/Q 扫描诊断肺栓塞的比较研究.中国医学影像技术,2004,20(3):414-417.

12. Bajc M,Olsson CG,Palmer J,et al. Quantitative ventilation/perfusion SPECT(QV/PSPECT):A primary method for diagnosis of pulmonary embolism. //Freeman L,ed. Nuclear medicine annual. Philadelphia:Lippincott Williams&Wilkins,2004:173-186.

Notes

第十六章 炎 症 显 像

炎症(inflammation)是具有血管系统的活体组织对生物病原体、物理、化学、免疫、异物或缺血(缺氧)等损伤因子所产生的自动防御性反应,也是人体十分常见而又重要的基本病理过程。生物病原体(细菌、病毒、真菌等)是炎症最常见的原因,其引起的炎症又称为感染(infection),而由其他损伤因子所致的炎症称为非感染性炎症。炎性疾病由于病因不同和种类繁多,不同病程病理变化和临床表现复杂多变,常给临床诊治造成困难。其中炎症和感染病灶的早期定位诊断及鉴别诊断是临床亟待解决的问题。

目前,医学影像诊断和定位炎症性病变的技术主要有两类:一类是形态学或解剖影像技术如 X 射线照片、超声、CT 和 MR,然而在炎症早期阶段,由于病变组织结构改变尚不明显,应用此类影像技术常难以准确诊断;另一类是以放射性核素显像为代表的功能影像技术,核素炎症显像基于炎症的病理和病理生理变化,利用不同显像剂探测炎症病灶,具有发现病变早和全身显像的优点,有助于临床及时了解病变的部位和范围,制定合理的治疗方案,减少并发症和提高治愈率。放射性核素显像诊断和定位炎症或感染病灶已有近 50 年的历史,并已成为临床炎症性疾病诊疗的有效方法之一。随着新型炎症/感染特异显像剂的成功研制和推广,以及 SPECT/CT、PET/CT、PET/MR 应用的普及,可以预见核医学显像技术在炎症性疾病诊疗中将发挥日益重要的作用。

第一节 常用显像剂和显像方法

目前,临床常用的炎症显像剂有 ^{18}F-FDG、^{67}Ga- 柠檬酸盐,放射性核素标记的白细胞、抗粒细胞单克隆抗体、人非特异性免疫球蛋白和环丙沙星等。

一、^{18}F-FDG

原理 ^{18}F-FDG 结构与葡萄糖类似,可经细胞膜葡萄糖转运蛋白(glucose transporter,GLUT)介导进入细胞内,受己糖激酶作用磷酸化成为 ^{18}F-FDG-6-PO$_4$,其不能被后续葡萄糖分解代谢的酶催化而滞留在细胞内。故葡萄糖代谢率高的组织细胞摄取 ^{18}F-FDG 增加,通过 PET 可敏感探测具有高葡萄糖代谢的病灶。除了恶性肿瘤以外,炎性病灶摄取 ^{18}F-FDG 也可增加。炎症细胞主要为活化的白细胞(中性多核粒细胞、单核巨噬细胞、淋巴细胞等),这些细胞利用葡萄糖作为其主要能量来源,具有高葡萄糖代谢水平。因此,炎性病灶 ^{18}F-FDG PET 显像表现为放射性异常浓聚。

^{18}F-FDG 显像方法和正常影像见第十三章。

二、^{67}Ga- 柠檬酸盐

1. 原理 ^{67}Ga- 柠檬酸盐(Gallium-67 citrate)是 1980 年 Hoffer 报告的第一种炎症显像放射性药物。^{67}Ga 由加速器生产,半衰期为 78h。其体内动力学特性与 Fe^{3+} 相似,静脉注射后,^{67}Ga 绝大部分(90%)与血浆转铁蛋白(tranferrin)快速、牢固结合,其余以离子形式存在于血循环内。炎症病灶浓聚 ^{67}Ga 的原因包括:①局部血供和毛细血管内皮通透性增加,使 ^{67}Ga- 转铁蛋白

复合物弥散入炎症组织;②病灶内 ^{67}Ga- 转铁蛋解离,解离的 ^{67}Ga 与细菌产生的低分子铁结合蛋白(siderophores)和 / 或嗜中性粒细胞释出的大量乳铁蛋白(lactoferrin)结合滞留于病灶内;③细菌直接摄取病灶内解离的 ^{67}Ga 和来自血循环中的 ^{67}Ga 离子。

^{67}Ga 显像方法见第十三章。

2. 正常影像 ^{67}Ga 在体内主要分布于肝、脾和骨髓,其中以肝脏浓聚程度最高。其次是骨髓系统,放射性呈对称均匀分布;鼻咽部、泪腺、唾液腺、乳腺及外生殖器等处均有不同程度浓聚。注射 ^{67}Ga 后 24 小时内 10%~25% 经泌尿系统排泄,故 12~24 小时可见肾及膀胱影像;24 小时后主要经肠道排泄而聚集在结肠内,应注意加以识别(图 16-1)。

3. ^{67}Ga- 柠檬酸的不足 ①来源不方便,临时由商家提供;②血液清除缓慢,获得理想质量图像的显像时间通常在 48 小时后;③ ^{67}Ga 物理半衰期长、高能 γ 射线丰度低,患者所受辐射剂量较高,且图像质量较差。因此,近年来 ^{67}Ga- 柠檬酸临床应用逐年减少,大多被 ^{99m}Tc 标记显像剂代替。

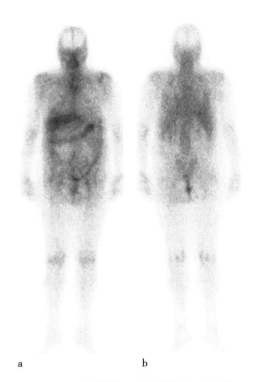

图 16-1 正常 ^{67}Ga 全身显像(48 小时)
a:前后位;b:后前位

三、放射性核素标记白细胞

1. 原理 当机体组织发生炎症时,炎症部位内皮细胞和炎症细胞释放多种细胞因子、化学增活素和白细胞三烯类,导致病变局部血管通透性增加。同时,白细胞(中性粒细胞、巨噬细胞等)结合于炎症部位高表达黏附分子的血管内皮,随后通过细胞渗出(diapedesis)过程穿过通透性增加的内皮细胞和基底膜,在化学趋化性(chemotaxis)机制的作用下迁移至炎症病灶,吞噬、消化病原体和坏死组织。静脉注入体内的核素标记白细胞,随血循环以同样的机制迁移、聚积于炎症病灶,通过体外显像即可显示病灶部位。本方法仅反映病变局部白细胞浸润聚集的病理变化,属于炎症特异性显像,但不一定表示病灶存在感染。

2. 检查方法 患者无需特殊准备。

(1) 采集受检者静脉血 40~60ml,分离白细胞,标记制备 ^{111}In-oxine- 白细胞(^{111}In-oxine-WBC)或 ^{99m}Tc-HMPAO- 白细胞(^{99m}Tc-HMPAO-WBC)。

(2) ^{111}In-oxine-WBC 显像:静脉注射显像剂 18.5~37MBq 后,分别于 4 小时和 24 小时显像,必要时 48 小时延迟显像。采集条件:中能平行孔准直器,能峰置于 173keV 和 247keV,窗宽 20%。预置计时(20 分钟)采集全身各部位前、后位图像。

(3) ^{99m}Tc-HMPAO-WBC 显像:静脉注射显像剂 370MBq 后,分别于 1、4 和 24 小时显像。常规 ^{99m}Tc 采集条件,全身前后位和后前位显像,可疑病灶部位加做局部平面显像或断层显像。

3. 正常影像 两种显像剂的体内正常分布相似,放射性主要分布于肝、脾、骨髓;早期可见肺部放射性摄取,并随时间逐渐减少。^{111}In-oxine-WBC 显像胃肠道和肾内无明显放射性浓聚。^{99m}Tc-HMPAO-WBC 在注入体内后,部分解离产生的 ^{99m}Tc-HMPAO 经肝胆系统和肾脏排泄。肾脏和膀胱可早至 1 小时显影(图 16-2);1 小时和 24 小时分别有 4% 与 10% 患者胆囊显影;肠道放射性大多在 2 小时出现并随时间增强。

Notes

四、放射性核素标记非特异人免疫球蛋白

1. **原理** 放射性核素标记的非特异人免疫球蛋白G（immunoglobulin-G，IgG）在炎症病灶浓聚的机制，主要与炎症部位毛细血管通透性增加，使静脉注入的核素标记IgG随血循环漏出至病变局部细胞外间隙增多，从而使病灶部位放射性增高有关。人IgG无免疫源性，不会产生HAMA反应。然而IgG血液清除缓慢，所需显像时间较长。

2. **显像剂** ①^{99m}Tc-HIgG，已有商品化试剂盒供应；②^{111}In-DTPA-HIgG，其制备需经Sephadex G25分离纯化和0.22μm微孔滤膜过滤。

3. **显像方法** 患者无需特殊准备。静脉注射^{99m}Tc-HIgG 370~740MBq或^{111}In-DTPA-IgG 74MBq后，分别于4小时和18~24小时进行显像，必要时行48小时显像。采集条件和显像方式：^{99m}Tc-HIgG同^{99m}Tc-HMPAO-WBC；^{111}In-DTPA-IgG同^{111}In-oxine-WBC。

4. **正常影像** 注射显像剂后，体内血容量丰富的组织器官有不同程度的放射性浓聚。由于血液中IgG清

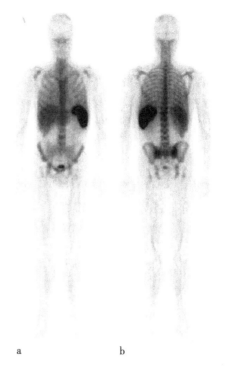

图16-2 正常^{99m}Tc-HMPAO-WBC全身显像（30分钟）
a:前后位；b:后前位

除缓慢，延迟显像心血池和肺影逐渐减弱，肝、脾、肾等始终有较多的放射性摄取，肠道内放射性分布则不明显，骨髓摄取通常接近本底水平。如果在正常生理性摄取部位之外出现放射性浓聚，并随时间逐渐增强，则可提示为炎性病变的部位。

五、放射性核素标记抗人粒细胞单克隆抗体

1. **原理** 经静脉引入体内的^{99m}Tc标记抗人粒细胞单克隆抗体（anti-granulocyte antibody，AGAB）部分与血循环内的粒细胞结合，部分以未结合形式存在于血循环中，其余分布于骨髓、肝、脾脏、肾等组织器官。^{99m}Tc-AGAB在炎症/感染部位的浓聚机制包括：①血液中与粒细胞结合的^{99m}Tc-AGAB在炎症趋化因子作用下，迁移至炎症部位，穿过通透性增加的毛细血管积聚于病灶内；②血循环中未结合^{99m}Tc-AGAB经局部通透性增加的毛细血管渗漏进入病灶内，与病灶内嗜中性粒细胞碎片和中性白细胞结合。

2. **显像剂** 目前，临床应用的^{99m}Tc-AGAB商品化试剂药盒有LeukoScan和Scintimun，其诊断炎症/感染病灶的作用类似于标记白细胞，但避免了核素标记白细胞制备复杂的不足。

（1）^{99m}Tc-sulesomab（LeukoScan）：sulesomab是抗非特异性交叉反应抗原90 IgG Fab'（抗-NCA-90 Fab'），分子量50kDa。^{99m}Tc-sulesomab选择性与粒细胞NCA-90高亲和力结合，其分子量较小，免疫源性低，血液清除快，可快速完成显像检查。静脉给药后1小时，循环血中未结合放射性约占25%~34%，血液中粒细胞结合放射性为3%~6%，骨髓放射性约为43%，其余分布于肝、脾和肾等组织器官；24小时，41%放射性经尿液排出，体内残留放射性约35%位于骨髓。

（2）^{99m}Tc-besilesomab（Scintimun）：besilesomab是抗-NCA-95 IgG（BW250/183），分子量150kDa。^{99m}Tc-besilesomab与粒细胞和粒细胞前体细胞NCA-95特异性结合。静脉给药后45分钟，约10%放射性结合于循环血的中性粒细胞，20%以未结合形式存在于循环血中，40%积聚在骨髓。其主要缺点是血液清除缓慢和产生HAMA，首次注射125μg单抗者HAMA发生率<5%，再次注射者>30%，反复注射可引起过敏反应，同时引起标记单抗的体内分布发生变化。因此，抗体最

Notes

大注射剂量应 <250μg,并避免同一患者再次给药。

3. **显像方法**　患者应接受抗体过敏试验。注射显像剂前 1 小时嘱患者口服过氯酸钠 400mg;静脉缓慢滴注 ^{99m}Tc-AGAB 555~740MBq,密切观察患者有无发热、呼吸困难等症状和体征;给药后 1 小时、3~4 小时和 24 小时行全身前后位及后前位显像,对病灶部位加做局部平面或断层显像,断层显像通常在 4~6 小时进行。使用常规 ^{99m}Tc 采集条件。

4. **正常影像**　^{99m}Tc-AGAB 经静脉注入体内后,最初放射性分布呈血池影,骨髓、肝和脾摄取放射性随时间逐渐增加(图 16-3)。延迟显像放射性主要浓聚于骨髓、肝和脾,肺及大血管影减退接近本底;由于体内放射性主要经泌尿系统排泄,肾脏和膀胱显影;还可见肠道弥散性核素分布。

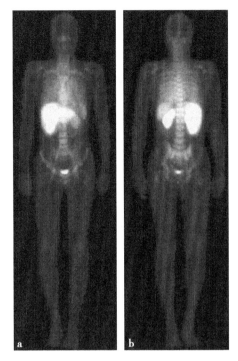

图 16-3　正常 ^{99m}Tc-sulesomab 全身显像(30分钟)

a:前后位;b:后前位

六、放射性核素标记环丙沙星

1. **原理**　环丙沙星(ciprofloxacin)是一种广谱喹诺酮类抗生素,能够被革兰氏阳性和阴性细菌摄取,通过与细菌 DNA 促旋酶和拓扑异构酶Ⅳ结合,抑制 DNA 合成而发挥抗菌作用。环丙沙星穿过白细胞膜进入细胞内,但并不在缺乏细菌感染部位滞留。^{99m}Tc 标记的环丙沙星(Infecton)是首个临床用于感染显像的抗生素类放射性药物,但迄今仍缺乏其作为感染特异显像剂的证据。目前认为 ^{99m}Tc- 环丙沙星在感染部位的聚积,主要是由于病变局部血供增加及毛细血管通透性增强,而使其在病灶局部渗漏聚集增加所致。

2. **显像剂**　^{99m}Tc- 环丙沙星具有如下优点:①制备简便,价格低,无副反应;②分子量小,血液清除迅速,在肝脏分解代谢,放射性经肾脏排泄;③骨和骨髓不摄取,肝、脾仅轻度摄取;④病灶摄取不受血中性白细胞计数影响。

3. **显像方法**　患者无特殊准备。静脉注射 ^{99m}Tc- 环丙沙星 370MBq 后,1、3 和 24 小时进行全身前后位、后前位显像,对病灶部位加做局部平面或断层显像,断层显像通常在 3 小时进行。使用常规 ^{99m}Tc 采集条件。

4. **正常影像**　经静脉注射 Infecton 后,20%~30% 与血浆蛋白结合,最初显像呈血池影。肾脏显影快,影像随时间逐渐增强,稍后膀胱出现放射性浓聚并持续增加;肝、脾有少许放射性浓聚,骨髓不显影;胆囊影少见,亚洲人 4 小时通常可见肠道放射性浓聚,但欧洲或南美人偶见肠道显影。

第二节　临床应用与研究进展

一、炎症显像的临床应用

目前,临床常用的不同炎症显像剂,因各自的体内生物分布特点及其在炎症病灶浓聚机制的不同,可选择用于不同炎症 / 感染病灶的诊断。

1. **不明原因发热**　不明原因发热(fever of unknown origin,FUO)是指发热超过 3 周,其间体温多次高于 38.3℃,且住院观察 1 周诊断仍不明。其主要病因有感染、肿瘤和非感染炎性疾

Notes

病等。临床研究显示,^{99m}Tc-HMPAO-WBC 诊断 FUO 感染灶的灵敏度和特异性分别为 96% 和 92%,^{111}In-oxine-WBC 分别为 60%~85% 和 78%~94%。由于 ^{99m}Tc-HMPAO-WBC 可在体内解离,对疑肾脏、膀胱、胆囊和肠道感染者宜选用 ^{111}In-oxine-WBC。^{99m}Tc-besilesomab 的诊断效能有限,灵敏度为 40%~73%,特异性 13%~24%。

^{18}F-FDG PET 诊断 FUO 感染灶的灵敏度为 81%、特异性 86%,使 36% 的 FUO 患者获得了有助于诊断的结果,阳性预测值为 70%~92%,阴性预测值 75%~100%。虽然 ^{18}F-FDG PET 不能区分炎症与恶性肿瘤,但 ^{18}FDG PET/CT 能够敏感探测恶性肿瘤,有学者建议,条件允许情况下可作为 FUO 病因筛查的常规方法。^{67}Ga 显像探测急性和慢性感染、非感染性炎症病灶及恶性肿瘤的总体灵敏度为 67%、特异性 78%,宜用于局部症状不明显者和结核、真菌感染者。现有资料提示:临床高度怀疑感染引起的 FUO 患者,推荐使用标记白细胞;对于疑非感染引起者,宜选用 ^{18}F-FDG PET/CT。

2. **骨髓炎** 骨髓炎 X 射线片检查异常至少需发病 10 天后才出现。MRI 能准确判定骨髓炎的病变范围,但对慢性骨感染的准确率有限,且难以区别潜在感染与单纯骨折修复,也不能用于人工关节感染的诊断。临床研究显示:^{111}In-oxine-WBC 诊断急性骨髓炎的灵敏度为 90%~95%;^{99m}Tc-HMPAO-WBC 探测骨感染的总体灵敏度为 92%,特异性 85%;标记白细胞与 ^{99m}Tc-SC 联合应用,诊断外周造血骨髓骨髓炎的灵敏度、特异性和准确率分别为 95%、97% 与 95%,典型表现为病灶白细胞显像放射性浓聚,^{99m}Tc-SC 显像呈放射性缺损。Meta 分析报告,^{99m}Tc-AGAB 诊断外周骨感染的灵敏度和特异性分别为 85% 与 83%。

虽然 ^{18}F-FDG PET/CT 能够准确诊断急性骨髓炎,但与临床查体、实验室检测、核素三相骨显像和 MR 综合诊断相比并无明显优势。^{18}F-FDG PET/CT 诊断慢性骨髓炎的准确率为 91%~97%,与 ^{99m}Tc-AGAB 和 ^{111}In-oxine-WBC 相当,但由于费用过高和尚未普及,目前仅作为其他检查阴性而高度疑是骨髓炎的补充手段。^{99m}Tc-环丙沙星无骨髓生理性摄取优点,诊断骨髓炎的灵敏度为 85.4%、特异性 81.7%;抗生素治疗后,病灶显像从阳性变为阴性与炎症消退有良好的相关性,提示 ^{99m}Tc-环丙沙星可用于监测骨髓炎对抗生素治疗的反应,指导临床抗生素的使用。

3. **人工关节感染** 感染是人工关节(joint prosthesis)术后的严重并发症,临床诊断通常较为困难,常规 X 线关节成像或核素三相骨显像往往难以鉴别假体感染与无菌性松动,两者的治疗原则和预后不同,早期诊断尤为重要。假体感染炎症显像的特征影像为沿假体与骨骼接触面放射性异常浓聚。白细胞显像是目前人工关节感染最常用的方法,诊断准确率为 90%(图 16-4)。然而,对中性粒细胞在无菌性松动假体中缺乏及在感染假体始终存在的认识仍有争议。此外,造血活性骨髓分布变化很大,使得单纯判读图像更加困难。^{111}In-oxine-WBC 显像与 ^{99m}Tc-SC 骨髓显像联合应用,人工关节部位浓聚 ^{111}In-oxine-WBC 高于 ^{99m}Tc-SC 时,诊断假体感染的准确率大于 95%。

^{18}F-FDG 诊断假体感染有很高的临床价值,总体灵敏度、特异性和准确率分别为 100%、93.3% 与 97%,人工髋关节和膝关节感染的总体准确率分别为 96.2% 与

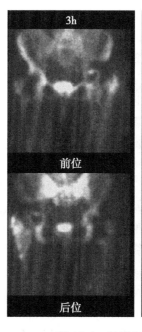
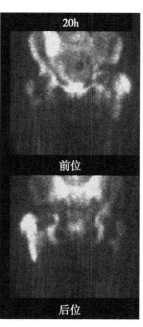

图 16-4 双侧人工髋关节置换术后
左侧假体感染 ^{99m}Tc-HMPAO-WBC 局部显像

Notes

81%,表明 ^{18}F-FDG PET 是一有效鉴别人工关节感染与松动的方法。此外,^{18}F-FDG 探测脊柱术后感染的灵敏度、特异性和与准确率分别为 100%、81% 与 86%,有希望成为这种疑难病的常规诊断技术。

Meta 分析报告,^{99m}Tc-AGAB 诊断人工关节感染的灵敏度为 85%、特异性 83%。三相骨显像诊断人工髋关节感染的灵敏度为 85%,特异性为 50%~70%。^{67}Ga 显像与三相骨显像联合应用对假体感染的诊断准确率为 70%~80%。

4. 腹内感染　腹内感染(intra-abdominal infections,IAIs)是腹部手术后死亡的主要原因,早期诊断至关重要。常规解剖影像检查难以区分术后脓肿与其他性质积液。^{111}In-oxine-WBC 和 ^{99m}Tc-AGAB 不经肠道排泄,探测腹部、盆腔脓肿优于 ^{67}Ga。目前,白细胞显像常用于 IAIs 的诊断(图 16-5)。研究显示:^{111}In-oxine-WBC 诊断 IAIs 的总体灵敏度为 88%、特异性 90%;部分脓肿摄取 ^{111}In-oxine-WBC 非常缓慢,需延迟 48 小时显像;胰腺浓聚 ^{111}In-oxine-WBC 仅发生在重度胰腺炎和假性囊肿伴感染者;右下腹出现局限性放射性浓聚时,需鉴别阑尾炎、Meckel's 憩室炎或穿孔、输卵管或卵巢脓肿。^{111}In-oxine-WBC 和 ^{99m}Tc-SC 联合应用,从 ^{111}In-oxine-WBC 影像中减除 ^{99m}Tc-SC 影像,有助于提高诊断上腹部感染灶的准确率。

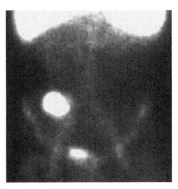

图 16-5　回肠末端脓肿 ^{99m}Tc-HMPAO-WBC 局部平面前位显像(3 小时)

^{99m}Tc-HMPAO-WBC 虽然可在体内解离,部分放射性经肝胆系统分泌至肠道。但临床应用表明,在放射性排泄入肠道之前进行早期显像,可获良好的诊断准确率,而注射显像剂至显像检查间隔时间短也是 ^{99m}Tc-HMPAO-WBC 优点之一。研究显示,注射 ^{99m}Tc-HMPAO-WBC 后 30 分钟和 2 小时显像探测腹部感染和炎性病变的灵敏度分别为 80% 和 95%。此外,采用 SPECT/CT 显像有助于区分生理性肠道放射性分布与肝胆系统排泄的 ^{99m}Tc-HMPAO,提高诊断准确率。

^{18}F-FDG PET/CT 在诊断 IAIs 方面也显示出良好前景,既能够准确定位感染病灶,也能鉴别活动感染部位并指导穿刺活检。炎症显像除诊断病灶外,还能监测和判断 IAIs 对治疗的反应及疗效。

5. 炎性肠病　炎性肠病(inflammatory bowel disease,IBD),包括溃疡性结肠炎(ulcerative colitis,UC)和克隆氏病(Crohn's disease,CD),是病因不明的慢性复发性肠道炎症性疾病。UC 好发于乙状结肠和直肠,病变呈连续性分布,病理以黏膜溃疡形成为特征;CD 即节段性回肠炎,好发于回肠末端及右半结肠,病变呈节段性分布,病理以全壁性炎和非干酪样肉芽肿为特征。炎症显像能够敏感探测 IBD,并可判断病变范围与炎症活动情况,有助于这两种疾病的诊断和鉴别诊断,以及监测对治疗的反应和评价疗效。显像剂宜选用标记白细胞、^{18}F-FDG、标记 HIgG 或 ^{99m}Tc-AGAB 等,影像特征表现为活动性肠炎部位呈肠型分布的异常浓聚。为避免活动炎症部位放射性脱落对肠道影像结果的判断,需要进行早期(1~2 小时)显像。

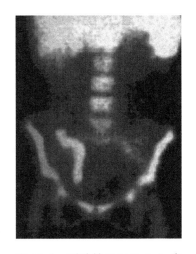

图 16-6　活动性回肠 Crohn's 病 ^{99m}Tc-HMPAO-WBC 局部平面前位显像(3 小时)

研究显示,白细胞显像评价 IBD 的范围和活动情况与消化内窥镜和组织学检查结果具有极好的相关性。IBD 活动期,显像表现为病变部位摄取放射性显著增加,UC 病灶呈连续性分布,而 CD 则呈节段性分布(图 16-6),且浓聚部位不随时间变化;病变为非活动期时显像呈阴性。白细胞显像诊断 IBD 灵敏度高且可靠,腹部未见放射性异常浓聚则可排除 IBD。^{99m}Tc-

Notes

HMPAO-WBC 显像探测下消化道炎症的灵敏度优于上消化道,但可受皮质类固醇治疗的影响。

此外,腹部出现异常放射性浓聚还可见于缺血性结肠炎、假膜性结肠炎和肠梗阻、蜂窝织炎、肿瘤、腹内血肿、肠道出血、副脾,以及吞咽来自肺部或鼻窦感染的放射性。因此,必要时应进行头颈和胸部显像。

^{18}F-FDG PET/CT 诊断 IBD 有极高的灵敏度和高准确率,且能精确显示病变范围。但应注意区别生理性肠道摄取,结合临床资料和比较延迟显像结果有助于鉴别。现有资料显示,^{18}F-FDG PET 探测 CD 的特异性与 MRI 和 ^{99m}Tc-AGAB 显像相当,但灵敏度高于后两者。

6. 关节炎症 核素炎症显像可敏感探测类风湿关节炎、强直性脊柱炎等关节炎症病变。^{18}F-FDG PET/CT 能显示类风湿关节炎关节及其周围炎症区域,包括皮下结节。此外,治疗后短期内 ^{18}F-FDG 摄取改变与临床评估有关,并能预测疾病后期结果,在这些方面比常规炎症标志物测定或临床检查更准确。研究表明,^{18}F-FDG PET 能可靠估计疾病活动性及对治疗的反应。目前认为,^{99m}Tc-HMPAO-WBC SPECT/CT 是区别感染与非感染性关节炎和评价其治疗反应的可靠方法。

7. 人工血管感染 感染是人工血管(vascular prosthesis)移植术后严重的并发症,虽然发生率仅为 0.4%~3%,但其中发病率约为 50%,死亡率高达 25%~75%。最常见病原体为金黄色葡萄球菌。临床诊断极为困难,CT 扫描除血管假体移植床积气征象外,其他表现均为非特异。炎症显像能早期诊断移植血管感染,为临床及时处置提供客观依据。

研究显示:^{99m}Tc-HMPAO-WBC 显像是评价移植血管感染的可靠方法,特别对有免疫功能改变的患者,其灵敏度接近 100%,特异性 62%~100%;^{111}In-oxine-WBC 的灵敏度为 98%~100%,特异性 58%~89%。正常情况下,术后 1 周内显像移植血管处可见标记白细胞摄取,有文献报告甚至可长达术后 3 个月。假阳性可见于术后移植血管周围炎症、动脉瘤或血肿处活动性出血、囊性淋巴管瘤等。^{99m}Tc-fanolesomab 诊断血管假体感染的准确率达 95%。

^{18}F-FDG PET/CT 对可疑移植血管感染的灵敏度为 93%、特异性 70%、阳性和阴性预测值均为 88%,明显优于常规影像检查。此外,PET/CT 还能精确定位移植血管周围组织对 ^{18}F-FDG 的摄取。血管内感染如感染性动脉炎、感染性血栓静脉炎等均可异常浓聚 ^{18}F-FDG,而单纯急性或慢性血栓形成处则无 ^{18}F-FDG 摄取增加。

8. 大血管炎 大血管炎包括巨细胞动脉炎和大动脉炎(Takayasu arteritis),病理表现为血管壁炎症和坏死伴白细胞浸润,以及反应性损伤血管壁结构和周围组织,通常与缺血有关。^{18}F-FDG 显像表现为边缘光滑的条索状放射性高摄取,临床研究显示 ^{18}F-FDG PET 探测大血管炎明显优于 MRI。通过半定量评分或测定 SUV,可对炎症血管摄取 ^{18}F-FDG 强度进行分级,有助于确定疾病严重程度。此外,^{18}F-FDG PET/CT 能全面地显示病变范围,且有利于治疗随访评价(图 16-7)和监测疾病活动程度,并在鉴别进展期血管并发症高危患者方面具有预测作用,这些均是 CT 或 MRI 所不具备的。动脉粥样硬化斑块摄取 ^{18}F-FDG 增高呈斑点状,易与大血管炎相区别。

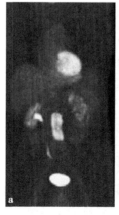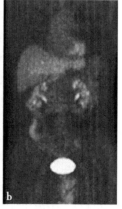

图 16-7 腹主动脉炎治疗前、后 ^{18}F-FDG PET 前位 MIP 图像

9. 结节病 结节病(sarcoidosis)是一种累及多系统多器官的肉芽肿性疾病,好发于肺和双侧肺门淋巴结,其次是皮肤和眼,几乎全身每个器官均可受累。^{67}Ga 显像呈"人字"征(双侧肺门和右气管旁病变淋巴结摄取增加)或"熊猫"征(双侧泪腺和腮腺摄取增加),提示结节病诊断;上

Notes

述两种征象同时存在诊断结节病高度特异。此外，^{67}Ga 显像可用于监测治疗反应和判断预后，并能敏感辨别结节病的活动性。

结节病是 ^{18}F-FDG PET 成功应用的另一领域，最常见双侧肺门及纵隔淋巴结对称肿大及摄取 ^{18}F-FDG 明显增高，伴或不伴有肺内结节状或片状浓聚灶。^{18}F-FDG PET 在初诊并不具有特异性，需结合临床资料和其他检查综合分析；但 ^{18}F-FDG 价值在于能高敏感反映病变的活动性和明确病变范围，指导选择活检病灶而获得正确诊断，并有助于治疗随访评价。但是 ^{18}F-FDG 难以可靠地鉴别炎症与肿瘤如淋巴瘤。

10. 免疫抑制及免疫缺陷患者感染 临床上，器官移植、抗肿瘤药物或放射治疗、粒细胞减少症及获得性免疫缺陷综合征（acquired immune deficiency syndrome，AIDS）等患者由于免疫力低下，容易发生卡氏肺孢子虫、弓形体、分枝杆菌及真菌等对正常人不致病或很少致病的病原体引起的感染。此类感染临床表现通常不典型，诊断困难。炎症显像有助于早期发现感染病灶，评估病变范围，观察治疗反应和判断疗效。宜选用不经中性白细胞介导的显像剂如 ^{99m}Tc- 环丙沙星、^{67}Ga 或标记 HIgG。

二、炎症显像剂研究进展

针对炎症病灶内存在病原体繁殖和 / 或白细胞浸润的特点，筛选、制备靶向病原体或白细胞的分子显像剂，实现对感染和炎症病灶特异性显像，是感染 / 炎症显像剂研究的重点和发展方向。

1. 放射性核素标记白细胞 近年来，有文献报告使用 ^{99m}Tc-SnF$_2$ 和 ^{18}F-FDG 标记白细胞。研究显示，^{99m}Tc-SnF$_2$-WBC 注入体内后，血液中会有少量游离 ^{99m}Tc-SnF$_2$ 存在，其分别来自于标记白细胞在体内的解离所产生和标记过程中未结合白细胞的 ^{99m}Tc-SnF$_2$。^{99m}Tc-SnF$_2$ 随血循环迅速被机体网状内皮系统（主要为肝脏和骨髓）摄取清除，而不经肝胆系统分泌排入肠道。因此，^{99m}Tc-SnF$_2$-WBC 探测腹腔炎症 / 感染病灶优于 ^{99m}Tc-HMPAO-WBC，并且 20~24 小时腹部显像结果不受肠道放射性干扰。

^{18}F-FDG-WBC 体外稳定性好，温育 180~225 分钟，放化纯仍 >90%；静脉注射后，血循环中 87% 放射性与粒细胞结合，故更适用于急性感染显像；在正常人体内主要分布于网状内皮系统；225~315MBq ^{18}F-FDG-WBC 对人体的辐射剂量与常规剂量 ^{111}In-oxine-WBCs 相当。实验研究显示，无菌性和感染性炎症病灶摄取 ^{18}F-FDG-WBC 明显高于 ^{18}F-FDG。初步临床应用显示，^{18}F-FDG-WBC 能够准确诊断急性胰腺炎感染性积液。然而，^{18}F-FDG-WBC 标记率不稳定（31%~97%），受患者血糖水平、白细胞总计数和中性白细胞计数及白细胞代谢状态影响，标记使用的 ^{18}F 活度通常是显像注射活度的 2~3 倍。此外，^{18}F-FDG-WBC 难以满足某些感染病灶需延迟 4~6 小时甚至更长时间显像的要求。目前，尚缺乏严格设计的临床试验证明 ^{18}F-FDG-WBC 优于 ^{99m}Tc-HMPAO-WBC。

2. 放射性核素标记抗菌肽 抗菌肽是人体先天免疫的重要组成部分，由 10~50 个氨基酸组成，主要由巨噬细胞、内皮细胞和上皮细胞合成分泌，能选择性结合并杀灭革兰氏阳性和革兰氏阴性细菌及真菌，也可被白细胞输送至感染灶。目前，感染显像研究主要的抗菌肽为 ubiquicidin（UBI）分子中第 29 位 - 第 41 位氨基酸组成的人工合成多肽 UBI29-41，分子量 1639kDa。

实验研究发现，^{99m}Tc 标记的 UBI$_{29-41}$ 能够快速、特异性浓聚于细菌和真菌（白色念珠菌及烟曲霉菌）感染灶，且聚积程度与病灶内活性病菌的数量直接相关。初步临床应用显示，^{99m}Tc-UBI$_{29-41}$ 静脉注射后，血液放射性平均滞留时间约为 30 分钟，24h 肾脏排出注入剂量的 85%；病灶最佳显示时间为 30 分钟，2h T/NT 比值为 2.18 ± 0.74；探测感染灶的灵敏度、特异性和准确率分别为 100%、80% 与 94.4%。Meta 分析报告，^{99m}Tc-UBI$_{29-41}$ 诊断感染病灶的混合特异性、特异性和准确率分别为 94.5%、92.7% 和 93.7%。然而，有实验研究对 ^{99m}Tc-UBI$_{29-41}$ 在感染灶内是否与

Notes

细菌结合提出了异议,鉴于其样本数量少及实验方法不同,目前尚不能得出明确结论。

3. 放射性核素标记细胞因子及其拮抗剂 细胞因子(cytokine)是一类负责细胞间信息传递的低分子蛋白,通过与不同类型白细胞表面高表达的特异性受体结合,发挥相应的生物学效应。放射性标记的细胞因子及其拮抗剂与相应受体高选择性、高亲和力结合,通过显像探测炎症病灶内白细胞浸润的程度及其变化。本法为体内标记白细胞,是一类具有潜在应用价值的特异性炎症分子显像剂。

(1) 白细胞介素(interleukin,IL):IL-2 由活化 T 淋巴细胞(activated T lymphocytes,ATL),特别是 CD4[+] 和 CD8[+] 辅助 T 淋巴细胞产生,系含 133 个氨基酸的单链糖蛋白,分子量为 15.5kDa。放射性核素标记的 IL-2 选择性与 ATL 表面 IL-2 受体高亲和力结合,通过显像可探测体内 ATL 的分布和数量,为在体研究 Crohn's 病、Takayasu's 动脉炎、移植排异和自身免疫性甲状腺炎等疾病的免疫细胞浸润动态变化提供一种分子影像技术。目前,^{99m}Tc-IL-2 已有商品化试剂盒供临床使用,并证实其与 ATL 结合高度特异,提供病变部位的重要组织学信息,早期评价类固醇激素治疗效果,且预测疾病长期缓解的准确率优于 WBC 显像。

^{18}F-SFB 标记 IL-2(^{18}F-SFB-IL-2)具有良好的稳定性和选择性与 ATL 结合的生物活性。SCID 小鼠与 Wistar 大鼠研究发现,体内植入含活化人外周血单核细胞(hPBMc)的基质胶后 60~90 分钟,^{18}F-SB-IL-2 PET 探测到植入部位明显示踪剂浓聚;而对照侧放射性摄取主要位于基质胶周围,与基质胶诱导的炎症有关。

IL-8 是趋化细胞因子 CXC 家族成员,可选择性与活化的中性粒细胞膜 CXC1 和 CXC2 受体高亲和力结合。实验研究发现,^{99m}Tc-IL-8 注入体内后,血池和非靶组织放射性清除迅速;炎症病灶放射性浓聚快速,影像清楚,摄取程度与血中性粒细胞数量及其受 IL-8 趋化能力呈正相关。临床研究显示,^{99m}Tc-IL-8 体内动力学与体外标记白细胞相似,人体耐受性好;探测肌肉骨骼系统感染的灵敏度为 83%、特异性 100%、准确率 90%。

(2) 肿瘤坏死因子 α(tumor necrosis factor α,TNFα)单抗或拮抗剂:TNFα 是一种促进细胞凋亡的细胞因子。炎症早期 TNF-α 产生增加,促使循环血白细胞向炎症部位迁移;晚期 TNF-α 水平降低,引起病灶炎症细胞凋亡。TNF-α 在对感染的急性免疫反应、创伤、自身免疫性疾病和慢性炎性疾病(类风湿性关节炎、银屑病)的免疫反应中至关重要。^{99m}Tc 标记的抗 TNF 单抗已有商品化药盒供临床使用,证实其对 TNFα 高度特异,可提供活体病变部位的重要组织学信息,并预测抗 TNFα 分子生物治疗的有效性。炎症动物模型 ^{64}Cu-DOTA- 依那西普(TNF-α 拮抗剂)MicroPET 研究显示,急性期病灶摄取显像剂明显增加,而慢性期则无摄取,并与模型动物血 TNF-α 水平改变一致,表明 TNF-α 促进急性炎症的发生。

(3) 环氧化酶(Cycloxygenase,COX)抑制剂:COX 即前列腺素 H,是一种完整的细胞膜糖蛋白,负责催化花生四烯酸转变为前列腺素,也是非甾体抗炎药物的作用靶点,受急、慢性炎症刺激表达。COX-2 在对炎症刺激反应特别是神经炎症,以及肿瘤、心/脑缺血和 AD/PD 等疾病中发挥关键作用。Celecoxib 是高选择性 COX-2 抑制剂,广泛用于治疗炎症性疾病。^{18}F 标记的 Celecoxib 衍生物具有良好的稳定性,炎症模型动物 MicroPET/CT 显示,病灶摄取显像剂明显增加,并被 Celecoxib 预处理抑制,表明该显像剂在病灶浓聚经 COX-2 介导,具有特异性。

4. 放射性标记血管黏附蛋白 1(vascular adhesion protein 1,VAP-1) VAP-1 是一种贮存于血管内皮细胞颗粒中的内皮黏附蛋白。正常血管内皮表面 VAP-1 表达极低,炎症时 VAP-1 转位至血管内皮细胞膜表面,促进循环血白细胞特别是 CD8[+]T 淋巴细胞迁移至非淋巴炎症病灶。对比显像研究发现,无菌性炎症模型动物病灶摄取 ^{68}Ga-DOTAVAP-P1 显著增加,与病灶组织活检 VAP-1 高表达结果一致;而 BxBC3 移植瘤摄取 ^{68}Ga-DOTAVAP-P1 则极低。提示 ^{68}Ga-DOTAVAP-P1 能够鉴别炎症与肿瘤。相反,两种病灶均显示 ^{18}F-FDG 高摄取,难以进行区别。

5. 放射性核素标记核苷类似物 与人体细胞相比,细菌和病毒的胸苷激酶(thymidine

Notes

kinase，TK）对底物选择性较差，可催化多种核苷及其类似物（如 FIAU、FHPG 等）磷酸化，使其滞留于病原体内。放射性核素标记的核苷类似物在细菌（病毒）内的滞留高于人体细胞，故可用于感染研究。动物实验发现，^{125}I-FIAU 在感染病灶的浓聚程度与病灶内细菌数量成正比，提示 FIAU 显像可用于监测抗微生物的治疗效果和评价所研发抗生素的疗效。初步临床应用显示，^{124}I-FIAU 和 ^{18}F-FHPG 对人体无不良反应，给药后 2 小时显像肌肉骨骼感染部位摄取 ^{124}I-FIAU 明显增加，而健康人则无放射性异常摄取。

小　　结

本章介绍了临床常用炎症显像剂 ^{99m}Tc（^{111}In）-WBC、^{99m}Tc- 环丙沙星、^{18}F-FDG、^{99m}Tc-sulesomab、^{99m}Tc-besilesomab、^{99m}Tc（^{111}In）-HIgG 和 ^{67}Ga- 柠檬酸盐的显像原理、检查方法、体内动力学特点、正常影像，以及炎症显像的主要临床应用概况；并简要介绍了目前在研的炎症/感染特异性显像剂，如放射性核素标记的白细胞、抗菌肽、细胞因子及其拮抗剂、血管黏附蛋白 1 和核苷类似物等的炎症病灶定位机制和研究现状。

（李前伟）

参考文献

1. 张永学，黄纲 . 核医学 . 第 2 版 . 北京：人民卫生出版社，2010.
2. 李少林，王荣福 . 核医学 . 第 8 版 . 北京：人民卫生出版社，2013.
3. Britton KE，Wareham DW，Das SS，et al. Imaging bacterial infection with ^{99m}Tc-Ciprofloxacin（Infecton）. J Clin Pathol，2002，55（11）：817-823.
4. Palestro CJ. Radionuclide imaging of infection：in search of the grail. J Nucl Med，2009，50：671-673.
5. Bruggink JLM，Glaudemans AWJM. et al.Accuracy of FDG PET-CT in the diagnostic work-up of vascular prosthetic graft infection. Eur J Vasc Endovasc Surg，2010，40：348-354.
6. Bhattacharya A，Kochhar R，Sharma S，et al. PET/CT with ^{18}F-FDG-Labeled Autologous Leukocytes for the Diagnosis of Infected Fluid Collections in Acute Pancreatitis. J Nucl Med，2014，55（8）：1267-1272.
7. Ostovar A，Assadi M，Vahdat K，et al. A pooled analysis of diagnostic value of ^{99m}Tc-Ubiquicidin（UBI）scintigraphy in detection of an infectious process. Clin Nucl Med，2013，38：413-416.
8. Karczmarczyk U，Garnuszek P，Maurin M，et al. Investigation of 99mTc-labeling of recombinant human interleukin-2 via hydrazine-nicotinamide. Nucl Med Biol，2010，37：795-803.
9. Autio A，Ujula T，Luoto P，et al. PET imaging of inflammation and adenocarcinoma xenografts using vascular adhesion protein 1 targeting peptide ^{68}Ga-DOTAVAP-P1：comparison with ^{18}F-FDG. Eur J Nucl Med Mol Imaging，2010，37：1918-1925.
10. Diaz LA Jr，Foss CA，Thornton K，et al. Imaging of musculoskeletal bacterial infections by [^{124}I]FIAU-PET/CT. PLoS One，2007，2：e1007.

Notes

第十七章　消化道显像

第一节　唾液腺显像

一、原　　理

唾液腺显像（salivary gland imaging）是了解唾液腺摄取、分泌、排泄功能及有无占位性病变的常用方法。唾液腺小叶内导管上皮细胞具有从血液中摄取和分泌 $^{99m}TcO_4^-$ 的功能，静脉注射 $^{99m}TcO_4^-$ 后随血流到达唾液腺，被小叶细胞从周围毛细血管中摄取并积聚于腺体内，并在一定的刺激下分泌出来，随后逐渐分泌到口腔。因而对唾液腺进行显像，可了解唾液腺位置、大小、形态和功能，包括摄取功能、分泌功能及导管通畅情况。

二、方　　法

（一）患者准备

检查前患者无须特殊准备。因腮腺 X 射线造影可影响唾液腺摄取 $^{99m}TcO_4^-$ 的能力，故应在造影之前或在造影数日后再行唾液腺显像检查。

（二）显像方法

1. 采集条件　采用低能高分辨型或通用型准直器，能峰 140keV，窗宽 20%，静态显像矩阵 128×128 或 256×256，动态显像矩阵 64×64 或 128×128。

2. 静态显像　静脉注射 $^{99m}TcO_4^-$ 洗脱液 185~370MBq（5~10mCi）后，于 5、10、20、30 分钟后分别行前位和左右侧位显像，每帧采集 $5×10^5$ 计数，视野中应包括整个唾液腺和部分甲状腺。然后舌下含服维生素 C 300~500mg，促使唾液腺分泌后，嘱患者漱口清洗口腔，并于清洗口腔前后分别显像。

3. 动态显像　取前后位，弹丸式静脉注射显像剂后以 2 秒 / 帧共采集 30 帧，矩阵 64×64，以了解唾液腺的血流灌注情况，随后以 30 秒 / 帧连续采集 30 分钟。保持体位不动，嘱患者舌下含服维生素 C 300~500mg，继续采集 5 分钟，观察唾液腺分泌排泄情况。分别勾画出各唾液腺的 ROI，得出各自的时间 - 放射性曲线。

三、适　应　证

1. 唾液腺功能的判断，如干燥综合征的诊断、唾液腺手术后残留腺体或移植唾液腺功能的判断。

2. 占位性病变的诊断，如淋巴乳头状囊腺瘤的诊断等。

3. 异位唾液腺的诊断。

四、图　像　分　析

正常情况下，唾液腺和甲状腺摄取 $^{99m}TcO_4^-$ 的速率相同，故用甲状腺作为参照。注射 $^{99m}TcO_4^-$ 后 5~10 分钟，唾液腺显像双侧基本对称，随着时间延长腺体内显像剂浓聚增加，分布均匀，轮廓渐清晰。约20~30分钟时,摄取达到高峰,以腮腺影像最清晰,颌下腺和舌下腺的影像相对较淡,随后影像缓慢减淡。维生素C刺激后腺体影像迅速减淡,口腔内显像剂聚集明显增加,借此可判断腮腺的分泌功能和导管有无阻塞(图17-1)。当唾液腺功能受损时,唾液腺显影程度及分泌排泄功能会呈现不同程度改变,肉眼定性分析可分为轻度受损和重度受损。①轻度受损:指唾液腺显像较正常减淡,两侧基本对称,维生素C刺激后唾液腺影减淡速度减慢,口腔内显像剂聚集缓慢增加;②重度受损:指唾液腺显影显著减淡,维生素C刺激后唾液腺影像无明显变化,口腔内显像剂分布极少。

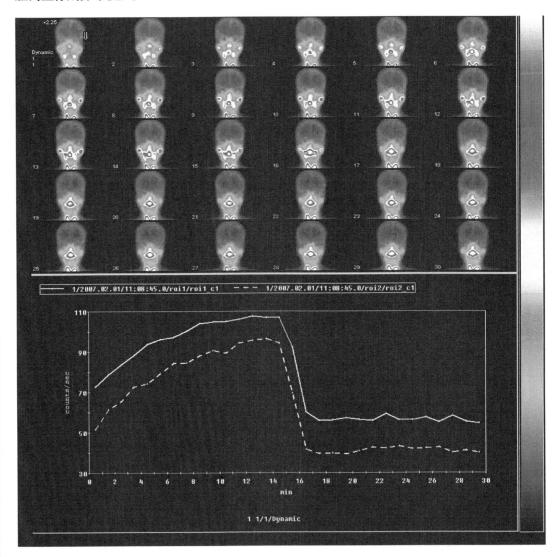

图 17-1　正常唾液腺显像

上图为注射显像剂 $^{99m}TcO_4^-$ 后唾液腺动态显像,1分钟/帧,见两侧唾液腺显影逐渐清晰,口腔内有显像剂浓聚(口腔下方为甲状腺影)。于14分钟时舌下含服维生素C 300mg后,见两侧唾液腺显影迅速减淡,至注射后30分钟时仅见轻微显影,同时口腔内显像剂浓聚明显增多。下图为上述唾液腺显像时双侧唾液腺定量分析曲线图,见左右侧唾液腺 ROI 曲线逐渐上升(实线为右侧,虚线为左侧),于14分钟时舌下含服维生素C 300mg后,双侧曲线迅速下降

　　在定性分析的基础上,可对唾液腺功能进行半定量分析。在受检者唾液腺动态显像系列图像中,选择唾液腺显示最清晰的一帧图像。用 ROI 技术勾画出每侧腮腺和颌下腺的感兴趣区和时间 - 放射性曲线,分别计算出唾液腺功能定量指标:①唾液腺相对摄取率(%)=(唾液腺最大放射性计数 – 本底放射性计数)/(甲状腺放射性计数 – 本底放射性计数)×100%;②唾液腺最大摄

Notes

取指数 =(唾液腺最大放射性计数 – 本底放射性计数)/本底放射性计数;③唾液腺排泄率(%)=(含维生素 C 前腺体计数率 – 含维生素 C 后最低计数率)/(含维生素 C 前腺体计数率)×100%。唾液腺相对摄取率和唾液腺最大摄取指数反映了唾液腺的摄取功能,唾液腺排泄率反映了唾液腺的分泌排泄功能。

五、临床应用

1. **唾液腺摄取功能减退**　表现为两侧或一侧唾液腺显影呈弥漫性稀疏或不显影,常见于慢性唾液腺炎。干燥综合征(Sjögren 综合征,即口、眼干燥、关节炎综合征)是慢性唾液腺炎的一种特殊类型,腺体稍肿大,无肿块。其显像图变异较大,可表现为摄取正常、减低或不显影,少数病例以一侧改变为主。典型表现为唾液腺显像剂浓聚减少,甚至不显影,口腔内显像剂聚集量更少,酸刺激后口腔内显像剂聚集量无明显增加(图 17-2)。

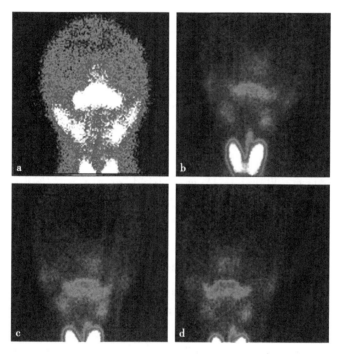

图 17-2　唾液腺显像

a:正常唾液腺显像,注射显像剂后 30 分钟显像,两侧唾液腺显影
清晰,口腔中有大量显像剂浓聚;b、c、d:干燥综合征唾液腺显像,
分别于 15、30、60 分钟显像,可见两侧唾液腺摄取和分泌均减少

2. **唾液腺摄取功能亢进**　表现为两侧或一侧唾液腺显影呈弥漫性浓聚,常见于病毒、细菌感染引起的急性唾液腺炎,酒精中毒以及放射治疗后的炎症反应。

3. **唾液腺占位性病变**　为了更好地显示唾液腺的形态和位置,可在注射 $^{99m}TcO_4^-$ 前 30 分钟皮下注射硫酸阿托品 0.5mg,可以抑制唾液腺分泌,减少口腔内的放射性的干扰。不过此时唾液腺的显像情况不能用于判断分泌功能。

根据肿块部位摄取 $^{99m}TcO_4^-$ 的能力不同,唾液腺占位性病变在显像图上可分为"冷结节"、"温结节"和"热结节"。

冷结节:如稀疏或缺损区的边缘清晰且较光滑,多为良性混合瘤、唾液腺囊肿、脓肿。如缺损区的边缘不清晰、不光滑,多提示为恶性肿瘤。

温结节:多为腮腺混合瘤或单纯性腺瘤,恶性肿瘤可能性较小。

热结节:常见于淋巴乳头状囊腺瘤。

Notes

4. 涎石症 表现为酸刺激后唾液腺内显像剂聚集不但不减少,反而有不同程度上升,口腔内显像剂聚集则无明显变化。

5. 对唾液腺导管阻塞、异位唾液腺、移植唾液腺等有助于诊断和疗效观察。

第二节 胃肠道出血显像

一、原 理

胃肠道出血是临床上常见的一种疾病,除了定性诊断以外,定位诊断也非常重要。胃肠道出血显像(gastrointestinal bleeding imaging)对胃肠道出血,尤其是小肠出血的定位诊断具有较大的优势,也是核医学急诊内容之一。

放射性核素用于诊断胃肠道出血已有多年历史,目前应用较多的是血池显像剂及胶体显像剂,如 ^{99m}Tc- 红细胞和 ^{99m}Tc- 硫胶体等。正常情况下,静脉注射显像剂后,腹部可见大血管及血容量丰富的器官显影,如肝、脾、肾、腹主动脉、左右髂总动脉等,而胃肠壁血容量相对较低,一般不显影。当肠壁出现破损出血时,显像剂可随血液在出血部位不断渗出进入肠腔内,导致局部放射性显像剂异常浓聚,通过 γ 相机或 SPECT 显像可以在体外判断出血的部位。

二、方 法

(一) 患者准备

患者一般无特殊准备。可在注射显像剂之前注射胰高血糖素,以降低小肠张力,减少出血灶部位聚集的血液流动性,有助于出血灶的定位诊断。

(二) 显像方法

目前用于胃肠道出血显像的显像剂有两类:一类是 ^{99m}Tc- 红细胞(^{99m}Tc-RBC),静脉注射后,在血液循环中存留时间较长,故可用于持续性或间歇性出血的诊断;另一类是 ^{99m}Tc- 胶体,静脉注射后迅速被肝、脾等网状内皮细胞所摄取,在血液循环中存留时间较短,因此,只能用于急性活动性消化道出血的诊断。故应根据患者的病情和临床检查目的,选择适当的显像方法。

1. ^{99m}Tc- 红细胞显像 患者仰卧位,SPECT 探头的视野包括剑突和耻骨联合之间的整个腹部。静脉注射 ^{99m}Tc- 红细胞 370~555MBq(10~15mCi)后,立即以 2~5 分钟 / 帧进行动态采集,或每 5~10 分钟采集一帧,连续采集 30 分钟。随后每 10~15 分钟采集一帧。如 60 分钟时仍为阴性,可于 2、4 或 6 小时作延迟显像,以捕捉出血机会,若疑为慢性或间歇性出血,则应在 24 小时内多次显像。

2. ^{99m}Tc- 胶体显像 静脉注射 ^{99m}Tc- 胶体或 ^{99m}Tc- 植酸钠 370MBq(10mCi)后即刻以每 2 秒 / 帧的速度连续采集 32~64 帧,然后以 1~2 分钟 / 帧,共采集 16 帧。由于 ^{99m}Tc- 胶体或 ^{99m}Tc- 植酸钠可被单核吞噬细胞系统迅速自血液中清除,延迟显像至 60 分钟即可。必要时可重复注射显像剂后再显像。

三、适 应 证

主要是用于有消化道出血症状或怀疑有消化道出血的各类急性、慢性消化道出血(尤其是下消化道出血)的诊断与定位诊断。尤其是在以下情况时更具优势:

1. 胃镜或结肠镜无法达到的出血部位。

2. 临床上有持续出血征象,而常规检查不能确定出血部位者。

3. 血管造影结果可疑或为阴性。

4. 急性大量出血使内窥镜视野模糊。

Notes

5. 患者拒绝有创性或有痛苦的检查方法。

6. 小儿消化道出血。

四、图 像 分 析

正常情况下,静脉注射 ^{99m}Tc- 红细胞后,腹部大血管(包括腹主动脉、左右髂动脉)、肝、脾、肾等血池均显影,膀胱在尿液未排尽时也会清晰显影,而胃肠壁的含血量较低,仅相当于大血管的 50% 左右,故基本上不显影。当肠壁有出血灶时,显像剂随血液从血管破裂处逸出进入肠腔内,在局部形成异常的显像剂浓聚灶,出血量较大时,可出现肠影。据此可对胃肠道出血作出定性诊断和定位诊断。

^{99m}Tc- 红细胞的标记方法有体内标记和体外标记两种方法。体外标记法可获得 95% 以上的标记率,但标记过程较复杂,标记条件要求较高,故目前国内常用体内标记法。但体内标记法的标记率不够理想,未标记的高锝酸根离子会被胃黏膜摄取分泌进入肠腔,或者经肾脏排入输尿管,形成假阳性。如果直接从输血袋中抽取红细胞进行体外标记,会导致肝脏及骨髓显影,这些均需要在分析图像时注意鉴别。

应用 ^{99m}Tc- 胶体或植酸钠显像时,静脉注射后肝脾显影清晰,骨盆和脊柱可轻度显影,而肾及腹部大血管均不显影。若胃肠壁有出血灶,则显像剂随血液逸出血管外,在局部形成异常浓聚灶(图 17-3),而未逸出血管外的显像剂则很快被肝脾等单核吞噬细胞系统所清除,腹部的血液本底明显下降,更有利于出血灶的清晰显示。但因显像剂在血液中清除较快,对间歇性出血的诊断易造成漏诊,故只适合下消化道急性活动性出血的诊断,即注射显像剂时正在出血的病灶才能被显示,而不能作延迟显像,不适用于间歇性出血的诊断。

由于血液对肠道的刺激作用,会导致漏出的显像剂在肠腔内向前或向后快速移动,使得静态显像有时难以观察到准确的出血部位,而动态显像可明显提高定位诊断的准确率。当胃、十二指肠出血时,因在

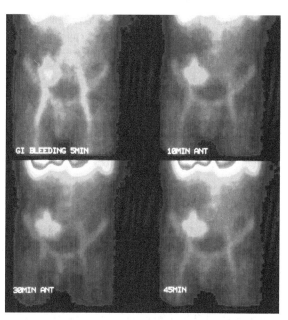

图 17-3 急性消化道出血显像
心脏瓣膜置换术后应激性消化道出血,注射胶体显像剂后即刻见右下腹回盲部有大量显像剂浓聚

出血部位不易观察到显像剂浓聚灶,常易发生误诊。小肠出血时,在出血灶开始显影后,可出现小肠肠袢影,这可与结肠出血相鉴别,采用 SPECT/CT 也有助于鉴别诊断。

当局部浓聚影较淡时,易产生假阴性或假阳性,可采用减影技术提高肠道出血显像诊断的准确性,尤其是可明显降低假阳性,结合 SPECT/CT 显像可进一步提高定位诊断的准确性。

五、临 床 应 用

1. **胃肠道出血的诊断** 急性活动性出血常用 ^{99m}Tc- 胶体显像,间歇性出血则常用 ^{99m}Tc- 红细胞显像。两种显像剂诊断胃肠道出血的灵敏度均可达 85%~90% 以上,能探测出血率低至 0.1ml/分钟的消化道出血,其敏感性高于 X 射线血管造影检查,尤其是可用于间歇性肠道出血的诊断。

腹腔内的异常显像剂浓聚影并不都是出血灶,应注意假阳性的鉴别。如 ^{99m}Tc- 红细胞显像时位置固定、形态不变的浓聚影,在肠腔内应排除动脉血管畸形或动脉瘤;在胃内应排除胃黏膜

Notes

充血。此外,随胃液分泌流入肠腔未标记的高锝酸盐以及输尿管影均是常见的伪影。

2. **胃肠道出血显像诊断时应注意的问题**　①检查前患者停止用止血药,特别是少量出血的患者。因为应用止血药常容易造成假阴性结果。②怀疑慢性间歇性出血的患者,可延长显像时间或用多次显像,以提高检出阳性率。③在出血量过小时,定位诊断可能会有误差。因为早期在出血灶处浓聚的显像剂的量过低而不易被发现,待显像剂的量聚集到一定程度时,已随肠内容物向前蠕动。④ ^{99m}Tc 标记硫胶体或植酸钠显像只适用于急性活动胃肠出血,而不适用于间歇性出血的延迟显像及胆道出血显像。⑤怀疑出血点与大血管或脏器重叠时,可加作侧位显像或 SPECT/CT 融合显像。

3. **胃肠道出血显像与内窥镜和血管造影的比较**　内窥镜和选择性血管造影也是诊断消化道出血的常用方法,不但具有定位诊断作用,而且还可同时治疗出血,尤其是在急性消化道出血时优势更为突出,但对急危重消化道出血患者采用内窥镜和选择性血管造影进行诊断和治疗也存在一定的风险。同时,因大多数消化道出血为间断性出血,或当急性大量出血使内窥镜视野模糊时,不易确定出血部位。血管造影仅适用于持续性出血,对末梢小动脉小量出血的显示也很困难。而消化道出血核素显像具有灵敏、无创、简便、可长时间观察整个肠道等优点,对慢性间歇性肠道出血、多出血灶(尤其是怀疑肠壁静脉曲张出血时)的诊断具有明显优势,同时患者不需要特殊准备,不增加急危重患者的额外风险,有助于发现高危患者,因此同样适合急危重消化道出血的定位诊断,优化治疗方案,而这也是在以往的临床应用中没有特别强调的一点。但消化道出血显像特异性较差,不能作出病因诊断。因此,消化道出血显像不能替代内窥镜和选择性血管造影,而是后两者的有效补充。

第三节　异位胃黏膜显像

一、原　理

正常胃黏膜具有快速摄取 ^{99m}TcO$_4^-$ 的特性,异位的胃黏膜同样具有这种特性,故在静脉注射 ^{99m}TcO$_4^-$ 后异位胃黏膜可很快聚集 ^{99m}TcO$_4^-$ 形成放射性浓聚灶,通过 γ 相机或 SPECT 显像可以在体外进行诊断和定位,本项检查的阳性结果具有病因诊断的意义。

异位胃黏膜(ectopic gastric mucosa)主要好发于胃以外的消化道节段,包括 Barrett 食管(Barrett esophagus)、梅克尔憩室(Meckel's diverticulum)和小肠重复畸形(enteric duplications)。异位胃黏膜同样具有分泌胃酸和胃蛋白酶的功能,可引起邻近食管或肠黏膜产生炎症、溃疡和出血。

二、方　法

(一) 患者准备

检查当日禁食、禁水 4 小时以上,检查前应排空大小便。禁用过氯酸钾、水合氯醛等阻滞高锝酸盐吸收的药物,以及阿托品等有抑制作用的药物,或可刺激胃液分泌的药物。检查前 2~3 天内,避免做肠系钡剂检查。

(二) 显像方法

用新鲜 ^{99m}TcO$_4^-$ 洗脱液作为显像剂,静脉注射 370MBq(10mCi),小儿酌减,不宜口服。患者取仰卧位。探头视野范围:食管显像以剑突为中心;检查肠道病变时视野范围从剑突到耻骨联合。

一般可用动态或间隔显像方式检查。动态显像每 5 分钟一帧,持续 30 分钟,然后在 60 分钟时再采集一帧。也可分别于 0、5、10、30、60 分钟各采集一帧,每帧 5 分钟,总观察时间可为 60~120 分钟。每帧计数 500~1000k。食管显像可于病灶显示后,饮水 200~300ml,重复显像。

Notes

三、适 应 证

1. 下消化道出血疑有 Meckel 憩室和小肠重复畸形。
2. 小儿下消化道出血病因筛查。
3. 小儿慢性腹痛。
4. 肠梗阻或肠套叠疑与 Meckel 憩室或小肠重复畸形有关。
5. 不明原因的腹部包块。
6. 成人食管疾患的鉴别诊断。
7. 反流性食管炎患者了解有无 Barrett 食管。

四、图 像 分 析

结果判断可采用肉眼定性分析和使用 ROI 技术进行半定量分析。正常时仅见胃显影,食管不显影,肠道可因胃黏膜细胞分泌的显像剂的排泄而一过性显影,尤其是十二指肠球部较为明显,结肠脾区及肾脏有时显影。晚期图像上,膀胱影像渐浓(可嘱患者排尿后再作显像检查)。在胃与膀胱影之间,腹部无其他异常浓聚灶。

除上述正常显像位置以外出现位置相对固定不变的显像剂异常浓聚灶或条索状浓聚影,尤其是在食管下段或小肠区出现显像剂异常聚集,均提示为异常,但应注意鉴别假阳性。

五、临 床 应 用

(一) Meckel 憩室

Meckel 憩室和小肠重复畸形为好发于空肠、回肠段的先天畸形,大约 30%~50% 的憩室内有异位胃黏膜。Meckel 憩室是最常见的消化道先天性异常,是由胚胎期卵黄管未闭所致,多发生于回肠,为一种持续存在的脐肠系膜管,憩室口较宽,长约 5cm,起源于回肠的对系膜缘,通常在离回肠瓣 100cm 以内,属胃黏膜在小肠的异位症。Meckel 憩室的发生率约为 1%~3%,男性居多。大多数患者可终生无症状,约 25%~40% 有临床症状,在有症状的患者中 60% 有异位胃黏膜。最常见的早发临床症状是消化道出血,可发生在各个年龄段,约 50% 发生在 2 岁前,可引起消化道出血、炎症,少数患者可发生肠套叠或肠扭转。

在腹部脐周,通常在右下腹出现位置相对固定的灶状浓聚影,与胃同步显影,随着时间延长,影像渐浓(图 17-4)。侧位显像时浓聚灶靠近腹侧是诊断要点。45~60 分钟后,个别病灶因分泌物排出或出血,浓聚范围可有扩大、变形、出现肠影的现象。对于高度怀疑该病而第一次显像阴性者,可重复显像,并于注射 $^{99m}TcO_4^-$ 前 20 分钟皮下注射五肽胃泌素 6μg/kg 以增强胃黏膜摄取高锝酸盐,从而提高诊断阳性率。本法诊断率约为 75%~85%,有报告显示其灵敏度与特异性可达 90%。

如果憩室中异位胃黏膜太少,即异位胃黏膜 <1.8cm,或憩室炎症水肿影响胃黏膜对高锝酸盐的摄取,平面显像可能出现假阴性。为了提高诊断的敏感性,对于平面显像下腹部出现模棱两可的放射性浓聚区时加做局部断层显像很有必要,显像时间以注射高锝酸盐后 30 分钟为宜,这样可以减少假阴性的发生。

小肠梗阻、肠套叠、动静脉畸形、血管瘤、溃疡、阑尾炎、

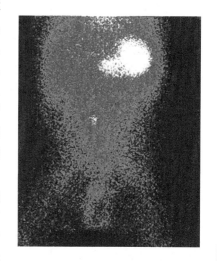

图 17-4 Meckel 憩室显像

注射显像剂后 10 分钟于脐旁右下腹出现浓聚灶,显影时间与胃影同步,1 小时内浓聚灶的位置固定不变

Notes

节段性回肠炎、小肠肿瘤及上尿路梗阻等,都是造成假阳性的常见原因,应结合临床资料认真鉴别。在分析图像时,要注意浓聚灶出现的部位和时间,例如一些血容量含量高或充血的病变,在血流相内或 10 分钟内即有明显的浓聚,随后逐渐减淡;而异位胃黏膜显影随着时间延长而逐渐清晰,其显影程度与正常胃黏膜相当。增加检查体位(如侧位等)、检查时动态观察影像的演变以及密切结合病史、体征和其他检查可较好对上述原因引起的假阳性进行鉴别诊断。此外,因正常胃黏膜摄取高锝酸盐较多,可随胃液流入肠腔,造成假阳性,于检查前 2 天开始口服西咪替丁300mg/ 日,既不抑制高锝酸盐的摄取,又可抑制胃液的分泌和胃蠕动,减少这种假阳性。

(二) Barrett 食管

Barrett 食管好发于食管下端,男性多发,且有随年龄增长而增加的趋势。多由于长期的胃 - 食管反流,刺激食管上皮化生,导致胃黏膜的壁细胞取代了食管下段的正常鳞状上皮细胞所致,是严重的反流性食管炎的并发症及发生食管腺癌的危险因子,其食管癌变的发生率为 1/200 患者年,具有 2cm~3cm 以上上皮化生的患者发生食管癌的危险性是普通人群的 30~125 倍。临床上约有 4%~10% 的患者有明显的灼心症状,食管上皮化生后,通过治疗不会逆转,当发生了重度的异型增生时,即应手术切除治疗。

在胃影上方可见食管下端有异常显像剂浓聚影,与胃同步显影,且随时间延长,局部浓聚影渐浓,饮水后局部影像无明显变化。本方法简便灵敏,无创伤,有定位、定性的作用,临床价值较大。

(三) 肠重复畸形

腹部出现条状浓聚影,其形态与部位多变。典型表现为浓聚灶呈肠襻状(图 17-5)。

在异位胃黏膜显像过程中还应注意:①严格禁食,停用干扰、阻断胃黏膜摄取及促蠕动、分泌药物;②在分析结果时需注意那些可导致假阳性或假阴性的情况,如肠套叠、小肠梗阻等疾病可造成假阳性,而部分憩室在急性炎症期出血量大或血栓形成、梗阻及异位胃黏膜壁细胞数量少或坏死等因素引起摄取 $^{99m}TcO_4^-$ 减少或快速清除,可导致假阴性;③本法不适用于无异位胃黏膜的憩室检查。

胃黏膜异位症在临床上无特异性的症状和体征,钡剂造影、血管造影准确率低,由于患者多为小儿这一特殊群体,内镜检查的使用明显受到限制,并且检测的阳性率也不是很高。由于 $^{99m}TcO_4^-$ 的良好物理特性以及辐射剂量小,检查方法具有特异性强、准确率高、安全、操作简便及无痛苦等优点,相比其他方法更适用于婴幼儿检查,可作为胃黏膜异位症首选的检查方法。

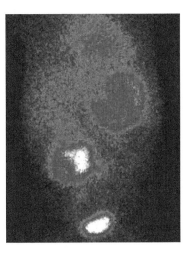

图 17-5　肠重复畸形显像(图片由山东大学齐鲁医院提供)
患儿,男,1 岁,反复黑便。注射显像剂后 15 分钟于右下腹出现片状不规则浓聚影,显影时间与胃影同步,随着时间延长浓聚影的位置及形态无明显改变。术后病理学证实为回肠重复畸形

第四节　胃肠功能测定

一、胃排空功能测定

(一) 原理

将不被胃黏膜吸收的放射性核素标记的食物摄入胃内,经胃的蠕动传送而有规律地将其从胃排入肠腔,用 γ 相机连续记录此过程中胃的影像和胃区放射性计数下降的情况,计算出胃排空时间,以反映胃的运动功能。

胃排空功能测定(gastric emptying study)是在生理状态下了解胃排空功能较为理想且常用的方法,具有无创性、重复性好、具有定量和符合生理条件等特点。

(二) 方法

胃内固体食物的排空速度与液体食物不同,固体 - 液体混合食物与单纯一种状态食物的胃排空速度也不同,为适合不同类型食物检测的需要而建立了液体食物胃排空、固体食物胃排空以及固体 - 液体混合食物胃排空测定法。通常液体食物胃排空检查对隐匿异常的检出敏感性不如固体食物胃排空检查法,如果仅作一种食物的胃排空测定,应采用固体食物胃排空检查。只要条件允许,建议采用固体 - 液体混合食物胃排空测定法。

1. 患者准备　隔夜禁食(至少 8 小时以上)。检测前 1~2 周应停服影响胃动力的药物。

2. 显像方法

(1) 试餐制备:①固体食物的制备:取 37~74MBq(1~2mCi)^{99m}Tc-SC 或 ^{99m}Tc-DTPA,加入到 120g 鸡蛋中搅匀,在油中煎炒至固体状,夹入两片面包中备用。②液体食物的制备:取 37~74MBq^{99m}Tc-SC 或 ^{99m}Tc-DTPA,加入到 5% 葡萄糖(糖尿病患者用生理盐水)300ml 中混匀备用。作固体 - 液体混合食物胃排空测定时,则应选用 ^{111}In-DTPA 11.1~18.5MBq(0.3~0.5mCi),无 ^{111}In-DTPA 时,也可考虑用 ^{131}I-OIH 代替,但应注意标记率应 >95%。③半固体食物的制备:取三乙烯四胺(triethylenetetramine,TETA)树脂 250mg 与 ^{99m}TcO$_4^-$ 混合,加生理盐水至 5ml,振荡 10 分钟,获得 ^{99m}Tc-TETA 树脂,然后与 50g 麦片、2g 食盐配制成的麦片粥混匀备用,总体积 300ml。

(2) 采集条件:采用低能通用型准直器,能峰 140keV,窗宽 20%,矩阵 128×128 或 256×256,使胃和大部分小肠于探头视野中。在行固体 - 液体混合食物胃排空测定时,用 ^{111}In-DTPA 标记液体食物,则应用中能准直器,能峰为 173keV 和 247keV,窗宽 20%,如无中能准直器时,可用高能准直器代替。

(3) 患者在规定的时间内空腹服用试餐,要求在 5 分钟内吃完。在固体 - 液体混合食物胃排空检查时,先服固体食物,后服液体食物。从进食开始计时,服完试餐后 5、10、15 及 20 分钟各采集 1 帧,随后每 15 分钟采集 1 帧,每帧采集 60 秒,连续观察 2 小时。若 2 小时放射性计数尚未下降 50%,可继续延长观察时间。

(4) 患者取直立位面向探头,或仰卧于探头下。在两次采集之间的间歇期,允许患者适当走动,但每次显像的体位必须一致。每个时间点的采集,均同时作前位显像和后位显像,然后取平均值。

(5) 采用 ROI 技术勾画出胃的轮廓,计算出各时间点全胃内放射性计数,绘出时间 - 放射性曲线,并按下述公式计算出各时间点的胃排空率。也可将胃区划分为近端胃、远端胃分别计算各自的胃排空率。计算时应行衰减校正和衰变校正。

$$GEt(\%)=\frac{Cmax-Ct}{Cmax}\times100\%$$

式中,GEt:时间 t 时的胃排空率;Cmax:胃区内最大计数率;Ct:时间 t 时胃内的计数率(经衰变校正和衰减校正后)。

(三) 适应证

1. 胃正常生理功能的评价。

2. 胃排空障碍原因的探讨。

3. 药物及手术治疗的疗效观察和随访。

(四) 图像分析

采用上述方法计算出各时间点的胃排空率,与正常值比较分析其胃运动功能情况。

1. 应根据各自的方法建立自己的正常参考值。立位显像时,混合食物胃半排时间正常参考值分别为:液体(24±7.6)分钟,固体(51±12)分钟。正常人胃排空时间受多种因素影响,如性别(绝经期女性慢于男性)、时间(下午较上午慢)、体位(卧位慢于坐位)和身体状况(运动后加快)。考虑到本法的影响因素较多,对于一个单位来说,方法学的统一是至关重要的,如试餐的总热量的控制等。

2. 如用时间函数图解方式表示每种显像剂的残留放射性(残留率),可以发现混合食物中的液体成分从胃内排空比固体食物快,其排空曲线近似单指数曲线,而固体食物趋近于"0"的形式排空。如果以半对数时间函数方式表示各种食物的胃排空,则可以发现液体食物的胃排空曲线最初表现出迅速下降,无延迟时间,继之呈缓慢单指数形式下降。而固体食物的胃排空曲线的最初部分呈现排出很少或无排出,即最初下降缓慢,存在延迟时间,随后表现出一种类似液体排出的单指数下降。液体食物与固体食物胃排空速度差异的原因尚不清楚,但可以用胃排空生理的差异来解释。液体食物在胃内的最初阶段由于未能受阻而较快地进入十二指肠,故曲线呈现初期下降快,液体食物一旦与固体食物混合后,其排出将缓慢;相反,由于固体食物必须经过消化期,经酸和消化酶作用以及胃的搅磨成粒子状态后,方能与液体部分混合并以同步方式由胃排空(图 17-6)。

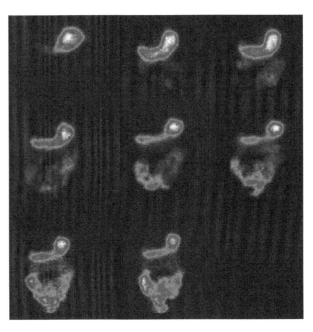

图 17-6　固体食物正常胃排空显像
分别为口服试餐后 0、15、30、45、60、90、120 和 150 分钟时
胃排空影像

3. 延迟时间是评价胃排空功能的一个重要参数,如果简单地检测半排空时间,往往会忽略了延迟时间的变化。近端胃与远端胃在胃排空中的机制不尽相同。液体成分的排空主要取决于近端胃的作用,而固体成分的胃排空则取决于近端胃和远端胃的协同作用。

4. 对胃排空率的理解　目前常用的方法所测得的胃排空率只是个相对值,而不是绝对值。由于患者是处在禁食、空腹的条件下,因此在检查开始时胃内的胃液容量及检查过程中胃液的生成速度均不能确定,所测得的也仅是服用试餐的相对排空率,即相对于起始状态时的每毫升排空百分率,而不是全胃容量的排空率,即每毫升所排空的绝对容量。因此,某种药物对胃排空的影响也可能仅仅是对胃液生成的影响而导致的,而并不是由于胃动力真正地发生了改变。

(五) 临床应用

1. 胃排空率延迟　胃排空测定对鉴别胃排空延迟类型有重要意义。胃排空时间延长是由于机械性或功能性梗阻所引起,机械性梗阻多由于解剖学的异常,如幽门肌肉肥厚、溃疡病所致

Notes

的瘢痕、胃下垂以及肿瘤等,此时胃使固体食物转变成小粒子的能力可能正常,但管腔的狭窄或梗阻可使其流动延缓,其排空较正常明显延迟,而液体食物的排空可以是正常的。

功能性梗阻与胃运动的异常有关,如活动性胃溃疡、非溃疡性消化不良、胃次全切除术后、迷走神经切除术后、反流性胃炎、反流性食管炎、糖尿病胃轻瘫、胶原性疾病、甲状腺机能减退症、脑瘤及电解质紊乱等,由于不能产生足够的腔内压力,胃的搅拌和收缩功能均较差,固体和液体食物的排空均较正常延迟,尤以固体食物更为明显。

注入甲氧氯普胺可用以鉴别胃排空类型。如果为机械性梗阻,排空率不增高或仅部分增高;如果为功能性梗阻,排空率则增高,并可以恢复至正常范围以内。

2. 胃排空率加快　发生胃排空率加快可为医源性的原因,如迷走神经切断术后以及幽门成形术后可以出现液体食物排空加快。此外胃排空率加快也可以见于十二指肠溃疡、萎缩性胃炎、Zollinger-Ellison 综合征、Chagas 病、胰腺功能不足以及甲状腺功能亢进等疾病。

与其他的胃排空检查方法比较,本法无需插管且患者受照射量比 X 射线照片检查低,具有方法简便、安全、重复性好、能定量以及符合生理状况等特点。

二、小肠通过功能测定

(一) 原理

小肠通过功能测定(small intestinal transit time study)是了解小肠运动功能的较好方法,是测定放射性核素标记食物从十二指肠到盲肠的通过时间。利用与胃排空时间测定相同的原理,将不被胃肠黏膜吸收的放射性核素标记的食物摄入胃内,经过胃的蠕动排入肠腔,在体外用 γ 相机连续观察食物由胃进入小肠、排入结肠的整个过程,通过一定的方法计算出小肠通过时间和小肠残留率等参数,以了解小肠的运动功能。

(二) 方法

1. 患者准备及固体试餐制备与胃排空功能测定相同。

2. 采集条件　患者在规定的时间空腹服用试餐,要求在 5 分钟内吃完。显像时,患者仰卧于探头下,从进食开始计时,在第 1 小时内每 15 分钟采集 1 帧,每帧采集 60 秒;在第 2~4 小时每 30 分钟采集 1 帧,直到 80% 的试餐进入结肠。

(三) 适应证

1. 小肠运动功能障碍性疾病　如假性小肠梗阻、肠易激综合征、迷走神经切断术后腹泻等。

2. 平滑肌源性疾病　如淀粉样变性、系统性硬化症、皮肌炎等。

3. 周围神经系统疾病。

4. 胃肠运动功能障碍药物治疗前后疗效的观察。

(四) 图像分析

正常影像见进食试餐后,胃立即显影,随后见到标记食物从十二指肠逐渐到达回盲部及结肠各段。小肠通过时间正常参考值为(4.2±0.5)小时。

(五) 临床应用

小肠通过时间加快可见于肠易激综合征、短肠综合征、倾倒综合征、甲状腺功能亢进症、运动功能障碍性疾病。在小肠假性梗阻者,可见扩张的肠管及小肠通过时间明显延长。糖尿病、硬皮病患者可引起运动功能障碍,出现小肠通过时间的异常。此外,小肠机械性肠梗阻、Crohn 病、小肠性便秘的小肠通过时间也可见延长。

对各种小肠功能障碍性疾患及其他疾病伴发或引起小肠运动功能障碍的患者均可进行该方法以评价小肠运动障碍。另外,还可用于胃肠运动药物治疗前后的疗效监测。

在分析结果时还应注意:①各 ROI 计数必须进行衰减校正和衰变校正,在显像过程中患者身体不要旋转,体位应保持一致,探头与患者之间的距离也应保持一致。②由于在小肠与结肠之间、胃与结肠之间存在着重叠现象,测量结果尚需进行重叠校正。③试餐的组成、采集过程等因素对结果均会产生影响,因此各单位应严格控制检查条件,并建立各自的正常参考值。④在显像的前几帧,可较好画出胃的轮廓;在显像的后几帧,可较好画出结肠的轮廓。

三、胃 - 食管反流测定

(一)原理

胃食管反流(gastroesophageal reflux,GER)是指食管下端括约肌不适当弛缓或经常处于松弛状态等功能障碍,引起胃内酸性内容物反流入食管。胃食管反流测定(gastroesophageal reflux study)是口服不被食管和胃黏膜所吸收含显像剂的酸性试餐后,于上腹部施加不同压力,同时对食管下段及胃进行连续显像,观察食管下段是否出现显像剂浓聚影及其与压力的关系即可判断有无胃食管反流及反流程度。

(二)方法

1. 患者准备　受检者应隔夜禁食(4~12 小时)。

2. 显像方法

(1) 显像剂:常用的显像剂为 ^{99m}Tc- 硫胶体或 ^{99m}Tc-DTPA 制成的酸性显像剂。

(2) 常规显像:①在受检者腹部缚于带压力装置的腹带或者缚普通腹带,在其下面放置血压计的充气胶囊,连接血压计。②嘱受试者 3 分钟内饮完 300ml 上述酸性显像剂,再服 15~30ml 清水以去除食管内残余的显像剂。10~15 分钟后仰卧于 γ 照相机探头下,取前位显像,视野包括食管和胃。③充气腹带逐级加压,分别为 0、2、4、6、8、10、12kPa 和 13.3kPa(100mmHg),每级加压后采集 30 秒图像。④采集条件:探头配置低能通用或高灵敏准直器,能峰 140keV,窗宽 20%,矩阵 128×128。

(3) 婴幼儿显像:①显像剂经鼻饲入胃,拔出鼻饲管;②鼻饲 5~10 分钟后开始显像,婴幼儿检查可不用腹带加压,2 分钟 / 帧连续采集 1 小时,2~4 小时内在胸部多次显像。

(4) 影像处理:①用 ROI 技术获得各时相食管的计数率,得出时间 - 放射性曲线,观察曲线上是否出现尖峰及其数目。峰的高度与反流量成比例,其宽度反映反流发生的持续时间。②计算胃 - 食管反流指数(gastroesophageal reflux index,GERI)。

$$GERI(\%)=\frac{E_t-E_B}{G_0}\times100$$

式中,G_0 为压力 0 时,全胃内的放射性计数;E_t 为某压力时食管内的放射性计数;E_B 为食管本底计数。

(三)适应证

1. 食管炎、食管狭窄、胃灼热和反酸症状、小儿反复吸入性肺炎和不明原因的呕吐、一些肺部慢性炎症的病因诊断。

2. 胃大部分切除术后并发症的诊断。

(四)图像分析

1. 正常人食管内不见显像剂浓聚影,但在腹带压力为 13.3kPa 时,可以测量出有微量放射性存在,GERI 为(2.7±0.3)%。当 GERI 为 3%~4% 时为可疑,大于 4% 时提示有 GER 存在。

2. 贲门上方食管内出现显像剂浓聚影,如仅稍高于本底为弱阳性,明显高于本底但显著低于胃影者为阳性,稍低于或等于胃影为强阳性。

3. 在腹部未加压时,反流即为阳性者称为自发性反流;加压后的反流称为诱发性反流。

(五)临床应用

本法诊断胃食管反流的灵敏度为 90% 以上,比测定食管下端括约肌压力、酚红反流试验、X 射线检查、酸灌注试验、内窥镜检查以及组织学检查(阳性率为 40%~70%)等方法的准确率高,

Notes

且无创、灵敏。比胃镜、钡餐检查更符合生理状况,因胃镜检查时,可引起逆蠕动,造成假阳性;而钡餐为非生理性。

四、食道通过功能测定

(一)原理

食管通过功能测定(esophageal transit time study)是了解食管运动功能的一种简便易行的方法,可进行定量分析,用于食管运动障碍疾病诊断及临床治疗效果的监测。

当含有放射性显像剂的食物被吞食后,随着食管的蠕动,通过食管并进入胃。用 γ 相机连续采集此过程,即可获得食团通过食管时的影像变化和相应参数,如食管通过时间,以此来评价食管的运动功能。

(二)方法

1. 患者准备　检查前应禁食 4~12 小时。

2. 显像方法　常用放射性核素锝[^{99m}Tc]标记硫胶体(^{99m}Tc-SC),剂量 18.5~37MBq(0.5~1.0mCi)。采集视野上界为口咽部,下界为胃底部。动态采集 0.5 秒 / 帧,共 120 帧;随后 30 秒 / 帧,共 8 帧。在整个检查过程中,自第一次吞咽以后每隔 30 秒干咽一次。

3. 图像处理　采用 ROI 技术勾画出全食管及分段食管(分为上、中、下段),处理得到时间 - 放射性曲线,分析其通过时间及通过率,计算公式如下:

$$Gt(\%) = \frac{Emax - Et}{Emax} \times 100\%$$

式中,Ct 为时间 t 时的食管通过率;Emax 为开始吞咽后即刻的食管最大计数率;Et 为时间 t 时的食管计数率。

(三)适应证

1. 原发性食管运动功能障碍性疾病。

2. 继发性食管运动功能障碍性疾病,如系统性硬化症、糖尿病合并周围神经病变等。

3. 药物、手术等疗效的观察。

(四)图像分析

正常情况下,自咽部起可见一条垂直向下的食管影像,动态电影可清晰显示食团通过全食管的过程。定量分析指标包括:食管总通过时间、食管分段通过时间、食管通过率。上述指标任何一项异常均被认为异常。

(五)临床应用

食管通过时间测定法是研究食管运动功能和诊断及鉴别诊断食管运动功能障碍性疾病的合乎生理、辐射剂量小、简便的检查方法,较单独的压力试验或 X 射线片更能灵敏检出轻度食管通过障碍的患者,且患者接收的照射量比食管 X 射线检查低。据报道,有 2/3 压力试验检查结果阴性的吞咽困难的患者,采用核素显像检查,其结果为阳性。在临床上,本法可作为药物治疗、内窥镜检查以及手术治疗后患者的食管通过功能评估。但因其影像相对粗糙,解剖分辨力受到限制,故不能替代食管钡餐造影和内窥镜检查。

五、十二指肠胃反流显像

(一)原理

十二指肠 - 胃反流显像(duodenogastric reflux imaging)是在生理条件下了解有无十二指肠 - 胃反流的常用方法,并可对反流进行定量测定。静脉注射肝胆显像剂后,能迅速地被肝多角细胞摄取,分泌后经胆道系统排至十二指肠。正常时,由于幽门括约肌的控制,已排入肠腔的显像剂不能进入胃内。如有十二指肠 - 胃反流时,显像剂将随十二指肠液进入胃内,通过体外 γ 相机或 SPECT 显像可见胃区出现显像剂分布,甚至全胃显影,借此即可诊断十二指肠-胃反流。

（二）方法

1. 患者准备　受检者应禁食、禁烟 4~12 小时。

2. 显像方法

（1）受检者平卧于探头下或坐位面向探头,视野包括肝区及上腹部。

（2）自肘静脉注射 ^{99m}Tc-EHIDA 3~5mCi（111~185MBq）,5~10 分钟后开始显像,每隔 5~10 分钟采集一帧,每帧采集 100 秒（计数应达到 300~500k 以上）。至 30 分钟时或胆囊放射性计数达最大时,嘱受检者口服牛奶 300ml 或油煎鸡蛋两个,以加速胆汁的排泄,采集至口服脂肪餐后 60 分钟终止。

（3）计算胆汁反流指数（duodenogastric reflux index,EGRI）。

$$EGRI(\%) = \frac{胃内最高计数率}{全肝最高计数率} \times 100\%$$

（三）适应证

1. 判断慢性胃炎、胃切除术后残胃胃炎、胃溃疡、胃癌、反流性食管炎及某些消化不良疾病与胆汁反流的关系。

2. 十二指肠-胃反流的疗效观察。

（四）图像分析

1. 正常人十二指肠常清楚显影,位于左上腹与肝门水平相当的十二指肠空肠曲显影亦较明显。在十二指肠空肠肠曲以上的部位为正常胃区,正常时,胃区无显像剂聚集（肝左叶尖端附近）,口服脂肪餐后胃内仍无显像剂出现。

2. 按 EGRI 分度　当 EGRI<5%、5%~10%、>10% 时分别为Ⅰ°、Ⅱ°、Ⅲ° 反流。

3. 按影像特点亦可分为三度反流,这种分级仅适用于未作胃切除手术的患者。Ⅰ°:胃区有少量一过性显像剂分布,一般在口服脂肪餐后 40~50 分钟出现,示轻度反流,少数正常人可有此表现,其临床意义不大。Ⅱ°:胃区有明显显像剂分布,并可滞留约 60 分钟,一般在口服牛奶后 30~40 分钟出现,示中度反流,有明确的临床意义。Ⅲ°:胃区可见明显显像剂浓聚,并可滞留约 60 分钟以上,胃影常较完整,有时可见液平面,示重度反流。

（五）临床应用

多种胃肠疾病可出现十二指肠-胃反流,如慢性胃炎、胃切除术后残胃胃炎、胃溃疡、胃癌、反流性食管炎及功能性消化不良。在了解存在十二指肠-胃反流后,还可用于评价这类疾病的治疗效果。

本法为符合生理状况的无创性、无刺激性的一种简便检查方法,并可进行定量测定,优于胃液检查和胃镜检查。因为胃镜插入时可引起十二指肠胃逆蠕动,而致假阳性。十二指肠-胃反流显像对许多胃肠道疾病的发病机理研究、早期诊断、病情观察、疗效随访和临床药理研究均有重要价值。

第五节　呼　气　试　验

一、^{14}C-尿素呼气试验

（一）原理

当口服一定量的 ^{14}C-尿素后,如果胃内存在幽门螺杆菌时,示踪尿素被幽门螺杆菌（Helicobacter pylori,HP）产生的尿素酶分解,示踪碳以 ^{14}CO_2 形式经肺呼出。采集呼出的气体经仪器定量测出其中的 ^{14}CO_2 含量,以此可判断胃内有无幽门螺杆菌感染。此外,目前也可采用稳

Notes

定性核素碳[^{13}C]标记尿素测定,其原来与 ^{14}C-尿素相同,只是检测的仪器不同。

（二）方法

1. **患者准备**　受检者必须停用抗生素和铋剂至少 30 天,停用硫酸铝和质子泵抑制剂至少 2 周。检查前禁食 4~12 小时。

2. **检查方法**　检查前用 0.1mol/L 柠檬酸漱口,采集未服用示踪尿素前的呼气作为本底计数。将 37kBq(1μCi)的 ^{14}C-尿素胶囊伴 150ml 的橘子水服下,静坐 20 分钟后,再一次收集气体样本。采用专用液体闪烁计数仪测量(dpm/mmol CO_2)计算试验后与试验前的比值。

（三）适应证

1. 有胃部不适,怀疑有幽门螺杆菌感染者。

2. 急、慢性胃炎和胃、十二指肠溃疡患者。

3. 幽门螺杆菌根除治疗后疗效评价和复发诊断。

4. 幽门螺杆菌感染的流行病学调查与筛选手段。

^{14}C-尿素呼气试验无明确禁忌证。^{14}C-尿素虽有少量放射性,在孕妇和儿童中慎用,但并非禁忌。

（四）结果判断

当试验后呼气计数与试验前空腹本底计数比值大于 3~5 倍时为阳性,或按以下公式计算,当 ^{14}C-尿素呼气试验(UBT)≥100dpm/mmol CO_2 时可诊断为 HP 阳性。

计算公式:

$$^{14}C\text{-}UBT(dpm/mmol\ CO_2)=\frac{试验后\ dpm-试验前\ dpm}{2}$$

（五）临床应用

研究表明,多种消化道疾病与幽门螺杆菌感染有关,约 90% 以上的十二指肠溃疡和 70% 以上的胃溃疡存在幽门螺杆菌感染,其他如急、慢性胃炎、胃食管反流、功能性消化不良等与幽门螺杆菌感染的关系也十分密切。一些非消化道疾病也与幽门螺杆菌有一定关系,报道较多的有冠心病、高血压、血管神经性头痛等。

^{14}C-尿素呼气试验主要用于幽门螺杆菌感染的诊断,特别适用于临床上对幽门螺杆菌感染治疗效果的复查和评价。各实验室方法有所不同,一般灵敏度可达 90%~97%,特异性为 89%~100%。^{14}C-尿素呼气试验是一种简便、无创伤、无痛苦、敏感而可靠的诊断幽门螺杆菌感染的方法。

二、^{14}C-氨基比林呼气试验

临床上可用于肝功能评价的呼气试验有 ^{14}C-氨基比林(aminopyrine)、^{13}C-美沙西丁(methacetin)、^{14}C-非那西丁、^{14}C-半乳糖等呼气试验。

以 ^{14}C-氨基比林试验为例说明呼气试验评价肝功能的方法。^{14}C-氨基比林在肝细胞微粒体内代谢,其代谢过程反映肝细胞微粒体功能。氨基比林进入体内后即经肝脏代谢被 P_{450} 酶氧化产生甲醛,甲醛进一步氧化变成甲酸,最后以 $^{14}CO_2$ 的形式呼出体外。氨基比林的代谢与 P_{450} 酶的数量和活性有关,主要取决于肝细胞的数量。肝细胞数量的多少直接反映肝脏储备功能。^{14}C-氨基比林的清除率主要与肝脏代谢功能有关,而不受肝血流的影响。产生的二氧化碳量反映肝脏对氨基比林的代谢率,故可作为评价肝微粒体酶活性的指标。受试者空腹,称体重后嘱呼气入吸收液收集本底 CO_2,然后口服氨基比林胶囊一粒(1μCi),安静休息 2 小时。2 小时后用另一瓶吸收液吹气 1~3 分钟收集呼出的 CO_2。二次呼气后的吸收剂瓶加入稀释闪烁液,放入闪烁测试仪测定放射性活度(dpm),并计算 2 小时排出率,大于(7.5±1.5)% 为正常。

由于肝微粒体药物代谢仅在严重急、慢性肝病时受累,因此本试验并非敏感的肝功能试验。

Notes

个别患者服 ^{14}C- 氨基比林后可出现恶心、呕吐。

呼气试验评价肝功能的临床应用：①慢性肝炎：慢性肝炎肝细胞损害、肝纤维化排出率降低。排出率降低数值与肝组织炎症、纤维化分级和 Child-Pugh 评分明显相关。慢性活动性肝炎较慢性迁延性肝炎降低更明显。②门脉性肝硬化：肝硬化患者排出率明显低于正常人，与肝组织纤维化评分呈负相关。③肝移植排异反应：肝移植术后发生排异反应，排出率降低。

在酒精性肝硬化患者中氨基比林呼气试验能更敏感地反映肝功能的变化，并且能在短期内预见临床症状的变化及生存率，较常规肝功能指标更为准确。在急、慢性肝炎时氨基比林试验也能灵敏反映肝损情况，对肝病患者进行肝移植或其他手术的选择具有指导意义。在药理学方面，氨基比林试验也可用于选择临床用药、鉴别药物的肝脏毒性，并为药代动力学的研究提供帮助，是一项值得推广应用的方法。但氨基比林试验的不足之处是其结果容易受到药物如苯巴比妥、双硫仑等的影响，其异常亦缺乏特异性。

小　结

消化道显像在临床上的应用已越来越广泛，一些方法在消化道疾病的诊断与治疗中起着重要作用。胃肠道出血显像对下消化道出血的定位诊断有着明显优势，具有灵敏、无创、简便、可长时间观察整个肠道等优点，特别适合慢性间歇性肠道出血和小儿消化道出血的诊断。同时因不增加急危重患者的额外风险，因此同样适合急危重消化道出血的定位诊断。采用减影技术可提高肠道出血显像诊断的准确性，尤其是可明显降低假阳性，结合 SPECT/CT 显像可进一步提高定位诊断的准确性。异位胃黏膜显像可对胃黏膜异位症做病因诊断，具有特异性强、准确率高、安全、操作简便及无痛苦等优点，相比其他方法更适合于婴幼儿检查，可作为胃黏膜异位症首选的检查方法。胃排空功能测定具有方法简便、安全、重复性好、能定量以及符合生理状况等特点，目前认为是评价胃动力的金标准。唾液腺显像可了解唾液腺位置、大小、形态和功能情况，包括摄取功能、分泌功能和导管通畅情况，为干燥综合征等疾病的诊断及疗效评价提供了一种客观、定量分析的方法。

（高再荣）

参考文献

1. 中华医学会.临床技术操作规范 - 核医学分册.北京：人民军医出版社，2004.
2. 张永学.核医学.北京：科学出版社，2009.
3. Murray IPC,Ell PJ.Nuclear Medicine in Clinical Diagnosis and Treatment.Edition 2.London：Churchill Livingstone,1998.
4. Wilson MA.Textbook of Nuclear Medicine.Philadelphia：Lippincott-Raven,1997.
5. Allen TW,Tulchinsky M.Nuclear Medicine Tests for Acute Gastrointestinal Conditions.Semin Nucl Med,2013,43(2):88-101.
6. Vasavid P,Chaiwatanarat T,Pusuwan P,et al.Normal Solid Gastric Emptying Values Measured by Scintigraphy Using Asian-style Meal：A Multicenter Study in Healthy Volunteers.J Neurogastroenterol Motil,2014,20(3):371-378.

Notes

第十八章　肝胆及胰腺显像

核素肝胆显像（hepatobiliary imaging）可以使用不同的显像剂，反映肝脏不同的功能状态和病理生理变化。通过显像观察肝脏的动脉血供、肝血流灌注和血池影像，肝细胞摄取、分泌和排出显像剂，能够反映肝细胞功能、胆道排泄状况和肝脏单核—巨噬细胞系统吞噬胶体显像剂，旨在显示肝脏的形态和吞噬功能。

第一节　肝胆动态显像

一、原　　理

人体衰老的红细胞破坏而生成的血红蛋白，分解代谢为胆红素。胆红素被肝细胞摄取，然后与葡萄糖醛酸或硫酸结合，最后排入胆道。

肝细胞（多角细胞）自血液中选择性地摄取肝胆显像剂，并通过近似于处理胆红素的过程，将其分泌入胆囊，继而经由胆道系统排泄至肠道。应用肝胆动态显像还可观察药物被肝脏摄取、分泌、排出至胆道和肠道的过程，取得一系列肝、胆动态影像，从而了解肝胆系的形态，评价其功能。

二、显　像　剂

用于肝胆动态显像的放射性药物目前主要有两大类：^{99m}Tc 标记的乙酰苯胺亚氨二醋酸类化合物（^{99m}Tc-iminodiacetic acid，^{99m}Tc-IDAS）和 ^{99m}Tc 标记的吡哆氨基类化合物（^{99m}Tc-pyridoxylidene amino acid，^{99m}Tc-PAA）。前者以二乙基乙酰苯胺亚氨二醋酸（^{99m}Tc-EHIDA）、二异丙基乙酰苯胺亚氨二醋酸（^{99m}Tc-DISIDA）和三甲基溴乙酰苯胺亚氨二醋酸（^{99m}Tc-mebrofenin），后者以吡哆 -5- 甲基色氨酸（^{99m}Tc-PMT）最为常用。肝胆显像的显像剂在血液循环过程中与白蛋白结合并被运送至肝脏。进入类似于胆红素的代谢途径，然而并不参与葡萄糖醛酸或硫酸的结合过程而以原形排出。其中 ^{99m}Tc-DISIDA、^{99m}Tc-mebrofenin 和 ^{99m}Tc-PMT 的肝摄取率、胆汁排泄率和尿中排出量均比较理想（表 18-1）。

表 18-1　肝胆动态显像的主要显像剂

药物名称	中、英文全名	3h 尿中排泄率（%）
^{99m}Tc-HIDA	二甲基 IDA（dimethyl IDA）	20
^{99m}Tc-EHIDA	二乙基 IDA（diethyl IDA）依替菲宁	5
^{99m}Tc-DISIDA	二异丙基 IDA（diisopropyl IDA）	4.5
^{99m}Tc-PIPIDA	对异丙基 IDA（p-isopropyl IDA）	10
^{99m}Tc-BIDA	对丁基 IDA（p-butyl IDA）	2
^{99m}Tc-mebrofenin	三甲基溴 IDA（bromotrimethyl IDA）甲溴菲宁	2
^{99m}Tc-PG	吡哆醛谷氨酸（pyridoxylidene glutamate）	28
^{99m}Tc-PI	吡哆醛亮氨酸（pyridoxylidene isoleucine）	10
^{99m}Tc-PMT	吡哆 -5- 甲基色氨酸（pyridoxyl-5-methyl triptophan）	2

三、显像方法

(一)患者准备

检查前患者至少禁食 4~12 小时,保证胆囊充盈,避免因进食使胆囊处于分泌期而造成胆囊不显影所导致的假阳性。如果禁食时间过长(超过 24 小时)或使用完全静脉营养者,可能因胆汁无法进入充盈的胆囊,也可造成胆囊的不显影,因此这类患者检查前需注射 Sincalide(人工合成的促胆囊收缩素),同时还应停用对奥狄括约肌有影响的麻醉药物 6~12 小时。

(二)显像方法

患者取仰卧位,探头视野应包括全部肝脏、部分心脏和肠道。静脉注入显像剂 185~370MBq (5~10mCi)后即刻取得血流灌注像,并于 5、10、20、30、45、60 分钟分别采集图像或以每 5 分钟/帧连续采集至 60 分钟。平面像常规采集前位、后位和右侧位,必要时加左侧位、右前斜、左前斜和右后斜位。

(三)介入试验

介入试验是利用药物或生理、物理因素的介入引起胆流动力学改变,用以检测胆道功能,提高诊断率。常用的介入试验如下。

1. 胆囊收缩试验　促胆囊收缩素(cholecystokinin,CCK)或脂餐(fatty meal)。Sincalide 具有促进胆囊收缩的活性,注入后胆囊即开始收缩,15 分钟作用达高峰。脂餐也可以测定胆囊收缩功能,且更符合生理过程,但注射 CCK 时间短、可重复性高并容易标准化。

2. 吗啡试验　吗啡引起奥狄括约肌收缩。胆囊管如果是通畅的,借助于奥狄括约肌的推力,胆汁将大量流入胆囊而使胆囊显影,反之为急性胆囊炎。吗啡用以缩短确诊所需要的时间。

3. 苯巴比妥试验　苯巴比妥促进胆红素与葡萄糖醛酸的结合,并可促进结合胆红素分泌入毛细胆管,还增加肝细胞中 Y 蛋白对胆红素的摄取。在新生儿肝炎,酶活力低下,服用苯巴比妥后,黄疸明显消退,伴随血清总胆红素和结合胆红素明显下降;而先天性胆道梗阻和肝外胆道梗阻病例的黄疸并不消退。

四、适 应 证

1. 诊断急性胆囊炎。
2. 鉴别诊断肝外胆道梗阻和肝内胆汁淤积。
3. 鉴别诊断先天性胆道闭锁和新生儿肝炎。
4. 诊断胆总管囊肿等先天性胆道异常。
5. 肝胆系手术如肝移植、胆道—肠道吻合术等手术后的疗效观察和随访、胆汁漏的诊断。
6. 肝细胞癌、肝腺癌、肝局灶性结节增生的特异诊断。
7. 异位胆囊的确定。
8. 了解肝胆功能。
9. 诊断十二指肠—胃胆汁反流。

五、图 像 分 析

按动态显像顺序,分为血流灌注相、肝实质相、胆管排泄相和肠道排泄相四期(图 18-1)。读片时应注意观察各时相影像的动态变化,注意心前区显像剂是否存在;肝影浓聚和消退的过程;胆系影像的形态,有否胆管扩张;胆囊显影与否,胆囊显影时间;肠道出现显像剂的时间等。对肝脏影像的分析,与肝脏胶体显像相同。

1. 血流灌注相(blood flow phase)　自静脉注射后即刻至 30~45 秒左右,心、肺、肾、大血管、肝脏依次显影,与肝血流灌注相相仿。

Notes

2. **肝实质相**(liver parenchyma phase)　注射后3~5分钟肝脏已清晰显影,且显像剂浓聚继续增强,15~20分钟左右达高峰,以后肝影逐渐变淡(图18-1)。

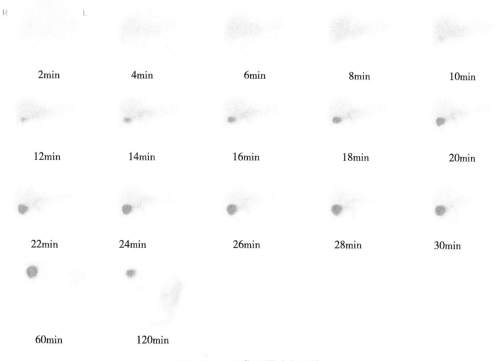

R　　　L

| 2min | 4min | 6min | 8min | 10min |

| 12min | 14min | 16min | 18min | 20min |

| 22min | 24min | 26min | 28min | 30min |

| 60min | 120min |

图18-1　正常肝胆动态显像

3. **胆管排泄相**(bile duct excretion phase)　随着肝细胞将显像剂分泌入胆道,注射后5分钟胆管内即可出现显像剂。逐次显现左右肝管、总肝管、胆总管和胆囊管、胆囊影像。胆囊一般45分钟内已显影。肝影变淡,胆系影像随肝影变淡而更清晰,有时可见"胆道树"结构。

4. **肠道排泄相**(intestines excretion phase)　显像剂被排至肠道。一般不迟于45~60分钟。

六、临 床 应 用

1. **急性胆囊炎**　急性胆囊炎最特异的病理生理表现为炎症、水肿或其他原因所造成的胆囊管梗阻。因此,在急腹症情况下,具有正常的肝脏影像、肝胆管显影、肠道排泄相正常,而胆囊持续不显影,可证实急性胆囊炎的临床诊断(图18-2)。

胆囊持续不显影需要注意与慢性胆囊炎、胆囊结石和胆囊癌等其他胆囊疾病相鉴别。此外,急性胰腺炎、酒精中毒、长期采用静脉营养及禁食时间过长等也可造成胆囊不显影。引起肝胆显像诊断急性胆囊炎假阳性的可能原因包括:禁食时间小于4小时,禁食时间大于24小时,严重的肝细胞受损,肝功能不全,慢性胆囊炎,营养过度,酒精中毒,胰腺炎等。我们可通过三种方法鉴别:①给予Sincalide;②给予吗啡;③延迟显像至注射后2~4小时,一旦出现胆囊影,即可排除急性胆囊炎诊断。

目前非侵入性的超声和CT在急性胆囊炎的临床应用方便,诊断的敏感性也高,但肝胆动态显像可以发现胆道梗阻及胆囊功能紊乱的病理生理过程,这是其他方法不可替代的。

2. **慢性胆囊炎**　慢性胆囊炎患者肝胆动态影像正常,胆囊正常显影。胆囊延迟1~4小时显影是大部分慢性胆囊炎的明显特征,胆囊显影越滞后,诊断慢性胆囊炎的符合率越高。肠道先于胆囊出现显像剂是慢性胆囊炎的一个特异性的征象。

慢性无结石性胆囊炎,发病率低,包括胆囊慢性炎症、部分梗阻或功能失常(胆囊失运动功能),患者往往表现为胆囊对促胆囊收缩反应异常。

Notes

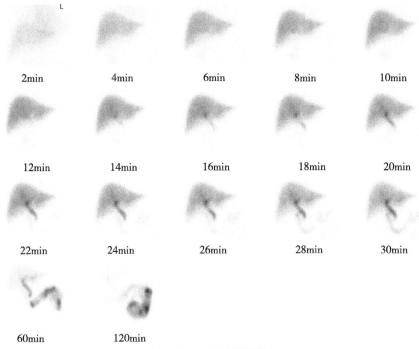

图 18-2　急性胆囊炎

胆囊排胆分数（GBEF）反映胆囊收缩功能,测定方法是在胆囊显影并呈基本稳定状态后,静脉注射 CCK 200mg/kg（或 Sancalide 0.02mg/kg）,或服脂餐后继续作肝胆动态显像至 30 分钟,勾画胆囊感兴趣区（ROI）,获得胆囊收缩前及 30 分钟时（或胆囊缩小至稳定程度时）的胆囊影像计数率,按下列公式计算排胆分数（GBEF）:

$$GBEF(\%)=\frac{胆囊收缩前计数率-30分钟（或胆囊缩小至稳定程度时）计数率}{胆囊收缩前计数率}\times100\%$$

排胆分数低于 35% 被认为胆囊收缩不正常,其数值不受年龄的影响。

目前超声显像对胆囊结石非常敏感,是诊断慢性胆囊炎的首选,但对于非结石性胆囊炎,介入性核素肝胆动态显像较超声敏感。

3. 胆管先天性囊状扩张症　先天性胆总管囊肿通常可分为四型。它们在肝胆动态显像图上表现为胆总管扩张部分的显像剂滞留,构成椭圆形或梭形浓聚影,可在肝影和胆囊影消退甚至进餐后仍残存。

4. 黄疸的鉴别诊断　肝细胞性黄疸患者的肝细胞受损而功能减低,因此对显像剂的摄取也低下,肝脏显影不清晰,而心影显像持续存在。梗阻性黄疸在肝功能未严重损害的情况下呈现为肝影持续浓聚不消退,而肠道不显影或显影延迟。肠道显影延迟,伴梗阻上段胆管扩张,考虑为不完全梗阻,若 24 小时肠道仍不显影为完全性梗阻。

5. 新生儿胆道疾病的鉴别诊断　新生儿黄疸多见于先天性胆道闭锁和新生儿肝炎。新生儿胆管极细,超声检查不理想。非介入性的无创核素肝胆动态显像,观察有无胆道、肠道排泄来鉴别诊断。一般至少要延迟显像观察至 24 小时。肠道内出现放射性,即可诊断为新生儿肝炎。肠道内持续未见放射性,给患儿口服巴比妥钠 2.5mg/kg 体重,每日 2 次,连续 7 天,再行肝胆动态显像,如 24 小时后肠道内仍无放射性,则诊断为先天性胆道闭锁。

6. 胆总管梗阻的诊断　胆总管梗阻可由胆总管结石、肿瘤和胆总管狭窄所引起。虽然核素肝胆动态显像对胆总管梗阻具有特异性影像学表现（肝脏摄取良好,但没有胆道排出,图 18-3）,可是临床上往往不作为首选。但以下情况推荐采用:

（1）发生梗阻前 24 小时胆总管扩张已经发生,此时超声正常,肝胆动态显像已可表现为异常。

Notes

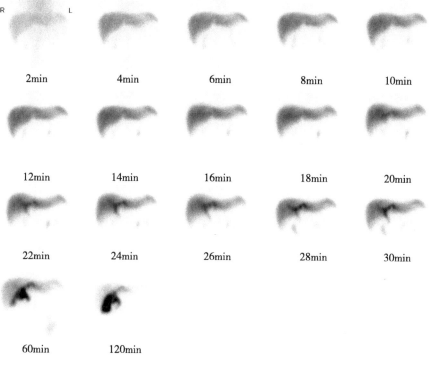

图 18-3 胆总管梗阻

（2）对于先前已有胆总管扩张史或外科手术史的患者,胆总管往往难以恢复到原来的正常直径。肝胆动态显像可观察从胆道至肠道显像来鉴别诊断梗阻性或非梗阻性扩张。

7. 不完全性胆总管梗阻的诊断　超声和静脉胆道造影很难发现由于结石造成的不完全性胆总管梗阻,此时胆总管可能不扩张。核素肝胆动态显像通过显像剂从胆道排至肠道延迟(大于 60 分钟)来诊断不完全性胆总管梗阻(图 18-4)。

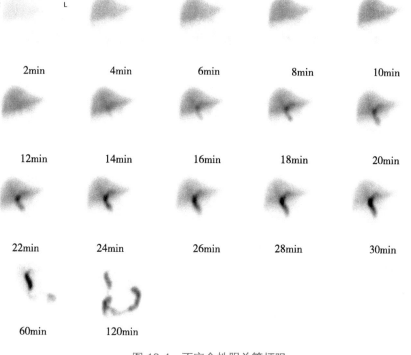

图 18-4 不完全性胆总管梗阻

Notes

8. **肝胆道手术后的评价**　肝胆系术后核素肝胆显像能提供下述有用信息：①术后有无胆道闭塞；②胆道、肠道吻合术（Rous-Y 手术）后吻合口的通畅性；③BillrothⅡ式手术后的胆流畅通情况，有无胃—食道胆汁逆流（图 18-5）；④有无胆漏（图 18-6）；⑤肝移植术后有无排斥反应，有无感染或胆道梗阻。

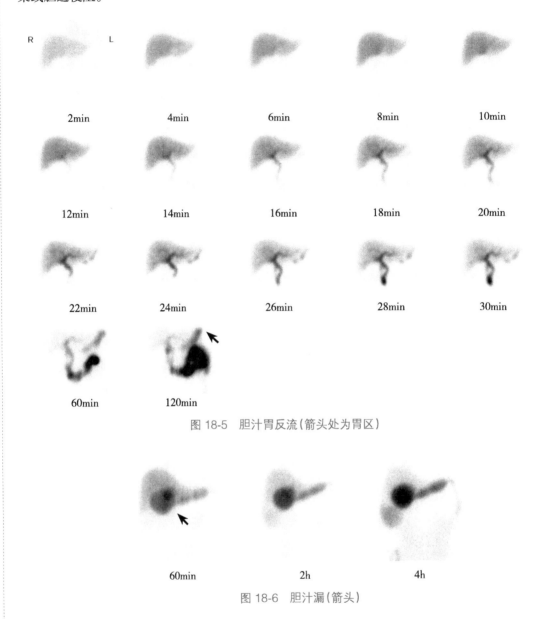

图 18-5　胆汁胃反流（箭头处为胃区）

图 18-6　胆汁漏（箭头）

9. **肝细胞癌的定性诊断**　肝细胞癌起源于肝细胞，能摄取肝胆显像剂。正常肝组织摄取显像剂后，迅即分泌，排入胆道系统，肝区放射性迅速降低。因肝癌病灶缺乏有效的胆道系统，所以放射性肝胆药物无法及时排出，淤滞于病灶局部。一方面病灶部位放射性滞留，另一方面病灶周围正常肝组织放射性迅速降低甚至清除，病灶"热区"显示。双向的消长，犹如"水落石出"一般。

延迟显像是肝肿瘤阳性显像的一种方法，可用于小肝癌的定性和定位诊断，但检出率不高。超声检查、CT 和 MRI 均可诊断，超声更灵敏，CT 更直观，MRI 对小肝癌的诊断有独特优势。

放射性核素肝胆动态显像具有方法简便、安全和无创的特点，且辐射剂量低，对新生儿也适用，是临床诊断肝胆疾病的常用方法之一。肝胆动态显像反映了肝细胞的功能和代谢，体现了核医学显像的独特优势。

Notes

第二节　肝血流灌注和肝血池显像

一、原理和显像剂

　　肝脏血液丰富,双重血供,75% 来自门静脉,25% 来自肝动脉。肝血流灌注显像(hepatic perfusion imaging)能够记录肝脏血流灌注的全过程,显像剂在血循环中达到平衡后,浓聚在肝脏血管腔和血窦中,称之为肝血池显像(hepatic blood pool imaging)。

　　用作肝血流灌注和肝血池显像的显像剂见表 18-2。其中以 ^{99m}Tc 标记的红细胞最为常用,标记方法较多,有体内法、半体内法和体外法。

表 18-2　用于肝血池显像的放射性药物

药物名称	存在部位	物理半衰期(h)	给予剂量(MBq)	吸收剂量(μGy)*	
				肝脏	全身
^{99m}Tc-HAS	血管腔(肝血窦)	6	555~740	5.40	2.7
^{99m}Tc-RBC	血管腔(肝血窦)	6	555~740		4.86~5.13
^{99m}Tc-Dx	血管腔(肝血窦)	6	555~740		
^{123m}InCl$_3$	血管腔(肝血窦)	1.7	370~555		2.70~5.40

* 指注入 1MBq 显像剂量产生的吸收剂量

二、显像方法

　　患者无需特殊准备。显像剂 ^{99m}Tc-RBC,剂量 740~1110MBq(20~30mCi),"弹丸"式静脉注射。分别采集肝血流灌注相、血池相和延迟相。必要时可进行断层显像。

三、适应证

　　1. 肝血管瘤的诊断,以及肝血管瘤和肝细胞癌的鉴别诊断。

　　2. 鉴别诊断血供丰富和血流减少的占位性病变。血供丰富的病变有肝血管瘤、肝细胞癌和部分转移性肝癌。血流减少或缺乏的病变有肝囊肿、肝硬化结节、肝脓肿等。

　　3. 了解肝脏或肝内局部病变的肝动脉血供和门静脉血供。

　　4. 进行肝脏的血流灌注评价,如测定肝血流量,肝动脉门静脉血流比等。

四、图像分析

(一) 正常影像

　　1. 肝血流灌注相动脉期(artery section)　"弹丸"式注射放射性药物后,依次可见显像剂通过心脏各房室,肺及左心显影后 2~4 秒腹主动脉开始显影,继续 2~4 秒双肾及脾脏显影,而肝区不出现明显放射性。

　　2. 肝血流灌注相静脉期(vein section)　双肾显影后约 12~18 秒,肝区放射性持续增加,并逐渐超过肾脏。此为门静脉灌注所致(图 18-7)。

　　3. 肝血池相平衡期(balance section)　30 分钟或更长时间后,^{99m}Tc-RBC 在循环血液中充分混合,达到平衡状态。通过静态影像可观察到心、脾和肝等血池影像。正常情况下肝区放射性分布均匀,强度一般低于心血池影和脾影(图 18-8)。

Notes

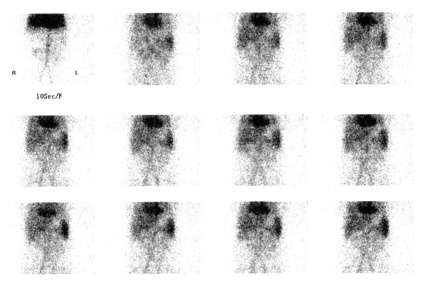

图 18-7　正常肝血流灌注显像(10s/F)

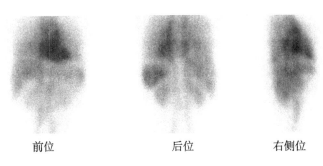

前位　　　　　　　　后位　　　　　　　右侧位

图 18-8　正常肝血池显像

(二)异常影像

1. 肝血流灌注相动脉期血流增加。

(1) 全肝普遍增高:是肝硬化或门静脉高压形成的表现之一。

(2) 肝内胶体显像显示缺损区,而局部肝动脉血供增强时,可作为肝脏实质性肿瘤(原发性肝癌、转移性肝癌、肝腺瘤等)的一个特征。但部分血管瘤也有此表现。

2. 平衡期　病变部位的显像剂分布与周围正常肝组织相比较,可有高于、低于、等于正常肝组织水平三种情况,分别称之为血池显像剂"过度填充"、"填充"、和"不填充"。

(1) 病变部位显像剂分布高于周围肝组织(过度填充):往往是肝血管瘤的特征性表现。

(2) 病变部分显像剂分布低于周围肝组织(不填充):提示肝内病变没有或很少有血液供应,多为肝囊肿、肝脓肿、肝硬化结节等。

(3) 病变部分显像剂分布等于周围肝组织(填充):表明病变有血供,其血供与肝组织相近。病变可为肝癌、转移性肝癌、良性实质性肿瘤或血管瘤等。

为了便于比较,将部分肝脏疾病的胶体显像、血流和血池显像的典型表现列于表18-3。

五、临　床　应　用

肝动脉灌注与血池显像对肝血管瘤(hemangioma)的诊断具有很高的特异性且无创,可作为肝血管瘤术前病因诊断的首选方法(图18-9)。有时结合核素肝胶体显像,与之进行比较更有利于作出诊断。肝血流灌注相中血流灌注正常或略降低,而肝血池显像病灶局部放射性增

Notes

表 18-3 部分肝脏疾病的胶体显像、血流和血池显像表现

肝胶体显像		肝血池显像	
		肝血流灌注相	平衡相
肝脓肿	局部放射性降低、缺损	无灌注	无填充
肝囊肿	局部放射性降低、缺损	无灌注	无填充
肝血肿	局部放射性降低、缺损	一般无灌注	一般无填充
肝硬化	斑点状稀疏或局部缺损	动脉灌注可增强,可表现为全肝或局部	填充,但无过度填充
肝血管瘤	局部缺损	动脉灌注正常,有时局部动脉灌注增强	过度填充。或仅见一般填充
原发性肝癌	局部缺损	局部动脉血供增强或正常	有填充,但无过度填充
转移性肝癌	斑点状稀疏或局部缺损偶见正常	局部动脉血供增强或正常	有填充
肝寄生瘤	正常	局部动脉血供增强或正常	有填充

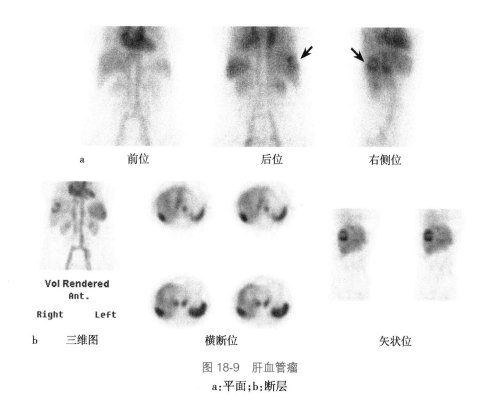

图 18-9 肝血管瘤
a:平面;b:断层

多,是肝血管瘤的典型表现。这些典型表现对诊断血管瘤有 100% 的特异性。SPECT 断层显像可进一步提高检测肝血管瘤的灵敏性,特别是对小于 5.0cm 的病灶以及多发病灶更具优势。采用断层图像及三维动态显示,有助于进一步提高检出率,特别是在血管瘤多发和病灶较小时。

随着 CT、超声显像的发展,对于肝脏肿瘤性病变的诊断和鉴别诊断具有更准确和经济、简便的特点,故目前核素显像已很少使用。

Notes

第三节　其 他 显 像

一、肝脾胶体显像

（一）显像原理与显像剂

静脉注射放射性胶体显像剂被肝脏内单核 - 巨噬细胞系统吞噬而存留较长时间而不被迅速排出，通过 SPECT 显像获得肝影像（图 18-10）。大多数肝内病变（如肝癌、肝囊肿、肝脓肿和肝血管瘤等）与正常肝组织不同，不具有单核 - 巨噬细胞，显示为放射性缺损区。

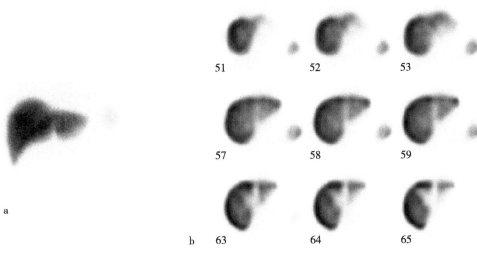

图 18-10　正常肝脾显像

a：平面；b：断层

除了肝脏中的单核 - 巨噬细胞系统在脾脏、骨髓以及其他脏器也有分布，尤其脾脏中，故放射性核素肝胶体显像又称肝脾胶体显像（colloid liver-spleen imaging）。胶体在这些器官的分布特点取决于胶体颗粒直径大小，颗粒直径偏小，骨髓甚至肾的聚集增加；颗粒直径偏大，脾脏的聚集增加。正常情况下，注入量的 80%~85% 被肝脏清除，5%~10% 存于脾脏，其余放射性存在于骨髓中（图 18-11）。

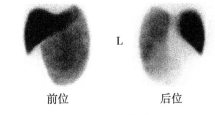

图 18-11　巨脾

目前常用的肝脾胶体显像剂有 ^{99m}Tc- 硫胶体（^{99m}Tc-sulfur colloid，^{99m}Tc-SC）和 ^{99m}Tc- 植酸盐（^{99m}Tc-phytate）等。其中 ^{99m}Tc- 植酸盐本身并不是胶体，静脉注入后与血液中的钙离子螯合形成颗粒大小约为 20~40nm 的 ^{99m}Tc- 植酸钙胶体。表 18-4 为常用的肝胶体显像剂及特性。

表 18-4　常用的肝胶体显像剂及其特性

药物名称	颗粒直径 nm	主要分布脏器	给予量（MBq）	吸收剂量（Gy）*	
				肝脏	全身
^{113}In- 胶体	3×10^3	肝、脾	74	1.30×10^{-4}	1.35×10^{-6}
^{99m}Tc- 硫胶体	300	肝、脾、骨髓	74~296	9.72×10^{-5}	4.05×10^{-6}
^{99m}Tc- 锡胶体	700	肝、脾	74~185	8.64×10^{-5}	5.40×10^{-6}
^{99m}Tc- 植酸盐	—	肝	74~185	9.72×10^{-5}	3.78×10^{-6}

*注入 1MBq 显像剂的吸收剂量。

Notes

（二）显像方法

患者无须特殊准备。静脉注射肝脏显像剂 74~185MBq(2~5mCi)，15~20 分钟后开始显像。肝功能不佳患者适当增加显像剂的剂量，并延至 30 分钟或更迟检查。根据需要可行平面或断层显像，平面显像常规前位、后位及右侧位影像，必要时添加左侧位、右前斜、左前斜、右后斜等体位。断层采集可处理出横断面、冠状面和矢状面影像，并可获得三维立体影像。

（三）适应证

过去此法常用于肝脏大小、位置和形态等的评估。由于其他影像技术的发展，目前肝胶体显像的主要用于以下方面：

1. 受检者患幽闭恐惧症等情况下，不能施行 CT、MRI 等检查时，了解肝脏大小、位置、形态和肝内占位性病变。

2. 配合其他放射性核素检查作阴性对照和定位，如用于下列显像过程中：如 ^{99m}Tc-RBC 肝血池显像诊断肝血管瘤；^{111}In- 白细胞显像诊断感染；^{131}I-MIBG 显像诊断嗜铬细胞瘤；^{99m}Tc-MAA 肝动脉灌注显像；^{67}Ga 显像诊断肝癌或其他肿瘤；单克隆抗体显像作肿瘤定位；^{133}Xe 测定局灶性脂肪变性；和肝胆延迟显像诊断原发性肝癌等。

3. 协助鉴别诊断肝脏肿块，特别是在诊断局灶性结节增生（FNH）和肝腺瘤时。

4. 诊断布 - 卡氏综合征。

（四）正常影像

1. 位置　正常肝脏上界不超过右侧第五肋间，下界右侧下缘与肋弓相近，左侧下缘在胸骨剑突下。位置异常可表现为位置上移、下垂、陷入胸腔内和左右逆转等。肝脏位置下移常见于肺气肿等呼吸道疾患、内脏下垂和邻近器官的压迫等。腹内压增高患者肝脏可向正中线甚至向上推移。内脏转位者可呈左位肝。

2. 形态　正常肝脏前位一般呈直角三角形，边缘完整且光滑。右缘和上缘呈清晰的弧形，肝影近心脏处可见心脏压迹。右侧位肝脏呈卵圆形、椭圆形、菱形或逗点状，变异较多。前下方有向内凹的胆囊窝，后下缘存在右肾所造成的压迹。后前位像左叶放射性明显低于右叶。脾脏影像在后前位较清晰。

3. 大小　可通过肝右叶平行于正中线的右叶最大长径（R）和肝左叶通过身体正中线的肝左叶长径（L）来测定肝脏的大小。参考正常值：右叶长径（R）11~15cm，左叶长径（L）5~9cm。

4. 肝脏放射性分布　正常肝脏放射性分布基本均匀。由于肝右叶组织较左叶厚，右叶放射性高于左叶。左、右叶间常见条索状放射性稀疏，由圆韧带及镰状韧带压迹所致。肝下缘影像较模糊，此与呼吸运动的影响及组织较薄有关。近肝门处常见一凹陷性压迹，与汇管区血管和胆总管结构有关，其附近有胆囊窝与之相连。

（五）异常影像

肝胶体显像的异常影像主要表现在肝脏位置、大小、形态异常、放射性分布异常（局限性稀疏或缺损、弥漫性稀疏或缺损、局限性浓聚）及肝外放射性增高等。

1. 肝区局限性放射性稀疏或缺损　大小超过一定范围的肝内占位性改变，可表现为单个或数个放射性稀疏或缺损区。原发性肝癌、转移性肝癌、肝腺瘤、肝血管瘤、肝脓肿和肝囊肿等均可表现为占位性病变。肝内其他病变，如较大的肝硬化结节，以及某些肝外病变也可在肝脏显像时造成局部放射性缺损区。引起肝胶体显像呈局限性缺损的主要原因见表 18-5。必须强调肝区局部放射性稀疏或缺损并非都是占位性病变，而占位性病变亦并不一定是恶性肿瘤。

2. 肝内放射性分布弥漫性稀疏　肝内放射性分布不均匀，可见多数散在的斑点状甚或斑片状放射性减低区，伴有肝脏大小和形态上的变化，且肝脏以外的放射性摄取可明显增加，常为肝

Notes

表 18-5　肝胶体显像呈现局部放射性缺损的原因和疾病

肝内占位性病变		肝内其他病变			肝外病变
恶性肿瘤	良性肿瘤、囊肿	感染性	创伤性	其他	
原发性肝癌	肝腺瘤	肝脓肿	肝外伤后血肿	肝硬化结节	胆总管囊肿
转移性肝癌	肝囊肿	包虫囊肿	肝外科切除术后	肝内胆囊	胆囊
肝脏血管肉瘤	肝胆管囊肿	肉芽肿	肝破裂	胆管扩张	胆囊腺瘤
网状细胞肉瘤	肝血管瘤	肝结核	放射治疗后	胆管脓肿	胰腺癌
平滑肌肉瘤	肝脏淋巴管瘤	肝血吸虫病		肝静脉闭塞	横结肠癌等
肝脏脂肪肉瘤				肝局灶性增生	外部病变的压迫
胆管癌				进行性全身硬化症	肋骨等生理的压迹
霍奇金病				结节性多发动脉炎	
淋巴瘤					
多发性骨髓瘤					

硬化、肝炎、肝吸虫病和代谢性疾病等弥漫性实质性疾病以及肝内恶性肿瘤的表现。表 18-6 所列各种肝脏疾病均可呈现为弥漫性病变。要强调的是肝胶体显像对这些疾病的诊断及鉴别诊断并无特殊价值。

表 18-6　肝胶体显像呈现弥漫性病变的主要原因

恶性病变	其他病变
原发性肝癌	急性肝炎
转移性肝癌	慢性肝炎
霍奇金病	肝硬化
白血病	肝吸虫病
霍奇金淋巴瘤	代谢疾病(脂肪肝、糖尿素病、淀粉变性糖原病、单乳糖症)
	感染(螺旋体、结核菌、放线菌)
	化疗后
	单核细胞增多症

3. 肝内局限性"热区"　少数情况下,肝显像时可表现为局限性放射性浓集区,即局限性 "热区",多见于上腔静脉综合征、下腔静脉综合征及肝静脉闭塞症及布 - 查综合征;偶尔也见于 肝硬化、肝血管瘤、肝脏局灶性增生等疾病(表 18-7)。

表 18-7　肝胶体显像呈"热区"的主要病变

常见	偶见	少见
上腔静脉综合征	肝硬化	肝脓肿
下腔静脉综合征	肝血管瘤	肝细胞癌
肝静脉闭塞症	肝局灶性增生	无名动脉闭塞征,收缩性心外膜炎
巴德 - 吉亚利综合征		三尖瓣闭锁不全症
		下腔静脉 - 门静脉吻合发作性夜间性血色素尿症

Notes

（六）临床应用和评价

放射性核素胶体显像可提供对肿瘤大小、位置、手术切除范围的估计以及确定经皮穿刺活检的最适位置。肝断层显像对肝内直径在 1.5~2cm 的较小占位及位置较深的病变检出率较高。然而，这种核素肝脏显像技术具有局限性，如特异性差且敏感性低，目前已被 CT、MRI 与超声显像所取代。

二、门静脉分流的定量评价

门静脉循环的测定是了解许多肝脏疾病病理状况的基础，并有助于选择门静脉高压疾病患者的治疗方案。

早期曾使用高锝酸盐作为放射性药物。患者仰卧，取膀胱截石位，γ 照相机探头覆盖患者腹部和下胸部，$^{99m}TcO_4^-$ 经由肛门直肠注入后，动态连续采集高锝酸盐被肠黏膜摄取，进入肝、心的影像，并作定量分析计算分流指数。正常人示踪剂绝大部分进入肝脏，心脏分流的量很少。门静脉压力增高时，进入肝脏的份额减少而心脏分流增加，以此了解门静脉分流情况。但采集数据的技术条件要求较高，放射性药物快速通过肝脏而未能在其间滞留，致使正确获取参数极为困难，加上胃黏膜能摄取高锝酸盐，引起干扰，统计误差较大。

其后又曾用 ^{123}I-IMP、^{201}Tl 等作为显像剂行门静脉分流测定。其中以 ^{201}Tl 较为实用，由于分流的示踪剂可以被心肌所摄取，通过核医学影像观察心脏摄取的程度，可以定性分流程度，进一步计算心脏和肝脏放射性之比（H/L），更能准确定量门静脉高压。

$$H/L = \frac{经面积校正后的心前区 ROI 计数}{经面积校正后的肝区 ROI 计数}$$

首次灌流后 ^{99m}Tc-MIBI 能被心肌和肝脏所摄取，因此使用 ^{99m}Tc-MIBI 测定门静脉压力既能获得影像资料，定量方法又相对简单和直观。方法是通过肛门插入导管后，将 ^{99m}Tc-MIBI 注入距肛门 20cm 以上的直肠肠腔中。正常人及非门静脉高压病例直肠黏膜吸收放射性显像剂后，通过直肠上静脉至肠系膜下静脉进入门静脉而运行到肝脏，故绝大部分 ^{99m}Tc-MIBI 被肝脏所处理，肝脏出现放射性的时间较心脏为早，且放射性强度远高于心脏。所以此时心前区放射性与肝区放射性比值（H/L）很低，反映心脏摄取放射性份额的参数—分流指数（SI 值）亦很低。相反，门脉高压病例由于门静脉压力升高，门静脉和体静脉间吻合支呈代偿性扩张，使一部分血液通过吻合支绕过肝脏直接回心。其运行路线为：直肠上静脉→直肠中、下静脉（或肠系膜下静脉末梢处的侧支）→下腔静脉→心。因此，心前区放射性有可能提早出现并显示明显的心影。此时，H/L 值及 SI 值上升。由于该方法 H/L 值及 SI 值在给药后 15 分钟到 3 小时内基本保持稳定，故只需在相应时间用 γ 相机采集一次静态影像，即可获得高质量的图像并计算定量指标。一般选择在给药后 1.5 小时采集。勾画心脏和肝脏的感兴趣区后，以下述公式计算定量指标：

$$SI(\%) = \frac{心前区 ROI 计数}{心前区 ROI 计数 + 肝区 ROI 计数} \times 100\%$$

临床上，随着肝病程度的加重，H/L 值、SI 值也呈上升趋势。门静脉压力测定可用于了解患者病情、肝硬化分类以及降低门脉高压药物治疗效果的评价。

三、移植胰岛显像

细胞移植被认为是今后移植学发展的趋势。目前开展的细胞移植主要分为干细胞移植及体细胞移植。体细胞移植技术已经比较成熟，部分体细胞移植如胰岛细胞移植治疗 1 型糖尿病已经运用于临床。对于细胞移植后细胞是否健康存活、功能如何等是迫切需要解决问题。核医学分子影像学为移植物的早期活体检测及早期干预提供了契机，大大提高细胞移植的临

Notes

床疗效。

1. 细胞移植后移植物的监测　可用于细胞移植后的体内定位。将 ^{18}F 和 ^{99m}Tc 标记格列本脲(glibenciamide)衍生物进行 PET 和 SPECT,可检测移植胰岛细胞。利用 2 型单胺囊泡转运体蛋白(type 2 vesicularmonoamine transporters, VMAT2),不但在中枢神经系统表达,也在胰岛 β 细胞表达的原理,与 ^{11}C- 二氢丁苯那嗪(^{11}C-DTBZ)配体结合,利用 PET 对 VMAT2 受体进行定量研究,可对胰岛细胞进行定量监测。

2. 细胞移植后移植物与宿主相互作用的监测　细胞移植后组织缺氧及非特异性炎症反应可通过 PET 受体显像监测。对新生血管的形成和基因表达进行准确、特异地监测,对于血管内皮细胞生长因子受体的靶向治疗与监测具有临床实用价值。或用正电子核素标记某些代谢底物行报告基因显像监测移植细胞存活。如 I 型单纯疱疹病毒胸腺嘧啶脱氧核苷激酶报告基因和多巴胺 D_2 受体(D_2R)报告基因显像等对胰岛移植进行长期而安全的体内监测。

小　结

　　肝脏核医学的检查方法包括放射性肝胆显像、肝血流显像和胶体肝脾显像。放射性核素肝胆显像用于诊断胆囊管梗阻(急性胆囊炎),以及其他肝胆疾病的诊断和鉴别诊断。诊断急性胆囊炎灵敏度(>95%)、特异度(>98%)。放射性核素肝胆显像由于通过动态显像反映肝脏胆道系统的功能状态,体现了核医学"功能显像"的优势,因而得到较为广泛的应用。

　　肝血池显像诊断肝血管瘤的特异性非常高,几乎达到 100%。肝胶体显像显示占位性病变,肝血流灌注正常而肝血池显像呈放射性过度填充是肝海绵状血管瘤的强指征,可作为鉴别血管瘤的可靠依据。采用多探头 SPECT 对小病灶的诊断准确性进一步提高。

　　放射性胶体肝脾显像曾经是无创的显示肝脏形态的唯一方法,在肝胆疾病中起过很大的作用。但随着高分辨率的影像诊断方法(如超声、CT、MRI 等)的出现,肝脾胶体显像在临床上使用明显下降。

　　总之,应用多种放射性药物进行的肝脏核医学影像是"功能"显像,在疾病的诊断中也起着重要作用。

(李思进)

参考文献

1. 张永学,黄钢. 核医学. 第 2 版. 北京:人民卫生出版社,2010:331-376.

2. Ziessman HA.Nuclear medicine hepatobiliary imaging. Clinical Gastroenterol Hepatol,2010;8(2):111-116.

3. Chang-Suo Xia,Xuan-Ying Yang,Guang-Xiang Hong.^{99m}Tc-DISIDA hepatobiliary imaging in evaluating gallbladder function in patients with spinal cord injury. Hepatobiliary & Pancreatic Diseases International, 2007,02:204-207.

4. Martin P. Sandler,R. Edward Coleman,James A. Patton,Frans J. Th. Wackers,Alexander Gottschalk. Diagnostic Nuclear Medicine. EDITION 4. Lippincott Williams &Wilkins. 2002:503-529.

5. A K Buck,J C Stollfuss,A Stahl,et al.Nuclear medical diagnostics for liver tumors. Der Internist,2007,48(1): 21-24,26-29.

Notes

第十九章　造血系统和淋巴系统

放射性核素全身骨髓显像可显示活体条件下全身的骨髓分布、骨髓造血组织容量和骨髓的功能状态。能够对全身骨髓功能障碍提供诊断信息,从而弥补局部骨髓穿刺检查和活检的不足。放射性核素淋巴显像具有灵敏度和特异性高、图像清晰和方法简便的特点,适合于前哨淋巴结探测及淋巴结转移癌诊断、淋巴瘤辅助诊断、淋巴水肿的鉴别诊断等。随着显像设备不断的发展改善和新的显像剂出现,骨髓和淋巴显像已成为研究和诊治造血淋巴系统疾病的重要辅助手段。

第一节　骨　髓　显　像

一、原理及显像剂

骨髓包括红骨髓和黄骨髓。红骨髓主要由造血组织和血窦组成,具有造血功能,通常情况下其吞噬等功能与骨髓造血功能相一致。根据作用的靶细胞不同可分为下列内容。

(一) 单核巨噬细胞骨髓显像

也称为放射性胶体骨髓显像,目前常用。骨髓间质中的单核巨噬细胞系统能够吞噬放射性胶体而使骨髓显像,通常情况下骨髓的单核巨噬细胞活性与骨髓的红细胞生成活性相一致,因此可间接反映红骨髓的造血功能和分布状况。临床最为常用且效果最好的胶体显像剂是 ^{99m}Tc-硫胶体 (^{99m}Tc-sulfur colloid),此外还有 ^{99m}Tc- 植酸钠 (^{99m}Tc-sodiun phytate) 和 ^{113m}In- 胶体。

(二) 红细胞生成骨髓显像

运用放射性药物标记转铁蛋白,进入红骨髓后参与红细胞的生成代谢,从而使造血骨髓显影,直接反映骨髓造血功能和分布情况。^{52}Fe- 枸橼酸铁是较为理想的造血功能显像剂,有很好的生理学特性,能直接反映红骨髓的造血功能和分布状态。氯化铟 (^{111}In-chloride) 与转铁蛋白有很强的结合能力,但氯化铟不参与血红蛋白的合成。

(三) 粒细胞生成细胞骨髓显像

1. 抗粒细胞单克隆抗体　癌胚抗原 (CEA) 亚单位 NCA95 是一种糖蛋白,可在粒细胞生成细胞的分化过程表达于细胞膜表面表达。^{99m}Tc-NCA95 抗体进入体内后与 NCA95 特异性结合,用于粒细胞生成细胞的骨髓显像。

2. ^{99m}Tc-HMPAO- 白细胞　^{99m}Tc 与 HMPAO 形成复合物,借助 HMPAO 的亲脂性而进入白细胞内,从而达到标记白细胞的目的。这类显像剂的制备需要首先分离白细胞,因操作技术复杂等原因而导致其在国内未能广泛应用于临床。

(四) 细胞代谢活性骨髓成像

1. 对 ^{18}F-FDG 的摄取程度能够反映细胞代谢功能状态,它非常适用于检测红骨髓功能和在良 / 恶性肿瘤疾病时骨髓受侵袭的状况。当骨髓弥漫性的 FDG 摄取增加时可与下列因素相关:恶性肿瘤的刺激、造血疾病所致、炎症性反应和近期化疗所致等。另外骨髓摄取 FDG 大量增加,也可能是由于粒细胞集落刺激因子 (granulocyte colony-stimulating factor, G-CSF) 或粒细胞 - 巨噬细胞集落刺激因子（Granulocyte-macrophage colony stimulating factor, GM-CSF）治疗诱导的结果，因此扩张型和增强型的摄取还应考虑是否在造血生长因子治疗期间。

2. ^{99m}Tc-MIBI 也被推荐作为"多发性骨髓瘤"潜在的示踪剂，虽然其在脊柱和骨盆的弥漫性病变显影上优于 ^{18}F-FDG PET/CT，但在检测病灶和初步分期、随访和再分期等方面不及 ^{18}F-FDG PET/CT 显像。

3. ^{111}In- 喷曲肽生长抑素受体显像能够探测多发性骨髓瘤患者的恶性浆细胞和浆细胞瘤，尤其适合复发患者。

（五）细胞增殖活性骨髓成像（proliferative activity imaging）

1. ^{18}F-FLT 的 PET 显像用于细胞增殖的评价。它通过被动扩散和依赖 Na$^+$ 转运体进入细胞，经磷酸胸苷激酶 1（TK1）磷酸化为 ^{18}F-FLT 磷酸，然后滞留在细胞中。但是 ^{18}F-FLT 与胸腺嘧啶结构不同，不能进一步代谢合成核酸。在急性髓系白血病患者的骨髓和脾中 ^{18}F-FLT 的摄取是增加的，在难治性的、复发的或未经治疗的白血病患者中 ^{18}F-FLT 的摄取也明显升高。另外，在骨髓移植后骨髓活性的评估方面，本显像是非常有前景的无创诊断方法。

2. ^{11}C- 蛋氨酸的 PET 显像也能反映细胞的增殖状况，骨髓中的 ^{11}C- 蛋氨酸的摄取增加的机制是细胞增殖和蛋白质合成表达增加。因此可用于高度增殖组织的氨基酸代谢成像，如骨髓活性成像。

二、显 像 方 法

检查前患者无需特殊准备，显像前排空膀胱。常规进行前位和后位全身显像，根据需要对感兴趣区部位行多体位局部显像。

三、适 应 证

1. 造血功能障碍等疾病需要了解骨髓活性。
2. 某些骨髓增生性疾病的辅助诊断。
3. 选择最佳的骨髓穿刺部位。
4. 骨髓栓塞的诊断。
5. 多发性骨髓瘤的辅助诊断等。

四、图 像 分 析

正常成年人具有造血功能的红骨髓主要分布于中轴骨，称为中央骨髓，少量分布用于四肢骨，称为外周骨髓。进行全身骨髓影像分析时，应注意中央骨髓内的显像剂分布情况和集聚程度，外周骨髓是否扩张和有无髓外造血等。

（一）正常图像

放射性胶体显像时显像剂分布与骨髓中具有造血活性的红骨髓的分布一致，主要集中在正常成年人中轴骨及肱骨和股骨的上 1/3 部位，显像剂呈均匀性分布（图 19-1）。肝脾能聚集大量显像剂而显影清晰。胸骨和肋骨显影常不清晰。正常婴幼儿红骨髓均分布于全身，除中央骨髓外、四肢整个骨髓（包括长骨髓腔及骨骺）均可显影。5~10 岁时尺骨、桡骨、胫骨和腓骨部分显影或不显影；10~18 岁时肱骨和股骨下段开始不显影；18~20 岁以上呈现成人骨髓的分布特点。

红细胞生成骨髓显像时 ^{52}Fe- 枸橼酸铁等主要分布于中轴骨骨髓，正常肝脾中浓聚较少，如果脾明显显影，往往提示有髓外造血可能。而 ^{111}In 骨髓象与放射性胶体图像相类似，但 ^{111}In 显像剂在肝脾内摄取较少，因此具有胸椎下段和腰椎上段的骨髓显示清晰的特点。通常骨髓影像被分为 0~4 级（表 19-1）。

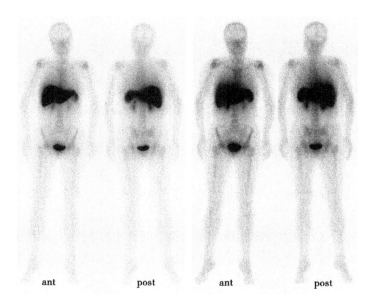

图 19-1　正常成人放射性胶体骨髓显像

表 19-1　骨髓活性水平分级及其临床意义

分级	骨髓显影程度	临床意义
0 级	骨髓未显影,中心骨髓放射性分布与周围软组织相似	骨髓功能严重受抑制
1 级	骨髓隐约显影,略高于周围软组织本底,轮廓不清晰	骨髓功能轻、中度受抑制
2 级	骨髓清晰显影,轮廓基本清晰	骨髓活性正常
3 级	骨髓清晰显影,摄取放射性增多,轮廓清晰	骨髓造血活性高于正常
4 级	骨髓显影十分清晰,与骨骼影像相似	骨髓造血功能活性明显增强

（二）异常图像

骨髓异常通常表现在骨髓分布和活性异常两个方面。主要观察骨髓内显像剂分布和浓聚情况,判断是否存在局限性显像剂分布缺损区和广泛性的显像剂分布增高或减低,以及外周骨髓内显像剂分布范围是否扩大、有无髓外造血等。异常骨髓影像常见于以下类型(以放射性胶体骨髓显像为例):

1. 中央骨髓和外周骨髓均不显影或明显显影不良,提示全身骨髓量普遍减低或功能严重受抑制(图 19-2)。

2. 中央骨髓和外周骨髓显影增强,影像清晰,甚至向四肢远心端扩张,提示全身骨髓增生活跃,称为骨髓增生活跃型。

3. 中央骨髓显影不良,而肱骨和股骨骨髓显影并向远心端扩张,称为外周骨髓扩张型,提示中央骨髓受抑制,外周骨髓功能代偿性增生。

4. 骨髓局部显像剂分布减低、缺损或增高,提示局部骨髓功能减低、缺失或增强。

5. 中央骨髓显影不良,而外周骨髓、肝、脾等其他部位出现显像剂局灶性分布增高,提示有髓外造血,为一种造血功能的代偿性现象。

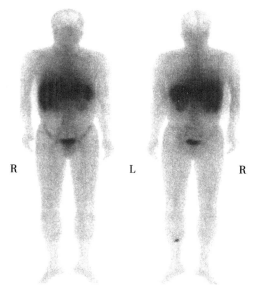

图 19-2　中央骨髓和外周骨髓功能均受到抑制

Notes

五、临床应用

(一)再生障碍性贫血

再生障碍性贫血(aplastic anemia)是一种造血功能衰竭的综合征,病理特点是全身性造血组织总容量减少,但在造血功能抑制的骨髓组织中有散在岛状增生灶。因此骨髓显像呈多样化表现:

1. 荒芜型　全身骨髓不显影,仅见肝脾影像,表明全身骨髓造血功能广泛性严重受抑制,见于重度再障。

2. 抑制型　全身骨髓活性低于正常,中央骨髓分布稀疏,容量减少,显影不良。骨髓抑制程度与病情轻重一致。

3. 灶型　在全身不同程度受抑制的中央骨髓中可见界限清楚的"灶状放射性浓聚影"或者在外周骨髓(如股骨和胫骨干中段)的活性明显扩张,常见于慢性再障和青年再障患者,预后较好。

4. 正常型　少数病情较轻再障患者的骨髓影像基本正常,该类患者预后佳。

(二)白血病

白血病(leukemia)是一种起源于造血(或淋巴)干细胞的恶性疾病,在骨髓和其他造血组织中白血病细胞大量增生积聚,正常造血受到抑制,并浸润其他器官和组织。

1. 急性白血病骨髓显像的主要特点是中心骨髓绝大多数表现为明显抑制,而外周骨髓扩张。中心骨髓受抑制的程度与病理类型及年龄无关,而与骨髓内白血病细胞比例有关。有时全身各部骨髓抑制的程度不一致,出现花斑样骨髓影像。外周骨髓最早出现扩张的部位是膝关节、踝关节的骨骺端,随后沿着四肢长骨髓腔由近及远地离心式的扩张,多见于膝关节,股骨和胫骨等部位。

2. 慢性白血病骨髓显像的结果与急性白血病相似,均表现为中心骨髓抑制和外周骨髓扩张。当慢性白血病晚期伴发中轴骨纤维化时,外周骨髓扩张更为明显。部分患者可出现脾脏肿大,脾脏的大小及变化是白血病治疗过程中判断疗效的指标之一。

3. ^{18}F-FDG PET 显像也可用于白血病的辅助诊断。既可以观察慢性粒细胞白血病(CML)治疗结束骨髓摄取 FDG 的减少,也可以提示急性淋巴细胞白血病(ALL)局部复发情况。但须与注射促粒细胞生长因子、促红素等药物及近期化疗后骨髓增生活跃相鉴别,后者有明确的治疗史。

(三)其他血液系统疾病

1. 原发性真性红细胞增多症(polycythaemia vera,PV)和骨髓增生异常综合征(MDS)骨髓显像均表现为早期中心骨髓正常,随病情进展中央骨髓活性明显增强,外周骨髓扩张;晚期中心骨髓活性受抑制,外周骨髓纤维化和脾脏肿大。继发性红细胞增多症骨髓显像基本正常。^{18}F-FDG 显像呈现对 FDG 摄取弥漫性升高,这是因多能造血干细胞的克隆增殖刺激骨髓所致。

2. 慢性溶血性贫血、慢性失血性贫血和缺铁性贫血的骨髓显像可见中心骨髓活性明显增强和外周骨髓扩张及脾脏肿大(图 19-3)。这不同于白血病的外周骨髓扩张,它是一种生理性代偿反应。病情好转时可恢复正常。急性溶血

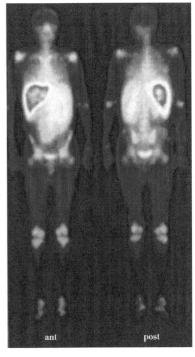

ant　　　post

图 19-3　中心骨髓活性明显增强伴外周骨髓扩张和脾肿大

Notes

性贫血骨髓显像可正常或中心骨髓活性轻度增强。

3. 多发性骨髓瘤（multiple myeloma）是一种骨髓内浆细胞异常增生性恶性疾病，病灶呈散在性分布。骨髓显像可见中央骨髓内有单个或多个显像剂局灶性分布缺损区，常伴有外周骨髓扩张。^{99m}Tc-胶体显像时近一半患者的中心骨髓可见多发性局灶性缺损，能较 X 射线检查出现溶骨性改变早几个月，其诊断敏感性高于骨骼显像。结合断层显像还可提高诊断灵敏度。

4. 骨髓纤维化 早期表现为中心骨髓受抑制，外周骨髓扩张。随着病情发展，外周骨髓开始纤维化时，其活性也逐渐被抑制（图 19-4）慢性特发性骨髓纤维化（MF）的对 ^{18}F-FDG 摄取减低，肝脾增大且对 FDG 摄取显著增加。

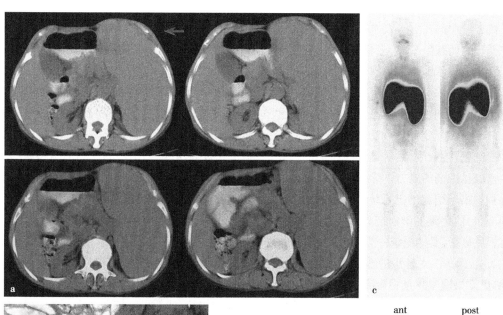

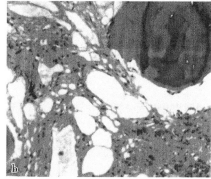

图 19-4 原发性骨髓纤维化
a：CT 示脾脏明显肿大，腹主动脉旁淋巴结肿大；b：骨髓穿刺活检示骨髓纤维化；c：PMF 骨髓显像示全身骨髓重度抑制

（四）骨髓穿刺最佳部位的选择

骨髓显像能显示全身骨髓的分布状况和不同部位的骨髓活性，可有助于选择最佳的穿刺和活检部位，提高骨髓穿刺的阳性率。

（五）骨髓循环障碍性疾病的诊断

1. 骨髓栓塞的部位多见于双下肢，其次为双上肢。常见于镰状细胞性贫血和镰状细胞性血红蛋白病，急性期 X 线检查多无异常。骨髓显像时病灶部位呈放射性分布缺损，外周骨髓影像正常或增浓的典型征象。

2. 股骨头无菌性缺血坏死 病变早期 X 线多无异常，易误诊。因血液障碍导致股骨头内骨髓受损，骨髓显像可见患侧股骨头放射性分布明显低于健侧，甚至缺损，而周边骨髓影正常。断层显像可提高诊断的灵敏性。与核素骨显像比较，避免了膀胱内放射性对观察股骨头的影响，骨盆影像优于骨骼显像。

第二节　淋 巴 显 像

淋巴显像(lymphoscintigraphy)是一种简单和无创检查方法,可显示淋巴系统结构变化和淋巴液动态回流的功能,对于了解淋巴回流通畅情况和评价肿瘤淋巴结转移具有临床意义。尤其是前哨淋巴显像在肿瘤诊治方面体现了越来越重要的临床价值,它能够为治疗方案的确定和预后评价提供重要的影像诊断信息。

一、淋巴管显像

核素显像剂在引入人体组织间隙后,可被毛细淋巴管摄取,随后进入淋巴循环,从而获得淋巴液循环的动态影像,能够显示流经的淋巴管和淋巴结的通畅程度和功能状态。

(一)显像原理与显像剂

1. 显像原理　毛细淋巴管内皮细胞具有主动吞噬、胞饮大分子和微粒物质的特性。放射性核素淋巴显像剂被毛细淋巴管吸收进入淋巴循环,借助 ECT 显像仪可追踪和显示:淋巴结和淋巴链的分布、形态、大小和功能状态,淋巴液流通和循环的情况,以及动态影像等。当淋巴结受到肿瘤细胞代谢产物及肿瘤相关抗原的侵袭,结构遭到破坏、吞噬细胞功能受到抑制和局部淋巴结摄取显像剂的能力下降或消失时,表现为放射性减低或缺损。当有癌栓、丝虫、外伤、放疗、丹毒和感染等引起淋巴系统阻塞或引流受阻,显像剂在阻塞的远端淋巴结内沉积,导致该处显像剂浓聚,而远端的淋巴链显影中断。淋巴显像具有较高的特异性,除淋巴系统外,肝、脾和膀胱可轻度显影,其他组织一般不显影。

2. 显像剂　对理想的淋巴显像剂要求是:注射部位滞留少、清除快、颗粒分散度小、稳定性好、淋巴结摄取率高且相对滞留时间较长,以及半衰期和能量合适等特点。目前最常用的是:放射性胶体物质 ^{99m}Tc- 硫化锑(^{99m}Tc-ASC)等和高分子聚合物类,如 ^{99m}Tc- 右旋糖酐(^{99m}Tc-DX)等,前者注入组织液后经毛细淋巴管吸收、引流入淋巴管显像,后者因其分子量较小,淋巴引流快,经常用于动态显像。还有蛋白质 ^{99m}Tc- 人血清白蛋白(^{99m}Tc-HSA)等。

(二)适应证

1. 了解恶性淋巴瘤的累及范围。

2. 了解恶性肿瘤经淋巴系统转移的途径和程度,用于肿瘤的临床分期、治疗方案选择和淋巴结清扫根治术后的效果判断以及手术、放疗和化疗前后疗效对比。

3. 检测其他累及淋巴系统的良性疾病,包括肢体水肿、乳糜尿、乳糜胸、腹水、乳糜心包和蛋白丢失性肠症。

(三)禁忌证

无明确禁忌证。

(四)显像方法

根据怀疑的病变区域淋巴管的引流范围,选择该淋巴管的收集区域远端皮下、黏膜下、组织间隙和体腔及器官被膜下注射显像剂。对于较大范围者,尤其是下肢及腹部淋巴联合显像时,宜用全身显像(表 19-2)。根据选用显像剂和检查目的不同,应选择最佳显像采集时间。为利于淋巴结解剖定位,应确定体表标志(表 19-3)。

(五)图像分析

1. 正常图像　序贯显示通畅淋巴管影,两侧淋巴管基本对称,无明显延迟或中断;沿引流淋巴管链各站淋巴结清晰显示,显像剂分布基本均匀。心脏和肝脾可显影。判断时需考虑淋巴解剖特点、两侧对比,观察其走行趋势和连贯性,不拘泥于数目、大小、形态和显像剂分布的绝对一致和对称。影响因素有:肝内显像剂的摄取程度、引流区域的炎症、手术或放疗等。

Notes

表 19-2 常用淋巴显像的注射部位及其显示淋巴系统的范围

注射部位	显示淋巴系统范围	适应证
肿瘤内、肿瘤周围、肿瘤周围皮下	前哨淋巴结、病变上行淋巴	经淋巴系统转移的恶性肿瘤
双手拇、示指间皮下	双上肢、腋窝、锁骨上淋巴结	头颈部肿瘤
双足 1~2 趾蹼间皮下	双下肢、腹股沟、髂外、髂总、腹主动脉旁淋巴结、淋巴管、淋巴干	盆腔肿瘤转移及恶性淋巴瘤;乳糜症、乳糜胸、乳糜腹、肢体淋巴管炎、肢体淋巴水肿
两侧肋缘下腹直肌后鞘(肋弓下 1~2cm 中线旁 3cm)	乳内及胸骨旁淋巴结	乳腺癌
双耳后乳突尖端皮下	颈部、耳后、锁骨区淋巴结	头面部肿瘤
乳晕、乳房皮下	腋窝淋巴结	乳腺癌
肛周 3、9 点和(或)肛 - 尾骨连线中点	盆腔、直肠旁、骶前、髂内、腰干、乳糜池	盆腔恶性肿瘤
局部皮下	该部位皮肤局部引流淋巴结	局部皮肤肿瘤、皮肤黑色素瘤
右下腹阑尾点下	纵隔淋巴	纵隔恶性肿瘤

表 19-3 淋巴系统显像常用体表标志

显像部位	前位标志点	侧位标志点	后位标志点
颈淋巴	下颏尖、胸骨上缘	外耳孔	
腋淋巴	肩峰、胸骨上缘	腋窝前、后缘中心	
胸廓内淋巴	剑突、胸骨上缘		
腹股沟、髂淋巴	耻骨联合、脐、剑突		尾骨尖、髂嵴
盆腔内淋巴	耻骨联合、脐、剑突		尾骨尖、坐骨结节
其他	根据具体部位标出相关体表解剖标志点		

(1) 颈部淋巴结:前位可见乳突注射点下方较大的耳后淋巴结(此淋巴结显示与否可作为注射质量的客观判断指标)。向下可见两侧颈深及颈浅两组淋巴结,每组 2~7 个淋巴结。颈深淋巴结向内下,沿气管两旁走行,颈浅淋巴结在颈外侧皮下向下延伸,两侧大致对称;侧位像可见两条淋巴链呈"人"字形,颈深淋巴结在前,颈浅淋巴结在后。

(2) 腋窝及锁骨下淋巴结:前位像可见两侧淋巴结群对称地从腋窝斜向上延伸至颈根部,呈"八"字形分布。侧位像在条件合适时可显示腋窝淋巴结中央群、外侧群、后群等,大致呈菱形分布,形态、数目可有个体差异;一般锁骨上淋巴结不显影。

(3) 胸廓内淋巴结:在胸骨旁 1~3cm 处肋间隙可见每侧各 3~7 个淋巴结影,上下排列成链状,在胸廓上部分布较密集。20% 的正常人两侧淋巴结间有横跨交通支,两条淋巴链的淋巴结数目和大小不一定相等,淋巴结浓聚显像剂的多少也可不对称。注射点到肋弓水平可见到 1~2 个膈淋巴结,这是注射是否成功的重要标志。部分正常人可见到位于中线的剑突淋巴结。

(4) 腹股沟与腹膜后淋巴结:腹股沟深组、浅组淋巴结,髂外和髂总淋巴结,腹主动脉旁淋巴结群组成的淋巴链呈倒"Y"形排列,两侧淋巴链基本对称,各组各段之间连贯性好,正常人乳糜池及胸内淋巴系基本不显影,部分人左、右腰干之间有交通支,约 1/5 的人两侧髂淋巴结不对称。^{99m}Tc-DX 作示踪剂时可见双肾及膀胱显影。

(5) 盆腔淋巴结:常从后位观察,每侧只能看到 1~2 个闭孔淋巴结或直肠旁淋巴结,左右相似;前位可见髂总和主动脉旁淋巴结影像。因盆腔内毛细淋巴管少,吸收显像剂差,故髂、腰淋

Notes

巴结的显像清晰度较差。

2. 异常图像　正常淋巴管链出现显像剂中断、引流区域淋巴结出现过度浓聚或显像剂缺损,淋巴引流区以外部位出现显像剂浓聚;均视为异常图像。

(1) 显影时间明显延迟:2~4 小时后仍不见明确的淋巴结或淋巴管显影。

(2) 淋巴系统梗阻:淋巴链中断局部显像剂淤积,或出现侧支影像,淋巴管迂曲、扩张,显像剂外漏或向皮肤反流,提示淋巴系统严重梗阻。2~4 小时后肝不显影,组织内血本底不升高,提示淋巴系统重度梗阻。

(3) 淋巴结肿大:一处或多处淋巴结体积增大而显像剂摄取降低。

(4) 淋巴结影像缺失或淋巴链影明显中断。

(5) 两侧淋巴显像明显不对称:一侧淋巴管扩张,淋巴结增大或缺损。

(六) 临床应用

1. 乳糜症的定位诊断　乳糜症是指由各种病因引起的淋巴液外漏,主要包括乳糜尿、乳糜胸和乳糜腹等等。核素淋巴显像对乳糜外溢的诊断具有优势,不仅可显示在淋巴引流区域以外或显像剂进入血液循环之前其他部位出现的异常浓聚影,还可清晰显示乳糜症中淋巴液外漏的位置,从而协助制订临床治疗方案。

2. 淋巴水肿　是由于淋巴液回流受阻或淋巴液反流所致的最常见良性淋巴疾病,以下肢淋巴水肿最为多见,其显像特点是:水肿的下肢显影差且淋巴管显影中断,淋巴结摄取显像剂量也少,显像剂向表皮反流扩散,甚至不显像,显像剂滞留在注射部位(图 19-5)。继发性淋巴水肿可发生于任何部位,影像呈现局部淋巴引流缓慢甚至停滞,淋巴管显影中断并多有扩张,可出现多条侧支淋巴管显影等表现;局部淋巴回流加快增强,淋巴管没有明显的中断伴扩张,多提示近期感染;四肢淋巴显像可以明确水肿的部位和程度,协助临床制订正确的手术方案。对于本病的诊断,淋巴显像要优于 X 射线淋巴管造影,后者需手术切开淋巴管,属创伤性检查,注射造影剂的汞需留置数小时可引起急性或慢性反应。目前临床上尚无其他方法可以取代核素淋巴显像。

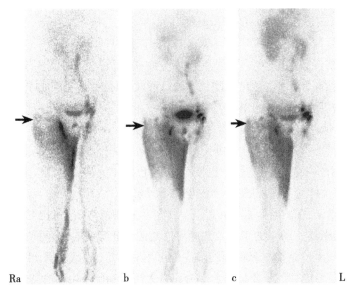

图 19-5　^{99m}Tc-Dx 淋巴显像示右下肢腹股沟处淋巴管完全性梗阻
a:20 分钟影像;b:2 小时延迟影像;c:4 小时延迟影像

3. 恶性肿瘤淋巴转移的诊断　淋巴显像可用于了解恶性肿瘤的淋巴引流途经、局部与远端淋巴结受累状况,对恶性肿瘤的临床分期、治疗方案的制订、评估预后有一定的作用。恶性肿瘤淋巴转移的影像表现为受累淋巴结肿大、模糊、缺损、形态不规则、边缘不清或正常淋巴链中断,淋巴引流梗阻时可见淋巴管扩张,局部显像剂摄取增强等。

4. 淋巴瘤的辅助诊断 显像特征是一处或多处淋巴结影增大,早期可见显像剂浓聚。中晚期显像剂摄取多降低,呈现显像剂分布稀疏或缺损改变。多部位的动态观察受累淋巴结数目、位置和显像剂摄取降低程度的变化,有助于该病分型、分期和疗效观察。如果在 CT 证实肿大的淋巴结位置,无核素显像剂聚集分布则更有诊断意义。

5. 淋巴管炎 本病特征是炎症淋巴管扩张、显像剂浓聚增多、淋巴链影像增粗、淋巴回流加快和淋巴结肿大。这与肿瘤、外伤引起的淋巴管阻塞明显不同。

6. 协助放疗布野 淋巴显像可以明确局部淋巴结的空间分布和位置,有助于恶性肿瘤放射治疗的靶区勾画和布野设计,有助于保证肿瘤适形调强放疗的质量和治疗增益比的提高。

二、前哨淋巴结显像

前哨淋巴结(sentinel lymph node,SLN)是原发肿瘤淋巴回流和转移的第一站淋巴结(图 19-6)。如果 SLN 没有癌细胞转移,则区域中其他淋巴结转移的可能性就非常小。同样,如果 SLN 阳性,则第二站、第三站、甚至更远的淋巴结均存在肿瘤转移的风险。因此从理论上讲,前哨淋巴结病理检查未发现肿瘤转移的患者,可以不进行局部淋巴结的手术清除或放射治疗的预防照射,从而使手术或放疗的范围缩小,能减少或避免不必要的淋巴清扫手术或放射治疗并发症的出现(如:淋巴回流障碍性水肿等)。针对分期较早的肿瘤患者,该检查技术具有较高的临床价值。

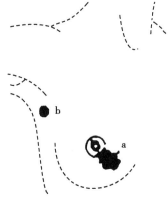

图 19-6 前哨淋巴结示例图
a:显像剂注射点;b:前哨淋巴结

(一) 显像原理

在肿瘤周围或皮下注射的放射性胶体颗粒,将沿局部淋巴管逐级引流到周围的各级淋巴结,最终被单核 - 巨噬细胞系统所捕获和吞取,使其滞留集聚于淋巴结,通过显像观察肿瘤局部淋巴结引流情况,可标定出肿瘤局部区域内首先显影的淋巴结,此即肿瘤的前哨淋巴结。

(二) 显像剂

前哨淋巴结显像剂颗粒的直径一般为 100~200nm,颗粒较小可能会缩短显像时间,并且次级淋巴结可能也会显影,导致前哨淋巴结和二级淋巴结难以区分;颗粒过大(>200nm)的显像剂只停留在间质组织,无法进入淋巴结。

目前临床较常用的前哨淋巴结显像剂主要有 ^{99m}Tc- 硫胶体(sulfur colloid,^{99m}Tc-SC),^{99m}Tc- 人血清白蛋白(^{99m}Tc-HSA)和 ^{99m}Tc- 右旋糖酐(^{99m}Tc-dextran,^{99m}Tc-DX)等。此外,近年来有一些新型的显像剂也陆续被研制出来,如 ^{99m}Tc 单克隆抗体、甘露糖结合受体、改良的脂质体以及放射性核素标记的纳米颗粒显像剂等。

(三) 显像方法

1. 注射方法 手术前一天于肿瘤周围的皮下分四点(3,6,9,12 点钟方位)或肿瘤表面正中皮下注射或肿瘤内单点注射显像剂,总注射剂量为 1~2mCi(37~74MBq)。

2. 定位方法

(1) 术前显像:患者仰卧位,充分暴露检查部位、动态采集 30 分钟后间隔多次静态显像,应用(SPECT)配低能高分辨平行孔准直器,矩阵 256×256。对所有显影的淋巴引流区域及放射活性热点(即前哨淋巴结)进行定位并在相应的表面皮肤进行标记,以协助术中定位。

同机图像融合技术采集患者的核素断层影像和 CT 影像,将功能影像和解剖影像融合,取核素影像的高灵敏度和解剖影像高对比度的优点综合显示 SLN 信息,从而获得较高的诊断阳性率。该显像技术能使患者在接受同一显像设备检查过程中保持体位不变的前提下具有如下特点:同时采集两种图像信息,准确定位 SLN、断层采集方式能够增加图像信息量,采集时间的延长则增加了靶区计数率,而采集角度的增加也可获得靶组织的空间信息,使图像重建后的影像更加清晰,3D 显示方式更加直观等,以及可同时了解 SLN 毗邻情况准确剔除假阳性信息等(图 19-7)。

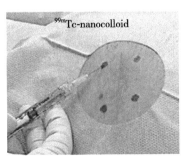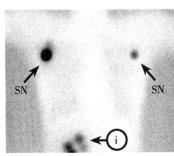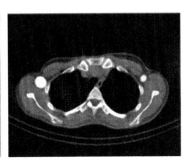

图 19-7　前哨淋巴结的 SPECT/CT 显像

(2) 术中探测:术中在手提式 γ 探测仪指引下,在放射活性最高点表面皮肤行适当大小的切口,仔细解剖,随时用 γ 探头指引,寻找高放射活性的淋巴结,对放射性最高区域进行反复 3 次以上探测,若结果一致则判定此点为 SLN 的位置。可对 SLN 进行活检,若未发现恶性转移细胞,可不必对引流区域的淋巴结进行彻底清扫;若 SLN 被肿瘤细胞侵犯,则必须对该区域淋巴结进行清扫。

(四) 临床应用

1. 乳腺癌　目前国内外报道最多的是乳腺癌前哨淋巴结的研究。腋窝淋巴结的状况是决定乳腺癌患者分期和预后的主要因素。前哨淋巴结探测可使病理医师专注于检查 1~2 个淋巴结,提高病理诊断率,有助于临床上更精确的分期。腋窝淋巴结清扫术是造成上肢水肿、疼痛、感觉及功能障碍等乳腺癌术后并发症的主要原因。不必要的放射治疗的淋巴结预防照射也会造成损伤。因此,通过对前哨淋巴结的检查,可以预测区域转移的信息,从而为肿瘤淋巴结转移的准确诊断、选择合理的手术治疗方案、减少手术的难度和减轻不必要的手术费用,同时为减轻病人的痛苦和提高生活质量提供准确可靠的诊断技术。

2. 其他肿瘤　前哨淋巴结显像还应用于黑色素瘤、胃肠道肿瘤、妇科恶性肿瘤、头颈部肿瘤、前列腺癌及非小细胞肺癌等恶性肿瘤的诊断与治疗上,能够准确定位,指导 SLN 活检,进而对肿瘤进行准确分期和预后判断,制定更为合理的治疗方案,提高患者的生存率和生存质量。

除上述的放射性核素定位前哨淋巴结方法外,还有生物染料法、生物染料法联合放射性核素显像、CT、MRI、超声造影技术和荧光纳米影像技术等。

小　结

核素骨髓显像能无创性显示全身功能性骨髓的分布和骨髓造血功能的变化。主要用于再生障碍性贫血和白血病患者全身骨髓分布和活性的分析和辅助诊断。能够观察化疗后骨髓恢复过程和外周骨髓有无残余病灶,提示骨髓穿刺和活检的有效部位,以及骨梗死、多发性骨髓瘤和骨骼肿瘤转移灶的定位诊断等。

淋巴显像是一种安全和无创的功能性显像方法。不但可以反映淋巴结及淋巴管的形态变化,还可以反映淋巴回流动力学的改变,适用了解局部引流淋巴管、淋巴结的解剖分布及生理功能;恶性肿瘤淋巴转移和恶性淋巴瘤的辅助诊断;协助确定肿瘤分期、确定治

Notes

疗方法和预后的评价;淋巴水肿、乳糜瘘和淋巴管炎等良性疾病的诊断。前哨淋巴结显像可显示出肿瘤局部区域内首先显影的淋巴结,能够较准确定位和指导活检,进而对肿瘤进行分期诊断和预后判断,并能协助制定更为合理的治疗方案。

(李小东)

参考文献

1. 梁昌华.造血与淋巴系统//见:张永学,黄钢主编.核医学.第2版.北京:人民卫生出版社,2010.
2. 李思进.造血系统和淋巴系统//见:李少林,王荣福主编.核医学.第8版.北京:人民卫生出版社,2013.
3. 黄钢.核医学与分子影像临床操作规范.北京:人民卫生出版社,2014:288-293.
4. Jeffrey E.Gershenwald,M.D.,and Merrick I.Ross,M.D.et al.Sentinel-Lymph-Node Biopsy for Cutaneous Melanoma.N Engl J Med 2011,364:1738-1745.
5. Morrow M.Harris J. R. Schnitt S. J.et al. Surgical Margins in Lumpectomy for Breast Cancer-Bigger Is Not Better. N Engl J Med 2012,367:79-82.
6. Muneer Ahmed,Arnie D Purushotham,Michael Douek et al. Novel techniques for sentinel lymph node biopsy in breast cancer:a systematic review. The Lancet Oncology,2014,8(15):e351-e362.

Notes

第二十章 泌尿系统

泌尿系统(urinary system)由肾脏、输尿管、膀胱和尿道组成,主要生理功能是排泄人体代谢的终末产物和维持水、电解质及酸碱平衡,可分为廓清功能、排泄功能和内分泌功能。泌尿系统的核医学检查方法很多,本章主要介绍肾动态显像(dynamic renal imaging)、肾静态显像(static renal imaging)以及膀胱输尿管反流显像(vesicoureteric reflux imaging),用于评价肾脏位置、大小、形态、血流灌注、皮质功能和尿路通畅情况。

第一节 肾动态显像

肾动态显像是泌尿系统疾病的常规核素检查方法,包括肾血流灌注显像(renal perfusion imaging)和肾功能动态显像(dynamic renal function imaging)两部分,可以为临床提供双肾血流、大小、形态、位置、功能及尿路通畅情况。

一、显像原理

静脉注射经肾小球滤过或肾小管分泌而不被重吸收的放射性药物(显像剂),用SPECT或γ-照相机快速连续动态采集包括双肾和膀胱区域的放射性影像,可依序观察到显像剂灌注腹主动脉、肾动脉后迅速集聚在肾实质内,随后由肾实质逐渐流向肾盏、肾盂,经输尿管到达膀胱的全过程。

二、显像剂

肾动态显像的显像剂根据集聚与排泄机制不同,分为肾小球滤过型和肾小管分泌型两类,常用的有:

1. ^{99m}Tc-喷替酸(二乙三胺五醋酸)(^{99m}Tc-diethylenetriaminepentaacetic acid,^{99m}Tc-DTPA),是肾动态显像目前最常用的显像剂,属肾小球滤过型显像剂。成人剂量为370~740MBq(10~20mCi);儿童剂量为7.4MBq/kg(0.2mCi/kg),最小为74MBq(2mCi),最大为370MBq(10mCi)。

2. ^{99m}Tc-巯基乙酰基三甘氨酸(^{99m}Tc-mercaptoacetyltriglycine,^{99m}Tc-MAG$_3$)和^{99m}Tc-双半胱氨酸(^{99m}Tc-ethulenedicysteine,^{99m}Tc-EC)均属肾小管分泌型显像剂,性能类似于^{131}I-OIH,成人剂量为296~370MBq(8~10mCi);儿童剂量为3.7MBq/kg(0.1mCi/kg),最小为37MBq(1mCi),最大为185MBq(5mCi)。

3. ^{131}I-邻碘马尿酸钠(^{131}I-orthoiodohippurate,^{131}I-OIH)是经典的肾小管分泌型显像剂,成人剂量为11.1~18.5MBq(0.3~0.5mCi)。由于^{131}I的物理性能不理想,使用剂量受限,影响图像质量,已逐步被^{99m}Tc标记的药物取代。

三、检查方法

1. 病人准备 一般无须特殊准备,受检者可正常进食和饮水。检查前30分钟常规饮水300ml,检查之前排空膀胱。

2. 图像采集 常规肾血流灌注显像和功能显像取坐位或仰卧位,后位采集;移植肾的监测取仰卧位,前位采集。静脉"弹丸"式注射显像剂,同时启动采集程序,行连续双肾动态采集。肾血流灌注显像:1~2秒/帧,共60秒。肾功能动态显像:30~60秒/帧,共20~40分钟。使用 ^{99m}Tc 标记药物为显像剂时,探头配置低能通用型准直器,能峰为140keV;使用 ^{131}I 标记物为显像剂时,探头配置高能准直器,能峰为360keV;窗宽均为20%。矩阵64×64或128×128,放大倍数(Zoom)1~1.5。

四、适 应 证

1. 了解双肾位置、大小、形态、血供及功能。
2. 筛查肾血管性高血压。
3. 诊断和鉴别诊断尿路梗阻。
4. 肾移植供体的肾功能评价,受体移植肾的监测。
5. 肾内占位性病变良、恶性的鉴别诊断。
6. 鉴别诊断腹部肿物与肾脏的关系。
7. 探测创伤性尿漏。

五、图 像 分 析

1. 肾血流灌注显像

(1) 正常影像:"弹丸"静脉注射显像剂后,于腹主动脉上段显影后2~4秒,两侧肾动脉几乎同时显影,随后出现完好肾影,并逐渐变得清晰。该时相主要为肾内小动脉和毛细血管床的血流灌注影像,双肾影像出现的时间差小于1~2秒。双肾影像大小正常、形态完整、显像剂分布(血流灌注)均匀对称,双肾血流灌注曲线:峰时差小于1~2秒、峰值差小于25%(图20-1)。

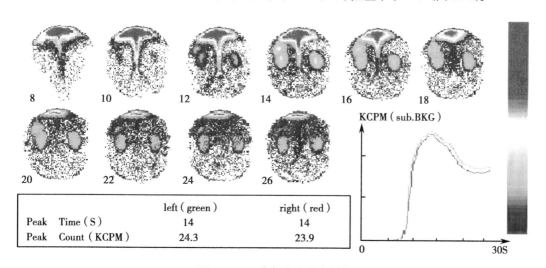

图 20-1　正常肾血流灌注影像

(2) 异常影像:双肾影像出现延迟、显像剂分布稀疏或缺损、灌注曲线幅度减低,通常由双肾血流灌注减低或"弹丸"注射质量差所致。单侧肾影出现延迟、肾影小而淡、峰时差大于2秒、峰值差大于25%,多见于该侧肾血管主干病变或肾萎缩。肾影中局部显像剂分布减低或增高,反映了局部病变的血运情况,有助于良恶性病变的鉴别。

2. 肾功能动态显像

(1) 正常影像:肾血流灌注显像后,肾影逐渐增浓,2~4分钟肾影最浓,双肾大小正常、呈蚕豆形,此时为肾实质影像,显像剂分布均匀。此后,肾实质内显像剂逐渐减退,肾盏、肾盂处显像剂逐渐增浓,输尿管可隐约显影或不显影,膀胱影像逐渐明显。显像结束时,肾影基本消退,大部分显像剂集聚于膀胱内(图20-2)。

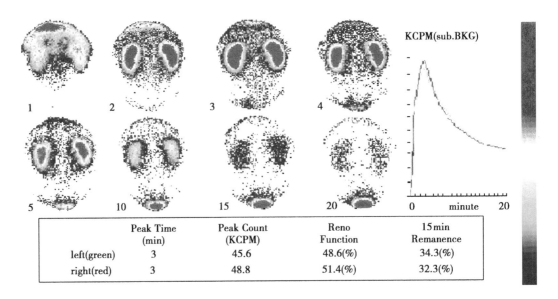

	Peak Time (min)	Peak Count (KCPM)	Reno Function	15min Remanence
left(green)	3	45.6	48.6(%)	34.3(%)
right(red)	3	48.8	51.4(%)	32.3(%)

图 20-2　正常肾功能动态影像

(2) 异常影像:许多肾脏疾病和上尿路病变均可引起肾功能动态像的异常,包括肾皮质的摄取减少,摄取高峰减低、延后或消失,显像剂分布稀疏、缺损或不均匀,排泄延缓或呈梗阻性表现。肉眼分析图像往往难以发现轻度的异常表现,需要通过肾功能定量分析才能发现相关指标异常。

六、定量分析技术

主要是应用感兴趣区(ROI)技术分别勾画出双肾及本底,通过显像仪器所配有的专门处理程序获取各种曲线及相关定量参数。

1. 肾图(renogram)　是指肾动态显像药物到达和经过双肾的时间 - 放射性曲线(time-radioactivity curve),可以综合反映肾血流灌注、皮质功能和上尿路通畅情况。肾图通常根据肾动态显像的系列影像,通过 ROI 技术获得。在无核医学显像仪器的单位和床前行移植肾监测时,仍常规应用非显像核素肾图仪检测。

(1) 正常肾图:由显像剂出现段(a 段)、显像剂聚集段(b 段)和排泄段(c 段)组成(图 20-3)。

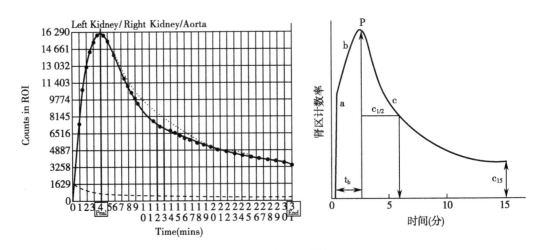

图 20-3　正常肾图曲线

a 段:静脉注射显像剂后 10 秒左右,肾图曲线出现急剧上升段。此段为血管段,时间短,约 30 秒,其高度在一定程度上反映肾动脉的血流灌注量。

Notes

b段:a段之后的斜行上升段,3~5分钟达高峰,其上升斜率和高度主要与肾血流量、肾皮质功能(肾小球或肾小管功能)有关。

c段:b段之后的下降段,前部下降较快,斜率与b段上升斜率相近,后部下降较缓慢。该段反映显像剂经肾集合系统排入膀胱的过程,主要与上尿路通畅程度和尿流量多少有关。

为客观地判断和分析肾图,经典的(^{131}I-OIH)肾图定量分析参数见表20-1。

表 20-1 肾图定量分析指标及正常参考值

指标	计算方法	正常值
高峰时间(t_b)	从注射药物到肾内放射性计数最高	<4.5 分钟
半排时间($C_{1/2}$)	从高峰下降到峰值一半的时间	<8 分钟
15 分钟残留率	$(C_{15}/b)\times100\%$	<50%
肾脏指数(RI)	$[(b-a)^2+(b-c_{15})^2]/b^2\times100\%$	>45%
分浓缩率	$(b-a)/(a\times t_b)\times100\%$	>6%
峰时差	$\|t_{b左}-t_{b右}\|$	<1 分钟
峰值差	$\|b_左-b_右\|/b\times100\%$	<30%
肾脏指数差	$\|RI_左-RI_右\|/RI\times100\%$	<25%

注:①C_{15}为注射药物后15分钟时的肾内计数率,b为高峰时的计数率,a为肾血流灌注峰的计数率;②20分钟残留率:^{99m}Tc-DTPA<60%,^{99m}Tc-EC等肾小管分泌型药物<50%。

(2) 异常肾图:包括分侧肾图曲线自身异常和双侧曲线对比异常,常见的异常肾图类型有:

1) 持续上升型:a段基本正常,b段持续上升,未见c段出现。单侧出现时,多见于急性上尿路梗阻;双侧同时出现,多见于急性肾性肾衰竭(图20-4)。

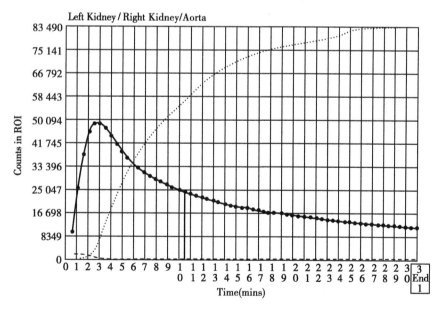

图 20-4 持续上升型肾图(点虚线)

2) 高水平延长线型:a段基本正常,b段斜率降低,上升较慢,此后基本维持在同一水平,未见明显下降的c段。多见于上尿路梗阻伴明显肾盂积水(图20-5)。

3) 抛物线型:a段正常或稍低,b段上升缓慢,峰时后延,c段下降缓慢,峰形圆钝。主要见于脱水、肾缺血、肾功能受损和上尿路引流不畅伴轻、中度肾盂积水(图20-6)。

Notes

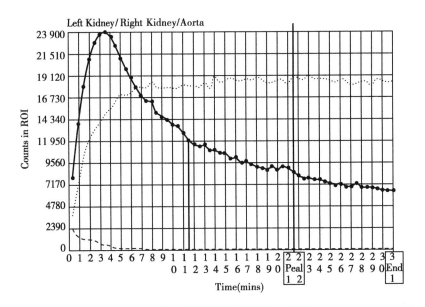

图 20-5　高水平延长线型肾图（点虚线）

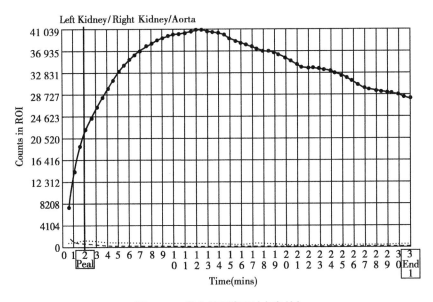

图 20-6　抛物线型肾图（点实线）

　　4）低水平延长线型：a 段低，b 段上升不明显，基本维持在同一水平。常见于肾功能严重受损和急性肾前性肾衰竭，也可见于慢性上尿路严重梗阻。当梗阻原因解除，肾图可很快恢复正常。

　　5）低水平递降型：a 段低，无 b 段，且显像剂缓慢递减。见于肾脏无功能、肾功能极差、肾缺如或肾切除。

　　6）阶梯状下降型：a、b 段基本正常，c 段呈规则的或不规则的阶梯状下降。见于输尿管尿反流和因疼痛、精神紧张、尿路感染、少尿或卧位等所致的上尿路不稳定性痉挛。

　　7）单侧小肾图型：较对侧正常肾图明显缩小，但其形态正常，a、b、c 段都存在，可见于单侧肾动脉狭窄、先天性小肾脏和游走肾坐位采集肾图。

　　2. 肾小球滤过率（glomerular filtration rate，GFR）　是指单位时间内从肾小球滤过的血浆容量（ml/min），它是反映肾脏滤过功能的直接指标。肾功能受损时，GFR 的改变要早于外周血肌酐和尿素氮的变化。人的 GFR 不能直接测定，只能通过血浆中某种标志物的清除率而间接估算。

Notes

经典的菊粉清除率测定方法一直被认为是"金标准",但其操作繁琐,难以在临床上开展。放射性核素标记物清除率测定方法与菊粉清除率测定方法具有较好的相关性、且易于临床操作。总肾 GFR 的正常参考值:男性为 125±5ml/min;女性为 115±15ml/min。相对分肾功能以分肾 GFR 在总肾 GFR 中所贡献的百分率判断,正常范围:42%~58%。GFR 与年龄有关,随着年龄增长(40 岁以后),GFR 有所下降,大约每年平均下降 1%。

肾动态显像法测定 GFR 是在静脉注射 ^{99m}Tc-DTPA 后,通过 γ 照相机及计算机系统采集双侧肾区时间 - 放射性曲线,利用注射后 2~3 分钟或高峰前 1 分钟的肾摄取率推算出 GFR。由于方法简便易行而得到广泛的推广,目前一般的 γ 照相机、SPECT 或 SPECT/CT 均有专门测定和计算 GFR 的程序,在做肾动态显像时仅要求输入病人的身高、体重和注射 ^{99m}Tc-DTPA 前后注射器的放射性计数等数据,并在计算机显示器上从肾动态影像中准确勾画肾脏及本底的 ROI,即可自动计算出分肾和总肾的 GFR 值。与血浆标本法相比,测定 GFR 的准确性略差,但其优点是:测定 GFR 的同时可评价分肾及总肾功能、显示泌尿系影像和尿路通畅情况、重复性好、不需要采血,还可以获得肾图曲线及一系列肾脏功能指标。

血浆标本法测定 GFR:主要有多标本法、双标本法(双血浆法)及单标本法。其中多标本法与菊粉清除率相关性最好,平均偏差仅 3.5ml/min,但需要多次抽血,病人不易接受。单标本法的准确性较差,而双血浆法则与多标本法具有良好的相关性,平均偏差为 2.8ml/min。因此,被推荐作为测定 GFR 的标准。

双血浆法通常于注射 ^{99m}Tc-DTPA 后 2 小时和 4 小时分别从药物注射的对侧前臂肘静脉取血 4ml,肝素抗凝,离心分离血浆,γ 计数仪测量血浆放射性计数。根据公式计算出双血浆法 GFR,然后用体表面积(BSA)进行标准化处理。

$$GFR= \frac{D\ln(P_1/P_2)}{(T_2-T_1)} \exp \frac{(T_1\ln P_2)-(T_2\ln P_1)}{(T_2-T_1)}$$

式中 D:注入体内药物的放射性计数(cpm);

    T_1:自注射药物至第一次采血的时间(min);

    P_1:T_1 时血浆中的放射性计数(cpm/ml);

    T_2:自注射药物至第二次采血的时间(min);

    P_2:T_2 时血浆中的放射性计数(cpm/ml);

3. **肾有效血浆流量**(effective renal plasma flow,ERPF) 系指单位时间内流经肾单位的血浆流量。通常采用肾小管分泌型放射性药物 ^{131}I-OIH、^{99m}Tc-MAG$_3$ 和 ^{99m}Tc-EC 等进行测量。此类药物静脉注射后,一次流经肾脏时几乎完全被清除而不被重吸收,故单位时间内肾脏对该物质的血浆清除率即相当于肾血浆流量。因肾脏血供的非泌尿部分(如肾被膜、肾盂等)不参与肾清除作用,所以测得的肾血浆流量称为肾有效血浆流量。

在实际工作中,通常采用肾动态显像法测定 ERPF。一般的 γ 照相机、SPECT 或 SPECT/CT 也通常配有已编制好的 ERPF 处理软件,按其说明进行操作处理即可算出 ERPF 值。因此,除使用放射性药物不同外,操作程序与肾动态显像法测定 GFR 基本相同。

推荐 ^{131}I-OIH 测定 ERPF 的正常参考值:总肾 537.86±109.08ml/min,右肾 254.51±65.48ml/min,左肾 281.51±54.82ml/min。若使用 ^{99m}Tc-MAG$_3$ 和 ^{99m}Tc-EC 测定 ERPF,应建立相关正常参考值。

七、临床应用

1. **肾实质功能的评价** 肾动态显像是评价肾实质功能非常灵敏、简便、无创的检查方法,明显优于肾盂静脉造影(IVP),尤其对于严重肾盂积水或其他原因所致的残余肾功能方面。根据肾脏功能受损的程度不同,肾血流灌注和功能动态影像的改变也不同。轻度功能受损可仅表

Notes

现为肾功能指标的异常,而较严重的功能受损则显
示血流灌注减低,肾实质聚集显像剂减少,高峰减
低、延后或消失,排泄延缓,甚至整个肾脏不显影(图
20-7)。特别是肾功能指标 GFR,不仅可以评价肾功
能损害程度、指导临床分期治疗,而且还可提示慢性
肾衰竭病人的透析治疗时机及判断透析病人的残余
肾脏功能。当测得 GFR 为 15ml/min 以下时,则应
开始透析治疗。对于透析病人,肾动态显像还有助
于判断病情的演变情况。

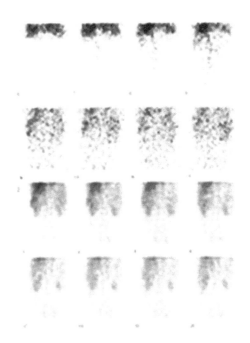

图 20-7　慢性肾功能不全

双肾血流灌注差;功能动态像可见双肾显影
欠清晰,体积减小,以右肾明显

与实验室检查指标反映总肾功能的重要区别,
肾动态显像可以评价分肾功能是其独特优势,特别
是在肾积水和肾肿瘤的治疗策略中具有重要的指
导价值。比如,临床对肾积水通常采用的治疗策略
是:受累肾功能大于 35% 者,采用保守观察治疗;受
累肾功能小于 35% 和两次肾动态显像定量的肾功
能下降 10 以上者,则采用肾盂成形术;肾切除的手
术指征则要具体分析,有人主张梗阻解除后患肾功
能在 10% 以下者可考虑肾切除术,但要充分考虑年
龄等其他因素。另有一项研究显示:肾恶性肿瘤接
受肾全切除术的患者,术前残留肾 GFR 大于 30ml/min 时,术后肾功能基本保持正常;而残留肾
GFR 低于 30ml/min 时,则往往出现肾功能不全。

2. 上尿路梗阻的诊断　上尿路梗阻的原因很多,包括机械性梗阻和功能性(或动力性)梗
阻。肾动态显像可显示双侧上尿路通畅情况,上尿路梗阻时,因梗阻程度、时间、部位不同,影像
表现有所不同。其典型影像特点为:肾盏、肾盂扩张显影,显像剂浓聚、消退延缓,有时可见梗阻
上方输尿管扩张显影。部分梗阻、时间较短时,同侧肾功能受损程度较轻。完全梗阻、时间较长,
可致该肾功能严重受损或完全丧失。因肾功能极差导致常规显像不能显示扩张肾盂时,应进行
延迟静态显像以期与巨大肾囊肿或肾占位病变相鉴别。另外,利尿剂介入试验有助于鉴别机械
性梗阻和功能性(或动力性)梗阻(图 20-8)。

利尿剂介入试验(也称利尿试验)主要用于功能性(或动力性)上尿路梗阻与机械性上尿路
梗阻的鉴别诊断。原理是:功能性梗阻的显像剂潴留是因其扩张、容积增大所致,当注射利尿剂、
增加尿流量后,可迅速将潴留的显像剂排出。而在机械性梗阻时,利尿可增加尿量但尿路不畅,
结果导致梗阻部位近端显像剂继续潴留或加重。

通常是常规肾图或肾动态显像结束并发现上尿路梗阻时,保持原有体位,静脉注射速尿
0.5mg/kg(儿童肾功能正常者按 1mg/kg 给药),以 1 帧/20s 继续采集 20 分钟。也可进行二次法
利尿试验,即常规肾图或肾动态显像发现上尿路梗阻后,择时先静脉注射速尿(剂量同上),3 分
钟后做第二次肾图或肾动态显像。

3. 肾血管性高血压的筛查　肾血管性高血压是由单侧或双侧肾动脉主干或主要分支狭窄
引起,狭窄的肾动脉经外科方法矫正后,其高血压应恢复正常或缓解。肾动态显像是无创性筛
选肾血管性高血压的理想技术,其影像特点:患侧肾血流灌注减低,影像延迟,肾实质影像小,多
伴有不同程度的肾功能受损,典型肾图曲线呈小肾图型。诊断可疑时,可行巯甲丙脯酸介入试
验,能明显提高单侧肾血管性高血压的诊断率(图 20-9)。最终尚需行肾动脉造影明确肾动脉狭
窄及其程度。

(1)巯甲丙脯酸介入试验的原理:肾动脉轻度狭窄时,肾小球入球小动脉血流灌注压减低,

Notes

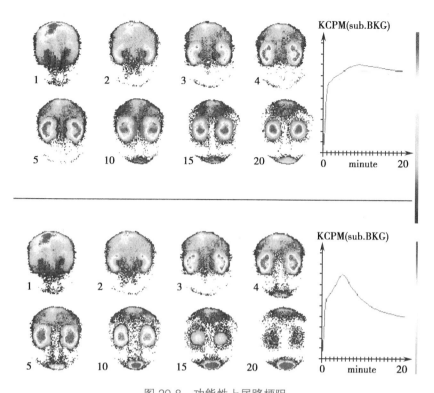

图 20-8　功能性上尿路梗阻

上排为常规肾动态显像,双肾盂扩张,显像剂潴留,膀胱未显影;

下排为利尿剂介入试验,显示双肾盂显像剂可以排出

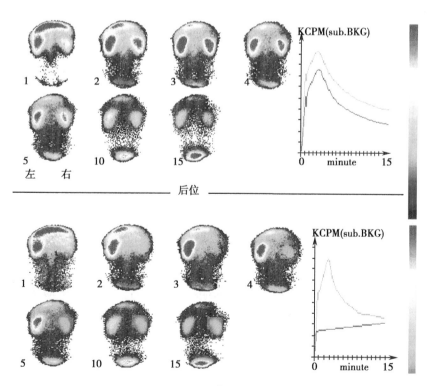

图 20-9　右肾动脉狭窄

上排为常规肾动态显像,右肾体积稍小,摄取功能轻度减低;

下排为巯甲丙脯酸介入试验,显示右肾功能明显受损

Notes

刺激患侧肾脏的近球小体分泌肾素增多。肾素促进血管紧张素原转换为血管紧张素Ⅰ,后者在血管紧张素转换酶作用下转换为血管紧张素Ⅱ。血管紧张素Ⅱ对肾小球出球小动脉产生收缩效应,从而维持肾小球毛细血管滤过压,使 GFR 保持正常。巯甲丙脯酸(卡托普利,captopril)是一种良好的血管紧张素转换酶抑制剂,可以阻断血管紧张素Ⅰ转化为血管紧张素Ⅱ,舒张肾小球出球小动脉,降低肾小球毛细血管滤过压,使 GFR 减少。这种变化可通过 captopril 介入肾动态显像和肾图表现出来:口服 captopril 前,基础肾动态显像和肾图显示患侧肾脏功能正常或轻度异常;captopril 介入后,captopril 介入肾动态显像和肾图可以显示患侧肾功能异常或原有异常明显加剧,而健侧肾脏功能则无明显变化。这种双侧肾脏功能的不对称性改变,可明显提高肾血管性高血压的检出率。

(2) 方法:停服血管紧张素转换酶抑制剂、利尿剂及 β 受体阻滞剂 3~5 天。在 captopril 介入试验前,进行常规肾动态显像或肾图检查,作为基础对照。介入试验时,口服 captopril 25~50mg,饮水 300~500ml,密切监测受检者血压,1h 后进行第二次肾动态显像或肾图检查,即 captopril 介入检查。

(3) 结果分析:将基础对照和介入检查结果进行对比分析,正常肾脏的两次检查结果无明显变化。若介入检查显示患侧肾脏显影延迟、影像减弱、消退延缓、GFR 降低,肾图表现为峰值降低、峰时后延和 c 段下降缓慢,提示为单侧肾动脉狭窄。若无明显变化,则肾动脉狭窄的可能性很小。

(4) 临床意义:Captopril 介入试验诊断单侧肾动脉狭窄的灵敏度在 80% 左右,特异性达 95% 以上,假阳性结果极少。但严重肾动脉狭窄(狭窄超过 90% 以上)者,由于肾功能严重下降,对 captopril 反应已不敏感,可出现假阴性。

4. 肾移植中的应用

(1) 肾移植供者肾功能评估:对于肾移植的供者,肾动态显像可以检测供者的总肾及分肾功能状况,在活体供肾的术前评估中占有非常重要的地位。首先要保证供体拿出一个肾脏以后,剩余的肾脏能够维持机体代谢的需要,确保供者的安全,另一方面,取出的供肾功能可以满足受者的需要。目前公认:小于 40 岁候选供者的 GFR 应不低于 80ml/min;40 岁以后,随着年龄的增加,GFR 也相应下降,60 岁候选供者的 GFR 可以为 68ml/min。

(2) 肾移植术后肾功能的评价:移植肾是否成活、功能状况如何、有无排异反应及合并症的发生是临床医师非常关注的问题。肾动态显像在移植肾监测方面具有独特的优势:功能良好的移植肾影像表现与正常肾脏相似(图 20-10);肾血管性病变在血流灌注相中肾影出现延迟,影像模糊,轮廓不清;急性肾小管坏死的肾血流灌注仅轻度减少,但肾皮质摄取和清除显像剂明显延缓(图 20-11);超急性排异反应通常于术后即刻出现,表现为移植肾无血流灌注和功能丧失,显像剂分布缺损;急性排异反应多发生于术后的 5~7 天内,移植肾血流灌注减低,皮质摄取减慢,清除延缓;慢性排异反应可发生于移植术后半月到半年,可出现各种肾功能受损表现,肾影缩小;尿路梗阻时,肾盏肾盂内可见明显显像剂滞留;发生尿漏时在泌尿系影像外出现异常的显像剂浓聚影并随时间延长而增浓,形状不规则,外缘边界不清。

5. 肾内占位性病变的鉴别诊断　肾动态功能影像显示肾内局限性显像剂分布缺损或稀疏,血流灌注也出现缺损或稀疏,通常为良性病变,如囊肿、脓肿、缺血性病变等;若血流灌注出现显像剂分布正常或增高,多提示为肾内恶性病变。因肾内占位性病变较小,核素显像方法诊断的灵敏度和特异性均低于 B 超、CT 等其他影像学方法,故常规不做首选。

Notes

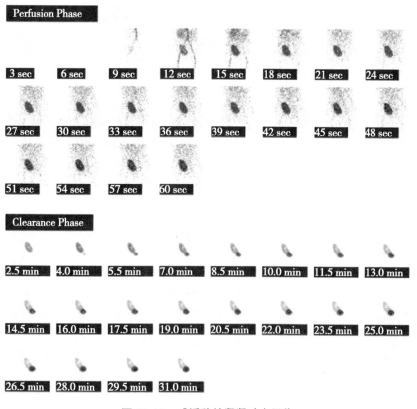

图 20-10　成活移植肾肾动态显像

血流灌注(上排);显像剂摄取及排泄良好(下排)

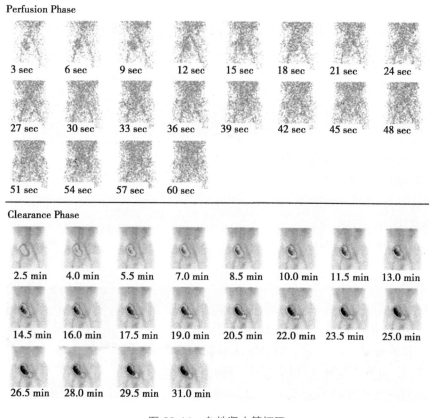

图 20-11　急性肾小管坏死

上排:肾血流灌注相示灌注轻度减少;下排:功能相示肾皮质摄取和清除显像剂明显延缓

Notes

第二节　肾静态显像

一、显像原理

肾静态显像(static renal imaging)是一种检测存活肾小管细胞功能的核素显影技术。使用慢速通过型肾脏显像剂,与肾动态显像使用的快速通过型肾脏显像剂有所不同,该类显像剂静脉注射后,经血流到达肾脏,被有功能的肾小管上皮细胞特定摄取且能较长时间滞留于肾小管上皮细胞中,因此可以采用静态图像采集方式获得清晰的肾皮质影像,在显示肾脏形态和局部病变信息方面明显优于肾动态显像。

二、显像剂

1. ^{99m}Tc- 二巯基丁二酸(^{99m}Tc-dimercaptosuccinic acid,^{99m}Tc-DMSA):成人静脉注射 74~185MBq(2~5mCi),儿童静脉注射 1.85MBq/kg(0.05mCi/kg)(最小总剂量为 22.2MBq,即 0.6mCi)。注射后 2h 开始显像。

2. ^{99m}Tc- 葡庚糖(^{99m}Tc-glucoheptonate,^{99m}Tc-GH):成人静脉注射 370~740MBq(10~20mCi),儿童静脉注射 7.4MBq/kg(0.2mCi/kg)(74~370MBq,即 2~10mCi)。注射后 2h 开始显像。

三、检查方法

1. 患者准备　无特殊准备。不合作者(如儿童、意识障碍者)可给予适量的镇静剂,以确保患者体位不变。

2. 图像采集　受检者取仰卧位或坐位。探头配置低能通用型或高分辨准直器,能峰 140keV,窗宽 20%。分别行后位、前位、左后斜位、右后斜位平面显像,必要时加做左侧位和右侧位显像。平面显像采集 3×10^5~5×10^5 计数,若配置针孔准直器,平面可采集 1×10^5 计数。断层显像:矩阵 64×64 或 128×128,6°/帧,20~40s/帧,共采集 360°,放大倍数(Zoom)1~1.5。平面图像无特殊处理;断层影像需进行图像重建,选用适当的滤波函数,进行衰减校正,并获得横断面、矢状面和冠状面图像。

四、适应证

1. 了解肾脏位置、大小、形态及功能。
2. 诊断先天性肾脏畸形。
3. 肾盂肾炎的辅助诊断以及治疗效果评价。
4. 检测肾内占位性病变。
5. 鉴别诊断腹部肿物与肾脏关系。

五、图像分析

1. 正常影像　双肾呈蚕豆状,影像清晰,轮廓完整(图 20-12)。位于腰椎两侧,肾门面向内侧,与第 1~2 腰椎平齐,其纵轴呈"八"字形。双肾基本对称,右肾多较左肾略低,且宽于左肾,但短于左肾。肾脏大小约 11cm×6cm,两肾纵径差 <1.5cm,横径差 <1.0cm。肾影的外带显像剂较浓,中心和肾门区稍淡,两肾显像剂分布无明显差异。

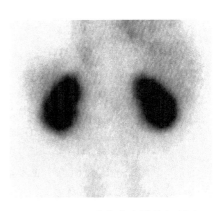

图 20-12　正常肾静态影像(后位)

2. 异常影像 不同的肾脏疾病会引起局部或整体的肾功能损害,可表现为肾脏位置、形态、数目异常,局部显像剂分布稀疏或缺损,局部显像剂增高,肾影淡或不显影。

六、临 床 应 用

1. 诊断肾脏位置、形态及数目异常

(1) 肾脏位置异常:肾下垂(或游走肾)多见于一侧肾脏,坐位时肾影中心下降 >3cm,且小于卧位影;卧位时,肾影大小、位置基本与对侧正常肾脏相同。异位肾时,常可见正常肾区仅有一侧肾脏,而在腹、盆腔或胸腔有另一发育欠佳的异位肾影。

(2) 肾脏形态及数目异常:先天性肾脏发育畸形可能引起马蹄肾、单肾、重复肾等。马蹄肾表现为双肾下极相连,跨越脊柱,形似马蹄状(倒"八"字形),前位明显。单肾或先天性一肾缺如表现为一侧肾脏不显影,对侧肾脏常代偿性增大,要特别注意与单侧肾功能丧失或肾切除相鉴别。重复肾可见于单侧或双侧,是指肾脏分为上、下两部分,融合为一体,有独立的肾盂,输尿管可以部分融合或独立构成双输尿管,肾显像可分别估计上、下两部分的功能状况。

2. 诊断肾脏炎症性病变 肾静态显像对肾盂肾炎、肾脏瘢痕的阳性诊断率明显高于 B 超、CT、IVP 等影像学检查。急性肾盂肾炎表现为单侧或双侧肾脏的单发或多发显像剂缺损区,也可见弥漫性显像剂分布稀疏。慢性肾盂肾炎显示肾影变小,形成疤痕的部位显像剂摄取减低,分布稀疏不均(图 20-13)。

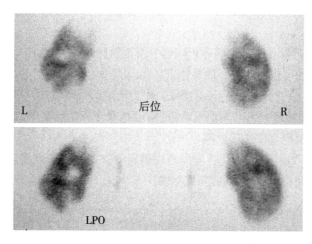

图 20-13 慢性肾盂肾炎,瘢痕处显像剂摄取减低(曾纪骅教授提供)

随着超声和 CT 等影像技术的发展,肾静态显像的临床应用已明显减少。目前,主要用于肾脏畸形、位置异常的诊断和泌尿系感染的鉴别诊断。

3. 诊断肾内占位性病变 单侧或双侧肾脏内单发或多发局限性显像剂分布稀疏或缺损区,多见于肿瘤、囊肿、多囊肾、脓肿等病变。

第三节 膀胱输尿管反流显像

一、显 像 原 理

膀胱输尿管反流指患者排尿过程中尿液反流至输尿管(和)或肾区,是反复泌尿系感染的重要原因,多见于儿童。膀胱输尿管反流显像(vesicoureteric reflux imaging)是指将放射性显像剂引入膀胱,待膀胱充盈后,患者用力排尿或膀胱区加压致使尿液反流到输尿管(和)或肾区,通过体外显像仪器动态采集该过程,可获得膀胱充盈、排尿过程和排尿后的膀胱输尿管影像。主要用于膀胱输尿管反流的诊断及反流程度评价,为某些泌尿系疾病的诊断和鉴别诊断提供信息。

二、检查方法

1. 直接法   是指通过导尿管将显像剂注入膀胱内,在膀胱不断充盈和排尿过程中观察输尿管(和)或肾区是否有显像剂的异常出现,由此来判断是否存在膀胱输尿管反流。

(1) 患者准备:显像前排尿。按无菌操作将导尿管插入膀胱,导管末端连接一瓶 500ml 生理盐水。在证实盐水可顺利进入膀胱和无外漏时,用止血钳夹住导管。

(2) 放射性药物:$^{99m}TcO_4^-$ 和其他 ^{99m}Tc 标记药物均可使用,如 ^{99m}Tc-DTPA、^{99m}Tc- 硫胶体等,剂量 37~74MBq(1~2mCi)。

(3) 图像采集:受检者取仰卧位,后位采集。视野包括膀胱、双侧输尿管和双肾。探头配置低能通用型准直器,能峰为 140keV,窗宽 20%,矩阵 64×64 或 128×128。膀胱充盈期:将 500ml 生理盐水瓶悬挂于患者上方,松开止血钳,经导管直接注入显像剂,随后快速滴入生理盐水。同时进行动态采集,10 秒 / 帧,直至液体滴注明显减慢或反流回输液管内,或受检者诉说膀胱已充盈到难以忍受为止。排尿期:于排尿前采集一帧 30 秒静态图像。嘱受检者用力排尿(年龄较大小儿和成人排尿时拔去导管,婴幼儿排尿时不拔导管),同时动态采集排尿全过程,2 秒 / 帧。排尿后再采集一帧 30 秒静态图像。

本法的优点是与 X 线膀胱造影灵敏度相近且性腺辐射剂量小(仅为 X 线的 1%),结果不受肾功能的影响。缺点是经尿道插管,存在造成尿路感染的可能性;显示膀胱细微结构异常的分辨率较 X 线差。

2. 间接法   是指静脉注射的肾显像剂大部分排至膀胱时,受检者用力憋尿,随后用力排尿,观察该过程中输尿管和肾内有无异常的显像剂增多。

受检者显像前 30 分钟饮水 300ml,不排尿。检查前半部分同常规肾动态显像。待大部分显像剂排至膀胱,肾影和输尿管影基本消退后,受检者憋尿至无法耐受时开始显像。嘱其用力排尿,并动态采集该过程(同直接法排尿期)。

间接法的优点是不用插导尿管,并能同时提供肾动态影像。缺点是需要长时间憋尿,儿童和尿失禁患者难以接受;检查结果受肾功能影响。

三、适 应 证

1. 判断反复泌尿系感染患者是否有膀胱输尿管反流及其反流程度;
2. 了解下尿路梗阻和神经源性膀胱患者是否有尿反流及其反流程度;
3. 评价膀胱输尿管反流的治疗效果;

四、图 像 分 析

用 ROI 技术勾画膀胱、双侧输尿管(全程或某段)和双肾轮廓,获得各自不同时相的放射性计数,绘制时间 - 放射性曲线。观察曲线上是否出现上升段。

1. 正常影像   各期影像中仅见膀胱显影,双侧输尿管和肾脏区域不显影。
2. 异常影像   在各期影像中,除膀胱显影外,还可见双侧输尿管和(或)肾脏区域出现异常的显像剂分布或显像剂分布明显增多。

五、临 床 应 用

反复泌尿系感染、下尿路梗阻患者,可用本法判断有无膀胱输尿管反流及其程度,以决定治疗方案。不论在膀胱充盈期或排尿期,输尿管及肾区出现显像剂增高影像或曲线上出现上升段即可诊断膀胱输尿管反流。反流程度分为轻度:反流影像限于输尿管;中度:少量显像剂达肾盂;

Notes

重度:大量显像剂出现在肾盂且上尿路影像扩大。本法还可用于抗感染或抗反流手术治疗的疗效评价。

小　结

泌尿系统核医学检查方法很多,临床应用也非常广泛。根据教学要求,本章主要介绍了肾动态显像、肾静态显像和膀胱输尿管反流显像。

肾动态显像是泌尿系统疾病的常规核素检查方法,包括肾血流灌注显像和肾功能动态显像两部分,能为临床提供双肾血流、大小、形态、位置、功能及尿路通畅情况。肾动态显像评价肾实质功能非常灵敏、简便、无创,特别是可以评估分肾功能,这在制定临床治疗策略中具有重要的指导价值。通过本节学习,要求重点掌握肾动态显像的原理、适应证、定量分析指标以及临床应用价值;熟悉介入试验的原理及用途;了解所用放射性药物、检查方法及图像处理技术。

肾静态显像是一种检测存活肾小管细胞功能的核素显影技术。使用的放射性药物及图像采集方式与肾动态显像有所不同,在显示肾脏形态和局部病变信息方面明显优于肾动态显像。但随着超声和CT等影像技术的发展,肾静态显像的临床应用已明显减少。学习中,主要关注对肾脏畸形、位置异常的诊断和泌尿系感染的鉴别诊断。

膀胱输尿管反流显像是一种评价膀胱输尿管反流的技术方法。与X线膀胱造影相比,具有相近的灵敏性和较低的性腺辐照,但显示解剖细节较差。目前,主要用于膀胱输尿管反流的诊断及抗感染或抗反流手术治疗的效果评价。

(韩建奎)

参考文献

1. 中华医学会 . 临床诊疗指南 - 核医学分册 . 北京:人民卫生出版社,2006.
2. 张永学 . 核医学 . 北京:人民卫生出版社,2010.
3. Andrew T. Taylor, M. Donald Blaufox, et al. Procedure Guideline for Diagnosis of Renovascular Hypertension(3.0). Published by Society of Nuclear Medicine, 2003.
4. Piepsz A, Ham HR. Pediatric applications of renal nuclear medicine. Semin Nucl Med. 2006, 36:16-35.
5. Murray IPC, Ell PJ. Nuclear Medicine in Clinical Diagnosis and Treatment. 2th ed. London:Churchill Livingstone, 1998.

Notes

第二十一章 内分泌系统疾病的放射性核素治疗

第一节 ^{131}I 治疗甲状腺功能亢进症

一、甲状腺功能亢进症

甲状腺毒症(thyrotoxicosis)是各种原因使血循环中甲状腺激素过多,导致神经、循环、消化等系统兴奋性增高和机体代谢亢进为主要表现的一组临床综合征。由于甲状腺腺体本身合成和分泌甲状腺激素增加导致的甲状腺毒症为甲状腺功能亢进症(hyperthyroidism,简称甲亢);由于甲状腺滤泡被破坏,滤泡内储存的甲状腺激素过量进入循环引起的甲状腺毒症称为破坏性甲状腺毒症(destructive thyrotoxicosis),该症的甲状腺功能并不亢进,如亚急性甲状腺炎、产后甲状腺炎等。

二、病因

导致甲亢的疾病主要有:Graves 病(Graves' disease,GD)、毒性多结节性甲状腺肿(toxic multinodular goiter,TMNG)、甲状腺毒性腺瘤(toxic adenoma,TA)、碘甲亢、垂体性甲亢和绒毛膜促性腺激素(hCG)相关性甲亢等。甲亢在美国的患病率为1.2%,其中临床甲亢发病率为0.5%,亚临床甲亢发病率为0.7%。我国甲亢的患病率为3%,女性为4.1%,男性为1.6%。甲亢以 GD 最为常见,占所有甲亢的85% 左右,可发生于任何年龄,但多见于青年和中年女性。

三、临床表现

1. 症状　怕热、多汗、易激动、烦躁失眠、心悸、乏力、消瘦、食欲亢进、大便次数增多或腹泻、女性月经稀少。可伴发周期性瘫痪(亚洲、青壮年男性多见)和近端肌肉进行性无力、萎缩,称为甲亢性肌病(hyperthyroidmyopathy),以肩胛带和骨盆带肌群受累为主。有1% 的 GD 患者伴发重症肌无力。少数老年患者高代谢的症状不典型,可表现为乏力、心悸、厌食、抑郁、嗜睡、体重减轻,称为"淡漠型甲亢"(apathetic hyperthyroidism)。

2. 体征　多数 GD 患者的甲状腺呈不同程度的弥漫性肿大,少数 GD 患者的甲状腺不肿大;甲状腺上下极可能触及震颤和闻及血管杂音;GD 患者并发甲状腺相关眼病可见相应的眼征,部分患者胫骨前皮肤可见黏液性水肿。TMNG 患者可触及结节性肿大的甲状腺。TA 患者可扪及孤立结节。可有心率增快、心脏扩大、心律失常、心房纤颤、脉压增大等。

四、相关的实验室和影像学检查

1. 血清甲状腺激素(FT_4、FT_3、TT_4、TT_3)升高和 TSH 降低
2. TSH 受体抗体(TRAb)、甲状腺过氧化物酶抗体(TPOAb)和甲状腺球蛋白抗体(TgAb)不同病因的甲亢可表现为甲状腺自身抗体的相应变化。
3. 甲状腺 ^{131}I 摄取率测定　^{131}I 摄取率主要用于甲状腺毒症病因的鉴别诊断。甲亢的 ^{131}I 摄取率增高,摄取高峰可前移(如 GD,TMNG 等);破坏性甲状腺毒症的 ^{131}I 摄取率降低。^{131}I 治疗甲亢如要计算 ^{131}I 的活度应行本试验。

4. 甲状腺核素显像　主要用于评价甲状腺结节的功能及计算甲状腺的质量,对 TMNG 和 TA 诊断意义较大。

5. 超声检查　主要用于评价甲状腺结节及计算甲状腺的质量。

五、诊　断

根据中华医学会内分泌分会的中国甲状腺疾病诊疗指南,GD、TA 和 TMNG 的诊断标准分别如下:

① 高代谢的症状和体征。

② 血清 TT_4、FT_4、TT_3、FT_3 增高,TSH 降低。

③ 甲状腺肿和 / 或甲状腺结节(少数病例无甲状腺体征)。

④ 甲状腺相关眼病的眼征。

⑤ 胫前黏液性水肿。

⑥ TRAb 增高。

GD 的诊断标准:以上①②③项为诊断必备条件;④⑤⑥项为诊断辅助条件。

TA 或 TMNG 的诊断标准:满足以上①②条外,触诊或超声可发现甲状腺有单结节或多结节。甲状腺核素显像可见“热”结节,周围和对侧甲状腺组织受抑制影像减淡或者不显影。

六、甲亢治疗方法的选择

^{131}I、抗甲状腺药物和外科手术均为治疗甲亢的一线方法,都可用于甲亢的初始治疗。这三种治疗方法各有特点:

1. ^{131}I 治疗　^{131}I 治疗甲亢疗效确切,安全方便。如果以达到非甲状腺功能亢进状态(nonhyperthyroid status)为治疗目标,就是使患者恢复正常甲状腺功能或经治疗发生甲减后补充甲状腺激素达到并维持正常甲功状态为目标,则一次治愈率高,复发率低,治疗结果可预期。如仅以患者恢复正常甲功为治疗目标,则是否发生和什么时候发生甲减不能预测,一次治愈率也低于以达到非甲亢状态为治疗目标的方法。妊娠和哺乳的甲亢患者禁用 ^{131}I 治疗。

2. 抗甲状腺药物治疗　抗甲状腺药物不能治愈甲亢,只能控制甲亢的病情。常用的抗甲状腺药物为甲巯咪唑和丙硫氧嘧啶,二者都是抑制甲状腺素合成,丙硫氧嘧啶还可抑制外周 T_4 转换为 T_3。一个疗程需 12~18 个月,停药后复发率高,可能导致白细胞减少、皮疹和肝功能损害等,严重者可致粒细胞缺乏症。病情较轻、甲状腺肿大不明显、TRAb 阴性或滴度较低的 GD 患者,可选用抗甲状腺药物进行初始治疗。并发活动性眼病的 GD 患者应先选择抗甲状腺药物治疗。

3. 外科手术治疗　外科手术治疗,超过 85% 的甲亢患者可达到永久性治愈。可能发生喉返神经或甲状旁腺损伤,术后瘢痕影响美观等是外科手术治疗的主要缺点。手术应用于:抗甲状腺药物疗效差的妊娠患者,抗甲状腺药物导致明显毒副作用并拒绝 ^{131}I 治疗的患者,怀疑合并甲状腺恶性肿瘤的患者,甲状腺肿大伴有压迫症状的患者。

4. 甲亢治疗方法的选择　选择治疗方法主要应考虑患者的甲状腺大小、病情轻重、病程长短、有无并发症、是否在妊娠或哺乳期、生育计划、治疗费用和可能利用的医疗条件。GD 可选择 3 种方法中的任何一种治疗,采用这三种方法治疗的 GD 患者的生活质量没有差异。TA 和 TMNG 应选择手术或 ^{131}I 治疗。医师应向患者说明各种方法的优缺点及可能的毒副作用及并发症,根据患者的病情和意愿及可利用的医疗条件提出适当的建议,由患者选择和决定使用哪一种治疗方法,并签署知情同意书。

七、^{131}I 治疗甲亢的原理

碘是合成甲状腺激素的原料之一,甲状腺滤泡细胞通过钠 / 碘共转运子(Na⁺/I-symporter,

Notes

NIS)摄取 [131]I。GD 患者的甲状腺滤泡细胞,TA 和 TMNG 患者的高功能结节的 NIS 高表达,摄取 [131]I 明显高于正常甲状腺组织。

[131]I 发射的 β 射线在生物组织内平均射程为 1mm,β 射线的能量几乎全部沉积在甲状腺内,所以对周围正常的组织和器官影响较小。β 射线在组织中有一定的射程可形成"交叉火力"(cross fire)效应,使甲状腺中心部位接受的辐射剂量高于腺体边缘部位。

[131]I 治疗后 2~4 周,可见甲状腺组织水肿、变性、上皮肿胀并有空泡形成和滤泡破坏等病理改变,腺体中心部分的损害更加明显。2~3 月,甲状腺内有淋巴细胞浸润、滤泡上皮脱落、纤维组织增生等改变。疗效约于 2 周后开始出现,治疗作用可持续 2~3 月,甚至更长时间。一般在治疗 3~6 月后才对疗效进行评价。

八、[131]I 治疗甲亢的目标、适应证和禁忌证

1. 治疗目标　通过 [131]I 治疗使患者达到非甲状腺功能亢进状态(nonhyperthyroid status),即恢复正常甲状腺功能,或经治疗发生甲减后通过补充甲状腺激素达到并维持正常甲功状态,达到这两种状态之一均为达到治疗目标。

2. 适应证　GD,TMNG,TA。

3. 禁忌证　妊娠和哺乳的甲亢患者。

4. 关于 [131]I 治疗甲亢的适应证

(1) 青少年及儿童甲亢患者:青少年及儿童甲亢患者用 [131]I 治疗安全有效。5 岁以下的甲亢患者应先用抗甲状腺药物治疗,到患者大于 5 岁以后再考虑是否选择 ^{131}I;或当已完成一个疗程的抗甲状腺药物治疗,如疗效差或复发,即使 5 岁以下的患者也可考虑采用 [131]I 或手术治疗;如抗甲状腺药物的毒副作用明显,即使 5 岁以下的患者也应考虑采用 [131]I 或手术治疗。

(2) 单纯性甲状腺肿患者:[131]I 治疗单纯性甲状腺肿可明显缩小甲状腺,既获得治疗效果,又达到美容目的。如甲状腺明显肿大并向胸骨后扩展,或胸骨后异位甲状腺,[131]I 治疗可能加重压迫症状,处理这样的病人时宜慎重。

(3) 白细胞或血小板降低的甲亢患者:[131]I 治疗一般不会导致白细胞或血小板降低,所以白细胞或血小板降低的甲亢患者通过积极准备和在严密观察下,应选择 [131]I 治疗。

(4) 甲亢患者合并肝功能损害:抗甲状腺药物可能加重肝功能损害,甲亢引起的机体代谢障碍是导致肝功损害的原因之一,尽快控制甲亢才能防止肝功的恶化和促进肝功恢复,应选择 [131]I 治疗。

(5) GD 合并突眼的患者:尽快使甲功恢复正常并保持稳定至关重要。吸烟可诱发或加重突眼,GD 患者应戒烟。如为非活动性突眼的 GD 患者,可选择 [131]I、抗甲状腺药物和手术这三种方法之一进行治疗;如无加重突眼的危险因素,轻度活动性突眼的 GD 患者选择 [131]I 治疗可联合使用糖皮质激素;如有加重突眼的危险因素,轻度活动性突眼的 GD 患者选择 [131]I 治疗应联合使用糖皮质激素;中度 - 重度活动性突眼的 GD 患者,应选择抗甲状腺药物或手术治疗。

(6) 甲亢伴房颤的患者:应选择 [131]I 治疗。

(7) GD 合并桥本氏病的患者:如抗甲状腺物治疗效差和甲状腺摄 [131]I 率增高的患者,应选择 [131]I 治疗。

九、[131]I 治疗甲亢的方法

1. 患者的准备

(1) 停止服用影响甲状腺摄取 [131]I 的药物和低碘饮食 1~2 周。进行体检、血常规和心电图检查,必要时可检查肝肾功能。精神紧张或心率过快的患者,可给予镇静剂或 β 受体阻滞剂。如患者症状明显,或 FT_4 高于正常参考值上限 2~3 倍,可用抗甲状腺药物治疗,待病情减轻后进行

^{131}I 治疗。

（2）检测血中甲状腺激素和 TSH，必要时查 TRAb、TgAb、TPOAb。测定甲状腺 ^{131}I 摄取率，如计算 ^{131}I 活度需要可测 ^{131}I 在甲状腺的有效半衰期。根据甲状腺核素显像结合扪诊确定甲状腺重量，或根据超声检查的结果结合扪诊确定甲状腺重量。^{131}I 治疗前 48 小时内行妊娠试验排除患者已怀孕。

（3）^{131}I 治疗 TA 前，如甲状腺显像结节外甲状腺组织未被完全抑制，则应当用外源性甲状腺激素制剂抑制其摄取 ^{131}I，T$_3$ 25μg 每日 3 次，共 7 天；或 L-T$_4$ 50μg 每日 3 次共 14 天。再次显像证实结节外甲状腺组织完全不摄取 ^{131}I，才能进行治疗。应服用甲状腺激素制剂到治疗后 1 个月，防止 ^{131}I 被结节外甲状腺组织摄取。

2. **确定治疗用 ^{131}I 活度**　确定 ^{131}I 治疗活度的方法可分为固定活度法和计算活度法两大类。

（1）固定活度法：治疗 GD 的 ^{131}I 活度一般为 185~555MBq（5~15mCi），治疗 TMNG 可在治疗 GD 活度基础上适当增加，治疗 TA 的 ^{131}I 活度一般为 555-1110MBq（15~30mCi）。这一方法简便易行，可缩短达到治愈的时间，并获得较高治愈率。

（2）计算活度法：可按甲状腺吸收剂量计算，或按每 g 甲状腺组织实际吸收的放射性活度计算。以下是目前临床常用的计算公式：

$$^{131}\text{I 活度（MBq 或 μCi）}=\frac{\text{计划量（MBq 或 μCi/g）}\times\text{甲状腺重量（g）}}{\text{甲状腺最高（或 24h）摄 }^{131}\text{I 率（%）}}\times 100$$

我国治疗 GD 常用 ^{131}I 活度为每 g 甲状腺组织 2.59~4.44MBq（70~120μCi）。美国核医学与分子影像学会 2012 年的指南推荐治疗 GD 的 ^{131}I 活度为每 g 甲状腺组织 3~8MBq（80~220μCi）。如以非甲状腺功能亢进状态为治疗目标，则使用的 ^{131}I 活度应偏高，可明显提高一次治疗成功率，降低复发率；如以恢复正常甲功为目标，则使用的 ^{131}I 活度偏低，导致一次治疗的成功率低，复发率高，并且只能降低早发甲减的发生率，不能预测甲减是否发生和什么时候发生。治疗 TMNG 应高于 GD 使用的活度。设计这一公式是基于有效半衰期为 5 天，如有效半衰期差异较大，应调整计算的 ^{131}I 活度。

治疗 TA，结节组织的吸收剂量应达 200~300Gy，计算公式如下，

$$^{131}\text{I 活度（kBq）}=\frac{\text{cGy/g}\times\text{结节重量（g）}\times 247}{\text{Teff（天）}\times^{131}\text{I 摄取率（%）}}$$

结节重量（g）=4/3 π·X·Y^2

X=1/2 结节长径

Y=1/2 结节短径

3. **^{131}I 活度的修正**　很多因素可能影响 ^{131}I 的疗效，所以应根据患者的具体情况对计算的 ^{131}I 活度进行调整。

（1）甲状腺较大较硬，应适当增加 ^{131}I 活度。甲状腺较小较软，应适当降低 ^{131}I 活度。

（2）有效半衰期较短应增加 ^{131}I 活度，有效半衰期较长应降低 ^{131}I 活度。

（3）年老、病程较长、长期用抗甲状腺药物治疗的患者应增加活度。病程短、未经抗甲状腺药物治疗、术后复发、治疗后已明显好转但未痊愈的患者应适当降低活度。

4. **给药方法**　应空腹口服 ^{131}I，服 ^{131}I 后 2h 才可进食。

5. **重复治疗**　^{131}I 治疗 3 月后无明显疗效或加重的患者，治疗 6 月后有好转而未痊愈的患者，都可再次 ^{131}I 治疗。无效或加重的患者再次治疗应适当增加 ^{131}I 活度，少数患者经多次 ^{131}I 治疗后才获痊愈。

6. **注意事项**　嘱患者注意休息，避免感染、劳累和精神刺激，不要揉压甲状腺。治疗后一周内避免与婴幼儿及孕妇密切接触，治疗后半年内应避孕。应告知患者 ^{131}I 发生疗效的时间及治

Notes

疗作用可能持续的时间。一般在 ^{131}I 治疗后 2~3 月复查,如病情需要则可 ^{131}I 治疗后每月随访一次。

7. 综合治疗措施　^{131}I 治疗是以 ^{131}I 为主的综合治疗,根据病人的具体情况应采用相应的辅助手段,以提高疗效和降低并发症发生的风险。病情较重的患者可用抗甲状腺药物进行准备,待病情减轻后再行 ^{131}I 治疗,也可于口服 ^{131}I 2~3 天后使用抗甲状腺药物治疗,直到 ^{131}I 发生明显疗效为止。^{131}I 治疗前后都可用 β 受体阻滞剂缓减症状和体征。

8. 治疗反应及处理

(1) 早期反应及处理:部分患者服 ^{131}I 后几天内出现乏力、头晕、食欲下降、恶心、呕吐、皮肤瘙痒、甲状腺局部肿痛等反应,一般比较轻微不用处理,或可给予对症处理。^{131}I 治疗不影响血象,个别患者白细胞降低是暂时性的,必要时可给予升白细胞的药物。

^{131}I 治疗后发生甲亢危象(thyroid storm)极罕见,如发生则多见于 ^{131}I 治疗后 1~2 周,一旦发生则死亡率可高达 20%~30%。可能原因:为准备 ^{131}I 治疗停用抗甲状腺药物时间太长而导致病情加重;患者心脏和神经系统的儿茶酚胺受体过度表达,导致对血中儿茶酚胺过度敏感;甲状腺滤泡破坏导致血液中甲状腺激素水平增高;患者重要器官的功能已发生严重障碍,如心功不全、肝功损害等;^{131}I 治疗后合并感染、腹泻、较强烈的精神刺激或过度劳累等应激状态使儿茶酚胺释放增多。过去认为 ^{131}I 治疗后,射线破坏甲状腺滤泡使血液中甲状腺激素水平增高是导致甲亢危象的原因,但长期临床观察发现,^{131}I 治疗后血中甲状腺激素水平不升高,或仅轻度升高,不足以导致甲亢危象的出现,至少不是导致甲亢危象的主要原因。

甲亢危象应以预防为主,可采取以下措施:病情严重的患者应用抗甲状腺药物进行准备,^{131}I 治疗后应用抗甲状腺药物控制症状。较衰竭的患者应加强支持疗法,注意休息,防止感染、劳累和精神刺激。如有危象先兆,则应及时处理,密切观察。

甲亢危象主要表现为高热、心动过速、烦躁和大量出汗等,以及消化系统、神经系统和循环系统的功能障碍。治疗原则:使用大剂量的硫脲类药物和无机碘,抑制甲状腺激素的合成和分泌;β 受体阻滞剂和抗交感神经药物(如利舍平、胍乙啶等),降低体内儿茶酚胺的数量并阻断其作用;糖皮质激素的使用;可采用降低代谢的疗法,换血疗法,透析疗法等。物理降温,给氧,纠正电解质及调节酸碱平衡,控制感染(详细内容请参考内科书)。

(2) 甲状腺功能减低症(甲减):^{131}I 治疗甲亢后发生甲减与患者对射线的个体敏感性差异和其自身免疫功能紊乱有关,目前不能有效地预防。使用较低活度 ^{131}I 治疗,仅能降低早发甲减的发生率,而且是以降低一次性治愈率为代价,晚发甲减的发生与 ^{131}I 使用剂量无关,每年以 2%~3% 的比例增加。甲减通过补充甲状腺激素可获得理想的控制。早发甲减、晚发甲减和亚临床甲减,都应及时给予甲状腺激素制剂治疗,部分病人的甲状腺功能可能恢复,部分病人需长期甚至终身甲状腺激素替代治疗。

(3) 甲状腺相关眼病:不伴有突眼的 GD 甲亢者,^{131}I 治疗后发生突眼的几率较小;中度-重度活动性突眼的病人,^{131}I 治疗后眼病可能加重。甲状腺功能长期异常是导致眼病恶化的主要因素之一。为了防止眼病的加重,活动性突眼的患者 ^{131}I 治疗后当血清甲状腺激素水平降至正常就应给予 L-T$_4$,每天 50~100μg。L-T$_4$ 可抑制 TSH 升高,还可能抑制抗甲状腺抗体的产生。如发生甲减后才用 L-T$_4$ 纠正,眼病恶化的几率增高。合并有突眼的亚临床甲减患者,应及时给予甲状腺激素制剂抑制 TSH,防止临床甲减状态的出现。如伴活动性突眼的甲亢患者必须采用 ^{131}I 治疗,则应联合使用糖皮质激素防止突眼加重。

(4) 致甲状腺癌问题:儿童时期头颈部曾接受过放射性照射,是导致甲状腺癌发病的重要因素之一,所以 ^{131}I 治疗甲亢是否会诱发甲状腺癌的问题引起人们的重视。Dobyns 等报道的多中心临床实验研究结果为:外科治疗的 11 732 例甲亢患者中,甲状腺癌发生率为 0.5%;^{131}I 治疗的 22 714 例甲亢患者中,甲状腺癌的发生率为 0.1%。另有资料显示,未用 ^{131}I 治疗的甲亢患者

Notes

甲癌发生率为 0.15%~2.5%。在瑞典统计了 10 552 例用 ^{131}I 治疗的甲亢患者,甲癌的发病率为 0.17%。目前认为 ^{131}I 治疗甲亢不导致甲状腺癌发生率增高。

(5) 致白血病问题:Saenger 等报道的多中心临床研究结果为:10 731 例外科手术治疗的甲亢病人中,白血病年发病率为 16/10 000;16 379 例 ^{131}I 治疗的甲亢病人中,白血病年发病率为 13/10 000。Maxon 研究结果显示,81 000 例 ^{131}I 治疗的甲亢患者中,多年随访仅发现 34 例白血病患者,如果这批病人不用 ^{131}I 治疗,其白血病发病数量的预期值为 28~44 例。^{131}I 治疗甲亢不会导致白血病发病率增高。

(6) 对生殖系统的影响:用 370MBq(10mCi)^{131}I 治疗女性甲亢患者,卵巢接受的辐射剂量低于 3cGy,与 X 线静脉肾盂造影和钡剂灌肠等检查接受的剂量相当。甲亢患者 ^{131}I 治疗后,很少观察到有染色体变异,如有变异仅为一过性的,多能恢复正常。因甲亢导致不育或不孕、性功能障碍的患者,^{131}I 治疗后随着甲亢的控制使生育能力恢复和性功能得到明显改善。

(7) 抗甲状腺药物对 ^{131}I 疗效的影响:^{131}I 治疗前使用抗甲状腺药物有可能降低 ^{131}I 的疗效,特别是丙硫氧嘧啶降低 ^{131}I 疗效的作用更加明显。所以 ^{131}I 治疗前用抗甲状腺药物准备,最好选用甲巯咪唑。使用甲巯咪唑的患者在病情允许的情况下应停药 3~5 天后再进行 ^{131}I 治疗。使用丙硫氧嘧啶的患者在病情允许的情况下可停药 1-2 周后再进行 ^{131}I 治疗,或可考虑适当增加 ^{131}I 的活度。

十、疗效评价

^{131}I 治疗后一般 2~3 周才出现疗效,症状缓解,甲状腺缩小,体重增加。部分患者 ^{131}I 的治疗作用可持续到半年以上。一个疗程 GD 的治愈率为 52.6%~77.0%,有效率 95% 以上,无效率 2%~4%,复发率 1%~4%。TMNG 或 GD 患者如甲状腺过大过硬,常需多个疗程才能治愈。

TA 可在 ^{131}I 治疗后 2~3 月逐渐缩小,症状和体征也随之改善。3~4 月后甲状腺显像可能的改变是:热结节消失,结节外甲状腺组织功能恢复;或结节变小,结节外甲状腺组织功能未完全恢复。如 6 月后还未痊愈,可考虑再次 ^{131}I 治疗。^{131}I 治疗 TA 的治愈率为 67%,好转率 32%,无效率仅 1%。

^{131}I 治疗甲亢疗效评价标准:

1. 痊愈　治疗后随访半年以上,患者达到非甲状腺功能亢进状态,即甲功恢复正常或经治疗发生甲减后通过补充甲状腺激素达到并维持甲功水平正常。

2. 好转　甲亢症状减轻,体征部分消失或减轻,血清 TT_3、TT_4、FT_3、FT_4 明显降低,但未降至正常水平。

3. 无效　患者的症状和体征均无改善或反而加重,血清 TT_3、TT_4、FT_3、FT_4 水平无明显降低。

4. 复发　已达痊愈标准之后,再次出现甲亢的症状和体征,血清甲状腺激素水平再次升高。

第二节　^{131}I 治疗分化型甲状腺癌

一、概　述

内分泌系统中最常见的肿瘤为甲状腺肿瘤,美国于 2011 年诊断甲状腺肿瘤 48 020 例,为内分泌肿瘤的 95.3%,为所有诊断肿瘤的 3.0%,男女发病比为 1:3.2。甲状腺肿瘤导致死亡的患者占当年肿瘤死亡的 0.3%。上海统计的甲状腺癌发病率,女性从 1983 年的 2.6/10 万增加到 2007 年的 11.6/10 万,男性病人从 1.0/10 万增加到 3.0/10 万。1981—2006 年期间天津的甲状腺乳头状癌平均发病率为 1.30/10 万,其中女性为 2.14/10 万,女性的发病率从 1981 的 0.87/10 万增加到 2006 年的 4.70/10 万。

Notes

二、甲状腺肿瘤的组织学分类

根据细胞起源和分化程度不同对原发甲状腺肿瘤进行分类,见表 21-1。

表 21-1   原发甲状腺肿瘤分类

起源于甲状腺上皮细胞	起源于非甲状腺上皮细胞
滤泡细胞	恶性淋巴瘤
恶性:	肉瘤
分化型甲状腺癌:	其他肿瘤
甲状腺乳头状癌	
甲状腺滤泡癌	
甲状腺未分化癌	
良性:滤泡腺瘤	
滤泡旁细胞:甲状腺髓样癌	

三、分化型甲状腺癌

分化型甲状腺癌(differentiated thyroid cancer,DTC)包括甲状腺乳头状癌(papillary thyroid carcinoma,PTC)和甲状腺滤泡癌(follicular thyroid carcinoma,FTC)。既有 PTC 又有 FTC 成分的 DTC 为混合癌。仅以活检结果或影像学为诊断标准,初始治疗后 30 年约 30% 的患者复发,53% 的复发在初始治疗后 5 年内,77% 在 10 年内。

1. 甲状腺乳头状癌   PTC 占甲状腺癌的 50%~90%,几种变异型约为 PTC 的 20%:PTC 滤泡样变异(follicular variant of PTC)、弥散性硬化变异(diffuse sclerosing variant)、柱状细胞变异(columnar cell variant)和高细胞变异(tall cell variant)。其中高细胞变异和柱状细胞变异具有更强的侵袭能力。

PTC 多发生于 30~50 岁,女性患者约占 60%~80%。20%~80%PTC 患者在病变的对侧叶有微小的 PTC 病灶,多发的病灶可能起源于不同的克隆。约 15% 的 PTC 患者初始手术治疗时就发现已侵犯甲状腺邻近组织,35%~50% 确诊时就有淋巴结侵犯和 1%~7% 已发生远处转移。17 岁以下的 DTC 患者 90% 有淋巴结侵犯。初始治疗的 PTC 患者的 TNM 分期,I 期约 60%,II 期约 20%,III 期和IV期约 20%。

2. 甲状腺滤泡癌   FTC 是无甲状腺乳头状癌特征的甲状腺滤泡细胞起源的肿瘤,FTC 几乎都是单克隆起源。FTC 可能侵犯甲状腺包膜、血管或甲状腺邻近组织,这是 FTC 与甲状腺滤泡腺瘤鉴别的要点。FTC 男女发病率之比为 1∶2,发病的平均年龄 50 岁,嗜酸性 FTC(oxyphilic FTC,Hürthle cell carcinoma,HCC)的发病年龄中位数是 60 岁。确诊 FTC 时约 4%~6% 患者发生颈淋巴结转移,所以如确诊时就发现颈淋巴结转移,应注意与 PTC 滤泡样变异鉴别。确诊 FTC 时约 5%~20% 的患者已发生远处转移,常转移到肺和骨。初始治疗 FTC 患者的 TNM 分期,I 期 22%,II 期 53%,IV期 17%。

FTC 和 HCC 患者初始治疗后 20 年,局部复发分别为 20% 和 30%,远处转移分别为 23% 和 28%;而存活率二者没有差异,术后 20 年为 80%,30 年为 70%。多因素分析显示确诊 FTC 时就发生远处转移、年龄大于 50 岁及明显的血管侵犯是导致预后不良的因素,如患者仅有这 3 个不利因素中的 1 个,则 5 年存活率为 99%,20 年存活率为 86%;若患者有这 3 个不利因素中的 2 个或 2 个以上,5 年存活率为 47%,20 年存活率仅为 8%。

四、分化型甲状腺癌的初始手术治疗及术后危险度分层

DTC 治疗是以手术为主,辅以 ^{131}I 治疗和 TSH 抑制的综合治疗。手术治疗应达到以下目的:

Notes

完全切除原发灶和肿瘤甲状腺外侵犯的部分及累及的淋巴结;进行准确的分期;有利于术后进行放射性碘治疗;有利于监测 DTC 的复发和转移;降低复发和转移的发生率。

纳入 50 000 多例 PTC 患者的多因素分析结果显示,肿瘤大于 1cm 的 DTC 患者行甲状腺全切术可明显降低复发率和提高存活率。初始治疗后的危险度分层对制订今后的随访和治疗方案很重要,下面是美国甲状腺学会(American Thyroid Association,ATA)指南提出的危险度分层方法:

1. 低度危险(low-risk)必须满足以下所有条件

(1) 无局部复发或远处转移。

(2) 原发灶已被完全切除。

(3) 原发肿瘤没有周围组织浸润。

(4) 肿瘤无血管浸润,且不属于侵袭性的细胞类型。

(5) 清甲活度的 ^{131}I 显像无甲状腺床外的异常摄取。

2. 中度危险(intermediate-risk)只要具有以下任一条

(1) 原发灶轻度浸润周围组织(镜下浸润)。

(2) 有颈部淋巴结转移,或清甲活度 ^{131}I 显像发现甲状腺床外有异常摄取。

(3) 肿瘤有血管浸润,或者属于侵袭性细胞类型。

3. 高度危险(high-risk)只要具有以下任一条

(1) 原发灶明显浸润周围组织(肉眼可见的浸润)。

(2) 原发肿瘤未被完全切除。

(3) 远处转移。

(4) 治疗活度 ^{131}I 显像,Tg 升高与转移灶的多少大小不匹配,Tg 异常升高。

五、^{131}I 治疗分化型甲状腺癌

(一)原理

1. 术后残留的甲状腺组织能摄取 ^{131}I,所以可用 ^{131}I 清除残留的甲状腺组织(清甲),同时也消除了在残留甲状腺组织中的微小 DTC 病灶,降低发生复发和转移的几率;清甲成功后,TSH 升高可使 DTC 摄碘增强有利于 ^{131}I 显像发现病灶和 ^{131}I 治疗;体内无 Tg 的正常来源有利于通过检测 Tg 诊断 DTC 的复发或转移;治疗活度比诊断活度 ^{131}I 全身显像的敏感度更高,可能发现更多病灶,对制定病人随访和治疗的方案有重要意义。

2. 清甲成功后,由于 DTC 细胞的分化程度较高,具有摄取 ^{131}I 的功能,所以能用 ^{131}I 治疗 DTC 的转移病灶。

(二)适应证和禁忌证

1. 清甲适应证

(1) 有远处转移,甲状腺外侵犯,或原发病灶 >4cm。

(2) 原发灶 1~4cm,无甲状腺外侵犯,中度和高度危险性患者或病理证实淋巴结转移的患者应行 ^{131}I 清甲。

(3) 单发灶直径 <1cm,或多发病灶中每一病灶的直径均 <1cm,如无其他危险因素可不行 ^{131}I 清甲。

2. ^{131}I 治疗 DTC 复发或转移的适应证　复发灶或转移灶不能手术切除,诊断活度 ^{131}I 显像病灶浓聚 ^{131}I 的患者。

3. 经验性 ^{131}I 治疗的适应证　清甲成功后,诊断活度 ^{131}I 显像阴性,停用 L-T$_4$ 者 Tg≥10μg/L,使用 rhTSH 者 Tg≥5μg/L,高度提示体内有 DTC 病灶活跃,ATA 指南和我国的核医学规范及指南都推荐应进行经验性 ^{131}I 治疗。

4. 禁忌证　妊娠和哺乳的患者；术后创口未愈合的患者；WBC 在 3.0×10^9/L 以下的患者。

（三）治疗方法

1. 患者的准备

（1）停服 L-T$_4$ 2~3 周，使 TSH 水平升至 30mU/L 以上。也可停服 L-T$_4$ 后改为服 T$_3$ 3 周，然后停 T$_3$ 2 周。或用人基因重组 TSH（recombinant human thyroid stimulating hormone，rhTSH），肌注 0.9mg/ 天，连续两天，第 3 天行 ^{131}I 清甲。

（2）低碘饮食 1~2 周，提高残留甲状腺组织或病灶对 ^{131}I 的摄取。

（3）如患者使用了含碘造影剂，则应间隔 1~3 月后才可行 ^{131}I 治疗。

（4）测定甲状腺激素、TSH、Tg、TgAb，行 X 光胸片或胸部 CT 平扫、心电图、肝功和肾功检查。

（5）可以选择 ^{99m}TcO$_4$- 甲状腺显像或甲状腺摄 ^{131}I 率测定了解残留甲状腺组织的多少。

2. ^{131}I 清除 DTC 术后残留甲状腺组织

（1）注意事项：①服 ^{131}I 后应多饮水，勤排小便降低对膀胱和全身的照射；②嘱患者每天至少排大便一次，降低辐射对肠道的损害；③嘱患者用酸性饮料或食物促进唾液分泌，降低辐射对唾液腺的损害；④^{131}I 治疗后半年内须避孕。

（2）清甲使用的 ^{131}I 活度：一般给予 ^{131}I 1110MBq~3.7GBq（30~100mCi）。如清甲前已发现有转移灶，则可给予 5.55~7.40GBq（150~200mCi），清甲的同时治疗转移灶。低危患者使用的 ^{131}I 活度可偏低，高危患者使用 ^{131}I 活度可偏高。

（3）服 ^{131}I 后 3~7 天行全身显像，可能发现之前未发现的 DTC 转移灶，为进一步随访和治疗方案的制定提供依据。

（4）经清除治疗后的患者，可于服 ^{131}I 后 24~48 小时开始给予甲状腺激素。剂量一般为 L-T$_4$ 1.5~2.5μg/kg 体重，空腹顿服。根据血清甲状腺激素和 TSH 水平调整剂量。

3. ^{131}I 治疗 DTC 转移

（1）注意事项及患者准备同清甲。

（2）治疗用 ^{131}I 活度：确定治疗用 ^{131}I 活度的方法有三种：①固定活度法，颈部淋巴结转移给予 3.7~5.55GBq，肺转移给予 5.55~7.4GBq，骨转移给予 7.4~9.25GBq；②^{131}I 活度控制在使血液吸收剂量不超过安全限值（200cGy），或控制在身体接受 ^{131}I 活度的安全限值内（给予 ^{131}I 后 48 小时体内存留低于 4.44GBq，弥散性肺转移患者低于 2.96GBq）；③以肿瘤病灶吸收剂量高于 80Gy 计算 ^{131}I 活度。由于固定活度法简单方便，目前临床多采用这一方法。根据个性化医疗的需求，以吸收剂量指导的 ^{131}I 治疗是发展方向。老年患者，特别是 70 岁以上的患者，由于肾功能降低，应适当降低治疗用 ^{131}I 的活度。

（3）脑转移的治疗：DTC 发生脑或脊髓等部位转移的预后差。如不能手术切除，应优先考虑外照射治疗。如转移灶摄取 ^{131}I，可考虑进行 ^{131}I 治疗。但 TSH 升高导致病灶长大或 ^{131}I 导致局部炎症反应都可能使病情加重，可先行外照射治疗，^{131}I 治疗应联合应用糖皮质激素。

（4）服用治疗活度 ^{131}I 后 3~7 天行全身显像，可能发现诊断活度 ^{131}I 显像未发现的转移灶，为制定以后的随访和治疗方案提供依据。

（5）服治疗活度 ^{131}I 后 24~48 小时开始给予甲状腺激素。如 L-T$_4$ 1.5~2.5μg/kg 体重，空腹顿服，逐步调整使 TSH 达抑制治疗的目标水平。

4. ^{131}I 显像阴性和 Tg 升高的 DTC 患者的经验性 ^{131}I 治疗　诊断活度 ^{131}I 显像阴性，其他检查方法（X 线检查、B 超检查等）未发现 DTC 病灶，如停用 L-T$_4$ 的患者 Tg≥10μg/L，使用 rhTSH 的患者 Tg≥5μg/L，高度提示体内有弥散的微小 DTC 病灶，是经验性 ^{131}I 治疗的指征。部分患者治疗活度 ^{131}I 显像可发现 DTC 病灶，或治疗后 Tg 水平明显下降说明治疗有效。^{131}I 显像阴性，如其他检查方法（X 线检查、B 超检查等）发现 DTC 病灶，提示 DTC 病灶无摄碘功能或摄碘功能极低，应采用其他治疗措施。经验性治疗前可行 ^{18}F-FDG PET 显像，阳性提示病灶不摄取

Notes

^{131}I,仅阴性患者行经验性 ^{131}I 治疗。

5. 辐射防护　治疗 DTC 使用的 ^{131}I 活度较高,应特别注意辐射防护。病房内应有卫生间,坐式马桶可减少患者小便时尿液的放射性污染。患者的衣物被褥应作放置衰变处理和单独洗涤。医护人员对病人的观察应有防护设施(如铅衣、铅屏等),而且应尽量做好准备,这样可缩短与病人接触的时间。目前我国规定体内残留 ^{131}I 低于 400MBq 就可出院。

（四）疗效评价

1. ^{131}I 清甲的疗效评价

(1)清甲成功的标准: ^{131}I 清甲 6 个月后对疗效进行评价。诊断活度 ^{131}I 显像甲状腺床无放射性摄取,或 TgAb 阴性的患者在刺激状态下(TSH≥30mU/L)Tg<1μg/L,达到其中一条为清甲成功。

(2)随访:如患者清甲成功,未发现转移灶,则间隔 1 年随访。每次随访应行常规体检、颈部超声、X 光胸片或胸部 CT 检查,血清甲状腺激素、TSH、Tg、TgAb 测定。低危患者可根据上述检查结果决定是否行诊断活度 ^{131}I 显像,中危和高危患者一般应行诊断活度 ^{131}I 显像。

(3)重复治疗:残留甲状腺清除不完全,应进行第 2 次清甲。如发现有功能性转移灶则应行 ^{131}I 治疗。

(4)影响清甲疗效的因素:残留甲状腺组织多少、原发肿瘤分期、甲状腺外侵犯或转移是影响清甲疗效的主要因素。残留甲状腺组织的摄碘率靠近甲状腺摄碘率正常值的低限,说明残留组织较多,应再次手术。行甲状腺全切和近全切的 DTC 患者,使用 1.11GBq 或 3.7GBq ^{131}I 清甲的疗效无显著差异,提示低危患者应采用较低活度 ^{131}I 清甲。患者忌碘不严或停用甲状腺激素时间不够,导致残留甲状腺组织摄 ^{131}I 降低,这是临床最常见的影响清甲疗效的原因。

2. ^{131}I 治疗 DTC 转移的疗效评价

(1)一般应在 ^{131}I 治疗 3~6 个月后评价疗效。诊断活度 ^{131}I 显像如病灶摄取 ^{131}I 明显降低或完全消失,或病灶数目减少及缩小,为治疗有效。与治疗前比较有新的病灶被显示,或病灶数目增多,或病灶长大或摄 ^{131}I 功能增强,为无效或加重。Tg 和 TgAb 降低或消失是治疗有效的标志,反之如 Tg 和 TgAb 增高提示病情恶化。患者预后与年龄、原发灶大小、是否转移、转移部位及治疗方案有关。

(2)较常见的 DTC 转移部位为颈部及纵隔淋巴结、肺和骨。^{131}I 治疗的疗效与转移的部位相关,^{131}I 治疗的疗效从高到低依次为淋巴结转移 > 肺转移 > 骨转移。

(3)重复治疗:^{131}I 治疗后 3~6 个月,如 ^{131}I 显像有异常浓聚灶,应行再次 ^{131}I 治疗,直到病灶完全消失为止。重复治疗使用 ^{131}I 活度的原则与首次治疗相同。重复治疗的次数和累积接受的 ^{131}I 总活度没有明确的限制,根据病情的需要和患者身体状况而定。由于 ^{131}I 的累积活度越高,发生毒副作用和并发症的风险性也越高,所以应慎重评估重复治疗的风险与效益。

3. 临床治愈的标准　①无 DTC 存在的临床证据;②无 DTC 存在的影像学证据:初次清甲后进行的显像无甲状腺床外异常放射性摄取,或新近的诊断活度 ^{131}I 显像和超声检查无 DTC 存在证据;③TgAb 阴性,在 TSH 刺激状态下(TSH≥30mU/L)Tg<1μg/L。

（五）治疗反应及处理

1. 部分患者口服 ^{131}I 后 1~2 天感乏力、食欲缺乏、腹胀、恶心,较少患者发生呕吐、腹泻和头痛,一般只需对症处理。

2. 残留的甲状腺组织较多的清甲患者,可发生颈前区肿胀和疼痛,严重者可累及上胸部,可给予泼尼松口服,严重者地塞米松静滴,可迅速缓解。唾液腺可有轻度肿痛,注意口腔卫生,采用促进唾液分泌的方法减轻辐射对唾液腺的损害。局部的早期的反应多在 1 周左右自行缓解。

3. 弥漫性肺转移患者反复高活度 ^{131}I 治疗可能导致放射性肺炎或肺纤维化,所以这类患者每次治疗应控制在治疗 48 小时后体内 ^{131}I 滞留量低于 2.96GBq,并监测患者肺功能。

4. 可观察到白细胞和血小板暂时性降低,骨髓抑制极为少见。

5. 对育龄妇女生育功能的影响　Casara 等纳入 ^{131}I 治疗的 1064 例育龄 DTC 女性患者进行研究,其中 111 例治疗后有一次或一次以上怀孕,共生育 134 名婴儿,均无异常。Sarkar 等对平均接受 7.4GBq^{131}I 治疗的 40 例 DTC 患者追踪观察 6~20 年,不孕、流产、早产或基因缺陷等的发生率和普通人群无差异。Schlumberger 等观察 1877 例育龄女性 DTC 患者的 2133 次妊娠,患者接受的 ^{131}I 活度为 1.11~3.7GBq,早产、死产、低体重儿或先天异常的发生率与普通人群无差异。

(六) 增强 DTC 病灶摄取 ^{131}I 功能的措施

DTC 病灶摄取 ^{131}I 的多少和 ^{131}I 在病灶内的有效半衰期,决定病灶吸收剂量的高低,直接影响疗效和预后。采用某些方法可提高 DTC 转移灶摄取 ^{131}I 的能力,从而提高疗效。

1. 提高 TSH 水平　TSH 调控甲状腺滤泡细胞碘代谢的多个关键环节。TSH 升高可促使 DTC 细胞摄取 ^{131}I 增加。停用甲状腺激素 2~3 周,患者血清 TSH 水平应升高到 30mIU/L 以上才可能获得较理想的疗效。部分患者停用甲状腺激素后 TSH 升高不明显,或部分患者不能耐受甲减的反应,对这样的患者可用基因重组人 TSH(rhTSH),肌注 0.9mg/ 天,连续两天,第 3 天行 ^{131}I 治疗。

2. 降低体内碘池　限制碘的摄入和促进碘的排出,可使 DTC 病灶摄取 ^{131}I 增加。低碘饮食 1~2 周,可使病灶摄取 ^{131}I 增加和 ^{131}I 在病灶内的有效半衰期延长。常用利尿剂氢氯噻嗪 100mg Bid,4 天就可使 DTC 病灶摄取 ^{131}I 增加。低碘饮食与促排碘相结合具有协同效应。

3. 延长 ^{131}I 在 DTC 病灶内的滞留时间　锂制剂通过延缓甲状腺激素释放入血使 ^{131}I 在 DTC 病灶内的有效半衰期延长,从而可提高疗效。碳酸锂有一定毒副作用,使用时应注意。

4. 维 A 酸的应用　发生转移的 DTC 患者中约有 1/3 发生失分化(dedifferentiated),病灶摄取碘的能力降低或丧失,不能用 ^{131}I 治疗。维 A 酸(retinoic acid,RA)是维生素 A 的代谢物,可抑制细胞增生和诱导细胞分化。用 RA 治疗失分化 DTC 的有效率为 30%~40%,常用剂量为 1~1.5mg/(kg·d),一个疗程为 1.5~3 个月。RA 治疗,常见的副作用有皮肤和黏膜干燥,皮肤脱屑,可因肝脏受损而使有关的酶升高,白细胞和血脂升高等。降低 RA 的剂量或暂停 RA 治疗上述反应可能缓解,或可用糖皮质激素治疗。

(七) TSH 抑制治疗

因为 DTC 细胞保留了部分甲状腺滤泡细胞功能,其代谢与增殖都受 TSH 调控,所以用外源性甲状腺素将 TSH 控制在较低水平,有利于控制 DTC 的进展。TSH 的抑制水平根据患者的病情而定。

有 DTC 病灶活跃的患者,应控制 TSH 低于 0.1mU/L。仅有高危因素的患者,应将 TSH 控制在 0.1~0.5mU/L,并维持 5~10 年。如既无 DTC 存在的证据,又无高危因素的患者,应将 TSH 控制在 0.3~2mU/L。没有清甲的患者和已临床痊愈的患者,应将 TSH 控制在 0.3~2mU/L。

长期使 TSH 处于抑制水平导致亚临床甲亢或临床甲亢,可引起相应的临床表现。对服用甲状腺激素与骨质疏松关系的研究证明,经绝期妇女是唯一的高危组,其他患者既不导致也不加重骨质疏松。因此绝经后的女性患者应监测骨代谢、骨密度及补钙和维生素 D。

心绞痛、冠心病和快速型心律失常者为甲状腺激素使用的禁忌证。动脉硬化、心功能不全、糖尿病和高血压患者慎用。心肌缺血或糖尿病患者的 TSH 不能过低。老年或有心血管疾病的 DTC 患者,L-T$_4$ 应从较低剂量开始,逐渐调整到需要的剂量。L-T$_4$ 不能与钙剂或铁剂同服,至少应间隔 2 小时以上。垂体功能减低或肾上腺皮质功能减退的患者,使用 L-T$_4$ 前数日应先用肾上腺皮质激素。

(八) Tg 和 TgAb 测定

清甲成功患者血中的 Tg 应完全消失或处于极低水平,如 Tg 水平升高提示 DTC 复发或转移。影响 Tg 测定结果的因素:合成 Tg 的细胞的数量和分化程度,微小病灶或分化程度低的 DTC 转移灶都可导致假阴性;颈部淋巴结转移患者易出现 Tg 假阴性,肺和骨等远处转移的患者不易

Notes

出现假阴性;TgAb 阳性要影响 Tg 测定结果;TSH 水平受到抑制时可能出现 Tg 假阴性。当患者停服甲状腺激素,动态观察 Tg 与 TSH 的变化更有临床诊断价值。清甲成功的患者,抑制状态下 Tg<1.0μg/L,则 DTC 复发或转移的可能性极小;Tg>1.0μg/L,应停用甲状腺激素进一步检查和观察。

约 5%~15% 的患者血清 TgAb 阳性,TgAb 使 Tg 测定结果不可靠,TgAb 本身也能反映 DTC 病灶的存在及活动状况,如 TgAb 降低或消失提示预后良好。

(九) ^{131}I 全身显像

1. 诊断活度 ^{131}I 全身显像　显像前应停服甲状腺激素 2~3 周,忌碘 1~2 周。服用 74~185MBq (2~5mCi)^{131}I 后 48~72 小时行全身显像。"顿抑"(stunning)是指 ^{131}I 显像后的一段时间内残留甲状腺组织或病灶摄 ^{131}I 功能受抑制,影响疗效。显像使用的 ^{131}I 活度越高,发生"顿抑"的可能性越大,程度亦更严重。^{123}I 发射纯 γ 射线,如用 ^{123}I 显像可减轻"顿抑"效应。诊断活度 ^{131}I 显像可评价 DTC 转移灶和复发灶的摄碘功能,病灶摄取 ^{131}I 是进行治疗的指征。

2. 治疗活度 ^{131}I 全身显像　^{131}I 显像发现 DTC 病灶的敏感度随 ^{131}I 活度的增高而增高,给予清甲或治疗转移灶的高活度 ^{131}I 后 3~7 天行全身显像,既可发现诊断活度 ^{131}I 显像未发现的病灶,对制定随访和进一步治疗方案有帮助,又不增加患者的辐射损伤和不便,应常规进行。

3. ^{131}I 全身显像假阳性的原因

(1) 生理性摄取 ^{131}I:生理性摄取或分泌 ^{131}I 可见于鼻咽部、唾液腺、汗腺、胃肠道和生殖泌尿道。肝脏显影在清甲的患者较常见,这是 ^{131}I 参与合成的甲状腺激素在肝脏代谢所致。乳腺可能摄取 ^{131}I,对某一侧乳腺哺乳而造成双乳不对称的影像时,应注意鉴别诊断。

(2) 非 DTC 的病理性摄取 ^{131}I:指其他病理改变导致的 ^{131}I 异常浓聚。炎性病灶、病理性渗出液或漏出液是导致假阳性的常见原因,如淋巴上皮囊肿、阴囊水肿、卵巢囊肿、肾囊肿、心包积液、皮肤烧伤、肺部的炎性病变等;非甲状腺的肿瘤摄取 ^{131}I 导致假阳性,如乳头状脑膜瘤、畸胎瘤、胃腺癌、原发性肺腺癌、未分化支气管癌等;食道部位异常放射性浓聚可能是唾液滞留、胃食道反流、食管憩室、裂孔疝、贲门痉挛和溃疡性食道炎等病理改变所致。

(十) ^{18}F-FDG PET 显像

1. ^{18}F-FDG PET 显像的指征

(1) 诊断活度 ^{131}I 显像阴性,血清 Tg>10μg/L 的患者,^{18}F-FDG PET 显像阳性提示病灶不摄取 ^{131}I,仅对阴性患者进行经验性 ^{131}I 治疗;

(2) 诊断活度 ^{131}I 显像阴性,Tg<10μg/L,但临床或其他影像学检查怀疑有复发或转移的患者;

(3) TgAb 升高,诊断活度 ^{131}I 显像阴性的患者。

2. ^{18}F-FDG PET 显像评价预后　显像阳性的患者预后较差,可根据显像结果改变治疗方案,做到个体化治疗,有助于改善预后。

第三节　^{131}I-mIBG 治疗嗜铬细胞瘤和神经母细胞瘤

肾上腺素能肿瘤(adrenergic tumors)起源于交感神经胚细胞,主要包括嗜铬细胞瘤、神经母细胞瘤和交感神经母细胞瘤等。嗜铬细胞瘤(pheochromocytoma)多发生于肾上腺髓质,也可见发生于交感神经节或副神经节(paraganglia)等嗜铬组织,过量分泌儿茶酚胺类物质导致高血压,成人发病率为 0.01%~0.001%,占高血压患者的 0.6%~1%,约 10%~20% 为恶性。10% 的嗜铬细胞瘤患者为儿童患者。

神经母细胞瘤(neuroblastoma)是高度恶性的肾上腺素能肿瘤,多发生于肾上腺髓质,发病年龄小,多于 6 岁前出现症状,患者确诊时约 70% 已有广泛转移。神经母细胞瘤细胞虽不合成儿茶酚胺类物质,但能合成其前体多巴胺和排泄其代谢产物,因此,多数神经母细胞瘤能摄取儿茶酚胺类物质。

Notes

一、^{131}I-mIBG 及其治疗原理

胍乙啶和溴苄胺都是神经阻滞剂,将胍基和苄基结合的碘代苄胍抗肾上腺素能神经的作用明显增强。^{131}I-mIBG(metaiodobenzyl guanidine,间碘苄胍)的化学结构与去甲肾上腺素相似,能被肾上腺髓质和交感神经丰富的组织器官摄取。^{131}I-mIBG 可能主要是通过耗能的主动摄取机制被摄取,其次是依赖浓度差而产生的弥散作用摄取。^{131}I-mIBG 能与肾上腺素能神经递质的受体特异结合,这是 ^{131}I-mIBG 被摄取的机制之一。

大约注入量的 33% 的 ^{131}I-MIBG 分布在肝,正常肾上腺分布很少,但以单位重量计算肾上腺髓质摄取最高。肝脏和膀胱是 ^{131}I-mIBG 治疗的剂量限制器官。

嗜铬细胞瘤和神经母细胞瘤能高度选择性摄取 ^{131}I-mIBG,^{131}I 衰变发射 β 射线杀伤或抑制肿瘤细胞,发挥治疗作用。

二、适应证和禁忌证

1. 适应证
(1) 不能手术治疗的患者。
(2) 术后复发或广泛转移的患者。
(3) 预期存活 1 年以上的患者。
(4) 示踪剂量 ^{131}I-mIBG 显像病灶摄取放射性药物。
(5) 广泛骨转移所致剧烈骨痛。
(6) 高血压不能控制者。
2. 禁忌证　孕妇及哺乳患者,白细胞低于 4.0×10^9/L、红细胞低于 3.5×10^{12}/L,血小板低于 9.0×10^{10}/L。

三、治 疗 方 法

1. 病人的准备
(1) 停用可卡因、利舍平、苯丙醇胺、N- 去甲麻黄碱等影响 ^{131}I-mIBG 被摄取的药物。
(2) 治疗前 3 天开始用卢戈氏碘液封闭甲状腺,每日 3 次,每次 5~10 滴,直到治疗后 4 周。
2. ^{131}I-mIBG 活度　一般采用固定活度法,治疗用 ^{131}I-mIBG 的活度在 3.7~11.1GBq 之间。^{131}I-mIBG 的比活度至少应达到 1.48GBq/mg。也可根据 ^{131}I-mIBG 显像的结果估算治疗用 ^{131}I-mIBG 的活度,以肿瘤吸收剂量为 100~200Gy 计算 ^{131}I-mIBG 用量。
3. 给药方法　缓慢静脉滴注给药,一般可在 60~90 分钟滴注完成。给药时应监测脉搏、血压和心电图。
4. 注意事项　患者应多饮水,及时排空小便可降低膀胱的吸收剂量。患者应住院隔离至少5~7 天。根据疗效、病情的发展和患者的身体状况决定是否需要重复治疗,如重复治疗至少应在3~5 月后进行,剂量的确定原则与首次治疗相同。

四、疗 效 评 价

1. 嗜铬细胞瘤　外科手术是治疗嗜铬细胞瘤的首选方法。95% 以上的嗜铬细胞瘤病灶能摄取 ^{131}I-mIBG,治疗目的如下:①缓解症状和改善患者生活质量;②抑制肿瘤分泌儿茶酚胺类物质的功能,降低血压,延长生存期;③控制肿瘤的发展,改善病人预后;④重复 ^{131}I-mIBG 治疗可能完全消除肿瘤,但应权衡缩小或消除肿瘤与多次 ^{131}I-mIBG 治疗的毒副作用之间的效益与风险。虽然获得完全缓解是肿瘤治疗追求的目标,但能有效控制肿瘤是更易实现的目标。

多中心研究报道 ^{131}I-mIBG 治疗恶性嗜铬细胞瘤的总有效率为 70%。荟萃分析的结果显示

Notes

^{131}I-mIBG 治疗恶性嗜铬细胞瘤的客观反应率（objective response rate）为 30%~47%，生化指标反应率（biochemical response rate）为 45%~74%，症状缓解率（symptom palliation rate）为 75%~90%，能提高 ^{131}I-mIBG 疗效的方法，如使用钙离子拮抗剂和血管扩张剂能增加病灶摄取 ^{131}I-mIBG；肿瘤中心部位乏氧，如给予放射增敏剂可增加肿瘤细胞对射线的敏感性。

放射治疗和化疗联合治疗嗜铬细胞瘤总有效率约 57%，所以只有当嗜铬细胞瘤不摄取 ^{131}I-mIBG 或用 ^{131}I-mIBG 治疗失败后才应考虑用放疗或化疗。

2. 神经母细胞瘤　神经母细胞瘤患者的临床分期决定其预后和治疗方法的选择。局部病变无远处转移者（TNM Ⅰ~Ⅱ期）手术切除，预后较好（2 年存活率 90%）；已发生淋巴结或其他部位转移者（TNM Ⅲ~Ⅳ期）预后差。手术、化疗和 ^{131}I-mIBG 等多种方法结合，初始治疗的有效率约 80%。随病程的进展，由于抗药性的产生，5 年存活率仅 10%~20%。其他影响预后的因素有原发肿瘤部位、分泌儿茶酚胺的类型和速率、血清铁蛋白水平及肿瘤细胞的组织学特点等。

53 例复发或病情进展的神经母细胞瘤患者，49 例为 1~12 岁的儿童患者，TNM Ⅲ 期 10 例，Ⅳ 期 43 例。治疗用 ^{131}I-mIBG 的活度 3.7~7.4GBq。7 例完全缓解，23 例部分缓解，10 例病情稳定，9 例病情进展，4 例失访。病情缓解的时间 2~38 个月。Troncone 等的多中心研究，TNM Ⅲ~Ⅳ 的神经母细胞瘤 47 例患者，^{131}I-mIBG 治疗后 22 例获得完全或部分缓解。荟萃分析的结果显示 ^{131}I-mIBG 治疗神经母细胞瘤患者获得客观反应加病情稳定者为 59%。与化疗相比，病人更易于耐受 ^{131}I-mIBG 治疗。

临床一般是将 ^{131}I-mIBG 治疗作为一种辅助治疗方法，只有当其他方法治疗效果差时才采用。基于如下理由，^{131}I-mIBG 可作为神经母细胞瘤的一线治疗方法：①术前用 ^{131}I-mIBG 治疗可明显缩小肿瘤体积，有利于手术全部切除肿瘤；②治疗活度 ^{131}I-mIBG 显像可提供更多更确切的关于肿瘤大小、位置、是否转移及转移部位等信息，有助于进一步治疗和随访方案的制定；③ ^{131}I-mIBG 的毒副作用较小，不影响或可改善术前患者的身体状况，有利于手术治疗；④术后行化疗对术后残留的微小病灶可能疗效更好。

暂不适合手术治疗的 22 例神经母细胞瘤患者，年龄从 7 个月到 13 岁，TNM Ⅲ 期 8 例，Ⅳ 期 14 例。经 2 个疗程的 ^{131}I-mIBG 治疗后，重新评估所有患者手术治疗的可能性，如可手术治疗者则进行手术治疗，仍不能手术者则再行 ^{131}I-mIBG 治疗或结合化疗。结果如下：经 ^{131}I-mIBG 治疗后获缓解的 15 例中 13 例进行了手术治疗，1 例的病灶明显缩小而不必手术切除就采用化疗，另 1 例因疗效很好未进一步治疗；^{131}I-mIBG 治疗后病情稳定的 3 例仍不适合手术治疗则采用化疗，其中 2 例化疗后仍不能手术，另一例病情急剧进展。再次用 ^{131}I-mIBG 治疗 4 例。

3. 毒副作用　^{131}I-mIBG 治疗很少发生严重毒副作用。给药后 1~3 天内可能发生恶心、呕吐等胃肠道反应，一般较轻微，可对症处理。可见暂时的骨髓抑制，如白细胞和血小板降低，儿童、化疗后的患者、骨髓转移的患者更易发生骨髓抑制，一般经处理后能恢复或接近治疗前的水平。治疗前收集患者的骨髓细胞，如出现骨髓功能障碍时再行自身骨髓移植，可提高患者对治疗毒副作用的耐受性。治疗过程中如未成功封闭甲状腺可能发生甲减。

小　结

从上世纪 40 年代起就使用 ^{131}I 治疗甲状腺疾病。^{131}I 主要用于治疗 Graves 病、毒性多结节性甲状腺肿和甲状腺毒性腺瘤导致的甲状腺功能亢进症，及分化型甲状腺癌。

^{131}I 治疗甲亢安全有效，无明显毒副作用，与其他治疗甲亢的方法比较性价比高。^{131}I 治疗甲亢的目标是达到非甲状腺功能亢进状态，就是使患者恢复正常甲状腺功能，或经

Notes

治疗发生甲减后通过补充甲状腺激素达到并维持正常甲功状态。

131I治疗分化型甲状腺癌主要包括患者术后用 131I 清甲、治疗残留和复发的病灶及治疗转移灶。131I治疗可杀死残留甲状腺组织和转移灶中的肿瘤细胞，降低复发和转移的发生率，有利于通过 Tg 测定和 131I 显像诊断复发和转移，并有利于 131I 治疗转移灶。联合手术治疗、131I 治疗和甲状腺素抑制治疗，分化型甲状腺癌患者预后良好。

（匡安仁）

参考文献

1. 匡安仁 . 131I 治疗分化型甲状腺癌 . 第 1 版 . 北京 : 人民卫生出版社，2013.

2. D.S.Cooper, G.M.Doherty, B.R.Haugen, et al. Revised American Thyroid Association management guidline for patients with thyroid nodules and differentiated thyroid cancer. Thyroid. 2009, 19 (11): 1167-1214.

3. H.M.Kronenberg, S.Melmed, K.S.Polonsky. et al. Williams Textbook of Endocrinology. 11nd edition.Published by Saunders Elsevier. 2008, 297~442.

4. E.B.Silberstein, A.Alavi, H.R.Balon, et al. The SNMMI practice guideline for therapy of thyroid disease with 131I 3.0. J Nucl Med, 2012; 53 (10)1633-1651.

5. 中华医学会内分泌分会《中国甲状腺疾病诊疗指南》编写组 . 中国甲状腺疾病诊疗指南 - 甲状腺功能亢进症 . 中华内科学杂志，2007, 46 (10): 876-882.

6. R.S.Bahn, H.B.Burch, D.S.Cooper, et al. Hyperthyroidism and other causes of thyrotoxicosis:management guidelines of American Thyroid Association and American Association of Clinical Endocrinologists.Thyroid. 2011; 21 (6): 1-54.

7. Richard P.Baum.Therapeutic Nuclear Medicine. Published by Springer. 2014.

Notes

第二十二章　转移性骨肿瘤的放射性核素治疗

我国每年癌症新发患者大约200万。骨骼是除肝脏和肺以外,各种恶性肿瘤最易转移的组织,肺癌、乳腺癌和前列腺癌患者骨转移的发生率可高达70%~85%。骨转移好发于中老年,男女比例约为3:1。

转移性骨肿瘤病灶常多发,50%以上病人顽固性骨痛不能得到有效控制,严重影响患者的生活质量及预后。镇痛药虽然使用简便,但顽固性疼痛往往需要吗啡类镇痛药才能奏效,且需持续用药,长期使用会出现诸多不良反应,镇痛药对转移灶无治疗作用。放疗亦为常用的姑息疗法,能有效缓解疼痛并可控制骨转移肿瘤病灶的进展,但对于多发性骨转移患者应用受限。因此转移性骨肿瘤伴顽固性疼痛是晚期肿瘤患者治疗的一个临床难题。

目前肿瘤骨转移常用的治疗方法有外科手术治疗、放疗、化疗、激素疗法、放射核素治疗及中医药治疗,其中放射性药物内照射治疗转移性骨肿瘤取得了较大进展,总有效率高于80%,现已成为治疗转移性骨肿瘤伴骨痛的有效方法。

第一节　治疗原理及方法

转移性骨肿瘤(bone metastasis)的早期表现为疼痛、肿块和功能受限。脊柱、骨盆和长骨干骺端是转移性骨肿瘤的好发部位。转移性骨肿瘤患者就诊时可表现为单发或多发,肿瘤侵犯骨骼可导致溶骨、成骨或溶骨成骨混合改变。多数病例为多发骨破坏。常见临床表现包括:①疼痛(50%~90%);②病理性骨折(5%~40%);③高钙血症(10%~20%);④脊柱不稳和脊髓、神经根压迫症状(<10%);⑤骨髓抑制(<10%)。

影像检查可了解病灶的部位、形态及范围。^{99m}Tc-MDP全身骨显像灵敏度高,是首选的肿瘤骨转移的检查方法,可在发生形态学改变之前早期探测骨转移灶。转移性骨肿瘤在X线平片可表现为溶骨性、成骨性或混合性三种改变。CT扫描有助于进一步从各个层面了解骨破坏的特征。MRI灵敏度高,有助于确定肿瘤骨内浸润程度、骨外软组织肿块的侵袭范围以及同周围组织器官的相邻关系,能显示转移瘤对脊髓的压迫情况。PET能够对转移性骨肿瘤进行早期诊断、疗效监测和预后评价。

一、原　　理

用于治疗转移性骨肿瘤的放射性药物与骨组织具有较高的亲和性,骨组织代谢活跃的部位可浓聚更多的放射性药物。转移性骨肿瘤病灶部位因骨组织受破坏,成骨修复过程非常活跃,故能大量聚集放射性药物。肿瘤细胞并不能直接浓聚放射性药物,这种浓聚是由于肿瘤部位骨组织代谢活跃形成的,是一种间接浓聚。放射性药物发射的射线对局部肿瘤病灶发挥内照射作用,导致病灶内毛细血管扩张、细胞水肿、细胞核固缩、炎性细胞浸润、肿瘤细胞核空泡形成或消失、肿瘤细胞坏死或纤维化形成等辐射后生物学效应,起到不同程度地抑制、缩小或清除肿瘤病灶及缓解疼痛的作用。

放射性药物治疗骨肿瘤转移灶缓解疼痛的机制尚不完全明确,可能与以下因素有关:①病灶缩小,减轻了骨膜和骨髓腔的压力;②肿瘤侵蚀骨的重新钙化;③电离辐射作用影响神经末梢去极化过程,干扰疼痛信号传导;④抑制缓激肽、前列腺素等疼痛介质的分泌。

二、治疗方法

(一) 临床上常用的几种治疗骨转移肿瘤的放射性药物(表 22-1)

表 22-1　治疗骨转移肿瘤的常用放射性核素

核素	物理半衰期 (d)	β 射线最大能量 (MeV)	组织中最大射程 (mm)	γ 射线能量 (keV)	α 粒子能量 (MeV)
^{89}Sr	50.5	1.49	6.7	—	—
^{153}Sm	19.3	0.81	3.4	103	—
^{223}Ra	11.4	—	<0.1	—	5~7.5
^{188}Re	0.7	2.12	3.0	155	—
^{186}Re	3.8	1.07	4.7	137	—
^{117m}Sn	13.6	0.13*	0.22	159	—
		0.15*	0.29		
^{32}P	14.3	1.71	8.0		

* 内转换电子

1. [^{89}Sr]氯化锶(^{89}SrCl$_2$)　^{89}Sr 的物理半衰期为 50.5d,发射纯 β 射线,最大能量为 1.49MeV,组织中最大射程 6.7 mm。^{89}Sr 与钙具有相似的化学性质及体内生物学行为,静脉注射后很快自血液中廓清而在成骨活跃的骨组织中聚集,骨转移肿瘤病灶聚集量是正常骨的 2~25 倍。Breen 等计算出骨肿瘤病灶的辐射吸收剂量为 21~231cGy/MBq^{89}Sr,肿瘤与骨髓的吸收剂量之比为 10∶1。^{89}Sr 进入体内后,10% 通过肾脏排泄,其余经胆道排泄。^{89}SrCl$_2$ 的半衰期比较长,注射 90 天后在转移灶内的滞留量仍有 20%~88%,可持久的维持药效。^{89}Sr 还可降低碱性磷酸酶和前列腺素水平,有利于减轻骨质的溶解,修复骨质,达到降低血钙和止痛的目的。

2. ^{153}Sm- 乙二胺四甲撑磷酸(^{153}Sm-ethylenediaminetetramethylene phosphonate,^{153}Sm-EDTMP)　^{153}Sm 的物理半衰期为 46.3h,能发射 β 射线和 γ 射线。β 射线能量为 0.805 MeV(20%)、0.710MeV(50%)和 0.640MeV(30%),组织中最大射程 3.4mm,同时发射能量为 103keV 的 γ 射线,故可在治疗给药后进行显像观察。^{153}Sm-EDTMP 在体内的生物分布与 ^{99m}Tc-MDP 相似,静脉注射后主要聚集在骨及骨转移肿瘤病灶,骨转移肿瘤病灶与正常骨组织摄取量比值可达 16∶1,未被摄取的部分很快通过肾脏排泄。注射后 3 小时骨组织摄取量达到最高,注射后 5 天骨中仍有较高的滞留,而非骨中放射性在注射 6~8 小时后几乎被完全清除。

3. [^{223}Ra]二氯化镭(^{223}RaCl$_2$)　^{223}Ra 的物理半衰期为 11.4d,能发射 α 射线,同时还能发射 β 射线和 γ 射线。其中 α 射线占 95.3%(能量范围 5~7.5MeV)。^{223}Ra 可模拟钙与骨的矿物质羟基磷灰石形成复合物。α 射线是高能量转换线密度(80keV/mm)的射线,可以使被照射细胞的双链 DNA 发生高频断裂,发挥抗肿瘤作用。α 射线在生物体内的射程小于 100μm(小于 10 个细胞直径),使其对周围正常组织的损伤很小。静脉注射后,^{223}Ra 从血液中迅速清除,主要分布至骨或排泄至肠道。注射后 4 小时,骨中放射剂量占总量的 44%~77%,同时未见其他器官例如心脏、肝脏、肾、膀胱和脾脏明显摄取。注射后 7 天,接近 76% 的放射性被排出体外。消化道排泄是主要途径,少量经泌尿道排泄,尚无肝 - 胆排泄的证据。

4. ^{188}Re-1- 羟基亚乙基二磷酸(^{188}Re-hydroxyetylene diphosphonate,^{188}Re-HEDP)　^{188}Re

Notes

（铼）的物理半衰期为16.9h，能发射 β 射线和 γ 射线。β 射线最大能量为2.12MeV，组织中最大射程3.0mm，并发射能量为155keV 的 γ 射线，故在给药治疗的同时可进行骨显像，可由 ^{188}W（钨）-^{188}Re 发生器获得（^{188}W 的半衰期为69.4天）或反应堆生产。目前临床上常用 ^{188}W-^{188}Re 发生器的新鲜淋洗液制备 ^{188}Re-HEDP。该药的体内生物学行为与 ^{99m}Tc-MDP 相似，静脉注射后迅速被骨组织摄取，且大多数滞留在骨及转移肿瘤灶内，未被摄取的部分由肾脏排泄。^{188}Re-HEDP 在体内的有效半衰期为11.4±2.8 小时，而在转移性骨肿瘤灶的有效半衰期为15.3±3.0 小时。^{188}Re-HEDP 可用于显像，并可估算内照射吸收剂量。^{188}W-^{188}Re 发生器可连续使用半年之久，便于边远地区使用。

^{186}Re-HEDP 也是一种用于骨转移肿瘤治疗的放射性药物，^{186}Re 物理半衰期3.8d，β 射线最大能量为 1.07 MeV，γ 射线能量为 137keV。^{186}Re 由反应堆生产。

5. ^{117m}Sn- 二乙三氨五乙酸（^{117m}Sn-DTPA）　^{117m}Sn 物理半衰期为13.6d，以内转换电子的形式发射能量，可发射能量为0.13MeV 和0.15MeV 的 β 射线，组织中最大射程分别为0.22mm 和0.29mm，同时发射能量为158.6keV 的 γ 射线。^{117m}Sn 的生产需要反应堆照射富集靶 ^{116}Sn。动物实验显示，骨骼是主要摄取 ^{117m}Sn-DTPA 的器官。显像证实 ^{117m}Sn-DTPA 和 ^{99m}Tc-MDP 在转移性骨肿瘤病人体内的分布相同，能清晰显示转移病灶，是一种新型放射性药物。

6. ^{32}P- 磷酸盐　^{32}P 物理半衰期为14.3 天，可发射能量为1.7MeV 的纯 β 射线，组织内平均射程为2~3mm。^{32}P 以磷酸钠和正磷酸钠的形式作为转移性骨肿瘤治疗药物。由于骨髓毒性较高，故临床应用受到限制。

（二）适应证和禁忌证

1. 适应证

（1）凡临床、X 射线、CT、MRI、病理检查证实，尤其是全身骨显像可见多发性放射性异常浓聚区的转移性骨肿瘤者。

（2）骨转移引起的骨痛。

（3）原发骨肿瘤伴有骨内多发性转移者。

2. 禁忌证

（1）骨显像为溶骨性"冷区"者。

（2）放、化疗后有严重骨髓功能障碍或近期（6 周）进行过细胞毒素治疗者。

（3）妊娠及哺乳期妇女。

（4）脊柱破坏伴病理性骨折和（或）截瘫的患者疗效较差，慎重使用。

（5）预期寿命短于4 周者不建议使用放射性药物治疗。

（三）患者准备

1. 治疗前应采集完整的病史，详细的体检资料（包括身高、体重），全身骨显像、X 射线平片和 CT，病理诊断，血常规，肝、肾功能检查，签署治疗知情同意书等。

2. 若转移性骨肿瘤患者接受化疗或放疗，应至少停用6 周，并查血常规符合治疗适应证时方可治疗。

（四）给药方法

1. ^{89}SrCl$_2$ 的治疗　^{89}SrCl$_2$ 的治疗剂量为1.48MBq~2.22MBq（0.04mCi~0.06mCi）/kg 体重，成人通常静脉注射 111MBq~148MBq（3mCi~4mCi），3~6 个月一次，为一个疗程，可根据患者具体情况连续治疗几个疗程。也有报道采用 2.22MBq~2.96MBq（0.06mCi~0.08mCi）/kg 体重的剂量可产生更好的效果。大量实践表明，小于 1.11MBq/kg（0.03mCi/kg）的剂量疗效差，但过大的剂量不但加重经济负担和毒副作用，而且疗效并不随剂量的增加而明显升高。

2. ^{153}Sm-EDTMP　可按以下方法确定给药剂量：

Notes

(1) 按体重计算给药剂量：22.2~37MBq（0.6~1.0mCi）/kg 体重，是临床上最常用方法。

(2) 固定剂量法：每次给予 1110~2220MBq（30~60mCi）。

3. $^{223}RaCl_2$ 的治疗　给药量为 50kBq/kg 体重，治疗方案为间隔 4 周注射一次，连续注射 6 次，静脉推注，注射前后冲洗静脉通道，注射时间大于 1 分钟。

4. ^{188}Re-HEDP 的治疗　一般治疗剂量为 14.8MBq~22.2MBq（0.4mCi~0.6mCi）/kg 体重，通常采用静脉注射。在确定给药剂量时，应考虑病人的具体临床情况。如对于巨大骨转移病灶和转移灶数量多的患者宜增加用药剂量；肾功能不良患者宜减少用量；晚期癌症病人，尤其是经过多个周期化疗、大剂量多野放疗或已用过细胞毒素治疗的患者，由于骨髓储备功能较差，应慎重考虑用药方案。

5. ^{186}Re-HEDP 的治疗　一般静脉注射 925MBq~1295MBq（25mCi~35mCi），可使大多数患者获得良好的止痛效果，转移灶的平均辐射吸收剂量为 10Gy~140Gy，而红骨髓仅为 0.25Gy。

（五）给药途径

上述几种药物均采用静脉途径给药，通常建立静脉通道后一次性静脉推注。使用前仔细观察药液颜色有无变化、包装有无破损、有无混浊或沉淀。仔细核对并记录药物名称、放射性活度、药液体积及生产日期与批号。注射时要求一次性全部进入血管，避免外漏。

（六）重复治疗

1. 骨痛未完全消失或有复发。

2. 第一次治疗反应较好，效果明显，随访中外周血象变化不明显（白细胞 $\geq 3.5 \times 10^9/L$，血小板 $\geq 80 \times 10^9/L$）。

3. 重复治疗的间隔时间应根据不同放射性药物的半衰期、病情的需要和患者的身体状况允许而定。一般 $^{89}SrCl_2$ 间隔 3 个月或更长时间，^{153}Sm-EDTMP 间隔 4 周，^{188}Re-HEDP 间隔 1~4 周。

（七）综合治疗

放射性核素靶向治疗（targeted radionuclide therapy）与外照射治疗、双磷酸盐治疗、激素和化疗药物等方法联合治疗多发性骨转移，不仅可以更加有效地缓解疼痛而且还可改善患者生存质量。

1. 外放射治疗　局部放疗是治疗转移性骨肿瘤的常用方法。对延缓肿瘤的发展，缓解肿瘤引起的疼痛，减少病理性骨折的发生及对减轻肿瘤对脊髓的压迫等有明显疗效。

2. 双磷酸盐治疗　双磷酸盐（bisphosphonates）类药物作为转移性骨肿瘤的一线用药，能有效治疗骨破坏，缓解骨痛，预防和推迟骨相关不良事件的发生。

3. 手术治疗　转移性骨肿瘤的外科治疗包括肿瘤病灶清除和骨骼稳定性重建。

4. 化学治疗　化疗是针对原发肿瘤的全身治疗，根据原发病灶选择相应的治疗方案。全身化疗对实体瘤的原发灶与转移灶都有一定效果，但对部分患者转移性骨肿瘤疼痛的止痛效果不佳。

5. 内分泌治疗　内分泌治疗（endocrine therapy）适用于前列腺癌、乳腺癌等激素依赖患者。激素剥夺疗法可以降低睾酮水平，对前列腺癌的治疗有较好疗效。常用的前列腺癌内分泌治疗药物有黄体生成激素释放激素类似物、甾体类及非甾体类抗雄激素药物。雌激素受体或（和）孕激素受体阳性的乳腺癌患者内分泌治疗有效，预后较好。常用的乳腺癌内分泌治疗药物有芳香化酶抑制剂类、抗雌激素类等。

Notes

第二节　临床应用及评价

一、评价标准

1. 治疗前临床分级标准(表 22-2)

表 22-2　转移性骨肿瘤病人临床情况分级标准

	Ⅰ级	Ⅱ级	Ⅲ级	Ⅳ级	Ⅴ级
食欲	正常	食量减少 1/3	食量减少 1/2	食量减少 2/3 或无食欲	
睡眠	正常	睡眠略差,但不需服用安眠药	服安眠药后方能入睡	服用安眠药物也难入睡	
疼痛	无疼痛	轻度疼痛,但不需服用止痛剂	中度疼痛,生活和睡眠受到干扰,要求用止痛剂	重度疼痛,生活和睡眠受到严重干扰,须用止痛剂	
活动能力	正常	能自由走动,从事较轻体力劳动	能走动,生活能自理,但丧失工作能力	生活仅能部分自理,日间一半时间卧床或坐轮椅	卧床不起,生活完全不能自理

2. 骨痛治疗反应的评价标准

Ⅰ级:所有部位的骨痛完全消失。

Ⅱ级:至少有 25% 以上部位的骨痛消失或者骨痛明显减轻,必要时服用少量的止痛剂。

Ⅲ级:骨痛减轻不明显,或无任何改变,或加重。

3. 转移灶疗效评价的影像学标准

(1) 完全缓解(complete response,CR):X 射线或骨显像检查证实所有部位的转移灶出现钙化或消失。

(2) 部分缓解(partial response,PR):X 线检查证实转移灶的体积减小或其钙化 >50%,或者骨显像显示转移灶数目减小 50% 以上。

(3) 稳定(stable disease,SD):X 线或骨显像检查转移灶无明显变化。

(4) 病情进展(progressive disease,PD):X 线或骨显像检查有肿瘤增长或新的转移。

4. 随访观察指标

(1) 观察期间应密切注意和记录骨痛消失、开始缓解、缓解维持和复发的时间。

(2) 观察和记录食欲、睡眠和生活质量的变化,并和治疗前比较。

(3) 治疗后血象检查一月内每周一次,2~3 个月每 2 周一次,以后每月一次。

(4) 3~6 个月进行 X 线或骨显像检查。

(5) 治疗后一月内行一次生化检查(肝功、肾功、血钙和电解质),如有异常则继续观察。

二、疗效评价

1. 缓解骨痛效果

(1) $^{89}SrCl_2$:^{89}Sr 已被用于前列腺癌、乳腺癌、肺癌、肾癌、鼻咽癌等所致骨转移疼痛的治疗,对前列腺癌和乳腺癌骨转移疼痛的疗效尤为显著。一般情况下,给药后 10~20 天疼痛开始减轻,6 周内症状明显改善,一次注射后镇痛效果可维持 3~6 个月,表现为减少对止痛药的依赖,改善活

Notes

动能力和睡眠,减少对再次放疗的需求。国外报道 1097 例转移性骨肿瘤患者,^{89}SrCl$_2$ 的剂量为 37MBq~372.95MBq(1.0mCi~10.8mCi),以前列腺癌和乳腺癌骨转移疼痛的疗效最好,有效率分别为 80% 和 89%,疼痛缓解维持时间 3~12 个月(平均 6 个月),行为评分(Karnolsky 评分)改善增加 20% 以上,止疼药用量减少 25% 以上。疼痛轻度改善者占 40.7%,明显减轻占 47.5%,其中 10% 患者疼痛消失,7.6% 无效。首次治疗有效的患者,重复治疗时疼痛缓解的时间可能逐渐延长。

将 ^{89}Sr 用于治疗不伴疼痛的转移性骨肿瘤患者,可以预防和延缓骨痛的发生。有研究结果显示,接受安慰剂治疗的病例中,发生新的疼痛部位的几率是接受 ^{89}Sr 治疗病例的 2 倍。

少数患者(5%~10%)在给予 ^{89}Sr 后 5~10 天可出现短暂的疼痛加重现象,持续约 2~4 天,呈一过性,称为"反跳现象"或"骨痛闪烁"现象(pain flare)。这种反应的出现预示着将会有较好的疗效。骨痛闪烁现象的机制还不明确,可能与放射性药物在病灶部位的辐射作用所致的局部充血、水肿、炎性细胞浸润、炎性介质释放和局部压力增加等因素有关。

(2)^{153}Sm-EDTMP:综合国内外文献报道,^{153}Sm-EDTMP 对癌性骨痛的总有效率为 65%~92.7%,止痛效果出现时间为 7.9 ± 6.8 天,疼痛缓解维持时间 1~11 个月(平均 2.6~3 个月)。在不同肿瘤所致的癌性骨痛中,对乳腺癌和前列腺癌所致的癌性骨痛疗效最好,肺癌和鼻咽癌次之。少数病人可在给药后 2~3 天出现前述的"骨痛闪烁"现象。

(3)^{188}Re-HEDP:近年来关于该药治疗癌性骨痛已有许多报告,显示了良好的缓解骨痛效果。一组 61 例转移性骨肿瘤患者使用 ^{188}Re-HEDP 治疗,随访一年的结果显示,80% 患者的骨痛在治疗后出现迅速而显著的减轻,20% 患者可以停用止痛药。对于不同原发肿瘤类型的缓解率,肺癌为 77%,前列腺癌 80%,乳腺癌 83%,膀胱癌 100%,肾癌 50%,其他类型肿瘤 87%。

(4)^{186}Re-HEDP:^{186}Re-HEDP 治疗骨转移骨痛的止痛有效率可达 70%~90%。Maxon 对一组转移性骨肿瘤病人给予 1100MBq~1295MBq(30mCi~35mCi)的 ^{186}Re-HEDP,使红骨髓的平均辐射吸收剂量为 0.75Gy,转移部位为 10Gy~140Gy。20 例患者中,5 例疼痛消失,11 例疼痛减轻,总止痛有效率达 80%。用药 1 周后疼痛改善,止痛作用维持时间 7~8 周。

2. 对骨转移肿瘤病灶的作用

(1)^{89}SrCl$_2$:^{89}Sr 发射的 β 射线能杀死肿瘤细胞,因而除了发挥镇痛的效果外,还能产生抑制骨转移病灶的作用,使其缩小或消失(图 22-1)。国内报道用 ^{89}Sr 治疗 120 例转移性骨肿瘤患者,在显示良好的镇痛疗效的同时(总有效率 80.8%),部分患者 X 线检查显示病灶部位治疗后出现明显的骨小梁修复。另一组国外报道 10 例病人在 ^{89}Sr 治疗前后的 ^{99m}Tc-MDP 骨显像对比观察显示,一次治疗后 4 个月,同一部位病灶在骨显像上的放射性摄取下降 80%,病变区与正常骨的放射性比值降低,血清碱性磷酸酶水平降低。X 线检查显示部分患者原有的溶骨性损害转为硬化型,并有再钙化征象,对于前列腺癌转移性骨肿瘤患者,^{89}Sr 内照射治疗结合化疗能改善患者生存率。

(2)^{153}Sm-EDTMP:国内学者对于 ^{153}Sm-EDTMP 治疗骨转移肿瘤灶的作用研究较为深入。邓候富等报道用 ^{153}Sm-EDTMP 治疗一组 300 例转移性骨肿瘤患者,止痛有效率达 90%,其中 29 例病灶完全消失,51 例转移灶数量减少或病灶缩小。唐谨等对 6 例患者的全身 104 个转移病灶进行了治疗追踪随访,用 ^{153}Sm-EDTMP 治疗后,45 个转移灶消退,59 个转移灶缩小变淡。国外报告骨转移灶消失的患者约占 10%~20%。

使用放射性药物治疗后,在以 ^{99m}Tc-MDP 骨显像进行随访过程中,发现部分患者在治疗后早期(3 个月以内),其转移灶在骨显像上呈放射性摄取较治疗前增高,而这些病人在延长随访、复查骨显像(6 个月)时原放射性摄取增高的病灶摄取减少,且无新病灶出现,表明治疗是成功的。这种治疗后早期在骨显像上显示原有转移性骨肿瘤灶放射性摄取增强的表现被称为"闪烁"(flare)现象,其机制与治疗后成骨作用增强有关,在随访评价疗效时应予以注意。

Notes

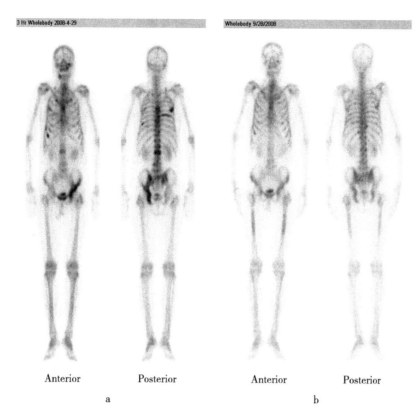

图 22-1 前列腺癌骨骼广泛转移患者 ^{89}SrCl$_2$ 治疗前后骨显像对比

a:治疗前骨显像;b:^{89}Sr 治疗后 5 个月,骨显像可见部分病灶缩小、消失

(3) ^{188}Re-HEDP:关于 ^{188}Re-HEDP 治疗后骨转移灶形态学变化的报告尚少见到,但已有报告在前列腺癌骨转移患者经 ^{188}Re-HEDP 治疗后血清前列腺特异性抗原水平显著下降,提示癌细胞受到抑制。

三、不 良 反 应

1. ^{89}SrCl$_2$ 仅有轻度一过性骨髓抑制的不良反应。约 20%~30% 的病人治疗后出现白细胞和血小板轻度减少,下降幅度一般小于治疗前基础值的 20%,上述反应常在治疗后 4 周出现,一般 2~3 月恢复,因此建议治疗后应每周监测外周血象变化,直至恢复正常。^{89}Sr 治疗后一般无恶心、呕吐、腹泻、便秘等消化道反应及蛋白尿、皮疹或其他过敏反应等。

2. ^{153}Sm-EDTMP 急性不良反应少见,仅局限于造血系统,治疗后白细胞和血小板可呈一过性降低,一般在 3~4 周降至最低,多数不严重,严重降低者比例 <10%,8 周后恢复到治疗前水平。个别病人在接受治疗后可出现恶心、呕吐、蛋白尿或血尿、皮疹、发热寒战等。一般症状轻微,对症处理即可。

3. ^{188}Re-HEDP 无急性不良反应,一般不产生明显的骨髓抑制反应。Li 等报告 61 例患者未见治疗后出现严重不良反应。陈绍亮报告治疗 22 例中,仅发现 1 例前列腺癌骨转移患者在使用 1110MBq(30mCi)^{188}Re-HEDP 治疗一周后,白细胞计数由治疗前 4.3×10^9/L 降至 3.0×10^9/L,4 周后恢复治疗前水平,所有患者均未出现血小板下降。^{188}Re 发射的 β 粒子能量高达 2.12MeV,对骨髓有一定的毒副作用,由于其半衰期短,故采用多次小剂量的"滴定"给药方式,可能会在一定程度上减轻对骨髓的抑制作用。

4. ^{186}Re-HEDP 自血液中清除较慢,肾脏残留多,骨髓抑制作用较强。

Notes

四、影响疗效的因素

1. 原发肿瘤的类型和骨转移灶的表现形式　对疗效有直接影响。原发癌为乳腺癌和前列腺癌的疗效最好,肺癌和鼻咽癌次之。转移性骨肿瘤为散发性局灶型小病灶,病灶在中轴骨的疗效较好。如骨转移为巨块型,位于四肢或骨盆等部位,疗效较差。

2. 病情的严重程度　已形成病理性骨折,或除骨转移以外还有其他多脏器的转移患者止痛效果差。

3. 止痛药物　长期用止痛药物已成瘾的患者,单独使用放射性核素治疗效果较差。

小　结

转移性骨肿瘤是一种全身性疾病,其治疗目的是缓解疼痛、预防或处理病理性骨折、解除神经压迫、改善生存质量、延长生存期。

放射性药物内照射治疗转移性骨肿瘤的特点有:

1. 靶向性好　病变组织能高度特异性浓聚放射性药物,疗效好,毒副作用小。

2. 持续性低剂量率照射　浓聚于病灶的放射性核素在衰变过程中发出射线对病变细胞进行持续的低剂量率照射,使病变组织无时间进行修复。

3. 高吸收剂量　内照射治疗的吸收剂量与病灶摄取放射性核素的多少和放射性药物在病灶内的有效半衰期相关。因此放射性核素可用于多种恶性转移性骨肿瘤的治疗,尤其是不能手术切除或不能完全切除或多发性转移肿瘤等,并可反复应用以达到最佳的治疗效果,越来越受到临床的认可。虽然目前放射性核素治疗还有待于进一步完善和规范,但是放射性药物治疗转移性骨肿瘤有着广阔的应用前景。

(赵长久)

参考文献

1. Finlay I G,Mason M D,Shelley M.Radioisotopes for the palliation of metastatic bone cancer:a systematic review. The lancet oncology,2005,6(6):392-400.
2. 潘中允.放射性核素治疗学.北京:人民卫生出版社,2006.
3. Nilsson S,Franzén L,Parker C,et al. Bone-targeted radium-223 in symptomatic,hormone-refractory prostate cancer:a randomised,multicentre,placebo-controlled phase Ⅱ study. The lancet oncology,2007,8(7):587-594.
4. 李少林,王荣福.核医学.第7版.北京:人民卫生出版社,2008.
5. 王荣福,李少林.核医学教师用书.北京:人民卫生出版社,2008.
6. 张永学,黄钢.核医学.第2版.北京:人民卫生出版社,2010.

Notes

第二十三章 其他治疗

除了前面章节介绍的内分泌疾病的治疗及转移性骨肿瘤治疗外,临床还有很多其他核素治疗项目,如胸水或腹水的核素治疗、放射性滑膜切除术、囊肿腔内放射性胶体介入治疗、实体瘤内注射核素治疗、^{32}P 治疗血液病、放射免疫治疗、受体介导靶向治疗、基因介导靶向治疗等。本章简要介绍最常用的皮肤病核素治疗、放射性粒子植入治疗及类风湿关节炎的 ^{99}Tc-MDP 治疗。

第一节 皮肤病的核素治疗

用放射性核素制成敷贴器(applicator)治疗某些皮肤病的方法是核医学治疗的传统项目之一。一般选用产生 β 射线的核素制成敷贴器,β 射线具有电离能力强、穿透能力弱、组织内射程短等优势,因而操作更为安全,不会对深部组织和邻近脏器造成辐射损伤,适宜于体表的直接照射治疗(敷贴治疗)。敷贴器使用方便和造价低廉,现已广泛应用于皮肤病的敷贴治疗。

一、原 理

利用半衰期足够长且产生足够能量的纯 β 射线的核素作为照射源紧贴于病变部位,通过 β 射线的电离辐射产生的生物效应,导致病变局部组织细胞出现:①形态改变:如核固缩、核溶解、核碎裂、胞质内空泡形成、线粒体破碎、溶酶体破坏等;②功能改变:如细胞活力降低、生长抑制、代谢紊乱、增殖能力降低、分泌功能减低或停止、细胞膜通透性改变及细胞凋亡等。例如皮肤毛细血管瘤经照射后微血管发生萎缩、闭塞等退行性变;炎症病灶经照射后引起局部血管渗透性改变、白细胞增加和吞噬能力增强;增生性病变经照射后,细胞分裂速度减低等。

二、适应证和禁忌证

(一) 适应证

1. 毛细血管瘤、瘢痕疙瘩。
2. 病变较局限的慢性湿疹、银屑病、扁平苔藓、神经性皮炎。
3. 口腔黏膜白斑和女阴白斑。
4. 角膜和结膜非特异性炎症、溃疡、翼状胬肉、角膜移植后新生血管等眼部疾病。
5. 浅表鸡眼、胼胝、寻常疣、尖锐湿疣。

(二) 禁忌证

1. 日光性皮炎、复合性湿疹等过敏性疾病。
2. 泛发型神经性皮炎、湿疹、银屑病。
3. 开放性皮肤损伤与感染。

三、治疗方法

(一) 敷贴器

1. ^{32}P 敷贴器 制备敷贴器的放射性药物为 $Na_2H^{32}PO_4$。^{32}P 系纯 β 发射体,物理半衰期为

14.3天,射线最大能量为1.71MeV,平均能量为0.69MeV,平均射程4mm。^{32}P来源容易,制备简单,一般采用自制的方法。使用时,^{32}P敷贴器的剂量率可按下式算出:

$$D=P(^{32}P) \times 0.93 = (A \times 1770)/S \times 0.93$$

式中1770为^{32}P电离常数,D为剂量率(rad/h),P、A、S分别为照射剂量、放射性活度、敷贴器面积,0.93为R(伦琴)与rad间的换算系数。因为^{32}P半衰期短,要保证每日敷贴器剂量率不变,则必须按^{32}P的衰变率(4.7%/日)进行校正。

2. ^{90}Sr-^{90}Y敷贴器 ^{90}Sr半衰期28.5年,发射纯β射线,最大能量0.546MeV,平均能量0.2MeV,组织内射程仅为2~3mm。但子体^{90}Y半衰期64.2小时,β射线能量为2.274MeV,组织内最大射程12.9mm。随组织深度的增加,吸收剂量很快下降,经过1mm组织深度,吸收剂量剩余50%~60%,2mm深度剩余20%~30%,3mm深度剩余10%~15%,4mm深度剩余5%,5mm深度剩余2.5%,6mm深度剩余1%。^{90}Sr半衰期长,使用过程中1年进行1次衰减校正即可,多为商品供应。剂量率可参照^{32}P敷贴器计算公式。

^{90}Sr-^{90}Y敷贴器已经商品化,根据临床不同要求可制成形状、大小、放射活度各异,适合皮肤科、眼科和耳鼻喉科专用服帖器。

(二)治疗方法

1. 毛细血管瘤的敷贴治疗 毛细血管瘤好发于面部,治疗中一定要掌握好照射剂量,避免出现皮肤后遗症。根据患者不同年龄给予不同的剂量:一疗程总剂量,乳儿12~15Gy,1~6岁15~18Gy,7~17岁15~20Gy,成人20~25Gy。可一次大剂量给予,也可分次给予(每日1次,连续10次),如经一次治疗未愈,则间隔3~6个月行第二治疗。

2. 局限性慢性湿疹、牛皮癣、扁平苔藓、神经性皮炎的敷贴治疗

(1)一次大剂量法:把敷贴器持续地放在病灶部位,一次完成疗程总剂量。常用剂量为5~10Gy,如无效,可再给予4~6Gy。此法简便,患者易接受,使用时要注意准时取下敷贴器,否则可发生过量照射或其他意外。

(2)分次敷贴治疗法:每次敷贴给予1~3Gy,总剂量6~15Gy为一疗程。在一个疗程中,开始剂量可偏高,视反应调整剂量。

3. 尖锐湿疣的敷贴治疗 先用1%苯扎溴铵液充分清洗疣的局部,将消毒好的铅橡皮屏蔽疣周围2~3mm以外的正常组织,消毒后的^{90}Sr-^{90}Y敷贴器活性面直接敷贴于尖锐湿疣表面(也可衬一块塑料薄膜)。每日照射1次,每次吸收剂量2~3Gy,7~10次为一个疗程,总吸收剂量为20~30Gy。

4. 翼状胬肉的敷贴治疗 翼状胬肉切除术后3~7天即可行敷贴治疗,整个治疗过程严格执行无菌操作,患者平卧,患眼滴用0.5%~1%丁卡因,每隔3~5分钟1次,共3次,行角膜表面麻醉,常规用2.5%碘酊消毒敷贴器活性面,将消毒好的贴敷器活性面,75%乙醇脱碘,防止碘烧伤角膜。用开睑器张开眼睑,嘱患者眼睛向颞侧注视,使眼球固定保持不动,将敷贴器垂直贴于翼状胬肉切除处,照射剂量6~8Gy,照射后滴用抗生素眼药水并用眼垫遮盖,间隔1周按上述方法照射1次,共3~4次即可,总照射剂量不超过40Gy。

5. 瘢痕疙瘩(keloid)的敷贴治疗 瘢痕疙瘩好发于胸部、肩胛部或易受外伤处。多系皮肤受损后在修复过程中结缔组织对创伤的反应超过正常范围,形成瘢痕并继续生长增大。实质上是胶原纤维过度增生及透明性变而形成的一种疾病。一般认为手术切除有效,但复发率较高,结合核素敷贴可取得满意效果。治疗总用量20Gy,每周2次法或每周1次法。根据病情可重复治疗。

四、疗效评价

Notes

1. 毛细血管瘤 毛细血管瘤可大致分为毛细血管型和海绵状血管瘤型,前者多居于皮内,

主要为充血的幼稚血管构成,对射线敏感;后一类面积大而厚,由疏松的基质和较成熟的内皮细胞构成的毛细血管共同组成,对射线不敏感。

敷贴治疗与激光等其他治疗手段相比,方法简便,疗效与年龄及病变类型有关,对幼儿,特别是面积不大的粟粒状、点状,或面积不大的略高出皮肤 1~2mm 的皮内型毛细血管瘤疗效满意,早期治疗,剂量适当,一般一个疗程结束后 3~6 个月即可治愈且不留瘢痕,发生色素沉着等现象消失也早。一岁以下儿童治愈率达 70%~80%。成人及其他类型的毛细血管瘤疗效稍差。海绵状或皮下型毛细血管瘤则不适合敷贴治疗。

大部分患者于照射后 2~3 天出现血管颜色加深(充血)、局部发热、刺痛或蚁行感,几天后可减轻。疗程结束后数月可出现薄片状脱屑(持续 1~3 个月),血管颜色变淡,即干性皮炎。若治疗后出现充血、水肿、灼痛、渗出和水疱形成则提示产生湿性皮炎,应及时处理,使其不发生感染或扩大,治疗后除保持较长时间的色素沉着外也可不留痕迹。

2. 局限性慢性湿疹、牛皮癣、扁平苔藓、神经性皮炎　疗效和反应取决于辐射剂量和患者对射线的敏感性,敷贴期间部分患者局部痒感可能加剧,撤除敷贴后 2~5 天可减轻,一周后明显好转或消失,病变皮肤开始软化、变平,近期治愈率可达 70%~80%,有效率 98%~100%。治疗结束后,一般无全身和血象反应,常见局部痒感加重,病灶渗出液增加,轻度充血、水肿红斑、脱屑、色素沉着、烧灼感等,少数患者治疗结束后的 3~10 天发生干性皮炎,个别敏感患者可能出现湿性皮炎。大多反应消退约需 1~4 周,色素沉着消退则需数月。

3. 尖锐湿疣　一般 3 次照射后湿疣颜色变暗,疣体萎缩,30~60Gy 治疗后基本脱屑,不留瘢痕,治疗中无明显不良反应,也未见复发。

4. 翼状胬肉　翼状胬肉术后敷贴治疗可抑制手术创伤导致的炎症反应,减少炎性因子的释放,促进血管变性,阻止纤维组织的增生,达到预防复发的目的。因为个体对射线敏感性不同,治疗过程中注意严格掌握照射的剂量和时间。剂量过大、时间过长,会造成放射性白内障、巩膜萎缩、角膜溃疡并发穿孔等眼部永久性损害;剂量过小、时间过短,不足以对胬肉病变区产生治疗效果,应根据治疗反应和病变的变化情况随时调整。照射后虽有不同程度的结膜刺激症状,但数天后即消失,目前未见严重并发症出现,部分患者出现角膜上皮细胞水肿、结膜充血水肿等局部反应或其自诉眼痛,首先作好解释工作,解除顾虑,同时应用 0.25% 氯霉素眼药水或氟美松庆大霉素眼药水滴眼,每天 3~4 次,1 周后症状减轻或消除,与此同时,应减少辐射剂量或延长辐射间隔时间,可隔 10~14 天照射 1 次。

第二节　放射性粒子植入治疗

放射性粒子(radioactive seed)植入治疗是近距离治疗(brachytherapy)的一种,与其他外照射和高剂量率后装治疗不同,由于被植入的放射性粒子具有特殊的物理特性,使治疗靶点局部剂量高,周围正常组织受照剂量低,且治疗靶点内部剂量分布均匀,无需考虑靶器官的运动、仪器设施的变化以及摆位时的误差,对于那些手术难以切除的以及术后和放疗后复发的肿瘤,放射性粒子植入治疗是有效的方法。其抑制肿瘤生长、缓解疼痛、改善生活质量、提高患者的生存率和病变的局部控制率的作用,已受到国内外学者的普遍重视和认可。

一、原　　理

把一定活度的放射性核素标记在胶体、微球或金属丝上,然后密封在钛合金外壳中制成体积很小的(微型)针状或颗粒状的放射源即放射性粒子。经手术或借助影像学的引导将放射性粒子种植入肿瘤实体内或受肿瘤侵犯的组织中,包括肿瘤淋巴扩散途径的组织,利用放射性粒子持续发射的 β 射线和(或)γ 射线,经低剂量率持续辐射作用,杀死肿瘤细胞或抑制肿瘤细胞生长,达到治疗的目的,而正常组织不受损伤或仅有微小损伤。与传统外照射比较,其优点是:①放射源活度低,辐射距离短,易于防护;②无需防护屏蔽,大部分能量可被组织吸收;③放射源可直接进入肿瘤,其肿瘤剂量远远高于正常组织;④持续性照射,生物效应明显提高;⑤高度适形,降低了对正常组织的损伤。

二、适应证和禁忌证

(一)适应证

1. 多种原发性恶性肿瘤,如前列腺癌、乳腺癌、肺癌、胰腺癌、肝癌、胆管癌、胃癌、肠癌、甲状腺癌、舌癌及头颈和颅内肿瘤等,尤其适用于无法用其他方法治疗、已经广泛转移而又不能手术或暂不能手术者。

2. 肿瘤范围广泛而入侵周围组织不能完全切除。

3. 局部或区域性癌的延伸扩散部分,特别是侵入重要组织难以手术切除。

4. 经外照射治疗因剂量或耐受等原因仍残留局部病灶。

5. 孤立的转移或复发癌灶。

(二)禁忌证

1. 侵犯大血管或靠近大血管并有感染的肿瘤。

2. 处于溃疡性恶化的肿瘤。

3. 肿瘤质脆,易致大出血者。

4. 发生广泛转移或蛛网膜下腔种植及颅内高压的颅脑肿瘤。

5. 估计不能存活至疗效出现的患者。

三、治 疗 方 法

(一)放射性粒子

主要根据半衰期、射线类型、射线能量、核素丰度及原子序数等条件选择放射性核素制成粒子,早期用于粒子治疗的放射性核素有 ^{226}Ra、^{192}Ir、^{60}Co、^{137}Cs、^{198}Au;近来使用的放射性核素有 ^{125}I、^{252}Cf、^{241}Am、^{169}Yb、^{145}Sm、^{103}Pd;常用非永久性植入的放射性核素有 ^{226}Ra、^{192}Ir、^{60}Co、^{137}Cs;常用永久性植入的放射性核素有 ^{198}Au、^{125}I、^{103}Pd 等。这里仅介绍常用永久性植入的粒子。

1. ^{125}I 粒子 ^{125}I 的物理半衰期为 59.4 天,EC 衰变,γ 射线能量为 35.5keV。^{125}I 粒子呈长 4.5~5mm,直径 0.8mm 的小圆柱体。放射性活度低于 37MBq 的粒子适用于永久性植入;而放射性活度高于 37MBq 的粒子则多用于暂时性植入。

2. ^{198}Au 粒子 ^{198}Au 的物理半衰期为 2.7 天,既发射 γ 射线(能量为 0.412MeV,占 95.45%),也发射 β 射线(能量为 0.961MeV, 占 98.66%)。粒子长 2.5mm, 直径 0.8mm,放射性活度 222~370MBq,质量 5mg。

3. ^{103}Pd 粒子 ^{103}Pd 的物理半衰期为 16.9 天,EC 衰变伴能量为 21~23keV 的特征 X 线和内转换电子,射线类型为 0.357、0.040、0.497MeV。粒子长 4.5mm,直径 0.8mm。

4. ^{192}Ir 粒子 ^{192}Ir 是一种物理半衰期为 74 天放射性核素,能谱较复杂,γ 射线的平均能量为 350keV,粒子长 3mm,直径 0.5mm。

(二)粒子植入方法

放射性粒子的植入方式有三种:①直视手术植入,即手术切除肿瘤后,在手术部位及可能有转移又无法切除或可能发生转移的部位将粒子植入组织间;②以 X 线、超声等影像手段导向经皮穿刺或通过内镜穿刺将粒子植入肿瘤实体内;③模板种植。

粒子的放置又有永久性植入(permanent implant,PI)和暂时性植入(temporary implant,TI)之分:PI 是将粒子通过导管(针)植入预定位置,然后移去导管(针),粒子则永久留在组织内,不

Notes

断释放能量,直到活性消失而剩下金属外壳。TI 是先将导管(针)插入组织内,粒子通过后装技术放入,在组织存留一定时间实施照射后,将导管(针)和粒子一道取出。根据需要,暂时性植入可高剂量率多次间隔施行,也可低剂量率一次长时间使用。

粒子植入前先通过擦拭法或水测试法检查确认无放射性泄漏,随即进行严格消毒。如 ^{125}I 粒子可用高压干蒸消毒(121℃,15kPa,15~30 分钟,防止粒子从装置的引孔中丢失)或用 2% 戊二醛浸泡 20 分钟。再根据超声、CT、MRI 图像所提供的肿瘤及周围器官的信息,测出肿瘤的三维径线,将数据输入三维治疗计划系统(treatment planning system,TPS),最终得出粒子的放射总剂量、粒子的数量、粒子种植的准确部位以及粒子的间距,使得粒子在三维方向上剂量分布均匀,最大限度地减少周围正常组织的吸收剂量,然后按计划将穿刺针刺入肿瘤,各穿刺针应平行排列,再用粒子植入枪将粒子植入肿瘤的不同深度,边缘粒子应位于肿物表面下 0.5~1.0cm。种植前应将邻近脏器尽可能移开,以便最大限度地减少这些器官及组织的照射剂量。术后拍 X 线片来确定粒子植入的部位,显示治疗部分与周围正常组织的关系,得出粒子的放射剂量分布图,从而验证粒子种植后剂量分布是否与治疗计划一致。

四、疗 效 评 价

放射性粒子植入治疗前列腺癌、胰腺癌、肝癌、脑胶质瘤、乳腺癌、肺癌、胸壁肿瘤及头颈肿瘤等,疗效肯定。表现为症状改善,肿瘤缩小甚至基本消失,转移和复发减少,生存率提高。尤其对前列腺癌的治疗,其临床疗效和 5 年生存率均高于根治术和外照射治疗。有报道,对 449 例分期为 T_1~$T_2N_0M_0$ 的前列腺癌 ^{125}I 粒子植入术后观察 35 个月,根据局部病变和血清 PSA 值判断疗效,结果显示局部肿瘤控制率可达 85%。另有报道,对 13 例晚期胰腺癌患者进行超声引导下术中放射性粒子植入术后 1~3 个月超声随诊观察,所有患者胰头区粒子分布均匀,粒子呈点状、条形强回声,部分伴"彗星尾"征。4 例患者于 1 个月左右肿块消失,原病变区域仅表现为放射性粒子的永久存留并经 CT 检查予以证实,余 9 例患者肿块明显缩小,术后 1 个月内肿块缩小最明显;存活时间最长达 10 个月。彩色超声检查所有患者肿块内未显示血流信号。

该疗法不良反应较少,部分患者有一过性乏力、白细胞减少、胃肠不适。放射性粒子植入治疗胰腺癌最常见的并发症为胰漏,少见胃肠出血、感染、粒子移位或肺栓塞等。前列腺癌患者植入后,可有骨盆和大腿不适感;少数出现尿道阻塞、尿道刺激症状加重或性功能障碍;偶见尿道坏死、直肠溃疡等。在临床应用中值得注意的有:①放射性粒子的丢失;②放射性粒子的迁移;③对正常组织的损伤。

第三节　类风湿关节炎的 ^{99}Tc-MDP 治疗

类风湿关节炎(rheumatoid arthritis,RA)是一种以关节滑膜炎为特征的慢性全身性自身免疫性疾病。其特点是病程长、关节痛和肿胀反复发作,逐步形成关节畸形。实验室可检测到类风湿因子及其他一些免疫学阳性指标。RA 发病率和致残率高,目前尚无特效的治疗方法。锝亚甲基二膦酸(^{99}Tc-MDP)是我国研制的抗类风湿关节炎新药,临床应用表明 ^{99}Tc-MDP 治疗类风湿关节炎,不仅具有非甾体类药的消炎镇痛作用,而且具有慢效抗风湿药的免疫抑制作用。

一、原　　理

^{99}Tc-MDP 用于治疗类风湿关节炎的确切机制尚不清楚,可能与调节人体免疫功能有关。其中 ^{99}Tc 在低价态时容易通过得失电子而清除人体内的自由基,防止免疫复合物的形成,保护超氧化物歧化酶(SOD)的活力抑制免疫调节因子如白介素 -1(IL-1)的产生,从而调节人体免疫功能,避

免自由基促进炎症发展和损伤组织;而^{99}Tc-MDP 能抑制前列腺素的产生和组胺释放,并可螯合金属离子降低基质金属蛋白酶(包括胶原酶)的活性,具有较强的消炎镇痛作用并防止胶原酶对软骨组织的分解破坏作用。此外,^{99}Tc-MDP 对骨生成区和具有炎症的骨关节部位具有明显的靶向性,能抑制破骨细胞的活性,从而抑制骨吸收,促进成骨细胞分裂增殖和新骨形成,改善骨质疏松。

二、适应证和禁忌证

1. 适应证　已确诊为类风湿关节炎的患者。
2. 禁忌证　严重过敏体质、血压过低、严重肝、肾功能不良患者。

三、治　疗　方　法

1. 治疗前准备
(1) 检测类风湿因子(RF)、C 反应蛋白、关节 X 线片或 SPECT 影像资料等检查以明确诊断。
(2) 检测肝、肾功能和血压。
2. 方法与疗程　^{99}Tc-MDP 静脉注射液由 A 剂(高锝酸钠注射液)和 B 剂(注射用亚锡亚甲基二膦酸盐冻干品)组成,临使用前将 A 剂瓶中的 5ml 液体注入 B 剂瓶中,摇匀,静置 5 分钟,即制得锝亚甲基二膦酸钠(^{99}Tc-MDP)注射液,用于静脉注射。

具体疗程视个体情况而定。一般患者可先静脉注射 1~2 个疗程,即 20~40 次,每日 1 次,每次 1 套(A-B 剂混合液),然后根据疗效情况决定是否继续治疗或增减用量。如果疗效较好,可酌情延长注射间隔时间,每周注射 2 次,每次 1 支,逐步停药,可达到理想疗效。根据临床使用报道,成人使用可以每次 3 套,配以 0.9% 氯化钠注射液 200ml,缓慢静脉滴注(大于 1 小时),每天 1 次,15 天为一疗程,间隔 2 周后可行下一疗程,至少可连续 3 个疗程。

四、疗　效　评　价

^{99}Tc-MDP 是低毒抗类风湿关节炎新药,治疗有效率高、副作用少,具有消炎镇痛和免疫抑制双重作用,一个疗程有效率在 80% 以上,两个疗程可达 90% 左右,总体有效率 80%~90%。但起效稍慢,如果合理加用激素类药物对活动性 RA 有更好的治疗效果,起效快,不良反应少。部分患者使用后疗效不佳,可能与其对 ^{99}Tc-MDP 吸收差、敏感性差、患有多种疾病有关。

五、注　意　事　项

1. 个别患者注射 ^{99}Tc-MDP 后发生一过性皮疹,常较轻微,无需停药。
2. 药品若发现变色或沉淀应停止使用,有心功能不全者应慎用。
3. 个别患者使用 ^{99}Tc-MDP 后骨关节疼痛有暂时加重现象,这是由于血钙浓度降低过多引起,配合静脉滴注葡萄糖酸钙即可减轻疼痛。

小　　结

本章介绍了几种临床中比较常用的其他核医学治疗项目。β 射线敷贴治疗方法简便、疗效确切、适应证广,特别适用小儿毛细血管瘤、鲜红斑痣、瘢痕疙瘩等皮肤病的治疗。放射性粒子植入抑制肿瘤生长、缓解疼痛、改善生活质量、提高患者的生存率已受到重视和认可。类风湿性关节炎的 ^{99}Tc-MDP 治疗取得很好临床效果。认真学习和领会本章内容,对核素治疗学的进一步扩展应用非常有益。

(蒋宁一)

Notes

参考文献

1. 潘中允．实用核医学．第1版．北京：人民卫生出版社，2014.
2. 国家药典委员会．中华中华人民共和国药典临床用药须知-化学药与生物制品卷．北京：中国医药科技出版社，2010.
3. 谭天秩．临床核医学．第3版．北京：人民卫生出版社，2013.
4. 张永学．核医学．第2版．北京：人民卫生出版社，2014.

常用放射性核素主要物理参数表

核素名称	常用核素符号	半衰期	衰变方式	主要射线和能量（MeV）
碳（Carbon）	^{11}C	20.3min	E.C.,β^+	γ,0.511(200%)
	^{14}C	5730a	β	β0.155
氮（Nitrogen）	^{13}N	10min	β^+	γ,0.511(200%)
氧（Oxygen）	^{15}O	122s	E.C.,β^+	γ,0.511(200%)
氟（Fluorine）	^{18}F	109.8min	E.C.,β^+	γ,0.511(200%)
磷（Phosphorus）	^{32}P	14.3d	β^-	β,1.71(100%)
铁（Iron）	^{52}Fe	8.3h	E.C.,β^+	γ,0.511(116%)
				γ,0.169(99%)
	^{59}Fe	45d	β^-	γ,0.192(3%)
				γ,1.099(55%)
				γ,1.292(44%)
钴（Cobalt）	^{57}Co	270d	E.C.	γ,0.122(86%)
	^{58}Co	71.3d	E.C.,β^+	γ,0.811(99%)
				γ,0.511(31%)
	^{60}Co	5.27y	β^-	β,0.315
				γ,1.173(100%)
				γ,1.332(100%)
铜（Copper）	^{64}Cu	12.7h	β^-,β^+	β^-,0.579
				β^+,0.653
				γ,1.355
镓（Gallium）	^{67}Ga	78.1h	E.C.	γ,0.093(38%)
				γ,0.184(24%)
				γ,0.296(16%)
				γ,0.388(4%)
	^{68}Ga	68.3min	E.C.,β^+	γ,0.511(178%)
				γ,1.077(3%)
氪（Krypton）	^{81m}Kr	13s	I.T.	γ,0.191(67%)
铷（Rubidium）	^{82}Rb	1.3min	E.C.,β^+	γ,0.511(189%)
				γ,0.776(13%)
锶（Strontium）	^{87m}Sr	2.8h	I.T.,E.C.	γ,0.388(82%)
	^{89}Sr	50.5d	β^-	β,1.49(100%)
钇（Yttrium）	^{90}Y	64.1h	β^-	β,2.280(100%)

核素名称	常用核素符号	半衰期	衰变方式	主要射线和能量（MeV）
钼（Molybdenum）	^{99}Mo	66.02h	β^-	γ,0.181（6.1%）
				γ,0.740（12%）
				γ,0.778（4.3%）
锝（Technetium）	^{99m}Tc	6.02h	I.T.	γ,0.141（89%）
铟（Indium）	^{111}In	67h	E.C.	γ,0.172（90%）
				γ,0.247（94%）
	^{113m}In	99.5min	IT	γ,0.392（65%）
碘（Iodine）	^{123}I	13h	E.C.	γ,0.159（83%）
	^{125}I	60.2d	E.C.	γ,0.027（76%）
	^{131}I	8.04d	β^-	γ,0.284（6%）
				γ,0.364（82%）
				γ,0.637（7%）
				β,0.606（89%）
	^{124}I	4.2d		γ,0.511
氙（Xenon）	^{133}Xe	5.3d	β^-	γ,0.081（37%）
				β,0.346（99%）
铯（Cesium）	^{137}Cs	30y	β^-	γ,0.660（85%）
				β,0.512（95%）
钐（Samarium）	^{153}Sm	46.8h	β^-	β,0.810（20%）
				β,0.702（50%）
				β,0.632（30%）
				γ,0.103
钆（Gadolinium）	^{153}Gd	240d	E.C.	γ,0.100（55%）
				γ,0.040
				γ,0.1048
镥（Lutetium）	^{177}Lu	6.7d	β^-	β,0.497（78.6%）
				β,0.384（9.1%）
				β,0.176（12.2%）
				γ,0.113（6.4%）
				γ,0.208（11%）
铼（Rhenium）	^{186}Re	90.6h	E.C.,β^-	β,1.07
				β,0.936
				γ,0.137（9.12%）
	^{188}Re	16.9h	β^-	β,2.12
				γ,0.155（15%）
铊（Thallium）	^{201}Tl	73h	E.C.	γ,0.135（2.7%）
				γ,0.167（10%）

中英文名词对照索引

H

X

Y

Z

致　谢

继承与创新是一本教材不断完善与发展的主旋律。在该版教材付梓之际，我们再次由衷地感谢那些曾经为该书前期的版本作出贡献的作者们，正是他们辛勤的汗水和智慧的结晶为该书的日臻完善奠定了坚实的基础。以下是该书前期的版本及其主要作者：

7 年制规划教材
全国高等医药教材建设研究会规划教材
全国高等医药院校教材·供 7 年制临床医学等专业用

《核医学》（人民卫生出版社，2001）

主　编　李少林
副主编　张永学

全国高等医药教材建设研究会·卫生部规划教材
全国高等学校教材·供 8 年制及 7 年制临床医学等专业用

《核医学》（人民卫生出版社，2005）

主　编　张永学
副主编　匡安仁　黄　钢

普通高等教育"十一五"国家级规划教材
全国高等医药教材建设研究会规划教材·卫生部规划教材
全国高等学校教材·供 8 年制及 7 年制临床医学等专业用

《核医学》（第 2 版，人民卫生出版社，2010）

主　编　张永学　黄　钢
副主编　匡安仁　李亚明
编　者　（以姓氏笔画为序）
马庆杰（吉林大学中日联谊医院）
王　铁（首都医科大学朝阳医院）
王全师（南方医科大学南方医院）
王荣福（北京大学第一医院）
匡安仁（四川大学华西医院）
安　锐（华中科技大学协和医院）
李少林（重庆医科大学）
李亚明（中国医科大学第一临床学院）
杨志杰（哈尔滨医科大学第一医院）

汪　静（第四军医大学西京医院）

吴　华（厦门大学附属第一医院）

张　宏（浙江大学第二医院）

张永学（华中科技大学协和医院）

陈绍亮（复旦大学中山医院）

黄　钢（上海交通大学医学院）

梁昌华（中南大学湘雅医院）

蒋宁一（中山大学第二医院）

韩建奎（山东大学齐鲁医院）

主编助理　高再荣（华中科技大学协和医院）

学术秘书　兰晓莉（华中科技大学协和医院）